Paul L. Janssen ■ Gabriele Sachs

Psychodynamische Gruppenpsychotherapie

Theorie, Setting und Praxis

Paul L. Janssen ■ Gabriele Sachs

Psychodynamische Gruppenpsychotherapie

Theorie, Setting und Praxis

Schattauer

Univ. Prof. Dr. med. **Paul L. Janssen**
(Emeritus der Klinik für Psychosomatische Medizin und Psychotherapie
der Ruhr Universität Bochum)
Brühler Weg 13
40667 Meerbusch
paul.janssen@ruhr-uni-bochum.de

Ao. Univ. Prof. Dr. med. Dr. phil. **Gabriele Sachs**
Medizinische Universität Wien
Universitätsklinik für Psychiatrie und Psychotherapie
Währinger Gürtel 18–20
1090 Wien
Austria
gabriele.sachs@meduniwien.ac.at

Bibliografische Information der Deutschen Nationalbibliothek
Die Deutsche Nationalbibliothek verzeichnet diese Publikation in der Deutschen Nationalbibliografie; detaillierte bibliografische Daten sind im Internet über http://dnb.d-nb.de abrufbar.

Besonderer Hinweis
Die Medizin unterliegt einem fortwährenden Entwicklungsprozess, sodass alle Angaben, insbesondere zu diagnostischen und therapeutischen Verfahren, immer nur dem Wissensstand zum Zeitpunkt der Drucklegung des Buches entsprechen können. Hinsichtlich der angegebenen Empfehlungen zur Therapie und der Auswahl sowie Dosierung von Medikamenten wurde die größtmögliche Sorgfalt beachtet. Gleichwohl werden die Benutzer aufgefordert, die Beipackzettel und Fachinformationen der Hersteller zur Kontrolle heranzuziehen und im Zweifelsfall einen Spezialisten zu konsultieren. Fragliche Unstimmigkeiten sollten bitte im allgemeinen Interesse dem Verlag mitgeteilt werden. Der Benutzer selbst bleibt verantwortlich für jede diagnostische oder therapeutische Applikation, Medikation und Dosierung.
In diesem Buch sind eingetragene Warenzeichen (geschützte Warennamen) nicht besonders kenntlich gemacht. Es kann also aus dem Fehlen eines entsprechenden Hinweises nicht geschlossen werden, dass es sich um einen freien Warennamen handelt.

Schattauer
www.klett-cotta.de

Printed in Germany
Cover unter Verwendung eines Fotos von © ELENKS – shutterstock.com
Gesetzt von Kösel Media GmbH, Krugzell
Gedruckt und gebunden von Friedrich Pustet GmbH & Co. KG, Regensburg
ISBN 978-3-608-43163-6

Lektorat: Dr. Thomas Rosky, thomas.rosky@t-online.de
Projektmanagement: Dr. Nadja Urbani

Auch als E-Book erhältlich

Vorwort

Da Menschen als soziale Wesen in Familien und Gruppen zusammenleben und in diesen Gruppen auch ihre Probleme besprechen, sind die Untersuchungen des Gruppenverhaltens auch immer Gegenstand der Psychologie, insbesondere der Sozialpsychologie, gewesen. Die psychotherapeutische Nutzung von Gruppen beginnt in der Medizin und Psychologie erst mit dem Beginn der wissenschaftlichen Psychotherapie. Moreno, der Begründer des Psychodramas, war der Erste, der in den 20er-Jahren des letzten Jahrhunderts die Bezeichnung »Gruppenpsychotherapie« für seine psychotherapeutische Methode benutzte.

Freud hat sich aus der Sicht der Psychoanalyse in seiner Arbeit »Massenpsychologie und Ich-Analyse« (1921) mit dem Verhalten von Massen, den Beziehungen in Gruppen (Kirche und Militär) und den Beziehungen zu Führern und Leitern solcher Gruppen befasst. Freuds Arbeiten sind zwar keine Einführung in die psychotherapeutische Gruppenarbeit, sie sind aber sehr anregend für die Analyse in Gruppen. Freud zitiert Le Bon: »An einer psychologischen Masse ist das Sonderbarste dies: Welcher Art auch die sie zusammensetzenden Individuen sein mögen, wie ähnlich oder unähnlich ihre Lebensweise, Beschäftigung, ihr Charakter oder ihre Intelligenz ist, durch den bloßen Umstand ihrer Umformung zur Masse entsteht eine *Kollektivseele*, vermöge deren sie in ganz anderer Weise fühlen, denken und handeln, als jedes für sich fühlen, denken oder handeln würde. [...] Die psychologische Masse ist ein provisorisches Wesen, das aus heterogenen Elementen besteht, die für einen Augenblick sich miteinander verbunden haben, genauso wie die Zellen des Organismus durch ihre Vereinigung ein neues Wesen mit ganz anderen Eigenschaften als denen der einzelnen Zellen bilden« (Freud 1921, S. 106). Die Ursache dieser Gruppenbildung findet Freud nach der Analyse von Kirche und Heer in der *Bindung an den Führer*. Diese Verbundenheit des Individuums mit der Kollektivseele »Gruppe« sei dem Zustand der Verliebtheit oder der Hypnose vergleichbar. Entweder ist für Freud die Gruppe eine Bindung an den autoritären Vater oder in seiner Arbeit »Totem und Tabu« eine *Bruderhorde*, die den Leiter (Vater) ablösen und töten will (Freud 1912).

Eine erste Anwendung der Psychoanalyse in der Gruppe beschrieb Burrow (1926), der auch den Begriff Gruppenanalyse einführte und ein psychoanalytisches Gruppenkonzept formulierte. Burrow war mit der dyadisch konzipierten Psychoanalyse unzufrieden und glaubte an eine soziale Entstehung der Neurose. Also: Nicht die Internalisierung der primären Objektbeziehungen führt zur Neurose, die Neurose ist durch die Gesellschaft, durch ein »neurotisches Sozialsystem« verursacht. Ihn interessierte also mehr die sozial bedingte Identität des Neurotikers und des Menschen generell (nach Schultz-Venrath 2015).

Freud blieb hinsichtlich der Anwendung der Psychoanalyse in Gruppen skeptisch. Er schrieb 1926 an Burrow: »Ich glaube nicht, dass die Analyse eines Patienten auf irgendeine andere Weise als in der familiären Situation, d. h. begrenzt auf zwei Personen, durchgeführt werden kann. Die Massensituation wird entweder sofort in einem Führer resultieren und solchen, die durch ihn geführt werden, was (zwar) bedeutet, dass es einer familiären Situation nahe kommt, die aber mit großen Schwierigkeiten in der Funktion des Ausdrucks und unnötigen Komplikationen von Eifersucht und Rivalität verbunden ist, oder es bildet sich eine ›Bruderhorde‹, in der jeder das selbe Recht hat und ein analytischer Einfluss, so fürchte ich, unmöglich ist.« (nach Schultz-Venrath & Döring 2009, S. 148)

Die schließlich notwendige Anwendung der Psychoanalyse in Gruppen entstand aus einer Mangelsituation in der Versorgung. Englische Psychiater und Psychoanalytiker (Bion, Foulkes, Main u. a.), die in der klinischen Psychotherapie tätig waren und vor der Aufgabe standen, psychisch kranke Soldaten zu behandeln, führten entsprechende Modelle ein. Bion (1960/1971) und Foulkes (1946, 1992) konzipieren die »Gruppenanalyse« und Main (1946) die »therapeutische Gemeinschaft« für stationäre psychiatrische Einrichtungen (siehe auch Nitzgen 2011). Besonders das Konzept von Foulkes, die *gruppenanalytische Psychotherapie*, beeinflusste die Entwicklung der psychoanalytisch begründeten Gruppenpsychotherapie.

Neben dieser analytisch-psychotherapeutischen Entwicklung inspirierte insbesondere die sozialpsychologische Kleingruppenforschung und deren Anwendung in der Gruppendynamik und dem Sensitivity-Training die therapeutische Arbeit in Gruppen. Ursprünglich konzipiert von dem Sozialpsychologen Lewin (Bradford et al. 1972) kam diese Methode der Untersuchung des interpersonellen Verhaltens in Gruppen und der Veränderung des Verhaltens in Gruppen über die gruppendynamische Bewegung Anfang der 1960er-Jahre auch nach Deutschland (vgl. Däumling et al. 1974). Die Kleingruppenforschung, die sich mit dem interpersonellen Verhalten, dem Führen von Gruppen, dem Rollenverhalten in Gruppen, der Gruppenstruktur, den Gruppenkonflikten, der Kommunikation in Gruppen und den Dependenz- und Independenz-Problemen u. a. in Gruppen befasste (siehe Luft 1971, König 2012), beeinflusste auch die Gruppenpsychotherapie.

Mit Beginn der gruppentherapeutischen Bewegung in Westdeutschland Ende der 1950er-Jahre/Anfang der 1960er-Jahre entwickelten sich nach und nach in einigen Orten in West- und Ostdeutschland Angebote zur Qualifizierung in Gruppenpsychotherapie (siehe Gfäller & Leutz 2006). Es entwickelten sich Gruppenpsychotherapien, die mehr der Psychoanalyse, der Sozialpsychologie oder einer pragmatischen, klinischen Anwendung verpflichtet waren. Aus dem 1971 erstmals in Lissabon stattfindenden gruppenanalytischen Symposion der *Group Analytic Society London*, die Foulkes in London gegründet hatte, wurde seine Methode, die gruppenanalytische Psychotherapie, nach Deutschland transferiert. Foulkes hatte seine Methode der Gruppenanalyse in dem *Institute of Group-Analysis* in London entwickelt und von anderen Anwendungen der Psychoanalyse in Gruppen abgegrenzt. Die von der *Group-Analytic-Society* über Alice Ricciardi-von Platen, Josef Shaked und Michael Hayne nach Altaussee/Österreich transportierten gruppenanalytischen Seminare etablierten sich 1976 als Internationale Arbeitsgemeinschaft für Gruppenanalyse nach S. H. Foulkes in Altaussee (vgl.

Hayne 1997, Shaked 2011). Ebenso an Foulkes orientiert sind die Gruppenanalyseseminare e. V. (GRAS), die von Michael Lukas Moeller 1977 in Frankfurt a. M. gegründet wurden.

Auch Heigl-Evers (1972) knüpfte an Foulkes an und entwickelte daraus ihre Auffassung von der Gruppenpsychotherapie nach dem Göttinger Modell (► Kap. 1.4). Anfang der 1960er-Jahre etablierte auch in Frankfurt eine Gruppe von Psychoanalytikern, orientiert an den Konzeptionen von Bion und Foulkes, die Gruppenanalyse (vgl. Argelander 1972, Kutter 1976, 1985). Weiterbildungsangebote gab es auch auf den Lindauer Psychotherapie-Wochen, z. B. von Helmut Enke. Langen (1956) hatte schon 1951 die Gruppenpsychotherapie in seiner Klinik in Mainz eingeführt. Insbesondere die stationäre Psychotherapie wurde ein Förderer der Gruppenpsychotherapie.

So gab es verschiedene Strömungen, die sich in den folgenden Jahrzehnten durchsetzten. 1967 wurde in Westdeutschland der Deutsche Arbeitskreis für Gruppenpsychotherapie und Gruppendynamik (DAGG) von Enke, Däumling, Heigl-Evers und Heigl gegründet, die alle gruppendynamischen und gruppenpsychotherapeutischen Aktivitäten zusammenfassten. Nach und nach entwickelten sich in den darauffolgenden Jahren weitere Institutionen, z. B. in Heidelberg, die speziell in Gruppenanalyse und Gruppenpsychotherapie aus- und weiterbildeten. Sie wurden damals über den DAGG und seine Sektion Analytische Gruppenpsychotherapie anerkannt. Heute hat die 2011 neu gegründete Gesellschaft für Gruppenanalyse und Gruppenpsychotherapie (D3G) diese Aufgabe übernommen.

Der Beginn der Gruppenbewegung war auch mit einer Veränderung in der Auffassung der Störungen und mit einer Kritik an der Psychoanalyse verbunden. Wie schon Burrow kritisierte, würde die Psychoanalyse zu wenig die soziale Dimension menschlichen Verhaltens berücksichtigen. Dies griffen auch die Begründer der Gruppenanalyse (Foulkes 1946) und andere Gruppenanalytiker auf, wie auch Main (1946), der Begründer der therapeutischen Gemeinschaft. Die Gruppenanalyse und die therapeutische Gemeinschaft sollten Abhilfe schaffen und die psychischen Störungen so behandeln, als würden sie aus individuellen wie aus sozialen Quellen entstehen. Vor diesem Hintergrund entstand eine Bewegung, die über die klinische Anwendung der Gruppenpsychotherapie hinausging. Die Gruppenbewegung verstand die »Gruppe« eher als Medium zur Einflussnahme auf gesellschaftliche Entwicklungen. H.-E. Richter (1972) gab seinem Buch »Die Gruppe« den Untertitel »Hoffnung auf einen neuen Weg, sich selbst und andere zu befreien«. Ein Zitat aus dem Buch belegt die Erwartungen an die Gruppe: »Die Einführung der Gruppe als eines neuen therapeutischen Rahmens markiert einen historischen Wendepunkt in der Entwicklung der Psychotherapie. Aber weit über die Medizin hinaus stellt sich die Gruppe als eine moderne Existenzform dar, mit deren Hilfe das Individuum seine deformierten und entleerten Beziehungsformen mit neuem Sinn zu erfüllen versucht« (Richter 1972, S. 33).

Richter verband Gruppenarbeit mit den vielfältigen Aktivitäten u. a. in Wohngemeinschaften, Elterngruppen und sozialpolitischen Gruppeninitiativen. Die Gruppenbewegung definierte das Individuum als psychosozial vernetztes. Daher untersucht sie nicht wie die Individualpsychotherapie einzelne, sondern vernetzte Individuen in Gruppen, Institutionen, Organisationen, Teams, Arbeitsgruppen, Selbsterfahrungsgruppen, Lerngruppen usw. Damals galt die Gruppe als »Heilsbringer« für die angestrebten individuellen, familiären, institutionellen, politischen und gesellschaftlichen Veränderungen, insbesondere auch für die Bewältigung gesellschaftlicher Konflikte. Solche Veränderungen schienen über den individuellen Weg in der Psychotherapie nicht erreichbar. Die Gruppe sollte mehr als eine Psychotherapie sein. Die Gruppe ist nach diesen Auffassungen auch immer ein soziologisches Thema mit Bezug zur menschlichen Entwicklung und Fehlentwicklung in gruppalen Kontexten. Die Gruppe steht also immer im Spannungsfeld von Individualität und Gesellschaft (Gfäller 2010).

In Österreich wurde 1959 der Österreichische Arbeitskreis für Gruppentherapie und Gruppendynamik (ÖAGG) durch Raoul Schindler gegründet. Auf der Gründungsversammlung hatte Schindler die Ursprünge der Gruppenanalyse zitiert und bezog sich dabei in erster Linie auf Freud und seine Libidotheorie des Gemeinschaftsgefühls, die übrigens bereits den Hinweis auf die Bedeutung der kleinen, intimen Gruppen enthält und sich den damals üblichen Vorstellungen vom sog. »Herdeninstinkt« entgegenstellte. Ebenso erwähnte er die praktische Anwendung und Fortführung dieser Gedanken im Werk von Eichhorn. Der Psychoanalytiker Adler, dessen Betonung des »Wir-Erlebens« eine logische Wendung zur Gruppenpsychotherapie enthält, wird als einer der Mitbegründer des ÖAGG genannt. Seine Arbeiten haben auf die individualpsychologischen Erziehungsberatungsstellen Einfluss genommen. In der weiteren Entwicklung des ÖAGG differenzierten sich die Sektionen ähnlich wie im DAGG.

Der ÖAGG ist ein anerkanntes Ausbildungsinstitut für die gesetzlich geregelte Ausbildung von Psychotherapeuten. Die Fachsektion Gruppenpsychoanalyse ist Ausbildungsträger für die Zusatzbezeichnung Gruppenpsychoanalyse/analytische Psychotherapie. Über die Ausbildung für Psychotherapeuten hinaus ermöglicht die Gruppenanalyse vielfältige Anwendungen einer modernen »Psychoanalyse jenseits der Couch«. Im ÖAGG besteht auch ein Diplomlehrgang für gruppenanalytische Team- und Organisationsentwicklungen und ein kontinuierlicher fachlicher Austausch für professionelle Berater, Coaches und Trainer.

Unsere Idee für dieses Buch ist, den Leser an der jahrzehntelangen Erfahrung im Umgang mit Gruppen in verschiedenen psychosozialen Kontexten (siehe Janssen 2017) teilnehmen zu lassen und ihn anzuregen, sich mit Gruppenpsychotherapie und deren Anwendungen in klinischen und nichtklinischen Feldern zu befassen. Auf der Grundlage dieser langjährigen Erfahrungen in der Durchführung von psychodynamischer Gruppenpsychotherapie werden die Interventionen ausführlich mit Fallbeispielen illustriert. Die Autoren legen in diesem Buch besonderen Wert auf eine praxisnahe Darstellung und eine vertiefende Beschreibung von psychodynamischen Gruppenprozessen. Darum auch die vielen Beispiele, die alle aus eigener Gruppenerfahrung stammen. Beide Autoren sind seit vielen Jahren als Gruppenanalytiker in den Workshops der Internationalen Arbeitsgemeinschaft in Altaussee tätig. Zusätzlich zu den traditionellen Konzepten werden auch neue Entwicklungen auf dem Gebiet der Gruppenpsychotherapie und der gegenwärtige Forschungsstand beschrieben.

Wir haben nicht den Anspruch, eine umfassende Abhandlung zur Theorie und Praxis der Gruppenanalyse und Gruppenpsychotherapie vorzulegen. Wir stellen die von uns rezipierten theoretischen Konzepte und Reflexionen sowie unsere laufende Praxis in der Gruppenpsychotherapie, aber auch in den Selbsterfahrungsgruppen und Beratungen dar. Dabei lassen wir offen, ob die Gruppenpsychotherapie ein eigenständiges Verfahren ist oder eine Methode der psychodynamischen Psychotherapieverfahren. Möge die nachfolgende Generation die Kraftquelle von Gruppen neu einschätzen und weiterentwickeln.

Inhalt

1 Einige theoretische Grundlagen der Praxeologie psychodynamischer Gruppenpsychotherapie

1.1 Grundzüge der psychoanalytischen Therapie

Eine der Grundlagen der psychoanalytisch begründeten Psychotherapien und damit auch der psychodynamischen Gruppenpsychotherapie ist die Theorie der Psychoanalyse. Die Psychoanalyse ist zwischen 1890 und 1920 von Sigmund Freud und seinen Schülern entwickelt worden. Sie ist eine Wissenschaft, die die bewussten und unbewussten seelischen Prozesse im Erleben und Verhalten des Menschen, die innerseelischen Konflikte und Objektbeziehungsmuster als Niederschläge infantiler Beziehungserfahrungen sowie die Selbstkonzepte untersucht. Diese theoretischen Grundlagen beziehen sich zusammengefasst auf die Theorie vom Unbewussten, auf die Trieb-, Konflikt- und Strukturtheorie, die Ich-Psychologie, die Objektbeziehungstheorie, die Selbstpsychologie bzw. Narzissmustheorie, die Entwicklungspsychologie, die Bindungslehre und die Mentalisierungstheorie (siehe zusammenfassend bei Janssen 2009). Auch wenn diese Grundlagen hier nicht umfassend dargestellt werden können, sondern vorausgesetzt werden, so sind wir doch der Auffassung, dass diese psychoanalytischen Konzepte den psychodynamisch arbeitenden Gruppentherapeuten in Grundzügen vertraut sein sollten.

Zentrale methodische Konzepte der psychoanalytischen Behandlungslehre sind die Erfassung des Unbewussten in Verhalten, Gedanken, Fantasien, Beziehungen und in den freien Assoziationen. In der dualen Beziehung entfalten sich nach der Herstellung definierter Rahmenbedingungen und der Etablierung einer therapeutischen Arbeitsbeziehung insbesondere die Übertragungs- und Gegenübertragungsprozesse und die Widerstände. In ihnen repräsentieren sich unbewusste Beziehungsmuster, die bewusstgemacht und gedeutet werden können und zur Einsicht in die infantilen Konflikte und Objektbeziehungsmuster führen. Freud selbst und seine Schüler[1] vertraten die Vorstellung, wonach sich – gemäß dem Konfliktmodell für Neurosen – infantile unbewusste Triebabwehrkonflikte, das heißt intersystemische Konflikte zwischen Ich, Über-Ich bzw. Ideal-Ich und Es, in der Übertragung wiederholen. Sie waren überzeugt, dass diese bewusst gemacht werden und durch eine deutende Bearbeitung und eine Durcharbeitung der Übertragungsneurose aufgelöst werden können. In der Übertragungsneu-

1 Mit dem Ziel der besseren Lesbarkeit verzichten wir in diesem Buch auf die Differenzierung der weiblichen und männlichen Form, es sind aber ausdrücklich beide Geschlechter gemeint.

rose sollte die Vergangenheit, d.h. die infantilen Konflikte, in der Gegenwart wiederhergestellt und gedeutet werden, damit es zu einer Auflösung der Neurose (der Übertragungs- wie der infantilen Neurose) kommt. Das Ziel ist, strukturelle Veränderungen im psychischen Apparat des Patienten zu bewirken, die ihn zu einer besseren Anpassung an seine Lebensumstände befähigen (siehe ausführlich bei Janssen 2016a).

Freuds These von der *Wiederholung infantiler, unbewusst konflikthafter Beziehungsmuster in der Beziehung zum Therapeuten* ist von hohem theoretischem und therapeutischem Wert. In der Wiederholung im Hier und Jetzt kann das Verdrängte als Gegenwärtiges wiedererlebt werden. Das interpersonelle Feld, insbesondere das der Eltern-Kind-Beziehung, war damit als Entstehungsbedingung für Verhalten und ggf. für psychische Störungen entdeckt und Wiederholungen dieser verinnerlichten, unbewussten Konflikte in Denk- und Verhaltensschemata in der Beziehung zum Therapeuten als therapeutischer Zugang konzipiert. Die Wiederholung ist ein klinisches Phänomen, in der Übertragung kehrt das Verdrängte wieder, der Mensch erinnert nicht, sondern wiederholt in der Übertragung und Handlung. Dieser Grundsatz gilt nicht nur für die duale, sondern auch für die gruppale Situation. Darum gilt die Grundregel des freien Einfalls, der *freien Assoziation*, auch grundsätzlich in abgewandelter Form für die psychodynamische Gruppenpsychotherapie: Sie können alles sagen, was Ihnen durch den Sinn geht. Sie sollten sich darum bemühen, alles zu sagen, alle Gefühle, Eindrücke, Erfahrungen, Erinnerungen. Der Patient soll offen sprechen, ohne Zensur, ohne Wertungen, auch wenn er es für unsinnig und unwichtig hält. Die Aufforderung, seinen Vorstellungen, Gedanken und Gefühlen freien Lauf zu lassen und sie unzensiert und spontan zu äußern, ist sowohl in der Psychoanalyse wie in der Gruppe eine einmalige Erfahrung, auch wenn es für viele am Anfang schwer ist, sich darauf einzulassen. Zur freien Assoziation gehört zudem die Aufforderung, *Träume* mitzuteilen, die auch in der Gruppenpsychotherapie ein besonderer Zugang zum Unbewussten sind (► Kap. 5.5).

Widerstände gegen die aufdeckende Behandlung sind strukturell in der Persönlichkeit verankerte Abwehrformen, die spezifisch für die Person sein können. Die Bewusstmachung dieser Widerstände und der abgewehrten Triebansprüche in den aktuellen und den infantilen Beziehungsmustern ist eine wichtige Technik der Psychoanalyse. In der Psychoanalyse wird der Widerstand verstanden als charakterologisch verankerte Abwehrleistung gegen die Aufdeckung unbewusster Konflikte und als ein Widerstand gegen das Erinnern. Widerstand kann aber in jedem psychischen Akt enthalten sein, er dient dazu, ein innerseelisches Gleichgewicht aufrechtzuerhalten. Nach Freud ist das Verstehen und Analysieren des Widerstandes die Hauptaufgabe des Therapeuten und erfordert das, was Freud *Durcharbeiten* nennt.

In der Beziehung zum Psychoanalytiker, die sowohl Realaspekte wie gemeinsam geschaffene Rahmenbedingungen hat, wie Aspekte der *Übertragung*, soll die innere Welt des Patienten – seine Erwartungen und unbewussten Konflikte – erfahrbar werden. Gemäß dem Wiederholungszwang wird der Analysand auf den Analytiker oder auf andere Personen seine früheren Erfahrungen und seine

Erwartungen an Beziehungen unbewusst übertragen. Übertragungen sind also unbewusste Reaktionsbereitschaften des Menschen in Beziehungen allgemein und in therapeutischen Beziehungen, insbesondere hervorgerufen durch das Setting und die psychoanalytische Haltung. In der klassischen psychoanalytischen Behandlungstechnik soll also der Analytiker die Projektionsfläche der inneren Verhältnisse des Patienten werden, z. B. seiner Abwehrformation, seiner Über-Ich-Forderungen und seiner Triebwünsche. Daraus leitet sich ab, dass eine strukturelle Veränderung über die Analyse der Übertragungen und der Übertragungsneurose möglich ist, wenn der Analytiker sich abstinent und neutral verhält (zur psychoanalytischen Haltung ▶ Kap. 1.4.1). Wir orientieren uns besonders an der Auffassung Gills (1984), der die Übertragung durch die »Unangemessenheit« der vom Analysanden auf den Analytiker ausgerichteten negativen oder positiven Gefühle charakterisiert sieht. Die Übertragung ist ubiquitär in verschiedenen Beziehungen, also auch in Gruppen wirksam, aber sie bekommt in der Gruppe eine andere Gestalt (▶ Kap. 1.4). Sie aktualisiert sich in dualen Settings eher in Vorstellungen und Fantasien, in gruppalen Settings mehr im Verhalten und Interaktionen der Gruppenteilnehmer. So können Gefühle, motorische Handlungen, Träume, Kindheitserinnerungen, Kommentare über die Realität, schließlich jede Äußerung des Patienten und jede Interaktion einen Übertragungsbezug haben. Das Vorhandensein von Übertragungen heißt noch nicht, dass der Analysand darüber spricht, denn er schämt sich, seine Gefühle, Einstellungen, Gedanken und Einfälle (z. B. über die Person des Analytikers) zu äußern. Er entwickelt also einen Widerstand gegen die Wahrnehmung der Übertragung. Der Widerstand hängt mit Schamgefühlen, Verlegenheit und Demütigungen zusammen, mit »internalisierten sozialen Missbilligungen« (Sandler & Sandler 1985).

Gill (1984) unterscheidet in der dualen Situation zwei Manifestationsformen der Übertragung: den Widerstand gegen die Wahrnehmung der Übertragung und den Widerstand gegen die Auflösung der Übertragung. Im Widerstand gegen die Wahrnehmung der Übertragung manifestiert sich die Abwehr, im Widerstand gegen die Auflösung der Übertragung der Wunsch. Nach Janssen lässt sich die Übertragung/Gegenübertragung für die duale Situation heute folgendermaßen definieren: »Übertragung ist zum einen die spontane Aktualisierung früher Beziehungserfahrung in den Interaktionen mit Therapeuten oder anderen Bezugspersonen. Übertragung ist aber nicht nur verzerrte Wiederholung der Vergangenheit in der Gegenwart, sondern andererseits das Ergebnis bewusster und unbewusster Erfahrungen in den Beziehungen zum Therapeuten und damit ein Amalgam zwischen Vergangenheit und Gegenwart. Aber sie ist auch nicht alleine Ergebnis einer Interaktion, sondern partiell Externalisierung der Innenwelt des Patienten« (Janssen 2016a, S. 392).

Neben diesen Formen der Übertragung hat Freud weitsichtig schon eine weitere Ebene der Beziehung zwischen Analysand und Analytiker formuliert, die er »unanstößige« oder »milde« Übertragung nannte. Die unanstößige Übertragung entspricht der nicht spezifizierten Voraussetzung des Analysanden, sich auf eine therapeutische Beziehung einzulassen.

Nach Gill (1984) soll die unanstößige Übertragung nicht analysiert werden. Sie sei notwendig, damit der Patient den Widerstand in der Therapie überwindet. Sie sei für alle Fälle förderlich für den therapeutischen Prozess. Dieser Beziehungsmodus lässt sich mit einer emotionalen Verfassung vergleichen, die nach der Bindungsforschung mit »sicher gebundenem Verhalten« und in der Gruppenanalyse als »Matrix« oder als »Container-Funktion« bezeichnet wird (▶ Kap. 1.4).

Aus der Konzeption der unanstößigen Übertragung wurde unter Ich-psychologischen Aspekten später das Konzept der *therapeutischen Allianz* oder das des *Arbeitsbündnisses*. Beide sind keine festen Größen, sie sind variabel und hängen von der jeweiligen Konstellation ab. Sie beruhen wesentlich darauf, dass eine Beziehung entsteht, die es ermöglicht, die therapeutische Ich-Spaltung zu vollziehen und sich mit dem analysierenden Ich des Therapeuten zu identifizieren. Diese Beziehungsebene ist daher mehr als ein reales, rationales Arbeitsbündnis, es ist eine basale Beziehung/Übertragung, auf der jede Behandlung auch in der Gruppe aufbaut.

Die Ich-psychologische Psychoanalyse benutzt den Begriff der *technischen Neutralität*, der die Abstinenz- und Anonymitätsregel umfasst, als Kernmerkmal der psychoanalytischen Haltung. Technische Neutralität bezeichnet auch Haltungen wie z. B. grundsätzliche Offenheit gegenüber dem Material, keine Auswahl treffen, sich flexibel auf die Interaktion einstellen und nicht an dem eigenen Konzept festhalten. Besonders hervorzuheben ist, dass der Therapeut sich nicht zu Stellungnahmen gegenüber dem Patienten hinsichtlich seiner Person, aber auch hinsichtlich Werten und Urteilen verleiten lassen soll (Kernberg 1999). Neuere Konzepte zur Abstinenz betonen das Bemühen des Therapeuten, emotionale Verwicklungen mit dem Patienten, die sich im Rahmen der Übertragungs- und Gegenübertragungsbeziehung einstellen, immer wieder bewusst zu reflektieren und so ein unbewusstes Agieren des Therapeuten zu vermeiden. In diesen Aspekten der psychoanalytischen Behandlung weicht die Behandlung in der Gruppe vom dualen Setting erheblich ab (vgl. Kap. 1.4).

Die Wahrnehmungseinstellung des Psychoanalytikers in der dualen Beziehung ist die der *teilnehmenden Beobachtung* bzw. der *»gleichschwebenden Aufmerksamkeit«* (Freud 1923), die der freien Assoziation der Patienten entspricht. Es ist ein Verstehensprozess, in dem *Empathie* für die Lebenssituation des Patienten und Identifikation mit ihm eine Rolle spielen (Loch 1965). Unter dem Einfluss des interaktionellen Verständnisses von Übertragung und Gegenübertragung entwickelt sich in den letzten Jahrzehnten ein neues Verständnis des Freudschen Verfahrens, das den Gruppentherapien sehr entgegenkommt. Im deutschsprachigen Raum z. B. formulierte Argelander (1968, 1970) das Konzept des *»szenischen Verstehens«* (vgl. auch Laimböck 2015). Unbewusste Bedeutungen liegen nicht allein in verbalen, sondern auch in situativen Informationen. Aus der situativen Information kann der Therapeut die in der Interaktion entstandenen unbewussten Fantasien herausarbeiten. Was sich in der Szene manifestiert, ist nicht ein einzelnes Ereignis, sondern eine Konfiguration von Ereignissen. Durch die Übertragung wird der Therapeut zum Teilhaber der vergangenen und gegenwärtigen Lebenspraxis des Analysanden, was ihm die Möglichkeit verschafft, Zugang zu dessen Innenwelt einschließlich der infantilen Szene zu gewinnen. In der Übertragungsszene ist er nicht nur Teilhaber, sondern zugleich Mitspieler. Das szenische Konzept umfasst nicht nur die Sprache, sondern auch das Handeln, sodass man mit Klüwer (1983) von einem *Handlungsdialog zwischen Patient und Therapeut* sprechen kann. Spricht Argelander von der Szene, die das Ich in der analytischen Situation erschafft, so spricht Gabbard (1999) von solchen Szenen als *Enactments*, die sowohl der Analysand als auch der Analytiker erschaffen könne. Janssen hat dies in der stationären psychoanalytischen Therapie als »*handelnde Inszenierung*« definiert (Janssen 1987, vgl. auch Kap. 7.3.1).

Das »monadische« Konzept der Übertragung nach Freud war für viele Analytiker, die interaktionell und intersubjektiv orientiert sind, unbefriedigend, da dem Einfluss des Analytikers zu wenig Beachtung geschenkt wurde (vgl. Thomä & Kächele 2006). Zunehmend bekam ein neues Konzept von *Gegenübertragung* Bedeutung. Die Gegenübertragung wurde als konkordante oder komplementäre Spiegelung der Übertragung des Patienten verstanden. Die konkordante Gegenübertragung setzt ein empathisches Band zwischen Analytiker und Analysand voraus. Der Analytiker kann sich mit einer Selbstrepräsentanz des Patienten identifizieren. Eine komplementäre Gegenübertragung setzt die Identifizierung des Analytikers mit einer verleugneten inneren Objektrepräsentanz des Patienten voraus. Seit der Person des Therapeuten mehr Beachtung in der therapeutischen Interaktion zukommt, befassen sich die Therapeuten mit der Wirkung der Persönlichkeit des Therapeuten und der Wirkung seines Behandlungsangebotes auf den Analysanden, was selbstverständlich auch für die psychodynamische Gruppenpsychotherapie gilt.

Heute versteht man unter Gegenübertragungen alle affektiven Regungen, Einfälle, Vorstellungen und Handlungen des Therapeuten mit Bezug auf die gesamte Person des Patienten und nicht nur bezogen auf die Übertragung. Dieser *interaktionelle Gesichtspunkt* ist heute tragend für das Verständnis des therapeutischen Prozesses. Entscheidend ist die Einsicht, dass Übertragung und Gegenübertragung eine Einheit bilden.

Der Analytiker ist aber nicht nur Übertragungsobjekt, sondern auch ein »*neues Objekt*« (Treurniet 1995). Nicht alles, was der Patient am Analytiker wahrnimmt, ist Spiegelung, sondern er hat auch realistische Wahrnehmungen von dem Therapeuten. Die realistischen Wahrnehmungen verbinden sich mit den Übertragungen oder sind Auslöser von Übertragungen. Es gibt also eine real wahrgenommene Interpersonalität und eine durch die Übertragung verzerrte Interpersonalität, sodass in jeder therapeutischen und insbesondere gruppentherapeutischen Situation zwischen interpersoneller Realität und Übertragung/Gegenübertragungskonstellation unterschieden werden muss.

Ein neues Konzept, das für die psychodynamische Gruppenpsychotherapie bedeutsam wurde, kam aus der kleinianischen Psychoanalyse. Melanie Klein hat schon 1946 das Konzept der *projektiven Identifikation* formuliert, ein zentrales Konzept der kleinianischen Psychoanalyse: Schlechte Anteile des Ich werden ausgestoßen und in das Objekt verlegt, dadurch werden diese schlechten Anteile kontrolliert. Melanie Klein ist der Ansicht, dass die projizierten Inhalte eher *in* das Objekt hineinprojiziert würden als *auf* das Objekt. In diesen projektiven Prozessen wird die Zeitlichkeit, Vergangenheit und Gegenwart aufgehoben, sodass die unbewussten Übertragungs- und Gegenübertragungsfantasien einen ahistorischen Charakter bekommen und sich im Hier und Jetzt ereignen. Das Konzept der projektiven Identifizierung, das auch für die Gruppe große Bedeutung hat, wurde z. B. von Bion (1990, 1992) und Odgen (1988) aufgegriffen und zu einer Behandlungstheorie weiterentwickelt. Die projektive Identifizierung charakterisiert nicht nur die basale Form der Kommunikation zwischen Mutter und Säugling, sondern ist auch eine elementare Kommunikation im späteren Leben zwischen zwei Personen, so zwischen Analysand und Analytiker, aber auch zwischen und innerhalb von Gruppen, und zwar zwischen Gruppenleiter und Gruppenteilnehmer oder zwischen einzelnen Teilnehmern. Die projizierten Selbst-Anteile können »gut« oder »böse« sein. Die emotionale Beeinflussung oder sogar Manipulation des Analytikers durch die Projektion des Analysanden ist der zentrale Bestandteil in dem Geschehen. Im optimalen Fall gelingt es, die Reaktion auf die Projektion des Analysanden zu verarbeiten. Dazu entwickelte Bion für die duale Situation die Theorie des Verhältnisses von »*Container/Contained*«. Der Container ist die zur Aufnahme fähige Psyche des Objektes z. B des Therapeuten, die die Inhalte, die in sie hineinprojiziert werden, bewahren (»containen«) kann. Durch das Containment werden die Inhalte transformiert. Der Therapeut nimmt sie auf und verändert sie, und zwar so, dass sie vom Patienten wieder reinternalisiert werden können. Damit hat die projektive Identifikation einen interpersonalen, intersubjektiven Aspekt jenseits der Projektion von unbewussten Fantasien. Dieses Konzept gilt auch für die Arbeit mit Gruppen, die Gruppe ist dann der Container, der Behälter, die fördernde und haltende Mutter, das Selbstobjekt (siehe Hirsch 2010). Nähere Ausführungen zur Gruppe finden sich dazu im Kap. 1.4.

Vergleichbar, aber radikaler, veränderten sich die Auffassungen von Übertragungs- und Gegenübertragungsprozessen in der relationalen oder intersubjektiven Perspektive der Psychoanalyse. Nach diesen Positionen sind die Übertragungs- und Gegenübertragungsprozesse eine *gemeinsame schöpferische Konstruktion* von Analytiker und Patient innerhalb der analytischen Beziehung. Nach den intersubjektiven Theorien der Psychoanalyse (z. B. Greenberg & Mitchell 1983, Mitchell 2005, Altmeyer 2003) ist der Analysand nicht *das Objekt* des erkennenden Therapeuten, es handelt sich um eine *Begegnung zweier Subjekte*. Patient und Therapeut sind »Koautoren des analytischen Prozesses und der schöpferischen Konstruktion von Bedeutungen, die relativ multipel und nicht abschließend festzulegen sind« (Bohleber 1999, S. 816). Fonagy und Target (2006a) beschreiben die Veränderungen, die die intersubjektiven Perspektiven für die Psychoanalyse bringen, dahingehend, dass der Psychoanalytiker nicht Beobachter ist, sondern Teilnehmer an einer gemeinsamen Aktivität, der Psychoanalyse. Dies gilt besonders für die psychodynamische Gruppenpsychotherapie, da das Intersubjektive und Interpersonelle immer eine Rolle spielt und der Therapeut auch Gruppenmitglied ist (► Kap. 1.4).

Die Ich-psychologisch orientierten Psychoanalytiker entwickelten mit dem

Konzept des *Enactments* (vgl. Gabbard 1999) eine vergleichbare methodische Position. Enactment in der Gegenübertragung, auch *Gegenübertragungsinszenierung* genannt, ist ein Beispiel für das Ineinandergreifen von Übertragungs- und Gegenübertragungsmomenten. Das Konzept besagt Folgendes: Die Übertragung wirkt sich auf die Haltung des Analytikers aus und beeinflusst das interpersonale Feld zwischen Patient und Analytiker. Aktualisierte Übertragungen führen zu Gegenübertragungsreaktionen, die auch im Handeln ihren Ausdruck finden, z. B. im Schweigen, in bestimmten invasiven Interpretationen, der Körperhaltung, einer Änderung des Settings usw. Während das Konzept der projektiven Identifizierung den Analytiker als Container sieht, sieht das Konzept des Enactments den *Analytiker als handelnde Person.*

Diese hier nur kurz skizzierten Konzepte der psychoanalytischen Behandlungspraxis, die ausführlicher bei Janssen (2016a) nachzulesen sind, finden in der gruppalen Situation modifizierte Anwendungen.

1.2 Grundzüge einiger psychodynamischer Psychotherapieverfahren

Die Anwendungen der Psychoanalyse in der psychodynamischen Psychotherapie haben ebenso wie die Psychoanalyse selbst eine fast hundertjährige Geschichte. Sie begann schon mit den Werken Freuds. Lange Zeit waren die Differenzen von Psychoanalyse und Psychotherapie durch die Frage bestimmt, ob supportive und suggestive Elemente eher und intensiver in der Psychotherapie zur Anwendung kommen und weniger in der Psychoanalyse (vgl. Janssen 2016b). In den letzten Jahren sind Konzepte entwickelt worden, die die psychodynamische Psychotherapie als eigenständiges Verfahren von den psychoanalytischen Therapien abgrenzen wollen. Es entstand eine Praxeologie psychodynamischer Verfahren (z. B. Reimer & Rüger 2012, Dreyer & Schmidt 2008).

Janssen (2002) rechnet zu den *psychodynamischen Psychotherapieverfahren*, in denen die Psychoanalyse zur Anwendung kommt,

- im Zweipersonensetting: analytische Psychotherapie, Tiefenpsychologisch fundierte Psychotherapie, Fokaltherapie, Kurztherapie, supportive Therapie
- im Mehrpersonensetting: psychoanalytische und tiefenpsychologisch fundierte Gruppenpsychotherapie, psychoanalytische Ehe- und Familientherapie, stationäre psychoanalytische Therapie
- in den nonverbalen Verfahren: psychoanalytische Kunst- und Musiktherapie, psychoanalytische Körpertherapien

Auf das große Spektrum der aus der Psychoanalyse abgeleiteten psychodynamischen Psychotherapien ist hier nicht einzugehen, sondern nur auf die Methoden, die auch im Gruppensetting angewandt werden oder die mit dem Gruppensetting kombiniert werden (vgl. auch Janssen 2016b, c).

Die *Tiefenpsychologisch fundierte Psychotherapie* und die *analytische Psychotherapie* sind beide auch im Gruppensetting anwendbar. Die in der vertragsärztlichen Versorgung etablierten Methoden sind hinsichtlich der Technik und der Zielsetzung im Text der Psychotherapie-Richtlinien ausdrücklich für das duale Setting definiert. Für das gruppale Setting halten wir diese im dualen Setting erarbeiteten Differenzierungen für inadäquat. In der Gruppe heben sich nämlich die Unterschiede im Gruppenprozess, wie wir noch darlegen werden, auf. Dennoch sollen die Methoden, wie sie in den Psychotherapie-Richtlinien, die seit 1967 in Deutschland eingeführt sind und die administrativ die krankenkassenfinanzierte Psychotherapie regeln (vgl. Rüger et al. 2015), kurz definiert werden. Eine ausführliche Darstellung mit Literaturhinweisen findet sich bei Janssen (2016b, c).

Unter die *Tiefenpsychologisch fundierte Psychotherapie* werden die Kurztherapie, die Fokaltherapie, die dynamische Psychotherapie und die niederfrequente Therapie in einer haltgewährenden therapeutischen Beziehung subsumiert. Die Tiefenpsychologisch fundierte Psychotherapie wird definiert als Durcharbeitung aktuell wirksamer, unbewusster Konflikte unter Beachtung von Übertragung, Gegenübertragung und Widerstand. Die *analytische Psychotherapie* wird definiert als Technik der Behandlung der neurotischen Konflikte und der zugrunde liegenden neurotischen Struktur mithilfe der Übertragungs-, Gegenübertragungs- und Widerstandsanalyse unter Nutzung regressiver Prozesse. Die analytische Psychotherapie kommt der nicht terminierten Psychoanalyse sehr nahe, ist aber wegen der therapeutischen Zielsetzungen, der Dauer der Behandlung, der Stundenfrequenz pro Woche und der methodischen Orientierung begrenzter als die Psychoanalyse. In Deutschland hat die Tiefenpsychologisch fundierte Psychotherapie im dualen Setting die weiteste Verbreitung gefunden. Sie wird insgesamt häufiger angewandt als die analytische Psychotherapie (Kruse & Herzog 2012). Da sie für die Versorgung der Bevölkerung mit Psychotherapie von hoher Relevanz ist, soll auf die Methodik noch etwas näher eingegangen werden. Gegenstand der Tiefenpsychologisch fundierten Psychotherapie sind sowohl die intrapsychischen wie die interpersonellen Konflikte, ein Schwerpunkt liegt auf den interpersonellen Konflikten. Bearbeitet werden die reaktualisierten Beziehungsrepräsentanzen in aktuellen interpersonellen Beziehungen. Ermann (2004) nennt diese die *Außenübertragung*, d. h. ein Übertragungsmuster in aktuellen sozialen Beziehungen. Er grenzt sie von der *Binnenübertragung* ab, d. h. von der Übertragung auf den Therapeuten. Eine weitere Unterscheidung liegt in einer *aktiveren therapeutischen Haltung*, im Einsatz von stützenden, ermutigenden, grenzsetzenden Interventionen und in der Einschränkung regressiver Prozesse. Die Behandlungstechnik zielt also nicht allein auf die Bearbeitung der unbewussten Konflikte in der Übertragungs-Gegenübertragungskonstellation, sondern auf die Durcharbeitung der in den aktuellen interpersonellen Konstellationen sich manifestierenden unbewussten intrapsychischen Konflikte und deren Zusammenhang mit Symptomen. Die Therapeuten nutzen dabei auch supportive und psychoedukative Techniken und wechseln zwischen Strukturieren, Fokussieren und Freiraum-Gewähren.

Aus den Anforderungen der Patientenversorgung sind auch weitere psychodynamische Verfahren entwickelt worden, insbesondere für Störungsbilder aus dem Bereich der strukturellen Ich-Störungen, der sog. präödipalen oder frühen Störungen oder Störungen auf dem Borderline-Funktionsniveau (▶ Kap. 1.5). Sie sind gekennzeichnet durch eine unzureichende Selbst-Objekt-Differenzierung, den Einsatz früher Abwehrmechanismen (z. B. Spaltung und Projektion), Störungen der Ich-Funktionen, wie der Realitätswahrnehmung und des Denkens, und der Wahrnehmung der Affekte sowie der Identität. Hier kommen die psychoanalytisch-interaktionelle Therapie und die Mentalisierungsbasierte Psychotherapie sowohl im dualen Setting wie in ambulanten und stationären Gruppenpsychotherapien zur Anwendung.

Die *psychoanalytisch-interaktionelle Therapie* wurde von Heigl-Evers & Heigl (1973, 1983) konzeptualisiert. Die psychoanalytisch-interaktionelle Therapie löst das Prinzip Deutung durch das Prinzip Antwort ab. Das *Prinzip »Antwort«* ist eine weitgehende Veränderung psychoanalytischer Therapieprinzipien. Es besagt, dass dem beobachtbaren Verhalten und den vorbewussten Interaktionen zwischen Therapeut und Patient viel stärker Rechnung getragen werden muss. Der Therapeut ist selektiv darauf eingestellt, mit seinem »antwortenden Verhalten« und seinem komplementären Erleben auf die Interaktionen des Patienten zu reagieren und dem Patienten sein Erleben als Antwort zur Verfügung zu stellen. Der Therapeut ist also vielmehr ein interaktionelles Gegenüber und lässt sich nicht in regressive Übertragungsmanifestationen, etwa i. S. von Selbstobjektübertragungen, verwickeln. Der antwortende Interventionsmodus des Therapeuten wird angewandt, um eine stärkere Differenzierung und Trennung von Selbst und Objekt im Gegensatz zum Wunsch des strukturell Ich-gestörten Patienten nach Ungetrenntsein und Verschmelzen zu erreichen. Des Weiteren wird dem Patienten vor Augen geführt, dass das interpersonelle Verhalten des Patienten dysfunktional ist und er die Grenzen des anderen (des Therapeuten) beachten muss. In dieser Wendung von der Deutung der Übertragung zur interaktionellen Antwort liegt eine grundsätzliche Veränderung psychodynamischer Psychotherapieansätze, deren Wirkung z. B. bei Borderline-Patienten nachgewiesen wurde (Leichsenring et al. 2007). Zur ausführlichen Darstellung der Methodik mit Beispielen wird insbesondere auf Streeck (2007) und Streeck & Leichsenring (2009) verwiesen und hinsichtlich der Anwendung in Gruppen auf Kap. 1.5.1.

Die neueste Methode der psychodynamischen Psychotherapie für strukturelle Ich-Störungen ist die *Mentalisierungsbasierte Psychotherapie (MBT)* (Bateman & Fonagy 2008). Die MBT geht auch von einem Defizit in der Ich-Selbst-Entwicklung aus, was theoretisch mit den Ergebnissen der Bindungstheorie, der Säuglingsforschung und der neurobiologischen Forschung begründet wird. Die zentrale Annahme der MBT ist, dass das Affektleben des Kindes sich in den frühesten Stadien des Lebens in einer sicheren Bindung entwickelt. Diese dyadische Erfahrung bildet die Grundlage der Mentalisierung. Die sichere Bindung führt über Affektrepräsentation zur Mentalisierung, d. h. zur Fähigkeit, über ein Wahrnehmen eigener Gefühle das Objekt sowohl kognitiv wie affektiv richtig zu verstehen (interpersonale Interpretationsmechanismen). Dazu entwickeln sich »innere Arbeitsmodelle« des Selbst, sozusagen die innere beruhigende »Mutterimago«, ein Ergebnis der Erfahrung zwischen affektivem Selbst und beruhigendem Objekt. Unter den Bedingungen einer unsicheren Bindung persistieren Vorstadien der Mentalisierung. Sie werden in einem späteren Lebensstadium in affektiv belastender Situation reaktiviert. Die höchsterreichte Stufe der Mentalisierung ist die Symbolisierungkompetenz. Die Mentalisierung ist also ein Teil unseres Selbst, unserer Sprachfähigkeit und unseres interpersonellen Verhaltens (zur Mentalisierung vgl. Schultz-Venrath 2013). In unserer Darstellung der psychodynamischen Gruppenpsychotherapie hat diese Methode eine besondere Würdigung erfahren (▸ Kap. 1.5.2).

Nach diesem Überblick über die Psychoanalyse und einige Formen ihrer Anwendungen in der psychodynamischen Psychotherapie ist festzuhalten, dass die Psychoanalyse wertvolle Behandlungskonzeptionen für die psychodynamische Gruppenpsychotherapie entwickelt hat. Die intersubjektiven Theorien und insbesondere die Diskussion über die Bedeutung der Gegenübertragung haben im Laufe der Jahrzehnte die psychoanalytische Haltung verändert.

Heute ist das Zentrum der klinischen und behandlungstechnischen Diskussion nicht mehr das Konzept des Widerstandes wie noch bei Freud, sondern das Konzept der Gegenübertragung, des Enactments und der projektiven Identifikation. Die Intersubjektivisten heben die asymmetrische Beziehung der Psychoanalyse auf und sprechen von einer symmetrischen Beziehung, in der Gegenseitigkeit und Aushandeln eine große Rolle spielen. Diese Entwicklung kommt der interaktionellen Orientierung in der Gruppenpsychotherapie sehr nahe, wie wir noch zeigen werden.

1.3 Grundzüge der Gruppendynamik

Bei den Beiträgen der Gruppendynamik zur Theorie der psychodynamischen Gruppenpsychotherapie wollen wir uns nicht auf die soziologischen oder sozialpsychologischen Grundlagen der Groß- oder Kleingruppenforschung beziehen, sondern insbesondere auf die experimentelle Methode des gruppendynamischen Laboratoriums. Darauf beruhen auch unsere Erfahrungen. Einer der Autoren (Janssen) ist auch Trainer für Gruppendynamik und er verknüpfte die Psychoanalyse und die psychodynamische Gruppenpsychotherapie mit der Gruppendynamik. Er hat an verschiedenen gruppendynamischen Laboratorien mitgewirkt, insbesondere an dem von Tobias Brocher, Christa Deichmann und Peter Fürstenau (siehe Brocher et al. 1972) konzipierten berufsbezogenen gruppendynamischen Laboratorium, das ausdrücklich eine psychoanalytische Richtung vertrat (Janssen 1977).

Der Begriff »Gruppendynamik« bezieht sich auf die Untersuchung von Individuen, die in Kleingruppen interagieren, hier insbesondere in sog. gruppendynamischen Laboratorien (siehe König 2012). Das Wort »Dynamik« weist darauf hin, dass komplexe und interdependente Kräfte in dem Lebensraum »Gruppe« angenommen werden. Der Begriff »Gruppendynamik« ist also analog zu dem Begriff »Psychodynamik« gewählt, der die Dynamik im Individuum beschreibt. Gruppendynamik umfasst alle bewussten (und unbewussten) wechselseitigen

Beeinflussungsprozesse in einem interpersonellen Bereich von mehr als zwei Individuen. Gruppendynamik bedeutet, dass das Individuum in einer Mehr-Personen-Beziehung versucht, seine Bedürfnisse, seine Werte und Normen durch Übereinkünfte zu regeln, sich zu arrangieren, sich zu koordinieren. Amann (2001) nennt dies den »*Prozess der Vergemeinschaftung*«. Gruppendynamik heißt also, diesen Prozess der Vergemeinschaftung zu erleben und zu reflektieren. Dazu eignen sich die gruppendynamischen Laboratorien, wobei jede Gruppe durch ein besonderes Muster der Vergemeinschaftung charakterisiert ist.

Schon Lewin hatte bei der Einführung des gruppendynamischen Trainings festgestellt, dass Verhaltensbeobachtungen und deren Rückmeldung eine verändernde Wirkung auf das Individuum in der Gruppe haben. Zur Veränderung und zur Verbesserung der Verhaltenskompetenz ging er also nicht ins soziale Feld, sondern er entwickelte die Methode der Trainingsgruppen (T-Gruppen), eine Laboratoriumsmethode, die wie ein Experiment aufgebaut ist. Luft (1971) schrieb dazu: »Wenn man Menschen Gelegenheit gibt, in einer Laboratoriumsgruppe zu arbeiten, entsteht bei den meisten Menschen genug persönliche Beteiligung, sodass sie die Prozesse empfinden und beobachten können, während sie lernen, sie begrifflich zu fassen« (S. 13). Die Teilnehmer lernen über ihr Verhalten und über die allgemeine Dynamik in Gruppen. Das Erlernen der Gruppendynamik wird eher durch die Selbsterfahrung gefördert als durch rein theoretische Informationen oder praktische Anleitungen. Nur Erfahrungen helfen weiter. Solche Trainingsgruppen wurden am *Massachusetts Institute of Technology* eingerichtet (siehe Bradford et al. 1972) und erlangten eine besondere Bedeutung in den 1960er- und 1970er-Jahren, als sie von dem Sozialpsychologen und klinischen Psychologen Alf Däumling nach Deutschland gebracht wurden (vgl. Däumling et al. 1974). In der Bundesrepublik entwickelte sich damals eine Gruppenbewegung mit zahlreichen gruppendynamischen Laboratorien. Diese gruppendynamische Bewegung hat wiederum eine Entwicklung in der Gruppenpsychotherapie und insbesondere in der stationären Psychotherapie und der Psychosomatischen Medizin angestoßen (siehe Janssen 2017).

Das Medium Gruppe wird also dazu benutzt, Verhaltenskompetenzen der Teilnehmer zu verbessern. Wie solche T-Gruppen eingesetzt werden, ist sehr verschieden. Manchmal werden der Gruppe Aufgaben gestellt, die sie zu erledigen hat, und es wird der Gruppe überlassen, wie sie sie erledigt und wie der Einzelne sich integriert. Dazu sind gruppendynamische Übungen (vgl. Antons 1973) entwickelt worden, die teilweise noch heute praktiziert werden. Der Gruppenleiter, gruppendynamischer Ausbilder bzw. Trainer spielt dabei keine aktive Rolle, sondern ist relativ abstinent. Die Minimalstrukturierung und das Prinzip des Hier und Jetzt verunsichert die Teilnehmer innerhalb der T-Gruppen und es entwickeln sich regressive Prozesse und auch Übertragungsprozesse, die in dem Prozess der Vergemeinschaftung im gruppendynamischen Raum reflektiert werden (siehe Amann 2001). Die T-Gruppenmethode erfordert eine Atmosphäre des Gewährenlassens und kein autoritatives Vermitteln von Inhalten. Die Zielsetzung ist eine Veränderung der individuellen Handlungskompetenz durch Analyse der konkreten Verhaltensdynamik. Diese Analyse gründet immer auf dem

Hier und Jetzt und nicht auf dem biografischen Hintergrund, der in der psychodynamischen Gruppenpsychotherapie relevant wird. Die klassische T-Gruppe ist also eine *selbstreflexive Gruppe*, die sich zur Verbesserung der Aufgabenerledigung mit sich selbst befasst. Die Prozesse in diesem gruppendynamischen Raum werden – anders als in der psychodynamischen Gruppenpsychotherapie (▶ Kap. 1.4) – reflektiert unter den Gesichtspunkten Zugehörigkeit, Macht und Intimität.

Ob *Zugehörigkeit* besteht oder nicht, ist ein besonderes Prozessmerkmal in jeder Gruppe: Nach den Untersuchungen von Antons et al. (2001) sollen die Prozesse der Zugehörigkeit in aktuellen T-Gruppen bedeutsamer geworden sein als in früheren T-Gruppen. Wer zur Gruppe gehört und wer nicht, sei eine zentrale Frage. Die Zugehörigkeit wird in der psychodynamischen Gruppenpsychotherapie aber meist durch den Leiter festgelegt, dürfte also in solchen Gruppen keine so große Rolle spielen. Die *Macht* ist das Merkmal jeder sozialen Beziehung. Macht reduziert die Komplexität von Kommunikation in Gruppen. Es gibt verschiedene Formen der Macht, es gibt die hierarchische Macht und die Normen etablierende Macht. Meistens übernimmt der Gruppenleiter die Macht in der psychodynamischen Gruppenpsychotherapie, wodurch auch die Übertragungsprozesse geprägt werden. Die Themen *Intimität*, Nähe/Distanz, Beziehungswünsche versus Beziehungsängste bis hin zu sexuellen Wünschen und sexuellen Ängsten sind reflexiver Gegenstand in allen Gruppen (vgl. König 2012) und selbstverständlich besonders in therapeutischen Gruppen.

Die Gruppendynamik hat sich auch mit der Frage befassen müssen, wie Gruppen nach ihrer Größe einzuteilen sind. Nach König (2012) unterscheiden sich *Kleingruppen* mit drei bis zwölf Mitgliedern von *Mediangruppen* mit zwölf bis 25 Mitgliedern und *Großgruppen* ab 25 Mitgliedern. Diese Zahlen sind von Relevanz, da in den Psychotherapie-Richtlinien bisher nur Gruppengrößen von maximal neun Teilnehmern für die psychodynamische Gruppenpsychotherapie vorgesehen sind.

Weiterhin liefert uns die Gruppendynamik Definitionen der Gruppe. Hier geht es u. a. um die Frage: Wann ist eine Ansammlung von Menschen eine Gruppe? Der Sozialpsychologe und Gruppendynamiker Sader (2008) definiert die Gruppe folgendermaßen:

- Die Teilnehmer erleben sich als zusammengehörig,
- definieren sich explizit als zusammengehörig,
- verfolgen gemeinsame Ziele,
- teilen Normen und Verhaltensvorschriften für einen bestimmten Verhaltensbereich,
- entwickeln Ansätze von Aufgabenteilung und Rollendifferenzierung,
- haben mehr Interaktionen untereinander als nach außen,
- identifizieren sich mit einer gemeinsamen Bezugsperson oder über einen gemeinsamen Sachverhalt oder eine Aufgabe,
- sind räumlich und/oder zeitlich von anderen Individuen der weiteren Umgebung abgehoben.

König (2012) definiert die essenziellen Merkmale von Gruppen noch differenzierter:

- Gruppen haben die Möglichkeit zur direkten Face-to-Face Kommunikation. Hierbei spielt natürlich die Größe der Gruppe eine entscheidende Rolle. Je größer die Gruppe ist, umso weniger ist diese Kommunikation möglich.
- Gruppen haben ein gemeinsames Ziel (z. B. Selbsterfahrung, Lernen, Psychotherapie).
- Gruppen haben eine gewisse zeitliche Dauer. Hier stellt sich die Frage, inwieweit eine Mindestdauer erforderlich ist, damit Prozesse überhaupt zustande kommen. Das hängt sicher auch von der Zielsetzung ab.
- Gruppen teilen Normen und Werte, z. B. kommunikative Basisregeln, die notwendig sind, um sich zu verstehen. Normen und Werte im Sinne von Arbeitsregelungen, z. B. Vertraulichkeit, werden durch den Leiter festgelegt. Normen und Werte werden durch die Gruppe selbst entwickelt.
- Gruppen haben ein Geflecht von Rollen, die aufeinander bezogen sind, z. B. die führende, die beratende, die stützende Rolle.
- Gruppen haben ein Gefühl der Zugehörigkeit, ein Wir-Gefühl im Sinne einer Gruppenkohäsion.

Diese Kriterien von Sader und König treffen auch auf Gruppen in der psychodynamischen Psychotherapie zu: Patienten erleben sich als zusammengehörig, verfolgen das gemeinsame Ziel einer Psychotherapie, halten Regeln über die Zusammenarbeit ein, z. B. Zeit und Ort, haben regelmäßige Interaktionen untereinander, identifizieren sich mit der gemeinsamen Aufgabe der Selbstreflexion der persönlichen Entwicklung und grenzen sich zu einem festgelegten Zeitpunkt von anderen Gruppen ab.

Für die Gruppenpsychotherapie ist es sicher nützlich, das Phänomen Gruppe auch aus dem Blickwinkel der Evolution zu verstehen. Seit Beginn der Menschheit haben Menschen über alle Zeiten hinweg Sicherheit und Geborgenheit in Gruppen gesucht. Aber nicht nur Sicherheit, Geborgenheit und Zugehörigkeit ist in Gruppen zu finden, sondern auch ein Konformitätsdruck, der allgemein als Gruppendruck beschrieben wird. Einzelne Individuen unterwerfen sich dem Gruppendruck entgegen besseren Wissens und Gewissens und schließen sich der Gruppenmeinung an. Die Gruppe ist immer mehr als die Teile, das haben schon Lewin und viele andere nach ihm belegt. Gruppe ist die Bezeichnung für etwas Überindividuelles, ein reales und ganzheitliches System. Diese Auffassung drückt Freud (1921) mit dem Begriff der »Kollektivseele« aus.

1.3.1 Relevante Konzepte der Gruppendynamik für die psychodynamische Gruppenpsychotherapie

Die Gruppendynamik hat verschiedene Konzepte für Gruppenprozesse entwickelt, die nach unserer Auffassung auch auf die psychodynamische Gruppenpsychotherapie anwendbar sind, so z. B. ein Schema für die *interpersonelle Wahrnehmung*. Luft (1971) nennt dieses Schema das Johari-Fenster. Es lässt sich in der

	Mir bekannt	Mir unbekannt
Anderen bekannt	I Bereich der freien Aktivität	II Bereich des blinden Flecks
Anderen nicht bekannt	III Bereich des Vermeidens und Verbergens	IV Bereich der unbekannten Aktivität

Abb. 1-1
Johari-Fenster (nach Luft 1971)

psychodynamischen Gruppenpsychotherapie auf der reflexiv-interaktionellen Ebene (► Kap. 1.4) einsetzen.

Der Quadrant I ist der Bereich der freien Aktivität. Er beschreibt die Verhaltensweisen und Motivationen, die einem selbst und anderen auch bekannt sind. Der Quadrant II ist der Bereich des blinden Flecks. Er bezeichnet den Bereich, den andere sehen können, den wir selbst aber nicht wahrnehmen. Der Quadrant III ist der Bereich des Vermeidens oder Verbergens. Er beschreibt den Bereich, den wir selbst wissen, den wir aber nicht offenbaren, z. B. geheime Absichten oder Ziele. Der Quadrant IV ist der Bereich der unbekannten Aktivität: Weder das Individuum noch andere Menschen bemerken bestimmte Verhaltensweisen oder Motive. Wir können jedoch annehmen, dass sie existieren, denn am Ende treten einige dieser Dinge zutage; dann wird erkannt, dass diese unbekannten Verhaltensweisen und Motive die ganze Zeit bestehen und die Beziehungen beeinflussen.

Im Verlauf des Gruppenprozesses soll der Quadrant I größer werden gegenüber den anderen Quadranten. Die Teilnehmer werden freier, können sich offener äußern und andere teilnehmen lassen. Je größer der Quadrant I wird, umso mehr schrumpft Quadrant III. Quadrant II nimmt langsam ab, wenn andere uns Feedback geben. Quadrant IV ändert sich während einer Lernsituation nur wenig, aber wir dürfen annehmen, dass derartige Veränderungen sogar noch langsamer vor sich gehen als im Quadranten II. Hier setzt dann die psychodynamische Gruppenpsychotherapie mit der Erfassung der unbewussten Interaktionen an. Das Ziel einer psychodynamischen Gruppe zur Psychotherapie wie zur Selbsterfahrung wie auch eines gruppendynamischen Laboratoriums ist, auf der bewussten Ebene die interpersonellen Wahrnehmungen zu fördern, damit Quadrant I größer wird als Quadrant II, III und IV. Daraus lässt sich auch die *Grundregel* ableiten: Einen offenen emotionalen Austausch über die Probleme fördern.

Ein weiteres Konzept, das auf die psychodynamische Gruppenpsychotherapie anwendbar ist, ist das *Feedback-System*. Kommunikation und Interaktion umfassen die dynamischen Vorgänge innerhalb der Gruppe in dem jeweiligen interpersonellen Geflecht. Kommunikation erfasst nicht nur die verbalen, sondern auch die nichtverbalen Verhaltensweisen, artikulierte Gedanken und Gefühle ebenso wie mimische und gestische Mitteilungen. Sie betrifft die Absicht des

Menschen und die Eindrücke, die diejenigen bekommen, an die die Miteilungen gerichtet sind. Darum ist *Beobachten* und *Zuhören* innerhalb von Gruppen ein wesentlicher Vorgang, der erst die Lebendigkeit in Gruppen ausmacht. Das Training des Beobachtens und Zuhörens ist für jeden Gruppenleiter entscheidend; dies kann über Tonband und Videoaufzeichnungen geschehen, aber auch durch direkte Verhaltensbeobachtung. Zudem werden die Rollendifferenzierungen der Gruppenmitglieder über die Kommunikation vermittelt. Einige sind die Fragenden, andere die Problemlösenden, einige übernehmen eine therapeutische Funktion, andere die von Patienten. Kommunikationskonflikte in Gruppen sind Ausdruck eines unbewussten Gruppenprozesses, haben aber auch einen bewussten Anteil. Wenn man mit eigenen Gedanken, Gefühlen und Ängsten beschäftigt ist, ist das Zuhören und Beobachten schwer. Darum ist es notwendig, dass andere in der Gruppe einen korrigierenden Faktor darstellen. Das geschieht über das Feedback-System. Es hat sehr dazu beigetragen, dass auch die psychodynamische Gruppenpsychotherapie sich mit dem manifesten Verhalten auseinandersetzt. Darum ist es sinnvoll, hier die in der Gruppendynamik entwickelten Richtlinien für Feedback vorzustellen, von denen wir einige aus unserer Erfahrung nennen wollen:

- Gib dann Feedback, wenn der/die andere es auch hören kann.
- Feedback soll ausführlich und konkret sein.
- Die Wahrnehmungen sollen als Wahrnehmungen und Vermutungen als Vermutungen und die Gefühle als Gefühle mitgeteilt werden.
- Feedback soll umkehrbar sein.
- Feedback soll die Informationskapazität des anderen berücksichtigen.
- Feedback soll möglichst unmittelbar erfolgen.
- Der Empfänger von Feedback soll zunächst ruhig zuhören.
- Feedback gibt Informationen und überlässt es dem anderen, sich zu verändern.

Ein weiterer Begriff der Gruppendynamik ist der der *Gruppenstruktur.* Er bezeichnet die innere Organisation und die inneren Verfahrensweisen der Gruppe, z. B. die Regeln, die sich die Gruppe gibt. Je geringer die Aufgabenorientierung einer Gruppe ist, je schwächer die Gruppe strukturiert ist, umso mehr muss sie selbst Regeln finden, z. B. was das Ende von Sitzungen oder Zweiergespräche in Gruppen (Einer fragt, der andere gibt Antwort usw.) betrifft. Es entwickelt sich eine Gruppenatmosphäre, die auch für die Art und Weise der Leitung von psychodynamischen Gruppenpsychotherapien von Bedeutung ist.

Das Konzept der *Rolle*, das aus der Soziologie und Psychologie stammt, definiert ein bestimmtes Verhaltensmuster, das den Platz in der Gruppe charakterisiert. Es sind verschiedene Rollenkonzepte ausgearbeitet worden. In der Kleingruppenforschung haben sich insbesondere die nachfolgenden zwölf Verhaltensmuster bewährt, die Bales (1970) beschrieb – sie sind auch in der psychodynamischen Gruppenpsychotherapie hinsichtlich der Veränderungen im Laufe eines Gruppenprozesses untersucht worden (z. B. Janssen & Busse-Simonis 1978):

- Zeigt Solidarität, hebt den Status anderer, hilft und belohnt.
- Zeigt eine Lösung von Spannung, scherzt, lacht, zeigt Befriedigung.
- Stimmt zu, zeigt passive Annahme, versteht, wirkt mit, willigt ein.
- Gibt anderen Hinweise, Anleitung, wobei er ihre Autonomie voraussetzt.
- Gibt seine Meinung, sein Urteil, seine Analyse bekannt, bringt auch Gefühle und Wünsche zum Ausdruck.
- Gibt Orientierung, Information, wiederholt, stellt dar, bestätigt.
- Bittet um Orientierung, Information, Wiederholung, Bestätigung.
- Bittet um Äußerung von Meinung, Beurteilung, Analyse, Gefühle.
- Bittet um Hinweise, Anleitung, mögliche Aktionsweisen.
- Widerspricht, zeigt passive Ablehnung, Förmlichkeit, verweigert Hilfe.
- Zeigt Gespanntheit, bittet um Hilfe, zieht sich aus dem Feld zurück.
- Zeigt Feindseligkeit, mindert den Status anderer, verteidigt oder behauptet sich.

Diese deskriptive Beschreibung ist eigentlich kein Rollenverhalten im Sinne der Soziologie, sondern eine *Typisierung von Interaktionsmustern.* Die psychodynamische Gruppenpsychotherapie bleibt aber nicht bei der Rollentypisierung, sondern fragt danach, welche unbewussten identifikatorischen Prozesse oder unbewussten Reinszenierungen durch Übernahme bestimmter Rollen (Übertragungen), z. B. Hilfestellung geben, um Orientierung bitten, solchen interaktionellen Aktionen zugrunde liegen. Auch die heutige Gruppendynamik befasst sich nicht mehr nur mit dem manifesten Verhalten und den wahrnehmbaren interpersonellen Phänomenen und Rollen, sondern auch mit latenten Prozessen innerhalb von Gruppen und knüpft damit an die gruppenanalytische Tradition eines Ebenen-Modells für Gruppen an, wie wir es in Kap. 1.4 darstellen werden (vgl. z. B. Schattenhofer 2001, König 2012).

In der Gruppendynamik werden nach König (2012) vier Ebenen unterschieden:

- Die Arbeits- oder Sachebene der Gruppe: In einer T-Gruppe bestehen die Sachaufgaben z. B. in der Gestaltung und Untersuchung der sich entwickelnden Gruppenprozesse. Forschungsziel ist die Erkundung und Erkennung des Gruppenprozesses, also des Prozesses der Vergemeinschaftung.
- Die Ebene der Soziodynamik: Diese Ebene betrifft das Geflecht an Normen, Rollen und Ordnungen im Hier und Jetzt der T-Gruppe. Wer reagiert auf wen, welche Äußerungen werden angenommen, welche abgelehnt usw. Hier lässt sich auch das Rollenkonzept (► Seite 15) integrieren.
- Die Ebene der Psychodynamik: Das ist die Ebene der unbewussten Übertragungsprozesse der Gruppenmitglieder untereinander oder auf den Gruppenleiter. Es sind die unbewussten Wünsche, Ängste, Projektionen, alles das, was wir in der Gruppenanalyse beschreiben werden.
- Die Ebene des »Kernkonflikts« der Gruppe: Die Gruppendynamik geht davon aus, dass sich für jede Gruppe ein spezifischer, sie charakterisierender Kernkonflikt im Laufe des Prozesses ergibt. Dieser Kernkonflikt ist in der psychodynamischen Sichtweise das kollektive Unbewusste. In der Gruppendynamik sind Kernkonflikte Konstruktionen, die von dem Beobachter und von dem

Leiter der Gruppe ausgehen und benannt werden. Der Gruppendynamik geht es bei dem Kernkonflikt insbesondere um das Muster der Vergemeinschaftung, das jede Gruppe charakterisiert.

Insofern unterscheiden sich auch die Ebenen-Modelle, die wir in der psychodynamischen Gruppe herausarbeiten, von denen in der Gruppendynamik. Es scheint eine gewisse Scheu in der Gruppendynamik zu geben, sich der psychoanalytischen Erfahrungen und Begrifflichkeiten zu bedienen.

1.4 Grundzüge der Gruppenanalyse

Die Skepsis Freuds gegenüber der Anwendung der Psychoanalyse in Gruppen wurde im Vorwort erwähnt. Bei einigen Psychoanalytikern besteht die Skepsis weiterhin, daher plädieren einige Vertreter der Gruppenanalyse auch für einen Weg unabhängig von der Psychoanalyse. Andererseits schaffte es die spätere Gruppenbewegung (siehe z.B. Richter 1972), ein wesentlich positiveres Bild der Anwendung in Gruppen zu vermitteln und einige Psychoanalytiker davon zu überzeugen, dass es notwendig ist, der sozialen Dimension des Psychischen mehr Beachtung zu schenken.

Die Anwendung der Psychoanalyse in Gruppen begann erfolgreich mit den englischen Psychoanalytikern im Northfield-Experiment. Sie standen vor der Aufgabe, eine große Anzahl psychisch kranker Soldaten zu behandeln, dazu praktizierten sie die Psychoanalyse in der Gruppe. Aus diesen Erfahrungen entstanden die Gruppenanalyse (Bion 1971) und die gruppenanalytische Psychotherapie (Foulkes 1946, 1948, 1974, 1992) sowie die therapeutische Gemeinschaft (Main 1946). Letztere brachte neue Gesichtspunkte für die stationäre Psychotherapie, die grundsätzlich eine Form von Gruppenpsychotherapie ist (vgl. Kap. 7.1).

Bions Konzeption (1971), die auch als *Psychoanalyse durch die Gruppe* bezeichnet wird, versteht die Gruppe in der Beziehung zum Leiter als Einheit. Bion entwickelte dieses Konzept in geschlossenen Gruppen. Er unterschied in diesen Gruppen eine Arbeitsebene und eine Grundannahmeebene (basic-assumption-group). Die Arbeitsgruppe funktioniere realitätsorientiert, erledige Aufgaben und sei vom Ich bestimmt. Er beobachtete, dass die Gruppen bestimmte Beiträge von einzelnen Mitgliedern nicht aufgriffen und schloss, dass eine unbewusste Übereinkunft der Mitglieder in einer Gruppe existiere, manche Themen auszusparen. Diese unbewussten Übereinkünfte in der Gruppe nannte er die unbewussten Übertragungswünsche der Teilnehmer auf den Gruppenleiter, er beschrieb dies als einen gemeinsamen Gruppenwunsch. Er verstand diesen unbewussten Wunsch, der sich auf den Gruppenleiter richtet, als Wiederholung der frühen Mutter-Kind-Beziehung, als Wunsch nach Befriedigung, Zuwendung, Geborgenheit und Erfüllung oraler und narzisstischer Bedürfnisse. Bion sprach von der *Gruppenmentalität.* Die Gruppe verharre in Abhängigkeit, in Passivität. Keiner dürfe seine Wünsche wirklich aktiv verfolgen, da sonst Neid entstünde. Alle müssten lediglich geduldig warten, bis der Leiter die Wünsche erfülle. Diese

Gruppenmentalität ist die in der Strukturtheorie der Psychoanalyse als Es bezeichnete Instanz. Da die Wünsche nicht befriedigt werden, erfolge der Kampf mit dem Gruppenleiter. Die von Bion beschriebenen drei Grundannahmen haben also ihre Wurzeln in den oralen und narzisstischen Wünschen und Bedürfnissen der Individuen, die sich in der Übertragung auf die Gruppe und den Leiter zeigen.

Als erste Grundannahmegruppe beschrieb Bion die *Abhängigkeitsgruppe*. Das ist die Gruppe, die abhängig vom Gruppenleiter ist, abhängig von einer unbewussten Erwartung an eine spendende und versorgende Mutter. Die Abhängigkeitsgruppe ist wie ein unmündiges bedürftiges Kind, das Versorgung durch den als allmächtig fantasierten Leiter sucht und Leid vermeidet. Als zweite Grundannahmegruppe beschrieb er die *Kampf- und Flucht-Gruppe*. Kampf und Flucht sind Folge von unbefriedigenden Situationen bzw. von individuellen Unzufriedenheiten in der Gesamtgruppe mit dem Leiter, die sich dann in Aggressionen entladen. Im Leiter wird der Feind gesehen, der die Befriedigung der Wünsche verhindert. Die Aggressionen auf den Leiter können auch nach außen gelenkt werden. Kampf und Flucht können sehr zerstörerisch für den Gruppenprozess sein. Als *dritte Grundannahmegruppe* beschrieb Bion die *Paarbildung*. Das ist die Gruppe, die in einem Paar in der Gruppe, das gleichgeschlechtlich oder gegengeschlechtlich sein kann, nach dem Erlöser sucht, der Hoffnung und neues Leben bringen soll. Dieses Paar soll für die Gruppe das Problem der Abhängigkeit oder auch des Hasses lösen. Die Paarbildung ist hier nicht alleine im Sinne einer erotischen Beziehung gemeint, sondern wird auch als versorgendes Elternpaar verstanden.

Fallbeispiel
Abhängigkeitsgruppen

Die Gruppe schwieg zehn Minuten. Die Co-Leiterin sprach die Grundregel an. Dadurch fühlte sich eine Teilnehmerin gestört. Es gab ein kurzes Gespräch über das Essen, dann wieder Schweigen. Der Gruppenleiter (Janssen) verstand das Schweigen als Reaktion auf die ungeklärt gebliebenen Themen der letzten Sitzung, in der viele unbeantwortete Fragen an die Eltern aufgetaucht waren. Er interpretierte das Schweigen als Hilflosigkeit: Sie wollten ihm Fragen stellen, aber sie trauten sich nicht. Danach kam eine Zweierinteraktion zwischen zwei Teilnehmerinnen zustande. Die eine hatte die andere eingeladen, mit dem Auto mitzufahren, die wollte aber lieber zu Fuß laufen. Der Versuch einer Kontaktaufnahme scheiterte. Die Gruppe war also noch sehr verunsichert, Kontakt untereinander aufzunehmen war noch nicht möglich. Sie wünschten sich, dass sich das Leiterpaar äußerte und Beziehungen herstellte. Eine Teilnehmerin meinte, sie müsse sich mit ihrem Vater auseinandersetzen. Sie erzählte von ihrem Vater, der als Pfarrer eine große Bedeutung in der kirchlichen Politik hatte und der nicht viel zu Hause war. Bei ihm konnte sie nur Anerkennung über Leistung, z. B. über Sport, bekommen. Die Frage aber, wie der Vater zu ihr stehe, sei nie beantwortet worden. Es wurde deutlich, dass die meisten der Teilnehmer solche Fragen an das Leiterpaar hatten. Wie steht ihr zu uns? Von den durch Krieg traumatisierten Eltern waren diese Fragen nicht beantwortet worden. Es war nicht die Sicherheit entstanden, geliebt zu werden. Nachdem dies bewusst geworden war, konnte eine Teilnehmerin über ihren Vater erzählen. Der Vater sei sehr depressiv gewesen, habe Medikamente nehmen müssen. Sie habe mit dem Vater wenig Kontakt gehabt, da die Eltern sich in ihrem achten Lebensjahr trennten und sie bei der Mutter lebte. Heute sei der Kontakt zum Vater stärker. Mit dem Vater zusammen habe sie eine Ausstellung von Claude Monet besucht. Das Lieblingsbild des Vaters sei ein graues düsteres Bild gewesen, in dem ein kleines Mädchen mit einem roten Mantel zu sehen war. Der Vater habe ihr gesagt, das Bild sei nicht düster, weil das Mädchen mit dem roten Mantel darin sei und das sei sie, seine Tochter. Der Leiter interpretierte, sie sei der Sonnenschein des Vaters gewesen. Sie bestätigt: Sie musste der Sonnenschein des Vaters sein und durfte nicht weinen. Diese Szene berührte alle Gruppenmitglieder, denn ähnlich ging es ihnen in der Abhängigkeit vom Leiterpaar, das in ihren Augen lachende und strahlende Gesichter sehe. In den darauffolgenden Sitzungen wurde dieses Thema der Wünsche an die Eltern fortgeführt und in einem Traum symbolisiert. Ein Teilnehmer erzählte diesen Traum: Er war mit der Gruppe unterwegs. Die Gruppenteilnehmer mussten nacheinander in eine Höhle gehen, wo sich eine schrecklich aussehende Frau aufhielt. Die zwei Männer der Gruppe blieben draußen, dort aber war eine Riesenbiene, die sie stechen wollte. Es tauchte die Angst vor der Gruppe auf, vor der alten Frau in der Höhle, die gefangen nimmt. Diese Ängste, sich in Abhängigkeiten und Sehnsüchten zu verfangen, waren das gemeinsame Thema der Gruppe, das auf der individuellen Ebene, aber auch auf der Gruppenebene vertieft wurde.

Bion verstand diese Grundannahmen als Abwehrkonstellationen gegenüber starken Ängsten, die er auch psychotische Ängste nannte. Je stärker gestört Patienten sind, je höher die Zurückhaltung bis Verweigerung der Übernahme von strukturierenden Funktionen durch den Leiter ist, desto eher zeigen sich solche Grundannahmeprozesse in Gruppen. Die Arbeitsgruppenebene zu erhalten, die an der Realität und an der Aufgabe orientiert bleibt, ist Aufgabe des Leiters. Dazu wird er die beschriebenen Grundannahmeprozesse, die Ausdruck einer Regression der Gruppe sind, interpretieren und den Teilnehmern der Gruppe bewusstmachen. Solche Interpretationen beziehen sich meist auf die Gruppe als Ganzes und weniger auf Individuen oder Interaktionen unter den Teilnehmern.

Das Besondere an der Konzeption Bions ist, dass er die Gruppe als Ganzes verstand und die Gruppenaktionen und -interaktionen verschiedenen Ebenen zuschrieb. Bions Konzept wurde später von Analytikern aufgegriffen und fortgeführt, z. B. in Deutschland von Argelander (1972), Kutter (1971, 1976, 1985), Ohlmeier (1975), Sandner (1978, 2013). Für diese Gruppenanalytiker gilt, dass die Gruppe als Ganzes einen Bezug zum Leiter hat und dass es gemeinsame unbewusste Aktionen der Gruppe als Repräsentanz des allen gemeinsamen Inneren gegenüber dem Leiter gibt. Jeder Einzelne in der Gruppe vertritt bestimmte Funktionen von inneren Repräsentanzen, z. B. vertritt ein Teilnehmer mehr die Es-Seite, einer mehr die Über-Ich-Seite oder ein anderer mehr die Ich-Seite. Die Individuen sind also mit ihrer inneren Struktur (Ich – Es – Über-Ich) am Gruppenprozess beteiligt. Argelander (1972) beschrieb dies als *Gruppenstruktur*, die sich im Laufe der Zeit herausbilde und auch verändere. Es ist eine gemeinsame und für die jeweilige Gruppe spezifische Struktur, deren regressive Bewegung unter der Gesetzmäßigkeit eines inneren strukturellen Systems erfolgt. Argelander vermutete, dass sich diese Matrix aus einer Integration der individuellen Persönlichkeitsstrukturen der Gruppenmitglieder bildet.

Ein mehr an der sozialen Dimension des Menschen orientiertes Konzept hat Foulkes (1946, 1948, 1974, 1992) vertreten. Es hat sich über England (Group Analytic Society London) hinaus in Deutschland und anderen europäischen Ländern verbreitet. An verschiedenen Ausbildungsinstituten – auch in den deutschsprachigen Ländern – wird dieses Konzept gelehrt. Foulkes lieferte nicht nur eine gründliche Theorie der Gruppenanalyse, die für die Anwendung in psychotherapeutischen Gruppen von Bedeutung ist, sondern auch eine Großgruppentheorie und damit eine Gesellschaftstheorie. Foulkes verstand die Kleingruppe als Netzwerk von vielfältigen Beziehungen und Übertragungen. Er trug damit sowohl den kollektiven wie den individuellen Aspekten der Gruppe Rechnung. Nach Foulkes wird das Intrapsychische durch das Gruppale oder Soziale beeinflusst. Jedes Individuum wird dabei zentral bestimmt von der Welt, in der es lebt, durch die Gemeinschaft, durch die Gruppe. Das Soziale durchdringt die Innenwelt des Individuums. Das Netzwerk der Gruppen beschrieb Foulkes als Gruppenmatrix. Die Matrix entstehe, weil alle Menschen sind, die Dynamik in der Matrix entstehe, weil über das Menschsein hinaus jedes Individuum spezielle kulturelle und familiäre Hintergründe habe.

Nach Foulkes erfasst die Gruppensituation besonders gut das Intrapsychische, da jedes Individuum ein Interaktionsnetzwerk der Primärfamilie internalisiert habe, das es auch i. S. der Übertragung in dieses neue Netzwerk der entstehenden Gruppe projiziere. Die inneren Prozesse im Individuum seien Internalisierungen von Kräften, die in der Gruppe wirken, zu der es gehöre.

Die psychoanalytische Kernaussage von Foulkes Gruppenkonzept ist: Infantile familiäre Beziehungen sind gruppale Beziehungen, die zu gruppalen internalisierten Objektbeziehungen führen. Diese gruppalen Internalisierungen werden in Inszenierungen in neuen Gruppensituationen erfahrbar. Gruppenanalyse bedeutet die Analyse der Gruppenmatrix auf den familiären, interkulturellen und aktuellen Beziehungs- und Übertragungsebenen. Die Gruppe ist eine Einheit, ein Kommunikationsnetzwerk, ähnlich dem neuronalen Netzwerk im Gehirn. Die einzelnen Individuen der Gruppe sind Knotenpunkte in diesem Netzwerk. Das Gemeinsame in der Gruppe ist die Gruppenmatrix. Die Gruppenmatrix ist ein Gewebe von interpersonalen, intrapsychischen und transpersonalen Beziehungen. Sie bildet sich dynamisch aus der Abfolge der Ereignisse im Hier und Jetzt der aktuellen Gruppensituation unter Beteiligung der einzelnen Mitglieder. Die Gruppenmatrix ist nicht von vornherein vorhanden, sondern entsteht erst im Laufe eines Gruppenprozesses. Jeder Teilnehmer einer Gruppe hat in diesem Netzwerk eine Position. In diesem Netzwerk ereignen sich auch die multilateralen Übertragungen. Zur Entwicklung eines solchen Netzwerkes oder der Interaktionsmatrix ist es erforderlich, dass die Gruppe die Grundregel des »freien Sich-Offenbarens« einhält. Aus der Regel der freien Assoziation in der Psychoanalyse ergibt sich in der Gruppenanalyse die Regel der freien Gruppenassoziation und der freien und offenen Gruppeninteraktion. Unter diesen Bedingungen kann das Kommunikationsnetz, die Gruppenmatrix entstehen. Auf der Arbeitsgruppenebene werden solche unbewussten Kommunikationsweisen unterdrückt, daher dient auch das gruppenanalytische Setting weniger den

Arbeitsanforderungen, sondern der Erforschung des unbewussten Kommunikationsprozesses.

Foulkes unterschied folgende Ebenen in der Gruppenanalyse:

- die aktuelle Ebene,
- die Übertragungsebene,
- die projektive und
- die primordiale Ebene.

Hilfreich war Foulkes Konzept für die Analyse von Übertragungs- und Gegenübertragungsprozessen im Kommunikationsnetzwerk der Gruppe. Damit konnte das Übertragungskonzept der bipersonalen Psychoanalyse auf die Gruppe bezogen werden. In der Gruppe bekommt die Übertragung einen multipersonalen Charakter. In der Gruppe gibt es darüber hinaus Reinszenierung im Handeln und eine Tendenz zur Untergruppenbildung, die wir auch als »handelnde Inszenierung« (vgl. Kap. 1.1) oder als »Enactment« beschreiben können. In den manifesten Interaktionen äußern sich dann Widerstand und Übertragung.

Fallbeispiel
Wechselspiel von Widerstand und Übertragung im Gruppenprozess
Zunächst zeigte sich in der Gruppe ein Widerstand in Gestalt eines längeren Schweigens, nur vereinzelt kamen unwichtige oberflächliche Kommentare. Eine kurze Beziehungsklärung von zwei Teilnehmern wurde wieder abgebrochen. Manche äußerten, sie hätten keine Lust. Nach einer Schweigepause sagte dann eine Teilnehmerin, sie hätte die Fantasie gehabt, der Gruppenleiter (Janssen) interessiere sich nicht wirklich für die Gruppe, ob ihn nicht das, was sie einbrächten, langweile. Dieser Einwurf beschäftigte die Gruppe. Sie setzten sich damit auseinander, manche hatten sich das ebenfalls gefragt, andere waren überrascht und meinten, sie erlebten den Gruppenleiter interessiert. Er deutete die Frage, mit der sich die Gruppe beschäftigte, als Wunsch, er möge doch sein Interesse für sie deutlicher zeigen. Auf diese Übertragungsdeutung reagierte die Gruppe mit Zurückweichen. Sie schwankten weiter zwischen »Sollen wir uns zeigen, sollen wir uns nicht zeigen, sollen wir uns wieder zurücknehmen, haben die andern Interesse, haben sie kein Interesse?« Dann berichtete eine Teilnehmerin unter Tränen, sie stamme aus einer pakistanischen Familie, die Mutter sei Deutsche, der Vater Pakistani. Beide Eltern hätten sich getrennt. Der Vater lebe mit einer anderen Familie in Pakistan, sie lebe bei ihrer Mutter. Sie wirkte bei der Mitteilung dieser Szene verzweifelt und sagte, wie sehr sie möchte, dass sich der Vater mehr für sie interessiere. Sie habe ihr Interesse an dem Vater bekundet, aber keine Möglichkeit gefunden, ihm ihr Interesse mitzuteilen. (Die individuelle Erfahrung mit dem nichtinteressierten Vater wurde in der aktuellen Gruppenerfahrung aktualisiert.) In der Folge kamen weitere Einfälle über anwesende oder nicht anwesende Väter, mit jeweils individuellen Nuancen: den Vater für sich haben wollen; den Vater sehr vermissen, aber durchaus teilen wollen; den Vater neutral haben wollen; den Vater als Sportler zu haben, um sich mit ihm zu messen; die Sehnsucht nach dem interessierten Vater bzw. Gruppenleiter. Beteiligt daran waren nicht alle Mitglieder der Gruppe, ein Teil der Gruppe blieb distanziert und lustlos. Dieser Teil der Gruppe zeigte also den Widerstand und ein anderer Teil der Gruppe die Übertragungswünsche.

Über diese gruppenanalytische Theorie hinaus haben Foulkes und seine Gruppe, die *Group Analytic Society London*, auch viele praktische Hinweise zur Durchführung von Therapiegruppen gegeben (vgl. auch Kadis et al. 1982, Behr & Hearst 2009). Im Gegensatz zu Bion empfehlen sie keine geschlossenen, sondern halboffene Gruppen. Halboffene Gruppen bedeuten, dass im Gruppenverlauf einzelne Teilnehmer ausscheiden und neue hinzukommen. Somit gibt es immer unvermeidliche Trennungsprozesse, die Verlusterleben aktualisieren. Kontakte der Teilnehmer außerhalb der Gruppe werden aus Abstinenzgründen abgelehnt. Der Leiter soll Zeit und Raum zur Verfügung stellen und eine entsprechende Atmosphäre in der Gruppe schaffen, die Offenheit erlaubt. Der Leiter soll mehr begleiten als interpretieren. Die Wirkung der Gruppe liegt nach Foulkes insbesondere

- in der Aufhebung der Isolation eines Einzelnen,
- in der sog. Spiegelreaktion (d. h., dass Patienten ihre Konflikte und Ängste in anderen Gruppenmitgliedern wiedererkennen),
- in der wechselseitigen Aktivierung von unbewusstem Material (siehe Fallbeispiele),
- in der veränderten Asymmetrie in dem Verhältnis zum Leiter (Es ist eine mehr demokratische, symmetrische Beziehung als in der psychoanalytischen Dualbeziehung),
- in den in der Gruppe notwendig sich entwickelnden Normen und Regeln, die helfen, ein Ganzes zu bilden,
- in den hilfreichen unterstützenden Funktionen von Gruppen insgesamt und von einzelnen Gruppenmitgliedern.

Eine weitere Entwicklung der Gruppenanalyse ergibt sich aus dem sog. *Göttinger Modell* der psychoanalytischen Gruppenpsychotherapie. Schon Anfang der 1960er-Jahre hatte sich in der Fachklinik Tiefenbrunn bei Göttingen das Interesse für analytische Gruppenpsychotherapie durchgesetzt. Besondere Verdienste haben hier Heigl-Evers & Heigl (1973). Sie entwickelten eine psychoanalytisch begründete Gruppenpsychotherapie, in die sie sowohl psychoanalytische wie sozialpsychologische Konzepte integrierten (siehe auch König & Lindner 1991, Lindner 2005).

Das Göttinger Modell unterscheidet folgende Gruppenebenen:

- Die Ebene der manifesten Aktion: Verhaltensregulierung der Gruppenmitglieder über Normen
- Die Ebene der latenten Aktion: Unbewusste gemeinsame soziale Abwehrmanöver und Übernahme von soziodynamischen Funktionen
- Die Ebene der unbewussten Fantasien: Erleben der Gruppe als Entität über gemeinsame unbewusste Fantasien.

Wir haben uns diesem Konzept auf eine andere Weise angenähert und im gruppendynamischen Sinne von der reflexiv-interaktionellen Ebene (vgl. auch Sandner 1978) und der Ebene der Übertragungs- und Gegenübertragungsprozesse gesprochen und nicht von der der psychosozialen Abwehrmanöver. Auf die dritte Ebene, das Erleben der Gruppe als Ganzes über die gemeinsamen unbewussten Fantasien, legen wir besonderen Wert. Sie ist nach unserem Verständnis der Kern des Gruppensettings (siehe unten). Dieses Ebenen-Modell erlaubt es, gut zu unterscheiden, was bewusste interaktionelle, gruppendynamische Aspekte sind, also manifeste Interaktionen und Aktionen in der psychodynamischen Gruppenpsychotherapie, sozusagen Oberflächenphänomene, und unbewusste Gruppenprozesse auf den Ebenen II und III. Heigl-Evers & Heigl (1973) meinten, die verschiedenen Methoden der Leitung nach den Ebenen differenzieren zu können. Auf der interaktionellen Ebene, der ersten Ebene, kommt es zur psychoanalytisch-interaktionellen Gruppenpsychotherapie, also der Arbeit an den manifesten Aktionen und dem Rollenverständnis. Die Gruppenleiter können übergehen zur tiefenpsychologisch fundierten Psychotherapie, die mehr an den unbewussten Konflikten in der Interaktion arbeitet, oder zur analytischen Gruppenpsychotherapie, die nach Heigl-Evers und Heigl an den Übertragungsprozessen arbeitet und an unbewussten Gruppenfantasien. Wir hingegen vertreten die Ansicht, das in jeder psychodynamischen Gruppenpsychotherapie gemäß unseres Ebenen-Modells alle Prozesse wahrnehmbar sind, wie dies auch in anderen gruppenanalytischen und gruppentherapeutischen Konzepten vertreten wird (Bion 1971, Foulkes 1992, Kutter 1985, Sandner 1978, 2013). Unser Ebenen-Modell hat sich bei ambulanten wie stationären Gruppen als sehr hilfreich erwiesen (► Kap. 5 und Kap. 7).

Die drei Ebenen jeder psychodynamischen Gruppenpsychotherapie sind also:

- Die reale Interaktion, die Arbeitsgruppenebene, die Ebene der bewussten Interaktion und der manifesten Aktionen und Interaktionen
- Die unbewussten Übertragungs- und Gegenübertragungsprozesse in der multipersonalen Situation der Gruppe
- Die Gruppenmatrix (Foulkes), die Gruppe als Ganzes, als narzisstisch fusionäre Verschmelzung (Battegy), als »Container« (Bion), als »Umweltmutter« (Winnicott) (► Kap. 4.1)

Diese Konzeption liegt allen weiteren Ausführungen über psychodynamische Gruppenpsychotherapie und allen Beispielen, die zur Illustration unserer Aussagen herangezogen werden, zugrunde. Die spezifische Wirkung der Gruppe liegt darin, dass die Introjekte aus Internalisierungen von Selbst-Objekt-Affekten und Konstellationen bestehen und im multipersonalen Übertragungsprozess introjizierte familiäre Objekte in einem Set von Beziehungen wieder externalisiert werden können. Wir können auch gemäß der Konzeption Foulkes von einem Beziehungsgeflechtsintrojekt sprechen oder mit Ohlmeier (1975) von einem Familienintrojekt, das in Gruppen externalisiert werden kann.

Damit hat die psychodynamische Gruppenpsychotherapie als Anwendung der Psychoanalyse in einem gruppalen Setting die große Chance, dass die Gruppe und nicht der Leiter (oder der Therapeut) allein ein »holding environment« im Sinne Winnicotts anbietet. In jeder psychodynamischen Gruppenpsychotherapie wird nach unserer Auffassung sowohl auf der reflexiv-interaktionellen Ebene der bewussten Interaktion wie auf der Übertragungs- und Gegenübertragungsebene in den multipersonalen Beziehungskonstellationen wie auch auf der Basis der haltenden und containenden Ebene gearbeitet.

Gruppenanalyse umfasst nach unserem Verständnis zwei Pole:

- Einerseits wiederholen Menschen beim Zusammentreffen mit anderen in Gruppen verinnerlichte Interaktionserfahrungen aus früheren (infantilen) Beziehungen (Familienintrojekte) in personifizierten interpersonellen Auseinandersetzungen. Diese gruppalen, interaktiven Wiederholungsaktionen sind unbewusst und werden als interaktionelle Reinszenierungen verstanden.
- Andererseits begegnen Menschen in dem haltenden Rahmen der Gruppe in den Interaktionen mit anderen einer differenten subjektiven Welt und der Realität des anderen. Im Prozess der Gruppe machen sie neue Erfahrungen mit sich und anderen, sie schaffen eine neue Situation in der Gruppe, die ebenfalls internalisiert wird.

Die so verstandene Gruppenanalyse ähnelt der intersubjektiven Psychoanalyse. In der intersubjektiven Psychoanalyse wird die Gruppenanalyse definiert als ein komplexer Lern- und Bildungsprozess, in dem sich Subjektivität (eigene Erfahrungen), Intersubjektivität (Beziehungserfahrungen) und Objektivität (Realitätserfahrungen) wechselseitig beeinflussen (vgl. Altmeyer & Thomä 2006). Die Gruppenanalyse findet ihre Anwendung insbesondere in der psychodynamischen Gruppenpsychotherapie, die wir in den folgenden Kapiteln darstellen wollen, aber auch in der Institutions- und Organisationsberatung (z. B. Lohmer 2000, Gfäller 2010), die wir nur kurz streifen (► Kap. 6.3).

1.4.1 Die Gruppe und die psychoanalytische Haltung

Die psychodynamische Gruppenpsychotherapie ist eine Anwendungsform sowohl der Psychoanalyse in der psychoanalytisch begründeten Psychotherapie als auch der Gruppenanalyse und nach unserer Auffassung auch der Gruppendynamik. Als Anwendungsform gründet die psychodynamische Gruppenpsychotherapie auf der Persönlichkeits- und Krankheitslehre wie der Behandlungstheorie der Psychoanalyse und der psychodynamischen Psychotherapieverfahren. Bei der Behandlung von psychischen und/oder psychosomatisch gestörten Patienten wird sich die gruppenpsychotherapeutische Behandlung orientieren an der psychoanalytischen Krankheitslehre zu intrapsychischen Konflikten, strukturellen Ich-Störungen, psychotraumatisch bedingten Störungen u. a. (siehe zusammenfassend Janssen 2009).

Psychodynamische Gruppenpsychotherapie behandelt also die der Symptomatik zugrunde liegenden unbewussten innerseelischen Konflikte und Strukturen der Persönlichkeit. Wie in Kap. 1.1 und Kap. 1.2 dargelegt, gehören dazu auch die Analyse der Übertragung, der Gegenübertragung und des Widerstandes auf der Basis eines therapeutischen Bündnisses und die weiteren Konzepte der psychoanalytischen und psychodynamischen Behandlungslehre. Die psychodynamische Gruppenpsychotherapie entspricht methodisch einer Kombination von zwei Verfahren, einmal der Psychoanalyse des Individuums und zum andern der Psychoanalyse der Gruppe (Gruppenanalyse). In der zweidimensionalen Perspektive werden also gleichermaßen Individuum und Gruppe beachtet. Der Gruppenleiter muss oszillieren zwischen der Betrachtung des Individuums, der Betrachtung der Gruppe als Interaktionsraum und der Gruppe als Ganzes. Der Gruppenleiter sollte sich also möglichst mit individuellen Prozessen wie mit Gruppenprozessen auskennen.

Individuen haben häufig Angst, sich in Gruppen zu äußern, und fürchten, in der Gruppe »unterzugehen«. Teilnehmer einer Gruppenpsychotherapie, die sich mit dieser Angst des Untergehens auseinandersetzen, zeigen als Abwehr dieser Ängste häufig ein Bemühen um »individuelle Prominenz«.

Fallbeispiel
Die Beziehung von Individuum und Gruppe
In dieser Gruppe dominierten die Männer mit zahlreichen Redebeiträgen die Szene. Sie zeigten am ehesten ihre Untergangsängste und ihr Bedürfnis nach einer individuellen Prominenz. Sie rivalisierten untereinander, wer die besseren Einfälle oder die besseren Interpretationen hatte. Eine ältere Teilnehmerin beteiligte sich auf ihre Weise daran. Sie brachte folgenden Traum ein: Im Auftrag (der Gruppe) sollte sie auf einen Baum klettern und dort Wäschestücke holen. Die Wäsche war weiß. Sie stieg hoch, es war sehr gefährlich. Da sie die Wäschestücke nicht runtertragen konnte, warf sie sie runter. Sie fielen Gott sei Dank auf Steine und waren damit nicht schmutzig. Sie musste diese Wäsche auch bügeln. Die Teilnehmerin stieg hoch, auch wenn es gefährlich war, individuelle Prominenz zu zeigen. Sie verband dieses Bedürfnis nach Sich-Zeigen mit einer Dienstleistung für die Gruppe, das Waschen und Bügeln der »Wäsche«. Damit wurde sie ihrer altruistischen Abwehr bei depressiver Grundstruktur gerecht. Die Einfälle der Gruppe bezogen sich auf das Waschen, das die Teilnehmerin für die Gruppe übernahm. Insbesondere die Schmutzwäsche sollte von ihr gereinigt werden. Sie war also die Wäscherin, die zuständig war. Das Bild des Auf-den-Baum-Kletterns war auch ein Bild für ihre Angst, in der Gruppe unterzugehen. Die einzelnen Gruppenteilnehmer nahmen das dankbar auf, denn sie wollten auch nicht untergehen. Nachdem dies mit der Gruppe erarbeitet worden war, konnte die Gruppe insgesamt ein anderes Bild für den Gruppenprozess akzeptieren: Die Gruppe sei wie eine Waschmaschine, in die man die schmutzige Wäsche hineinstecke, sie werde dann durcheinandergewirbelt und gleichzeitig gereinigt, dieses Durcheinanderwirbeln in der Gruppe mache Angst.

Als allgemeine Merkmale jeder Gruppenpsychotherapie gelten, abgegrenzt vom dualen Setting, in Anlehnung an Heigl-Evers (1972):

- Die Mehr-Personen-Situation, d. h. Pluralität versus Dualität
- Die Realisierung zwischenmenschlicher Beziehungen in interpersonellen Interaktionen
- Die wechselseitige Stimulation des Verhaltens von Gruppenteilnehmern
- Die Diskrepanzerfahrung zur Welt der anderen Gruppenmitglieder und zur eigenen inneren Welt der Introjekte, Werte und Normen
- Die inhaltliche Gemeinsamkeit des Handelns in der Gruppe als Ganzes und die daraus sich ergebenden Regeln und Kommunikations- wie Interaktionsmuster

Die Besonderheit der psychodynamischen Gruppenpsychotherapie liegt also darin, dass sich intrapsychische Konflikte und strukturelle Ich-Störungen in der Mehr-Personen-Situation, also im interpersonellen Geschehen der Gruppe manifestieren. Zentrale methodische Behandlungsprinzipien wie die Analyse von Übertragung, Gegenübertragung und Widerstand müssen sich an dem interpersonellen Geschehen in der Gruppe orientieren. Die Übertragungsszene ist nicht bipersonal wie in der Einzelpsychotherapie, sondern multipersonal. Ein Ziel einer psychoanalytisch orientierten Psychotherapie in der Gruppe muss es daher sein, die multipersonalen Übertragungsprozesse in dem interpersonellen Geschehen zu erfassen und zu bearbeiten. Mehr als in dem dualen Setting muss daher der Leiter einer Gruppe nicht nur der gleichschwebenden Aufmerksamkeit verpflichtet sein (▶ Kap. 1.1), sondern auch aktiv teilnehmen an Ereignissen in der Gruppe, als Mitwirkender in Interaktionen und interpersonellen Begegnungen. Daher muss sowohl die Gruppenanalyse wie die Gruppendynamik, hier im Sinne des Vergemeinschaftungsprozesses verstanden, eine theoretische Basis der psychodynamischen Gruppenpsychotherapie sein.

Mit psychoanalytischer Haltung wird bezeichnet, was der Analytiker tut, wie er arbeitet im dualen und gruppalen Setting. In der Handhabung der Methoden der psychoanalytischen Therapie ergeben sich Unterschiede zwischen Gruppensetting und dualem Setting. Wir beziehen uns hier bei den Ausführungen zur Gruppenpsychotherapie besonders auf die Haltung, die durch die Methode vorgegeben ist, z. B. durch den Umgang mit dem Rahmen, dem Setting, der freien Assoziation, der Inszenierung, der Übertragung und Gegenübertragung und des Widerstandes.

- Der Kontrakt mit dem Gruppenteilnehmer, also die Vereinbarung über *Rahmenbedingungen*, ist bestimmt durch die Gruppensituation, die der Teilnehmer annehmen oder ablehnen kann. Die realen Vereinbarungen über die Finanzierung, über Zeit, Ort usw. verlaufen wie im dualen Setting. Die Gruppe hat also dieselben realen Rahmenbedingungen und auch denselben Umgang mit dem Rahmen, jedoch steht der Umgang mit dem Rahmen der Gruppe viel häufiger zur Diskussion als im dualen Setting. Die eingangs mitgeteilte *Grundregel* (▶ Kap. 1.1) ist ausgeweitet. Es geht nicht nur um die freie Assoziation, sondern auch um die freie Interaktion. Das heißt, dass die Teilnehmer aufgefordert werden, nicht nur ihre Einfälle frei und offen, ohne Auswahl, mitzuteilen, sondern auch frei und offen in die Interaktion mit den anderen Gruppenteilnehmern einzusteigen. Für den Gruppenleiter ist also das Beziehungsfeld größer als beim dualen Setting. Es geht nicht allein um das Oszillieren zwischen den Polen des Träumens und Reflektierens, sondern um Interaktionen, die sich nicht nur auf ihn, sondern auch auf die anderen Teilnehmer beziehen, also um Inszenierungen und Handlungsdialoge.
- Der *gruppale Interaktionsraum* unterscheidet sich vom dualen Interaktionsraum. Die Gruppe ist eine Mehr-Personen-Beziehung, in der es zu Interaktionen innerhalb eines festgelegten und vereinbarten Rahmens kommt und in der sich unterschiedliche individuelle Welten begegnen. Diese unterschiedlichen Welten stimulieren wechselseitig das Verhalten im freien Einfall und

in der freien Interaktion. Die Gruppe wird also zum Spiegel sozialer, interpersoneller Konflikte, z. B. Konflikte zwischen Mutterschaft und Berufstätigkeit, Ablösung von den Eltern, Umgang mit homosexuellen Wünschen, Partnerkonflikte, Trennungserfahrungen, Traumatisierungen, Tod von nahen Angehörigen. Die Gruppe induziert zentrale menschliche Themen, die sich aus der Entwicklung des Individuums ergeben, aber die Gruppenteilnehmer unterschiedlich berühren. Die Gruppe ist also auch immer ein soziales, interaktionelles Gebilde, das die Kollusion individueller Welten stimuliert (siehe im Einzelnen spätere Kapitel).

- Aus psychoanalytischer Sicht haben wir die Gruppe definiert als *interaktionelle Reinszenierung von unbewussten Objektbeziehungsmustern, von verinnerlichten unbewussten Interaktionserfahrungen.* Das Individuum hat ein Set von internalisierten Objektbeziehungen, die es je nach Gruppeninteraktion und sich zur Verfügung stellenden Übertragungsobjekten externalisieren kann. Die Gruppe ist ein Netzwerk von sozialen Interaktionen und multiplen Übertragungs- und Gegenübertragungsprozessen zwischen den Teilnehmern einschließlich dem Leiter. Der Leiter wird sich sowohl in Handlungsdialogen an dem interaktionellen Geschehen beteiligen wie eine reflexive Distanz aufrechterhalten. Durch die reflexive Distanz des Leiters können die Teilnehmer stärker in Gruppenübertragungsprozesse einbezogen werden. Diese Prozesse können fruchtbar, aber auch schwierig sein. Aufgrund dieser neuen Situation, die der Analytiker in Gruppen vorfindet, sind die verschiedenen Konzepte zur psychodynamischen Gruppenpsychotherapie und auch unser Konzept entstanden.
- Der *Leiter der Gruppe* hat eine besondere Position. Er ist zum einen Mitglied und interagiert, gibt Feedback, beschreibt Verhalten, konfrontiert den Einzelnen oder die Gruppe, zum andern ist er *teilnehmender Beobachter* und hat eine reflexive Distanz. Er sollte nach unserem Verständnis in dem interaktionellen Geschehen integrierende Ich-Funktionen übernehmen. Entsprechend unserem Ebenen-Modell (▸ Kap. 1.4) kann er auch auf der bewussten interaktionell-reflexiven Ebene bleiben und dabei helfen, ein Feedback-System in der Gruppe zu entwickeln. Ein Feedback-System bedeutet, konkretes Verhalten in Interaktionen zu beschreiben und zu benennen sowie die anderen auf die Reaktion des Teilnehmers in der Gruppe aufmerksam zu machen. Der Gruppenleiter kann aber auch *multidimensionale Übertragungsprozesse* interpretieren (▸ Kap. 1.4 und spätere Kapitel).
- In jeder psychoanalytischen Therapie geht die *Haltung der Deutung voraus.* Anders als in dem dualen Setting ist in der Gruppenpsychotherapie eine neutrale Haltung nicht aufrechtzuerhalten. Denn interpretiert der Leiter z. B. eine Patient-Patient-Beziehung, so nimmt er für die anderen Teilnehmer eine exzentrische Position ein und berücksichtigt in dem Moment der Deutung ihre Erfahrungswelt nur teilweise. Nur bei der Gesamtgruppendeutung berücksichtigt er das Gesamt der Interaktion. Gesamtgruppendeutungen heben die Individualität des Einzelnen in der Gruppe auf und führen zu regressiven Prozessen. Der Leiter pendelt also zwischen Interventionen in Bezug auf ein-

zelne Gruppenmitglieder, in Bezug auf duale Beziehungen und Übertragungen in Interaktionen zweier oder mehrerer Mitglieder (Subgruppen) und in Bezug auf den Gesamtgruppenprozess. Dabei achtet er darauf, dass die individuellen Übertragungsprozesse nicht die Kohäsion der Gesamtgruppe sprengen und zur Zerstörung des Gruppenraumes führen. Diese interpretative Haltung ist spezifisch für die psychodynamische Gruppenpsychotherapie.

In den späteren Kapiteln wird darauf noch näher einzugehen sein. Wir können aber hier schon festhalten, dass der Leiter einer psychodynamischen Gruppenpsychotherapie sich einem komplexen Prozess stellt, der über das duale Setting hinausgeht.

1.5 Psychodynamische Gruppenpsychotherapie bei strukturellen Ich-Störungen

Zur ambulanten oder stationären Psychotherapie und damit auch zur Gruppenpsychotherapie werden heutzutage häufig sog. strukturelle Ich-Störungen (Fürstenau 1977a, b) überwiesen. Der Begriff »strukturelle Ich-Störung« ist weitgehend synonym mit dem Begriff der Borderline-Persönlichkeits-Organisation (Kernberg 1979, 1988) oder mit dem Begriff des Arbeitskreises der OPD (2006): den sog. Strukturstörungen auf gering integriertem Funktionsniveau bzw. desintegriertem Funktionsniveau. Dem Patienten stehen grundlegende psychische Funktionen zur Ausübung nicht oder nur eingeschränkt zur Verfügung. Wir (Janssen et al. 1989) haben diese Störungen als Störungen der Ich-Selbst-Entwicklung bis zum Abschluss der Individuationsphase charakterisiert und fassen darunter Patientengruppen, die eine unabgeschlossene somato-psycho-soziale Individuationsphase zeigen. Das sind im Einzelnen:

- Patienten mit überschießenden physiologischen Reaktionen im Sinne psychosomatischer Erkrankungen
- Patienten mit Impulsdurchbrüchen, süchtigem Agieren, chaotischen sozialen Beziehungen, z. B. Patienten mit Borderline-Persönlichkeitsstörungen
- Patienten mit einer neurotischen Symptomatik (z. B. einer Zwangsstörung), die der Abwehr einer basalen Ich-Störung dient

Ausführlich wird die Psychodynamik solcher Störungen an anderer Stelle dargestellt (siehe Janssen 2007, Streeck 2007 u. a.). Auf die Prinzipien der Behandlung in den psychodynamischen Psychotherapieverfahren wurde schon in Kap. 1.2 hingewiesen. Meistens werden diese Verfahren, wie z. B. die Übertragungsfokussierte Psychotherapie, überwiegend im einzeltherapeutischen Setting angewandt. Die psychoanalytisch-interaktionelle Therapie jedoch wird auch im Gruppensetting im Rahmen des Göttinger Modells (► Kap. 1.4) praktiziert.

1.5.1 Psychoanalytisch-interaktionelle Gruppenpsychotherapie

Der Schwerpunkt der psychoanalytisch-interaktionellen Therapie liegt auf dem subjektiven Erleben wie auf der Interaktion. Die Interaktion, die interpersonell organisiert ist, bekommt einen anderen Stellenwert als in der sonstigen übertragungsorientierten psychodynamischen Psychotherapie. Was in einer therapeutischen Gruppe geschieht, ist nie allein das Ergebnis eines einzelnen Patienten wie in der dualen Beziehung. In der Gruppe sind immer auch andere Patienten anwesend und alles, was aus der Gruppe hervorgeht, ist immer durch den Kontext des Verhaltens der anderen Anwesenden bestimmt. Diese Grundannahme führt zu den Modifikationen der psychoanalytisch-interaktionellen Therapie. In der interaktionellen Gruppenpsychotherapie stehen nicht so sehr die intrapsychischen Verhältnisse im Vordergrund, sondern die interpersonellen Prozesse, die zur Darstellung kommen und die Fokus der therapeutischen Arbeit werden. Dies nennt Streeck (2007) die »Definition der Situation«. Das soll heißen, dass die Bedeutung, die eine soziale Situation hat, nicht eine der Situation selbst innewohnende Eigenschaft ist, sondern von den Anwesenden der Situation zugeschrieben und in diesem Sinne definiert wird. Die Teilnehmer einer Gruppe müssen also die Situation erst definieren und sich darüber verständigen, was in der Gruppe geschehen soll. Das tun sie in der Regel, indem sie miteinander umgehen und darüber sprechen.

In diesem Prozess bilden sich Normen, die dem Verhalten des Einzelnen und dem der Gruppe einen besonderen Charakter geben. Solche Normen sind soziale Normen und wechselseitige Verhaltenserwartungen, die sich innerhalb der Gruppe verbal oder nonverbal zeigen. Wie gehen die Gruppenmitglieder miteinander um, welche Themen werden angesprochen, welche nicht, welches Verhalten wird begrüßt, welches nicht? Normen regeln die Interaktionen. Solche sozialen Normen können in der Gruppe relativ konstant bleiben, können sich aber auch verändern und weiterentwickeln. Die Interaktionsmuster, die Patienten oder Subgruppen zeigen, verlaufen manchmal über Wochen und Monate gleichbleibend und folgen einem bestimmten Schema, das identifizierbar ist.

In diesem therapeutischen Gruppengeschehen bietet der Gruppenleiter ein erkennbares Gegenüber an. Er bezieht sich explizit nicht auf den unbewussten Sinn der Äußerungen der Patienten oder der Interaktion, sondern fokussiert auf das manifeste, bewusstseinsfähige, sprachliche und nichtsprachliche Verhalten. Er ist im Sinne des *Prinzips »Antwort«* (▸ Kap. 1.2) ein Gegenüber und Mitakteur im interaktiven Geschehen der Gruppe. Dabei verfolgt er nicht wie in der Gruppenanalyse ein regressives, sondern ein progressives Ziel. Er will Entwicklungsförderung betreiben und nicht Pathologien interpretieren.

Die große Veränderung gegenüber anderen aus der Gruppenanalyse abgeleiteten psychodynamischen Gruppenpsychotherapien ist also der Verzicht auf Deutungen und die alleinige Orientierung an dem interaktionellen Geschehen. Der Gruppentherapeut gibt sich selektiv als reale Person zu erkennen. Die Interventionen richten sich an die Gesamtgruppe, an Subgruppen oder auch an einzelne Teilnehmer. *Der antwortende Modus* ist, wie dargestellt bei Streeck & Leichsenring (2009), das charakteristische Merkmal der psychoanalytisch-interaktionellen Therapie. Sie definieren diesen Modus folgendermaßen: »Im antwortenden Modus gibt der Therapeut selektiv und gezielt auch eigenes Erleben und eigene Handlungsbereitschaften zu erkennen; damit liegt der Fokus der therapeutischen Arbeit vornehmlich auf interpersonellen Beziehungen, dem Selbst des Patienten im Kontakt mit andern. Nicht Deutungen sind das maßgebliche therapeutische Mittel, sondern Antworten, mit deren Hilfe dem Patienten interpersonelles Geschehen und seine eigene Beteiligung daran durchschaubarer und die Teilnahme an reziproken zwischenmenschlichen Beziehungen eröffnet werden« (Streeck & Leichsenring 2009, S. 96). Als Beispiel nennen sie einen Patienten, der seinen Therapeuten fragt, ob dieser noch wisse, was er ihm am Tag zuvor über die Reise nach Berlin erzählt habe, zu der ihn sein Vater mitgenommen habe. Darauf gäbe es nach Streeck und Leichsenring drei Möglichkeiten zu antworten: Im alltagssprachlichen Sinne würde der Therapeut sagen, dass er sich erinnere. Im Sinne der psychoanalytischen Behandlung würde er die Übertragung ansprechen: »Sie rechnen damit, dass ich schnell vergesse, was Sie mir anvertrauen.« Im psychoanalytisch-interaktionellen Sinne würde er antworten: »Obwohl das ja eigentlich eine einfache Frage ist, mag ich Ihnen nicht so ohne Weiteres antworten und zögere auch, das zu tun, weil ich unsicher bin, ob Sie es wirklich als Frage meinen und das tatsächlich wissen möchten. In den letzten Stunden wollten Sie mir mit ähnlichen Fragen ja meistens nachweisen, dass ich Ihnen nicht zuhöre und mich nicht für Sie interessiere« (Streeck & Leichsenring 2009, S. 97).

Das Beispiel macht deutlich, dass der Therapeut nicht bloß antwortet, sondern zugleich schon interpretiert. Insofern ist der Begriff »Antwort« nur bedingt zutreffend. Streeck & Leichsenring (2009) grenzen jene Erwiderungen des Therapeuten auch sehr deutlich ab von Antworten in Alltagsgesprächen. Diese Interventionstechnik bringt es mit sich, dass der Therapeut sich dem Patienten selektiv zuwendet und sich nach Maßgabe der therapeutischen Gesichtspunkte als Individuum zu erkennen gibt. Es ist natürlich sehr schwer einzuschätzen, ob dies wirklich entwicklungsfördernd ist oder ob es die Toleranzgrenzen des Patienten überschreitet. Auch Streeck & Leichsenring (2009) sehen eine Gefahr darin, wenn durch eine antwortende Intervention die Patienten gekränkt und ihre Toleranzgrenzen überschritten werden. Sie können dann die Interventionen nicht annehmen, setzen zum Gegenangriff an oder verlassen die Gruppe. Insbesondere die Gefühlsantworten des Therapeuten zeigen dem Patienten, welche Affekte er bei seinem Gegenüber hervorgerufen hat und welche Handlungsbereitschaften er anstößt. Bei den Mitteilungen von Gefühlen wird es erst recht schwierig zu unterscheiden, was dem Patienten nützt und was ihn fördert.

Die Interventionstechnik, die Fürstenau (1977a, b) bei strukturellen Ich-Störungen vorschlägt, nämlich die stellvertretende Übernahme von Ich-Funktionen, die der Patient nicht zur Verfügung hat, wird in der psychoanalytisch-interaktionellen Therapie ebenfalls angewandt, und zwar insbesondere im Hinblick darauf, dass die antizipierenden Ich-Funktionen nicht hinreichend vorhanden sind und der Patient oder die Patientengruppe zu erwartende Schwierigkeiten nicht erkennen kann. Dabei kommt es nicht darauf an, auf die Defizite hinzuweisen, sondern auf die progressiven Möglichkeiten, die der Patient hat, ähnlich wie dies in der Ich-psychologisch orientierten Psychotherapie nach Blanck & Blanck (1978) geschieht.

In Gruppen scheint es uns besonders schwer, die Toleranzgrenzen gut einzuschätzen, da für den einen Patienten etwas akzeptabel sein kann, was für den anderen Patienten inakzeptabel ist, insbesondere, wenn es sich um affektive Äußerungen des Therapeuten handelt. Der Gruppentherapeut muss ein großes Taktgefühl für die unterschiedlichen Situationen innerhalb der Gruppe haben. Nach unserem Verständnis ist das psychoanalytisch-interaktionelle Behandlungsprinzip des antwortenden Modus am ehesten ein modifiziertes Feedback-System, wie es aus der Gruppendynamik bekannt ist (▶ Kap. 1.3.1). Die Position des Therapeuten kann, wie wir schon bei der Definition der Gegenübertragungen in Kapitel 1.1 beschrieben haben, konkordant oder komplementär sein. Das heißt, der Therapeut identifiziert sich mit der Gruppe, mit Subgruppen oder mit einzelnen Patienten aus der Gruppe oder mit solchen, über die der Patient erzählt.

Nach diesen grundsätzlichen Überlegungen halten wir den antwortenden Modus in der psychodynamischen Gruppenpsychotherapie für eine Sonderform der Interventionen, die wir bei bestimmten Patienten in bestimmten Gruppensituationen anwenden.

Anders ist dies bei der Mentalisierungsbasierten Gruppenpsychotherapie, die auf einem psychoanalytischen und bindungstheoretischen Konzept aufbaut, das wir hier ausführlich darstellen wollen. Das Konzept der Mentalisierung stellt den Versuch einer psychoanalytischen Weiterentwicklung dar und kam bei Borderline-Persönlichkeitsstörungen (BPS) erstmalig zur Anwendung.

1.5.2 Mentalisierungsbasierte Gruppenpsychotherapie (MBT-G)

Das Konzept des Mentalisierens

»Mentalisieren« ist ein sehr komplexes kognitives Konzept. Es kann zwischen explizitem und implizitem Mentalisieren unterschieden werden, zwischen dem Mentalisieren in Bezug zum Selbst und zu Anderen. Mentalisieren ist symbolisch, reflexiv und zeigt sich in Form von Narrativen. Wesentlich für die klinische Praxis und die Psychotherapie ist das explizite Mentalisieren. In interpersonalen Beziehungen erfolgt jedoch das Mentalisieren implizit, automatisch und nicht reflexiv.

Das Konzept des Mentalisierens nahm seinen Ausgang mit der *Theory of Mind* (ToM), die primär kognitiv und eher dyadisch orientiert ist. Das Mentalisierungsmodell schließt die beziehungs- und affektregulativen Aspekte des Einzelnen wie auch von Gruppen mit ein. Mentalisieren ist ein psychologisches Konstrukt, das geprägt ist durch verschiedene Elemente der Kognitionswissenschaften, der Psychoanalyse, der Entwicklungspsychologie, der intersubjektiven relationalen Psychoanalyse sowie Befunde aus der Affektforschung, der Alexithymie-Autismusforschung, der Bindungsforschung und der Neurobiologie. MBT integriert Ergebnisse der Theory of Mind (ToM) (Baron-Cohen 1995, Förstl 2012), der

Bindungsforschung (Fonagy et al. 2004), der Neurobiologie (Frith 2004) und nicht zuletzt der Epigenetik (Kandel 2006a, b).

Nach Bateman (2007) bedeutet Mentalisieren, »sich auf die eigenen inneren, mentalen Zustände (Gedanken, Gefühle, Wünsche, Bedürfnisse, Hoffnungen, Überzeugungen) und die Anderer zu beziehen, sie als dem Verhalten zugrunde liegend zu begreifen und darüber nachdenken zu können. Ein wesentlicher Aspekt des Mentalisierens in therapeutischen Beziehungen ist aber auch die neugierige Bereitschaft (›inquisitive stance‹) des Sich-anstecken-, Sich-überraschen-, Sich-beeinflussen- und Sich-bereichern-Lassens in der Begegnung mit dem Anderen« (Schultz-Venrath & Felsberger 2016, S. 20).

Basierend auf neurowissenschaftlichen Ergebnissen zu sozialer Kognition können verschiedene Dimensionen des Mentalisierens unterschieden werden (Bateman & Fonagy 2016):

- Automatisch versus kontrolliert
- Selbst versus andere
- Nach innen versus nach außen
- Kognitiv versus affektiv

Patienten mit einer Borderline-Persönlichkeitsstörung verlieren bei affektiver Erregung die Fähigkeit des kontrollierten Mentalisierens, es kommt zu automatischem Mentalisieren über innere Zustände von anderen.

Die Definition von »Mentalisieren« als intrapsychischem und gleichzeitig interpersonellem Prozess macht deutlich, dass dieses Konzept auch besonders für Gruppenprozesse und Gruppenpsychotherapien geeignet ist. Ein großer klinischer Vorteil dieses Konzeptes ist, dass der Fokus beim Mentalisieren auf das Selbst und Andere gerichtet ist. In der Gruppentherapie kommt Mentalisieren in Bezug auf andere besonders zum Tragen (Karterud 2015, Schultz-Venrath & Felsberger 2016).

Zur Entwicklung des Mentalisierens

Die Selbstregulationsfähigkeiten, nämlich die Fähigkeiten zur Regulierung von Emotionen, zur Aufmerksamkeitskontrolle und zur Mentalisierung, werden normalerweise im Kontext von Bindungsbeziehungen erworben. Bowlby (1975, 2014) postulierte in seiner Bindungstheorie, dass die Bindungsbeziehung in der menschlichen Evolution weit mehr als nur das Gewähren von körperlichem Schutz bedeutet. Menschliche Bindung ist die Voraussetzung für die Organisation von Hirnprozessen und neuronaler Entwicklung, die für die soziale Kognition von Bedeutung sind (Allen & Fonagy 2009). Sie ermöglicht erst die Entstehung innerer Repräsentationssysteme. Der Erwerb des Gewahrseins des Selbst als mentalem Urheber wird auf einen Entwicklungsprozess zurückgeführt, der allerdings unter bestimmten Umständen auch scheitern kann (Bateman & Fonagy 2008). Voraussetzung für gelungene Mentalisierung ist mindestens eine beständige, sichere Bindungsbeziehung. Das Bedürfnis nach Bindung ist eine biopsychische Motivation, die das Überleben des Individuums und der menschlichen Spezies sichert. Eine sichere Bindung führt über die Affektrepräsentationen, die Zunahme der Aufmerksamkeit und schließlich über die eintretende Mentalisierungsfähigkeit zur Möglichkeit, das Gegenüber sowohl kognitiv als auch affektiv zu interpretieren (interpersonaler Interpretationsmechanismus). Es kommt in der frühen Kindheit zur Enkodierung »innerer Arbeitsmodelle« (Internal Working Model, IWM) des Selbst, an welche sich weitere Erwartungen und Verhaltensweisen bis zur Aktualisierung oder notwendigen Revision orientieren. Wenn der Säugling seine eigene Psyche oder intentionale Haltung in der Psyche des Objekts findet, findet er sich im Sinne Winnicotts (1974) selbst. In der Reaktion der Mutter sucht der weinende, verzweifelte oder schmerzgeplagte Säugling »eine Repräsentation seines mentalen Zustands, um sie zu internalisieren und als Teil einer primären Strategie der Affektregulierung zu benutzen. Die sichere Bezugsperson beruhigt, indem sie die Spiegelung mit einem Affektausdruck kombiniert, der mit den Gefühlen des Säuglings unvereinbar ist (und somit die Gleichzeitigkeit von Kontakt, Distanz und Affektverarbeitung [Coping] impliziert)« (Fonagy & Target 2006a, S. 367). Diese Unvereinbarkeit bzw. referenzielle Entkopplung ist Voraussetzung dafür, dass die Affektspiegelung als Grundlage für die Entwicklung eines repräsentationalen Bezugsrahmens dienen kann: Erst wenn die Mutter zu erkennen gibt, dass ihr Ausdruck nicht ihren eigentlichen Affekt zeigt, also nicht anzeigt, wie sie sich selbst fühlt, was als »Markiertheit« definiert wird (Fonagy & Target, 2006a, S. 366), erst dann kann der Säugling oder das Kleinkind – und später vielleicht auch der Patient einer analytischen Gruppenpsychotherapie – für seinen Affekt durch die Differenz sekundär eine Repräsentanz entwickeln. Wenn aber »die Mutter statt des markierten Spiegelns ihren eigenen unmodulierten Affektausdruck zeigt, z. B. auf die Angst des Kindes mit eigener Panik reagiert, kann das Kind keinen Unterschied bemerken. Es wird die Angst als seine eigene empfinden und dadurch etwas Fremdes in sein sich bildendes Repräsentanzensystem aufnehmen« (Potthoff 2008, S. 93), wodurch ein fremdes Selbst (»alien self«) entsteht, das als Fremdkörper externalisiert und projiziert werden muss, um ein authentisches Selbsterleben zu ermöglichen. Unter Bedingungen einer unsicheren Basis werden spezifische Sub-Modi oder Vorstadien des »Mentalisierens« der frühen Kindheit – Äquivalenz-, Als-ob- oder teleologischer Modus – genutzt, die später durch akute Belastungssituationen wieder aktiviert werden.

Modi subjektiver Erfahrung, welche der Mentalisierung vorausgehen
(modifiziert nach Allen, Fonagy und Bateman 2008)

Äquivalenz-Modus

Es besteht ein Psyche-Welt-Isomorphismus (psychische Welt = äußere Realität; die innere Welt hat den Status und die Macht der äußeren). Erschreckende Gedanken und traumatische Erinnerungen werden für real gehalten (z. B. Flashbacks), das subjektive psychische Erleben kann überwältigend sein. Es besteht eine Intoleranz gegenüber alternativen Perspektiven und Haltungen. Negative Projektionen auf die Außenwelt werden als zu real erlebt und mit unerträglicher Intensität wahrgenommen.

Als-ob-Modus

Im Als-ob-Modus wird die psychische innere Welt von der äußeren abgekoppelt, Gedanken und Gefühle bilden keine Brücke zwischen innerer und äußerer Realität. Das kann in einer Psychotherapie zu endlosen, inkonsequenten Gesprächen über Gedanken und Gefühle – ohne Veränderungen – führen, was als Hypermentalisierung bezeichnet wird. Psychisches Erleben zeigt sich in Gefühlen der Leere, Bedeutungslosigkeit oder Dissoziation als Traumafolge. Häufig stimmen die Affekte nicht mit dem Inhalt der Gedanken überein.

Teleologischer Modus

Stellt den primitivsten Modus des Erlebens psychischer Realität dar. Folgen des Handelns können nicht vorhergesehen, dem Anderen können keine Intentionen zugeschrieben werden. Es zählt das sichtbare Ziel einer Aktion. Nur Handlungen oder körperlich reale Eingriffe können mentale Zustände beeinflussen. Fehlende »Bindung« – in der frühen Kindheit verursacht durch Traumatisierung – fördert ein desorganisiertes Selbst und beeinträchtigt massiv die Mentalisierungsfähigkeit, wodurch »diese Kinder insbesondere für spätere Traumatisierungen anfällig sind« (Fonagy et al. 2004, S. 360).

Die Mentalisierungsbasierte Psychotherapie (MBT)

Die Mentalisierungsbasierte Psychotherapie ist eine Form von psychodynamischer Psychotherapie, die als tagesklinische Behandlung von Borderline-Persönlichkeitsstörungen für einen Zeitraum von 12–18 Monaten konzipiert wurde (Bateman & Fonagy 1999, 2008). Bateman und Fonagy haben Theorie und Methode in zahlreichen Publikationen und im Behandlungskonzept der Halliwick Tagesklinik im St. Ann's Hospital in London ausführlich dargelegt, mehrfach beforscht und schließlich in einem 8-Jahres-Follow-Up evaluiert (Bateman & Fonagy 1999, 2008, 2009). Im deutschsprachigen Raum führen Bolm (2009) und Schultz-Venrath (2013) umfassend in die Theorie und Methode der MBT (Mentalization-based Treatment) ein.

Patienten mit Borderline-Persönlichkeitsstörung sind charakterisiert durch ausgeprägte Defizite in der Mentalisierungsfähigkeit und der Affektregulierung. Häufig liegt ein Hypermentalisieren oder Pseudomentalisieren vor, wie z. B. endlose psychologisierende Kommunikation, die stereotyp und oberflächlich ist. Dabei werden sozial erwünschte Antworten gegeben.

In konflikthaften Beziehungssituationen kommt es bei Borderline-Patienten zu einem Hyperarousal mit Hyperaktivierung eines gestörten Bindungssystems und in der Folge zu Mentalisierungsversagen mit erneuter Aktivierung von Vorstufen des Mentalisierens.

Patienten mit mangelnder Mentalisierungsfähigkeit sind daher angesichts soziokognitiver Aufgaben, in denen sie mentale Zustände anderer ableiten und Selbst von Nichtselbst unterscheiden sollen, stark benachteiligt. In der MBT gilt das Hauptinteresse deshalb nicht nur den Inhalten der mentalen Repräsentation des Selbst, sondern dem »Selbst als Urheber« an sich, d. h. dem Prozess, der es ermöglicht, dass die Selbstrepräsentation überhaupt auftauchen kann (Bateman & Fonagy 2008).

Da Defizite im autobiografischen Gedächtnis mit Mentalisierungsdefiziten zusammenhängen können, ist ein wesentlicher Bestandteil der MBT, eigenes Erleben in eine Erzählung zu bringen, Gedanken, Gefühle und Verhalten im interpersonellen Erleben wahrzunehmen (Dimaggio et al. 2012). Vor allem das eigene Erleben im Hier und Jetzt der psychotherapeutischen Beziehung wird dabei als Prozess beachtet und versprachlicht. Auf diese Weise wird die »narrative Kohärenz« gefördert. Die MBT fokussiert also nicht primär auf Inhalte, sondern eher auf Prozesse.

Fonagy et al. (2011) beschreiben MBT als eine strukturierte schrittweise Vorgangsweise. An vom Patienten eingebrachten detaillierten autobiografischen Episoden wird klärend gearbeitet. Das heißt, es wird gesucht nach Gefühlen und Vorstellungen, die in dieser Episode handlungsmotivierend gewesen sein könnten. Hierin ähnelt das Vorgehen der »metacognitive interpersonal therapy« (MIT; Dimaggio & Lysaker 2010). Ein wesentlicher Schwerpunkt der MIT liegt im Herausarbeiten von Beziehungshypothesen. Die MBT zielt nicht allein auf eine Distanzierung von eingefahrenen Denkschemata oder Perspektivenwechsel ab, sondern auch auf nuanciertere und differenziertere Beziehungsrepräsentationen, auf eine Anreicherung der internen Arbeitsmodelle der Beziehungen mit immer mehr psychischen Inhalten. Die MBT ist beziehungs- und affektfokussiert; ihr Ziel ist »mentalisierte Affektivität« (Fonagy et al. 2004). Die mentalisierte Affektivität charakterisiert das emotionale Selbstgefühl, »sich der eigenen Affekte bewusst zu sein und den Affektzustand gleichzeitig aufrechtzuerhalten« und die Bedeutungshaltigkeit der eigenen emotionalen Zustände anzuerkennen. Diese Form des Mentalisierens ist für die emotionale Regulation unabdingbar, denn diese setzt die Identifizierung, Modulierung und den Ausdruck des Affekte voraus – wobei der Affektausdruck nicht zwangsläufig bedeutet, dass wir ein Gefühl nach außen zeigen, es reicht, dass wir es uns selbst innerlich klarmachen (Fonagy et al. 2004).

In der Behandlung der Borderline-Persönlichkeitsstörung werden grundlegende Kernstrategien empfohlen, damit die Patienten die Mentalisierungsfähigkeit entwickeln, ihre Impulse unter Kontrolle zu bringen und ihre eigenen Motivationen und die Beweggründe anderer Menschen zu beachten und zu verstehen (Bateman & Fonagy 2008):

- Verbesserung der Mentalisierung: Als mentalisierende Haltung wird die Fähigkeit des Therapeuten bezeichnet, kontinuierlich zu überlegen, welche inneren Zustände des Patienten bzw. des Therapeuten das aktuelle Geschehen erklären könnten. Die Aufgabe des Therapeuten besteht darin, sich eine mentalisierende Haltung im Kontext der Gegenübertragungsreaktionen zu bewahren (Fokussierung auf das Hier und Jetzt, Wahrnehmen des vorherrschenden Affektes, Verstehen emotionaler Zustände).
- Schließen der Lücken zwischen Affekten und ihrer Repräsentation: Lücken schließen zwischen dem primären affektiven Erleben und seiner symbolischen Repräsentation, Verbesserung des Reflexionsprozesses, Einordnung der Affekte in einen aktuellen Kontext und Verknüpfen mit Erfahrungen aus der Vergangenheit.
- Übertragung: Übertragung sollte nicht als Wiederholung oder Verschiebung

gedeutet werden, sie wird vom Patienten als reale, realitätsangemessene Erfahrung erlebt. Die Übertragung wird benutzt, um den Patienten alternative Perspektiven aufzuzeigen. Dazu dienen Übertragungsmarker.

- Aufrechterhaltung psychischer Nähe: Der Therapeut repräsentiert den Gefühlszustand des Patienten und die damit einhergehenden inneren Repräsentationen.
- Vorrangige Konzentration der Arbeit auf aktuelle mentale Zustände: Klären, wie aktuelle mentale Zustände durch die Vergangenheit beeinflusst werden; Therapie im Hier und Jetzt; Untersuchung des augenblicklichen Erlebens.
- Kontinuierliche Berücksichtigung der Defizite des Patienten

Das Gesamtbehandlungsprogramm, zu dem Einzel- und Gruppensitzungen gehören, enthält spezifische Interventionen, die sich an wesentlichen psychoanalytischen Behandlungszielen orientieren:

- Identifizierung und angemessene Äußerung des Affekts
- Entwicklung stabiler Repräsentanzen
- Aufbau eines kohärenten Selbstgefühls
- Entwicklung der Fähigkeit, sichere Bindungen aufzubauen

MBT ist eine psychodynamische Technik, die im Rahmen einer höherfrequenten Psychoanalyse, einer fokalen Kurztherapie oder einer analytischen Gruppenpsychotherapie angewandt werden kann, insbesondere wenn Phänomene des Zusammenbruchs von Mentalisierung zu beobachten sind, wie sie sich z. B. in Impulsdurchbrüchen, suizidalem Agieren und selbstverletzendem Verhalten äußern. Es gibt zahlreiche Überlappungen mit den verschiedenen klassischen und objektrelationalen Ansätzen, insbesondere aber mit dem Holding-Konzept von Winnicott und dem Container-Konzept von Bion. Obwohl MBT die älteren Konzepte besonders um eine forschungsbasierte, veränderte therapeutische Haltung erweitert, betonen Bateman & Fonagy (2016), dass sie keine neue Therapie entwickelt hätten.

Mentalisieren allein ist noch keine Psychotherapie, spielt jedoch eine Schlüsselrolle in der Therapie, um beziehungsfähiger zu werden. Es verbessert die interpersonelle Lernfähigkeit und trägt zum besseren Verstehen sozialer Beziehungen und eigener Verhaltensweisen bei. Mentalisieren zu fördern ist kein Selbstzweck, sondern dient in erster Linie dazu, die Möglichkeiten der sozialen Bezogenheit und Verbundenheit in einer Gruppe zu verbessern.

MBT gilt heute als umfassender Ansatz zur Behandlung von Persönlichkeitsstörungen und wurde mittlerweile auch bei Patienten mit antisozialen Persönlichkeitsstörungen angewandt. Techniken der MBT werden inzwischen auch bei anderen psychischen Störungen eingesetzt, z. B. bei Depressionen, Posttraumatischen Belastungsstörungen, Abhängigkeitsstörungen, Essstörungen, Persönlichkeitsstörungen bei Adoleszenten mit Selbstverletzungen und Kriseninterventionen in Familien (Bateman & Fonagy 2016).

Mentalisierungsbasierte Gruppenpsychotherapie (MBT-G)

Der Begriff Mentalisierung enthält eine selbstreflexive wie eine interpersonelle Komponente und ist damit als ein Konstrukt ausgewiesen, das sich für Gruppenkontexte besonders eignet:

Gruppen sind wie ein Spiegelsaal, der die Möglichkeit zu multipersonaler Resonanz eröffnet (Foulkes 1992). Psychotherapiegruppen bieten in diesem Sinne einen idealen Ort zum Mentalisieren. Nach Foulkes (▶ Kap. 1.4) ist ein besonderer Wirkmechanismus in Gruppen die multiple Spiegelung von Affekten (siehe auch Schultz-Venrath & Felsberger 2016, S. 97 f.). In der MBT-G spielen Spiegelung und Markierung eines Affektes eine besondere Rolle, es ermöglicht die Selbst/Nicht-Selbst-Unterscheidung.

Die Gruppenpsychotherapie MBT-G eignet sich wegen der interpersonalen Komponente besonders für Interventionen, die auf die Mentalisierungsfähigkeit abzielen. Patienten treffen hier auf sehr verschiedene Menschen mit ihren ganz persönlichen Lebenswelten und sind unweigerlich einem Austausch mit ihnen ausgesetzt. In der Gruppenpsychotherapie eröffnen sich über das methodische Prinzip des »Ein- und Anbindens« hervorragende Möglichkeiten, komplexere Vorstellungen über sich selbst und über andere zu bilden. Es können aus den gemeinsamen Inhalten, Bedeutungen und Bewertungen kohärente »gesättigte« Narrative entstehen. Letztendlich wird MBT in der Gruppe zur Behandlung durch die Gruppe.

Unterschiede zwischen Mentalisierungsbasierter Psychotherapie in Gruppen (MBT-G) und psychodynamischer Gruppenpsychotherapie

Ein wesentlicher Unterschied zu den herkömmlichen Ansätzen wie der psychodynamischen Gruppenpsychotherapie besteht bei der MBT-G in der Betonung des Therapieprozesses vor inhaltlichen Deutungen oder unspezifischen supportiven Therapieaspekten.

Die MBT-G ist zeitlich begrenzt auf ½–3 Jahre, die psychodynamische Gruppenpsychotherapie ist in der Regel idealerweise ohne Zeitlimit. MBT-G findet überwiegend im stationären und tagesklinischen Setting mit Einzeltherapie statt. Gemeinsamkeit beider Gruppenpsychotherapie-Konzepte bleibt das Prinzip Psychotherapie durch den Gruppenprozess. Ein Argument für die Anwendung von MBT-G in Kliniken ist die Zunahme strukturell Ich-gestörter Patienten. Ein Ziel der Gruppenpsychotherapien ist, die Zahl der Abbrüche zu reduzieren. Aufgrund der Störung der Affektregulation bei schwer gestörten Patienten erweist sich freie Assoziation als eher ungünstig, es sind strukturierte Gruppentechniken erforderlich (Lorentzen 2014). MBT-G ist förderlich für Mentalisierung, da in jeder Gruppensitzung – über die Wiederherstellung von Bindung, über Resonanzphänomene und mentalisierendes Antworten des Therapeuten – die Reflexion im Sinne des Austauschs affektiver Signale wiederholt wird (Schultz-Venrath 2013, Schultz-Venrath & Felsberger 2016).

Unterschiede zwischen MBT-G und Gruppenanalyse bestehen auch im Leiterverhalten. Die Haltung des MBT-G-Therapeuten ist aktiver, teilnehmender und weniger deutend. Der Schwerpunkt in der MBT-G liegt im aktiveren gezielteren

Fördern der Wahrnehmung aktueller Gefühle und Affekte bei sich selbst und bei den Anderen durch eine affekt- und prozessfokussierte Fragetechnik und Vermeidung von Deutungen.

Bei strukturell Ich-gestörten Patienten ist die therapeutische Regression nicht mehr Behandlungsziel. Im stationären Setting ist mit Borderline-Patienten ein supportives und strukturgebendes Setting günstiger und obligat. Die Behandlung erfordert ein aktiveres Therapeutenverhalten mit unterstützenden Interventionen (siehe nach Bateman & Fonagy 2008).

Bezüglich anderer Gruppentherapien (z. B. Yalom & Leszcz 2007) gibt es eine Reihe von Konvergenzen und Überschneidungen in der Behandlung strukturell Ich-gestörter Patienten. Deutungen werden bei diesen Patienten grundsätzlich als wenig hilfreich eingeschätzt, wobei Deutungen im strengen Sinne in der analytischen Gruppenpsychotherapie einen deutlich geringeren Stellenwert als in der Einzelanalyse haben (Behr & Hearst 2009). Aus MBT-Perspektive sind Deutungen deshalb obsolet, weil sich BPS-Patienten aufgrund ihres Mentalisierungsdefizits entweder über Deutungen besonders wenig verstanden fühlen oder aber Deutungen im Sinne einer falschen Selbst-Entwicklung besonders gerne, aber undifferenziert, aufnehmen.

Weil gerade BPS-Patienten besondere Ängste vor einer Gruppe haben und über eine niedrige Toleranz gegenüber unangenehmen Affekten verfügen, informieren Bateman & Fonagy (2008) diese Patienten ausführlich, die zunächst in einem tagesklinischen Setting und dann für weitere 18–36 Monate in der gleichen Gruppe ambulant weiterbehandelt werden: »Wir schildern die Gruppe als einen Kontext, in dem die Patienten ihre Beziehung zu anderen in der unmittelbaren Peerinteraktion untersuchen können, als Situation, in der sie eigene Missverständnisse bezüglich der Motive anderer Teilnehmer erforschen können, indem sie die Mitpatienten direkt nach deren Perspektive befragen, und als einen Ort, an dem sie verstehen können, wie sie sich, um sich zu stabilisieren, in der Gruppe verhalten. Wir ermutigen die Patienten, herauszufinden, wie sie von anderen gesehen werden, und ihre eigenen Annahmen über Andere auszusprechen« (Bateman & Fonagy 2008, S. 248).

Nach Karterud (2015) kommen bei strukturell Ich-gestörten Patienten spezifische Behandlungsprinzipien für MBT-G-Therapeuten zur Anwendung, die er in seinem Buch »Mentalization-based Group Therapy (MBT-G)« benennt.

Das komplette Manual für Gruppen-MBT (MBT-G) besteht aus 19 Items. 9 Items sind gruppenspezifisch, zusätzlich enthält das Manual 10 Items, die modifiziert aus dem Manual für Mentalisierungsbasierte Individualtherapie von Karterud & Bateman (2012) übernommen wurden.

Gruppenspezifische Behandlungsprinzipien nach Karterud (2015)

- Gruppengrenzen gestalten
- Gruppenphasen regulieren
- Anbahnen und Verwirklichen von Sprecherwechseln
- Einbeziehen der Gruppenmitglieder in die Mentalisierung externer Ereignisse

- Identifikation und Mentalisierung von Ereignissen in der Gruppe
- Fürsorglichkeit für die Gruppe und jedes Mitglied
- Autorität gestalten
- Diskussionen über Gruppennormen anregen
- Kooperation zwischen den Co-Therapeuten

Spezifische MBT-Behandlungsprinzipien für MBT-G-Therapeuten nach Karterud (2015)

- Engagement, Interesse und Wärme
- Erkundung, Neugierde und die Haltung des Nichtwissens
- Ungerechtfertigte Überzeugungen hinterfragen
- Emotionale Erregung regulieren
- Gutes Mentalisieren anerkennen
- Umgang mit dem Als-ob-Modus
- Umgang mit psychischer Äquivalenz
- Fokus auf Emotionen
- Anhalten und Zurückspulen
- Fokus auf das Verhältnis zwischen Therapeuten und Patienten richten

Diese Items können mithilfe der MBT-G-Adhärenz- und Qualitäts-Skala (MBT-G-AQS) von Karterud (2015) beurteilt werden, einer Likert-Skala, in der 1 »sehr schwach« und 7 »exzellent« codiert. Die Beurteilungsskala kann in Lehre, Supervision und Forschung verwendet werden. Durch die Nutzung der Skala können Therapeuten ein Feedback erhalten über ihren therapeutischen Stil. Im Folgenden werden die 19 Items der MBT-G-AQS in einer kurzen Zusammenfassung vorgestellt, wie sie im Manual von Karterud (2015) definiert und beschrieben sind (Übersetzung G. Sachs):

Item 1: Gruppengrenzen gestalten

Dieses ist kein MBT-spezifisches Item, es beschreibt aber fundamentale Vorbedingungen für die professionelle Leitung einer Gruppenpsychotherapie. Hier geht es um die Rahmenbedingungen der Gruppe, Anwesenheit und Abwesenheit sowie Pünktlichkeit von Teilnehmern, die Beschaffenheit der Räumlichkeiten und das adäquate Kommunizieren wichtiger Neuigkeiten (etwa den Wechsel des Co-Therapeuten).

Item 2: Gruppenphasen regulieren

Dieses Item stellt dar, in welcher Weise der Therapeut explizit die Verantwortung für den Beginn, die mittlere Phase und die Abschlussphase der Gruppensitzung übernimmt.

Item 3: Anbahnen und Verwirklichen von Sprecherwechseln

Dadurch, dass der Gruppenleiter die Initiative zum Stimulieren und Ermöglichen von Sprecherwechseln übernimmt, werden interpersonalen Ereignissen höchste Priorität in der Gruppe gegeben, insbesondere den emotionalen Aspekten solcher Ereignisse. Die wichtigsten Steuerungsprinzipien sind für den Therapeuten:

- dass der Patient das Gefühl bekommt, eine Gesprächssequenz zu »besitzen«,
- dass andere Gruppenmitglieder diese Position nicht »stehlen« dürfen,
- dass Therapeuten und Patienten in Bezug auf ein von einem Gruppenmitglied vorgebrachtes Thema an einer mentalisierenden Perspektive festhalten und
- dass die Sequenz in einer deutlichen Art und Weise beendet wird.

Item 4: Einbeziehen der Gruppenmitglieder in die Mentalisierung externer Ereignisse

Die wichtigsten Aufgaben des Therapeuten sind das Erhalten der Struktur und des dynamischen Fokus der Gruppe sowie das Einbeziehen der Gruppenmitglieder in die mentalisierende Exploration der Ereignisse, die in der Gruppe angesprochen werden.

Item 5: Identifikation und Mentalisierung von Ereignissen in der Gruppe

Ereignisse im Hier und Jetzt sind definiert als Handlungen, die aufgrund ihres emotionalen Inhaltes oder ihrer latenten Bedeutung Aufmerksamkeit auf sich ziehen.

Item 6: Fürsorglichkeit für die Gruppe und jedes Mitglied

Die Theorie der Mentalisierung ist mit der Bindungstheorie verwandt. John Bowlby prägte die Metapher von der »sicheren Basis«. Damit die Gruppe ein guter Ort für Mentalisierung wird, muss die Gruppe eine »sichere Basis« werden und als solche von den Mitgliedern erfahren werden.

Item 7: Autorität gestalten

Der Therapeut sollte sich nicht nur fürsorglich um die Gruppe kümmern, sondern sich auch in seiner Autorität als Leiter der Gruppe einbringen. In diesem Item bildet sich ein Unterschied zur Gruppenanalyse ab. Die Gruppenanalyse definiert – wie von S. H. Foulkes empfohlen – den Therapeuten nicht als den dynamischen Leiter der Gruppe. Er ähnelt mehr dem Dirigenten eines Orchesters. In der MBT-G wird der Therapeut eindeutig als Gruppenleiter definiert. In der Gruppenanalyse kann man gemäß Karterud gewissermaßen behaupten, dass die Gruppenmitglieder die Gruppe »besitzen«, in vielerlei Hinsicht ist es ihr Produkt. Der Gruppenanalytiker sollte mehr wie der »Geburtshelfer« der Gruppe wirken. In der MBT-G sind die Gruppenmitglieder aktive Teilnehmer, aber die Bedingungen und Voraussetzungen für die Gruppe werden vom Therapeuten entschieden. Der Therapeut gestaltet die Gruppengrenzen und achtet auf die Gruppe als Ort des Mentalisierens.

Item 8: Diskussionen über Gruppennormen anregen

Dieses Item beschäftigt sich mit der notwendigen Diskussion, die Gruppenmitglieder führen müssen, um die Gruppe konkret zu ihrem Projekt zu machen.

Item 9: Kooperation zwischen den Co-Therapeuten

Ein bemerkenswerter Unterschied zwischen Einzel- und Gruppentherapie ist, dass bei der Gruppentherapie häufig ein Co-Therapeut anwesend ist. In der MBT-G sollten die Co-Therapeuten so kooperieren, dass sich ein Mentalisierungsdialog entwickelt.

Item 10: Engagement, Interesse und Wärme

Dieses ist kein MBT-G-spezifisches Item. Es wird in den meisten Psychotherapien wertgeschätzt und stellt wahrscheinlich den wichtigsten allgemeinen Wirkfaktor von Psychotherapien dar.

Item 11: Erkundung, Neugierde und die Haltung des Nichtwissens

Dieses Item beschreibt eine Einstellung, die dem gesamten Prozess der MBT zugrunde liegen sollte. Das Wesentliche in der MBT ist, dass Patienten durch den therapeutischen Prozess ihre Fähigkeit zum Mentalisieren entwickeln. Der Therapeut muss deswegen widerspruchsfrei und klar sein bezüglich der folgenden grundsätzlichen Prinzipien:

- Obwohl psychische Zustände und Phänomene nicht transparent sind, so sind sie doch nicht unverständlich.
- Sie können durch Erkundung verständlicher gemacht werden.
- Diese Erkundung erfordert Wissbegierde und eine Einstellung des Nichtwissens.

Item 12: Ungerechtfertigte Überzeugungen hinterfragen

Patienten haben oft ungerechtfertigte Überzeugungen bezüglich sich selbst oder anderen sowie über zwischenmenschliche Beziehungen. Solche ungerechtfertigten Überzeugungen sind Ausdruck schwacher Mentalisierung. Sie sollten durch den Therapeuten in einer freundlichen und feinfühligen Weise in Zweifel gezogen werden.

Item 13: Emotionale Erregung regulieren

Grundsätzlich sollten Therapeuten im Patienten das emotionale System für Erkundung, Neugierde und Engagement fördern und aktivieren. Es ist wichtig, sich bewusst zu sein, dass die Behandlung an sich die Mentalisierungsfähigkeiten des Patienten destabilisieren kann (durch Stimulation des Bindungssystems). MBT-Therapeuten sollten das Mentalisierungsniveau beobachten. Wenn sie Zeichen der Abnahme erkennen, sollten sie sich zurückziehen, um die emotionale Erregung zu zügeln.

Item 14: Gutes Mentalisieren anerkennen

Der Therapeut sollte Patienten unterstützen und behutsam loben, wenn sie Situationen im Sinne einer guten Mentalisierung bewältigt haben.

Item 15: Umgang mit dem Als-ob-Modus

Die Begriffe »Als-ob-Modus« und »Pseudomentalisierung« werden oft als Synonyme verwendet, obwohl sie sich unterscheiden. Während der kindlichen Entwicklung – mit einem Höhepunkt im dritten bis vierten Lebensjahr – ist der »Als-ob-Modus« normal und gesund. Zwar brauchen auch Erwachsene die Fähigkeit zu spielen und etwas vorzuspiegeln. Der »homo ludens« ist für viele Menschen ein Ideal. Doch wenn der Ausdruck »Als-ob-Modus« bei Erwachsenen verwendet wird, so wird nicht auf diesen kreativen Seinsmodus verwiesen. Besser wäre hier das Wort »Pseudomentalisierung«, da das »pseudo« sich auf etwas Negatives bzw. Dysfunktionales bezieht. Der »Als-ob-Modus« (besser »Pseudomentalisierung«) ist ein Gesprächsmodus, in dem der Patient über ein Thema in einer oberflächlichen, emotional flachen, aber oft detaillierten Weise spricht. Man bekommt den Eindruck, es handele sich nur um »Gerede«.

Item 16: Umgang mit psychischer Äquivalenz

Psychische Äquivalenz ist ein Begriff für die vormentalistische Denkweise, in der das Individuum die Neigung hat, psychische Phänomene mit objektiven Phänomenen gleichzusetzen und umgekehrt. Eine Wahrnehmung der Welt wird mit der Welt selbst verwechselt. Kliniker charakterisieren psychische Äquivalenz oft als konkretistisches Denken: Was gedacht wird, ist real. Patienten mit einer Borderline-Persönlichkeitsstörung haben ein überordnendes, vorrangiges Gefühl von Gewissheit im Zusammenhang mit ihrer subjektiven Erfahrung.

Item 17: Fokus auf Emotionen

Alle Persönlichkeitsstörungen sind durch eine gewisse emotionale Dysregulation charakterisiert. In der MBT-G sind Emotionen der prioritäre Fokus für die Gruppe. Dieses Item begünstigt Emotionen im Hier und Jetzt. Alle emotionalen Reaktionen sollen bemerkt werden; es sollte auf sie eingegangen werden, wenn nötig durch weitere Erkundung.

Item 18: Anhalten und Zurückspulen

Dies ist eine Technik, die besonders relevant wird, wenn »Dinge zu schnell gehen«, z. B. wenn Patienten zu schnell durch eine Geschichte »rennen«, oft in einem Zustand der emotionalen Übererregung, sie zu Kurzschlüssen neigen oder wenn Transaktionen im Hier und Jetzt zu rasch und turbulent verlaufen.

Item 19: Fokus auf das Verhältnis zwischen Therapeuten und Patienten

Das Verhältnis, das jeder Patient zu seinem Therapeuten entwickelt, ist durch eine Kombination von rationalen, gemeinschaftlichen Elementen und irrationalen Elementen charakterisiert, die Reste früherer problematischer Objektbeziehungen sind. Patienten neigen somit dazu, Therapeuten verzerrt wahrzunehmen. Diese Übertragung gilt es zu mentalisieren.

2 Beiträge der Neurowissenschaften zu den Grundlagen der Gruppenpsychotherapie

»Die Ergebnisse der Neurowissenschaften verknüpfen das Selbst mit neuronalen Prozessen, die mit intraindividuellen Erfahrungen und interindividuellen Interaktionen verbunden sind. Es gibt also eine neuronale Basis für die verschiedenen Aspekte des Selbst im Kontext des Gehirns, des Körpers und der Umwelt.«
Böker, Hartwich und Northoff 2016, S. 144

Zwischen Psychoanalyse und Hirnforschung kam es in jüngster Zeit aufgrund der Entwicklung von neuen Methoden der Hirnforschung, vor allem der bildgebenden Verfahren zu einem intensiven Dialog. Bereits Freud schrieb 1914 in seiner Schrift »Zur Einführung des Narzißmus«: »Drittens muß man sich daran erinnern, daß alle unsere psychologischen Vorläufigkeiten einmal auf den Boden organischer Träger gestellt werden sollen« (S. 143–144).

Solms bezeichnete die Wissenschaft, die eine Verbindung zwischen Gehirnmechanismen und der inneren Welt des Patienten schuf, als »Neuro-Psychoanalyse«. Von Solms & Turnbull (2004) wurde versucht, die traditionellen psychodynamischen Konzepte in einen neuen wissenschaftlichen Rahmen des Verständnisses des subjektiven Erlebens zu stellen. Danach ist ein wichtiges Unterscheidungsmerkmal zwischen der inneren und der äußeren Betrachtung des menschlichen Geistes die Erfahrung der »Urheberschaft«, die gleichbedeutend ist mit »Selbstgewahrsein« oder Selbstgefühl. Das Selbst kann nur subjektiv wahrgenommen werden.

Auf der niedrigsten Organisationsebene ist das primäre Selbst, lokalisiert im Hirnstamm, die innere Quelle für Gewahrsein. Eine weitere Funktion des Bewusstseins ist die Wahrnehmung von Emotionen, die vom primären Selbst bewertet werden. Auf der Organisationsebene der basisemotionalen Steuerungssysteme lösen die Bewertungen stereotypische motorische Programme aus, wie Reflexe und Instinktverhalten, beherrscht vom Wiederholungszwang, wobei der freie Wille fehlt. Das Wesen des freien Willens erweist sich aus neurowissenschaftlicher Sicht als Fähigkeit zur Hemmung, d. h. als Fähigkeit zu entscheiden, etwas nicht zu tun. Dieses neurobiologische Korrelat eines höherrangigen Selbstsystems befindet sich im Präfrontallappen des Gehirns. Es ermöglicht die stereotypen Reaktionen zu unterdrücken, die den ererbten und emotionalen Gedächtnissystemen eingeschrieben sind (Solms & Turnbull 2004). Die Entwicklung eines Selbstsystems beruht nach Solms und Turnbull auf inhibitorischen Mechanismen. Hemmung ist die Grundvoraussetzung des Denkens, im Sinne eines imaginativen Handelns. Die Entwicklung der Exekutivfunktionen, deren neurobiologisches Korrelat die Präfrontallappen sind, ist erfahrungsabhängig. Exekutivfunktionen umfassen komplexe kognitive Fähigkeiten wie Arbeitsgedächtnis und planmäßiges Handeln. Auch inneres Sprechen stellt eine Funktion des Stirnlappens dar. Die Unterordnung des Verhaltens unter internalisierte verbale Instruktionen trägt wesentlich zur Selbstregulation bei. Entwicklungspsychologisch wiederholt das Kind das, was es hört, wörtlich: nach und nach internalisiert es das Verhalten. Die Aktion wird in Denken transformiert.

Eric Kandel erforschte die Bedeutung der neurobiologischen Grundlagen für weitere psychische Prozesse, v.a. für die Gedächtnisfunktionen (Kandel 2006a). Neben Solms und Turnbull war es vor allem der Nobelpreisträger Kandel, der in seinem Artikel »Ein neuer theoretischer Rahmen für die Psychiatrie« (1998, 2006b) darstellte, wie sich die Einsichten der psychoanalytischen Perspektive den Ergebnissen der modernen Biologie annähern. Die bedeutenden Entwicklungen der Hirnforschung zeigen, in welcher Weise die jeweiligen Aspekte der geistigen Funktionen von verschiedenen Hirnregionen repräsentiert werden. »Für die Untersuchung geistiger Funktionen benötigen Biologen unbedingt leitende Gesichtspunkte. Psychiatrie, kognitive Psychologie und Psychoanalyse können diejenigen geistigen Funktionen für die Biologie beschreiben, die untersucht werden müssen, um zu einem sinnvollen und detaillierten Verständnis der Biologie des menschlichen Geistes zu gelangen.« (Kandel 2006b, S. 81)

Dieser Rahmen umfasst fünf Prinzipien, die das Denken von Biologen über das Verhältnis von Geist und Gehirn ausmachen:

- Alle geistigen Prozesse, selbst die komplexesten psychologischen Prozesse, leiten sich von Operationen des Gehirns ab. Die Gehirnfunktionen liegen allen kognitiven Handlungen (seien sie nun bewusst oder unbewusst) zugrunde, die wir mit spezifisch menschlichem Verhalten assoziieren, wie Denken oder Sprechen. Als Folge davon sind Verhaltensstörungen, die psychische Krankheiten charakterisieren, Störungen der Gehirnfunktionen, und zwar auch in jenen Fällen, in denen die Ursachen der Störungen eindeutig in der Umwelt liegen.
- Gene und ihre Proteinprodukte sind wichtige Determinanten von Mustern neuronaler Verbindungen im Gehirn und ihrer Funktion. Folglich ist eine der Komponenten, die zur Entwicklung von schweren Geisteskrankheiten führen, genetisch.
- Verhalten und soziale Faktoren können Wirkungen auf das Gehirn ausüben, indem sie Feedback geben, das die Expression von Genen und damit die Funktion von Nervenzellen verändert. Lernen, einschließlich des Lernens, das in dysfunktionalem Verhalten resultiert, führt zu Veränderungen in der Genexpression. Alle »Umweltfaktoren« finden daher letzten Endes ihren Ausdruck in »genetischer Expression«.
- Veränderungen der Genexpression, die durch Lernen induziert wurden, führen zu Veränderungen von Mustern neuronaler Verbindungen. Diese Veränderungen tragen nicht nur zur biologischen Grundlage der Individualität bei, sondern sind vermutlich auch für den Beginn und die Aufrechterhaltung von Abnormitäten des Verhaltens verantwortlich, die von sozialen Ereignissen herrühren.

- Insofern Psychotherapie oder Beratung (einschließlich Gruppenpsychotherapie) wirksam ist und zu langfristigen Veränderungen im Verhalten führt, gründet diese Wirksamkeit vermutlich im Lernen. Dadurch werden Veränderungen in der Genexpression erzeugt, die direkte Auswirkungen auf die Stärke der synaptischen Verbindungen haben. Und es finden strukturelle Veränderungen statt, die das anatomische Muster der neuronalen Verbindungen im Gehirn ändern.

Kandel widmete sich in seinen Forschungen besonders der Frage, wie Lernen zu Veränderungen in den neuronalen Netzwerken des Gehirns führt. Er untersuchte neurobioloigsche Aspekte von Gedächtnisfunktionen im Zusammenhang mit neuronalen Signalen (Kandel 2006a). Die Forschungen zu den Mechanismen der Gedächtnisspeicherung zeigten, dass die Aktivierung des Langzeitgedächtnisses eine Ein- und Abschaltung von Genen verlangt. Damit dies möglich ist, bedarf es bestimmter biologischer Bedingungen, den prionartigen Proteinen (CPEB). Um die Gene für das Langzeitgedächtnis einzuschalten, müssen die CPEB-1-Proteine aktiviert und die CPEB-2-Proteine, welche die gedächtnisfördernden Proteine unterdrücken, inaktiviert werden. Aus diesem Grund bestehen Erinnerungen nur an bestimmte Ereignisse und Erfahrungen. Der Umstand, dass Gene aktiviert werden müssen, um eine Langzeiterinnerung anzulegen, zeigt deutlich, dass Gene auch auf Umweltereignisse wie Lernen reagieren (Kandel 2006a). Der Übergang vom Kurzzeit- in das Langzeitgedächtnis wird von hemmenden Faktoren reguliert. Die Erforschung des Lernens hat zudem neue Charakteristika der synaptischen Übertragung an Nervenzellen und neue zellbiologische Funktionen synaptischer Signale festgestellt. Modulierende Transmitter sind involviert bei Aufmerksamkeitsprozessen, die zur Gedächtnisbildung beitragen.

In weiteren Untersuchungen ging es in der Folge um die Frage, wie sich innere Repräsentationen in neuronalen Schaltkreisen oder Interaktionen von Schaltkreisen abbilden lassen. Durch die Verknüpfung von neuronalen Systemen mit kognitiven Funktionen wird verständlich, wie komplexe Erfahrungen wahrgenommen und erinnert werden sowie Aufmerksamkeit und Bewusstheit mit der Aktivität einzelner neuronaler Netzwerke interagieren.

Der Präfrontallappen als übergeordnete Struktur besitzt die Fähigkeit, alle Informationen über den augenblicklichen viszeralen Zustand und die Umweltsituation mit Informationen aus früheren Erfahrungen, die an anderen Orten im Gehirn gespeichert sind, in Verbindung zu bringen. Jeder Teil der Hirnaktivität, der von dem übergreifenden Netzwerk der Exekutivfunktionen durch den Präfrontallappen ausgenommen ist, ist in einem gewissen Sinne das »Verdrängte«. Das Ziel der psychoanalytischen »Redekur« bestünde aus neurobiologischer Sicht darin, den funktionellen Einflussbereich der Präfrontallappen zu erweitern (Solms & Turnbull 2004, Seiten 298–299).

Mit den Fortschritten der modernen bildgebenden Methoden zur Untersuchung des Gehirns sind quantitative Bewertungen der Ergebnisse der Psychotherapie möglich (Walter 2005). Bisherige Studien zur Wirkung von psychotherapeutischen Verfahren zeigen, dass die funktionelle Aktivität im Gehirn verändert wird. Es existieren inzwischen eine Reihe von Studien zur Effektivität von Einzelpsychotherapie, die auch die neurobiologischen Aktivierungsveränderungen in bestimmten Gehirnregionen mit untersucht haben.

Patienten mit psychischen Störungen weisen Dysfunktionen sowie gestörte neuronale Regelkreise in corticalen und subcorticalen limbischen Zentren auf, besonders in den Zentren des anterioren cingulären, insulären und posteriorparietalen Cortex, der limbischen Zentren wie z. B. der Amygdala sowie im Caudato-Putamen. Diese Erkenntnisse sind uns vor allem durch die funktionelle Magnetresonanztomografie (fMRT) bekannt geworden. So zeigten neurobiologische Korrelate von gestörten emotionalen Prozessen eine Überaktivierung in den limbischen Regionen bei Borderline-Persönlichkeitsstörungen (Schulze et al. 2011) und es zeigten sich Minderaktivierungen im anterioren Gyrus cinguli bei bipolaren Patienten (Gruber et al. 2004) bzw. Minderaktivierungen in der Amygdala bei Patienten mit Schizophrenie (Sachs et al. 2012).

Durch eine erfolgreiche Psychotherapie kam es zu Rückbildungen dieser Störungsmuster und Interaktionen in den neuronalen Regelkreisen (Juckel & Edel 2014). Erste Veränderungen konnten im präfrontalen Cortex nach Verhaltenstherapie nachgewiesen werden. So zeigte sich bei depressiven Patienten eine Zunahme der Aktivierung im präfrontalen Cortex sowie eine Abnahme der Hyperaktivität in limbischen Arealen (De Rubeis et al. 2008).

Inzwischen gibt es immer mehr Bemühungen, auch die psychodynamischen Theorien und die Wirksamkeit therapeutischer Verfahren mit neurobiologischen Methoden zu überprüfen. Wichtig ist zu betonen, dass einige Ergebnisse zur psychoanalytischen Forschung darauf hindeuten, dass das Modell der rein kognitiven Kontrolle, wie es der kognitiv-behavioraler Ansatz nahelegt, nicht stimmig ist. Neurobiologische Daten zeigen, dass psychotherapeutische Effekte auf Veränderungen der präfrontalen und limbisch-emotionalen Zentren zu beruhen scheinen. So wurden in einer Studie von Buchheim et al. (2012) depressive Patienten ohne Psychopharmakotherapie im Vergleich mit gesunden Kontrollen vor und nach 15 Monaten psychodynamischer Psychotherapie untersucht. Dabei konnte festgestellt werden, dass depressive Patienten im linken anterioren Hippocampus und der Amygdala sowie im subgenualen Cingulum und im medialen präfrontalen Cortex vor der Psychotherapie eine Aktivierungssteigerung und nach der Therapie eine Abnahme in diesen Arealen zeigten.

2.1 Neurobiologische Grundlagen von Gruppenprozessen

Aus umfangreichen Forschungen ist heute bekannt, dass Bindungsmuster und frühe psychosoziale Entwicklungen wesentlichen Einfluss auf die neuronalen Strukturen des Gehirns haben (Schore 2003, 2005). Eine weitere wichtige Erkenntnis ist, dass das Gehirn plastisch ist, d. h., dass die sogenannte Neurogenese nicht nach der Entwicklung des Gehirns abgeschlossen ist, sondern dass auch im Erwachsenenalter weitere neuronale Vernetzungen gebildet werden können. Bindungsstörungen und Traumatisierungen können Einfluss auf die neuronale Entwicklung des Gehirns haben.

Das Kind lernt in sehr frühen Interaktionen durch adäquate Spiegelungen die eigenen Gefühle zu erkennen und zu verarbeiten. Diese frühen Beziehungserfahrungen sind grundlegend für die weitere Selbstentwicklung. Es konnte festgestellt werden, dass Imitationen und Resonanzphänomene an bestimmte Spiegelneuronen-Netzwerke (MNS) gekoppelt sind (Bauer 2005, Iacoboni & Mazziotta 2007). Die Spiegelneuronen befinden sich im Bereich des Stirn- und Scheitellappens (Rizzolatti et al. 1999). Man hatte an Affen entdeckt, dass, wenn ein Affe etwas tut, die Neuronen in seinem motorischen Cortex in einem charakteristischen Muster feuern, das die betreffende Verhaltensweise formt. Die motorischen Neurone feuern bei einem zweiten Affen, der das Verhalten des ersten lediglich passiv beobachtet, ebenso – sie spiegeln das beobachtete Verhalten in der Vorstellung wider. Die Spiegelneurone bilden auch die Grundlage der Neurobiologie der Empathie.

Nach Foulkes entwickeln sich alle Beziehungen in einer Gruppe als Teil einer umfassenden Matrix (► Kap. 1.4). Die Matrix wird als umfassende Einheit verstanden, als ein transpersonales Netzwerk, das sich aus den psychischen Prozessen der Individuen in einer Gruppe ergibt. Die Gruppenmatrix bildet sich dynamisch aus der Abfolge der Ereignisse im Hier und Jetzt der aktuellen Gruppensituation.

Die Entdeckung, dass das Neuron als Knotenpunkt in einem übergeordneten neuronalen Netzwerk gesehen werden kann, war für Foulkes eigene Theoriebildung von großer Bedeutung. Für Foulkes besteht eine Wirkung von Gruppen darin, dass die Isolation des Einzelnen aufgehoben wird. Eine wesentliche Rolle spielen dabei die Spiegelreaktionen. Die Fähigkeit, Gedanken, Gefühle, Emotionen und Intentionen bei anderen zu erkennen und zu verstehen, wird auf die sogenannten sozialen Kognitionen zurückgeführt. Soziale Kognitionen umfassen Erkennen von Gesichtsausdrücken bei anderen Menschen, Theory of Mind, Attribuierung, Mentalisierung und Empathie (siehe Sachs & Volz 2012) und stellen die Basis für die Emotionsverarbeitung dar. Soziale Kognitionen nehmen Einfluss auf die psychosoziale Funktionsfähigkeit, welche auch die Fähigkeit zur Beziehungsgestaltung beinhaltet. Sie werden vermittelt durch kognitive Funktionen wie Aufmerksamkeit, Konzentration und Gedächtnisfunktionen, die wiederum auch die Art der Bindungen zwischen Menschen steuern können.

Neuronale Netzwerke von kognitiven Fähigkeiten und Emotionsverarbeitung sind vielfältig beschrieben worden. Dem Erkennen von Gesichtsausdrücken und Emotionen können die Amygdala und die Spindelwindung (Gyrus fusiformis) zugeordnet werden, der Wahrnehmung von Stimmen der Gyrus temporalis superior, der Emotionsregulation und dem Emotionserleben die Amygdala, der Affektverarbeitung und dem Emotionserleben das anteriore Cingulum. Bei höheren sozialen kognitiven Fähigkeiten wie der Mentalisierungsfähigkeit sind neuronale Netzwerke zwischen dem medialen präfrontalen Cortex, dem Precuneus, dem temporalen Pol und dem temporo-parietalen Übergang involviert (nach Allen et al. 2008, Sachs & Felsberger 2013).

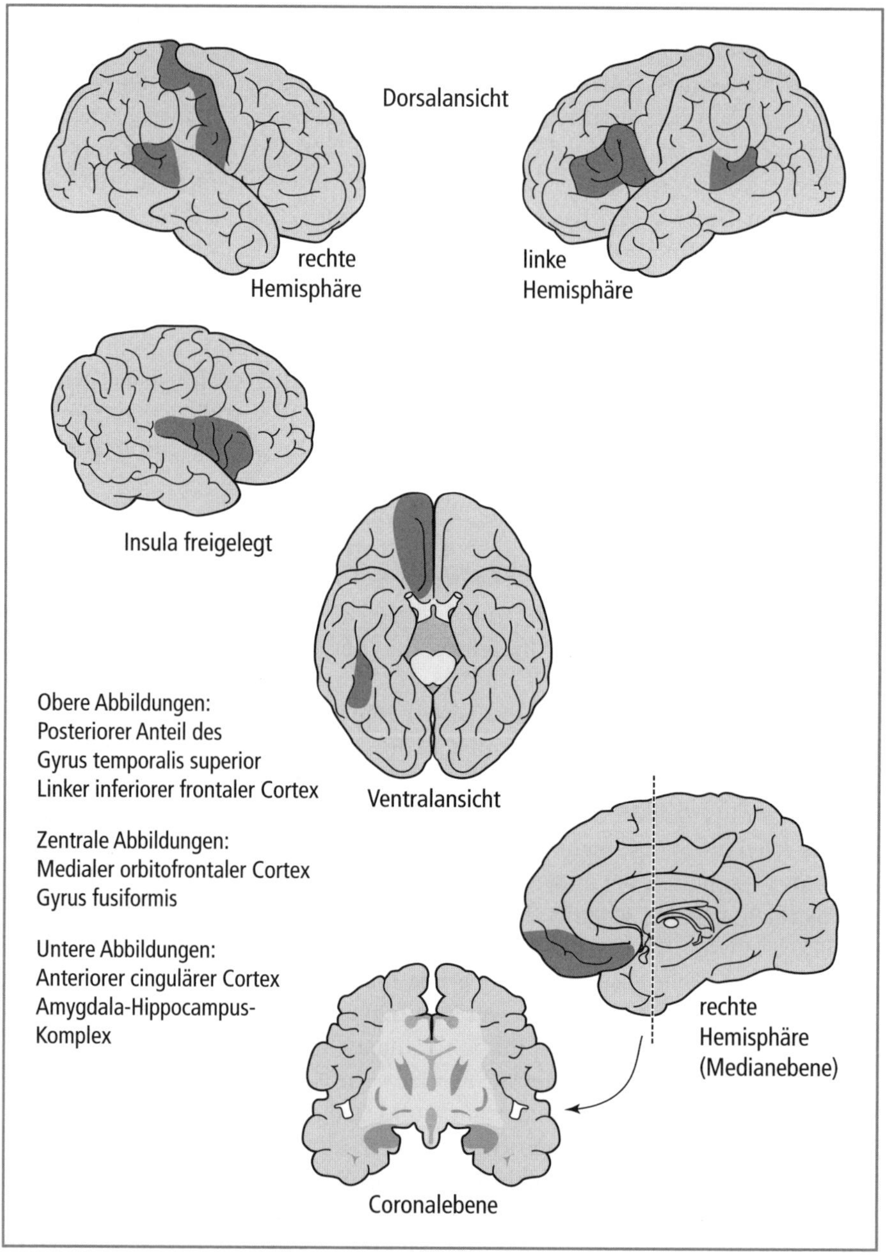

Abb. 2-1 Gehirnareale mit funktioneller Relevanz für soziale Kognitionen (Sachs & Volz 2013)

Die den Spiegelreaktionen zuzuordnenden neurobiologischen Korrelate wurden schon vielfach beforscht. Ursprünglich wurde das Spiegelneuronensystem von Rizzolatti et al. (1999) beschrieben. Dem Spiegelneuronensystem zuzuordnende Hirnareale sind das Broca-Areal, die Spindelwindung (Gyrus fusiformis), der

Tab. 2-1 Gehirnstrukturen und Mentalisierung (modifiziert nach Sachs & Felsberger 2013)

Struktur	Funktion
Amygdala, Gyrus fusiformis	Erkennung emotionaler Gesichtsausdrücke
Gyrus temporalis superior	Auditive Wahrnehmung, Sprachverständnis, Intentionalität
Amygdala	Emotionale Bewertung, Wiedererkennung von Situationen
Anteriore Insula	Affektverarbeitung, Emotionserfahrung
Anteriorer Gyrus Cinguli	Kontrolle von Kognition und Emotion, Fehlererkennung
Medialer präfrontaler Cortex, temporoparietaler Übergang, temporale Pole	Mentalisierung

inferiore Parietallappen, der Sulcus intraparietalis, der Gyrus temporalis medius, das supplementäre motorische Areal und das extrastriatale visuelle Areal (Caspers et al. 2010).

Diese neuronalen Netzwerke können, wie in fMRT-Untersuchungen bei Patienten mit Schizophrenie gezeigt wurde, in der Aktivierung und den neuronalen Verbindungen gestört sein. Bei Patienten mit Schizophrenie fand sich eine verminderte Konnektivität in dem Spiegelneuronensystem und dem Mentalisierungsnetzwerk (Schilbach et al. 2016).

Die Neurobiologie kann dazu beitragen, Gruppenprozesse zu erforschen und die Gruppeninterventionen und interpersonellen Erfahrungen in Gruppentherapien mithilfe neurobiologischer Korrelate abbildbar zu machen. Nach Flores (2010) sind fünf Faktoren beteiligt, die neuronale Veränderungen in Gruppentherapien begünstigen (Übersetzung nach Strauß 2012):

- Herstellung einer optimalen Umgebung (bereichernd, emotional erregend bei einem optimalen Stressniveau)
- Erlebnisorientiertes Verstehen als Basis für Veränderungen des prozeduralen Gedächtnisses
- Starke Bindungsbeziehungen als Basis für neuronale Veränderungen
- Die soziale Konstruktion des Gehirns
- Die Stabilisierung initialer Veränderungen durch längerfristige Behandlung

Nach Flores (2010) ist das Ziel einer Gruppentherapie, ein optimales therapeutisches Klima herzustellen, um die Plastizität des Gehirns und die Neurogenese zu fördern.

2.1.1 Neurobiologie und Mentalisieren in Gruppen

Neurobiologische und neuropsychoanalytische Befunde, Entwicklungen und Entdeckungen, wie z. B. das System der Spiegelneurone, fördern nicht nur ein neues Verständnis gruppenanalytischer Theorien, sondern erfordern auch eine Überprüfung bisheriger analytischer und gruppenanalytischer Begrifflichkeiten. Anhand neuerer Ergebnisse zur Entwicklung von Repräsentanzen, Resonanzphänomenen, Affektregulation und Intentionalität in Gruppen werden Beziehungen zwischen Neurobiologie, Mentalisierungsmodell und Gruppenanalyse hergestellt (Schultz-Venrath & Felsberger 2016).

Im Rahmen eines stationären psychotherapeutischen Settings an der Universitätsklinik für Psychiatrie und Psychotherapie in Wien wurde Patienten mit einer Ersterkrankung an Schizophrenie über einen Zeitraum von 12 Wochen, eingebettet in das standardmäßig angebotene Therapieprogramm, dreimal pro Woche eine 60-minütige Mentalisierungsbasierte Gruppenpsychotherapie (MBT-G) angeboten, die eine modifizierte Version der »brief treatment of mentalizing interventions« beinhaltet (MBT-Kurzzeittherapie, Allen et al. 2012).

Vor und nach der Mentalisierungsbasierten Gruppenpsychotherapie wurde die Wirksamkeit der Therapie mit einer fMRT-Untersuchung geprüft. Es stellte sich die Frage, ob sich MBT-Veränderungen in den mentalisierungsspezifischen neuronalen Netzwerken abbilden lassen. Bei Patienten mit Schizophrenie, bei denen eine verminderte Aktivierung in den mentalisierungsspezifischen Hirnarealen bekannt ist, die an der MBT-Gruppenpsychotherapie teilnahmen, zeigten erste Ergebnisse eine quantitative Zunahme in Aktivierungsclustern, die spezifischen Arealen des neuronalen Mentalisierungsnetzwerkes zugeordnet werden konnten. Bei den Kontrollpatienten ohne MBT-G war keine quantitative Zunahme in den Aktivierungsclustern festzustellen.

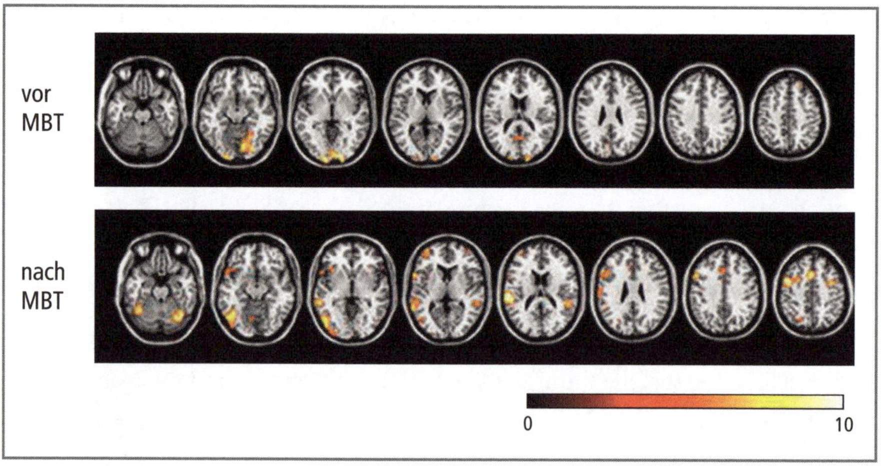

Abb. 2-2 Effekte Mentalisierungsbasierter Psychotherapie (MBT) bei einem Patienten mit einer schizophrenen Ersterkrankung (Sachs und Furtner-Srajer, unveröffentlicht)

2.1.2 Das Oxytocin-/Vasopressin-sensitive Schleifensystem

Bindungen sind soziale Beziehungen, die auf neurobiologischer Ebene über das mesokortikolimbische dopaminerge Schleifensystem mit dem Nucleus accumbens und Oxytocin (OT) als »Bindungshormon« assoziiert sind (Ferguson et al. 2002, Insel & Young 2001).

OT moduliert die Wahrnehmung und Wiedererkennung anderer Individuen. OT hat Einfluss auf die Verarbeitung von sozialen Reizen und verbessert die Erkennung von sozialen Interaktionspartnern. Die Applikation von OT-Nasenspray erhöht offenbar das Vertrauen und Einfühlungsvermögen in andere Menschen (Kosfeld 2005) und scheint damit für Gruppen eine bedeutsame Wirkung zu haben, da prosoziales Verhalten und Bindungsfähigkeit gefördert werden kann.

Der OT-Spiegel spielt auch bei sozialen Schmerzen eine Rolle. Die soziale Schmerztheorie beinhaltet die emotionale Reaktion auf die Wahrnehmung, dass man aus ersehnten Beziehungen ausgeschlossen wird oder durch ersehnte Beziehungspartner abgewertet wird (Panksepp & Biven 2012). Bei Ausschluss kommt es zu einer deutlichen Reduktion des OT-Spiegels.

Auch das Neuropeptid Arginin-Vasopressin (AVP) hat einen Einfluss auf kooperatives Verhalten als biologische Voraussetzung für erfolgreiche Interaktionen in Gruppen (Brunnlieb et al. 2016). Serotonin und Dopamin spielen eine wichtige Rolle in der Entwicklung sozialer Interaktionen und im Gruppenverhalten. Neuere Forschungsdaten aus der Neuroimmunologie zeigen, dass soziale Isolation und Einsamkeit eng mit erhöhtem Krankheitsrisiko und Mortalität korrelieren, vermittelt über eine Genexpression, die Entzündungsparameter aktiviert (Leuzinger-Bohleber et al. 2008).

2.1.3 Zur interpersonellen Neurobiologie (IPNB)

Die interpersonelle Neurobiologie ist ein wissenschaftliches Paradigma, das sich damit befasst, wie Beziehungen unser Gehirn beeinflussen. Es wird den Fragen nachgegangen, wie sich diese Prozesse während der Gruppentherapien entfalten, wie sich durch Interaktionen in der Gruppe die interpersonellen Beziehungsmuster verändern können und welche neuronalen Netzwerke im Gehirn davon betroffen sind. Durch die Gruppenerlebnisse kann es zu Anregungen für Veränderungen im Gehirn kommen, denen intensive Beziehungen in der Gruppe zugrunde liegen (Gantt & Badenoch 2013).

Die interpersonelle Neurobiologie versucht Aspekte der interpersonellen Veränderung in der Gruppe mit einer neurobiologischen Perspektive der Veränderung neuronaler Netzwerke im Gehirn zu verbinden. Die Neuroplastizität des Gehirns ist abhängig von Umweltbedingungen wie moderatem emotionalem Arousal, interpersonellen Beziehungen und der Unterstützung im Bewusstmachen von impliziten Gedächtnisinhalten und deren Bearbeitung (Badenoch & Cox 2010). Limbische und corticale Hirnstrukturen werden durch sehr frühe Beziehungserfahrungen im ersten Lebensjahr ausgeformt, involviert ist vor allem die Amygdala. Erst in der weiteren Phase der neuronalen Entwicklung entstehen Verknüpfungen der Amygdala mit dem Hippocampus und den Mittellinienstrukturen des präfrontalen Cortex, der rechten und linken Hirnhemisphäre. Implizite Gedächtnisinhalte sind in Form von »inneren mentalen Erfahrungen« unbewusst vorhanden und prägen Erwartungshaltungen in Beziehungen. Implizite Gedächtnisinhalte können in Form von kohärenten Narrativen erinnert werden. Beziehungserlebnisse werden zeitlich eingeordnet und beschreibbar (autobiografisches Gedächtnis). Die notwendige Integration von implizitem und explizitem Gedächtnis kann durch traumatische Erlebnisse und extreme stressvolle Lebensereignisse gestört sein. Nicht bewusste implizite Gedächtnisinhalte können in Gruppeninteraktionen aktiviert werden. Bei bestehender Hypersensitivität können Gruppensituationen als bedrohlich und ängstigend wahrgenommen werden (Badenoch & Cox 2010).

Badenoch & Cox (2010) beschreiben die Gruppentherapie als sicheren Ort, um traumatische Gedächtnisinhalte zu bearbeiten. Dabei sind das Spiegelneuronensystem, die Gruppenleiter und die Gruppe als Ganzes in unterschiedlichen Aktivierungen von neuronalen Resonanznetzwerken involviert. Das Modell der interpersonellen Neurobiologie postuliert Bereiche der neuronalen Integration in Gruppenprozessen. Die vertikale Integration verbindet limbische Areale und den mittleren präfrontalen Cortex, was als wesentlich für Einsicht und Empathiefähigkeit angesehen wird. Die horizontale Integration verbindet die rechte und linke Gehirnhemisphäre (Gantt & Badenoch 2013).

Im Rahmen der Gruppentherapie werden unverstandene dissoziierte implizite Gedächtnisinhalte bewusst und als Narrative erinnert, damit wird emotionale Verarbeitung von traumatischen Erlebnissen möglich (vgl. Kap. 4.2).

Das Modell der IPNB bedarf noch der empirischen Absicherung. Um Gruppenprozesse und Wirkfaktoren besser zu verstehen, sind weitere umfangreiche Untersuchungen zu den neurobiologischen Korrelaten notwendig. Strukturelle und funktionelle Veränderungen im Gehirn, biochemische und genetische Einflüsse auf neuronale Netzwerke können Aufschluss geben über die Wirkungsweise von psychodynamischer Gruppenpsychotherapie und damit Gruppenanalyse und Neurobiologie annähern.

2.1.4 Das Modell der neuropsychodynamischen Mechanismen

Für das Verständnis der Neurobiologie von Gruppenprozessen kann auch das von Northoff et al. (2016) beschriebene Modell der neuropsychodynamischen Mechanismen herangezogen werden. Es wird dargestellt, wie das Gehirn seinen Einfluss auf die Person-Umwelt-Beziehung vermittelt. Die neuronale Aktivität des Gehirns ist von der sozialen Umwelt, vom jeweiligen sozialen Kontext abhängig. Für das Verständnis der Prozesse in einer psychoanalytischen Therapie ist das selbstbezogene Processing (SBP) von Bedeutung. Durch diese Art des Processing wird eine Beziehung zwischen Organismus und Umwelt hergestellt (Northoff et al. 2016). In der Beziehung Klient (Analysand) – Psychotherapeut erfolgt eine »Art der Beziehungsknüpfung zwischen ›Stimuli‹ (die vom Psychotherapeuten eingebrachten Interventionen und die Reagibilität des Patienten) [...] In den letzten Jahren wurde für das SBP zunehmend eine neurobiologische Grundlage in den Mittellinienstrukturen des Gehirns angenommen. Dieses stellt die Ausgangsbasis dar für die Entwicklung von Intersubjektivität. [...] In diesem Prozess wächst die Fähigkeit der Patienten, ihre psychischen Funktionsweisen zu reflektieren und sich derer bewusst zu werden (insightfulness)« (Northoff et al. 2016 S. 63).

Die neuropsychodynamischen Mechanismen für die Einzelpsychotherapie können unserer Einschätzung nach sehr gut ebenso auf gruppenpsychotherapeutische Prozesse übertragen werden. Auch die Beziehungen der Gruppenteilnehmer werden durch deren Gehirne vermittelt und sind Ausgangspunkt für die Entwicklung von Intersubjektivität.

Im Gruppenprozess kommt es zu einer Veränderung von kognitiv-affektiven

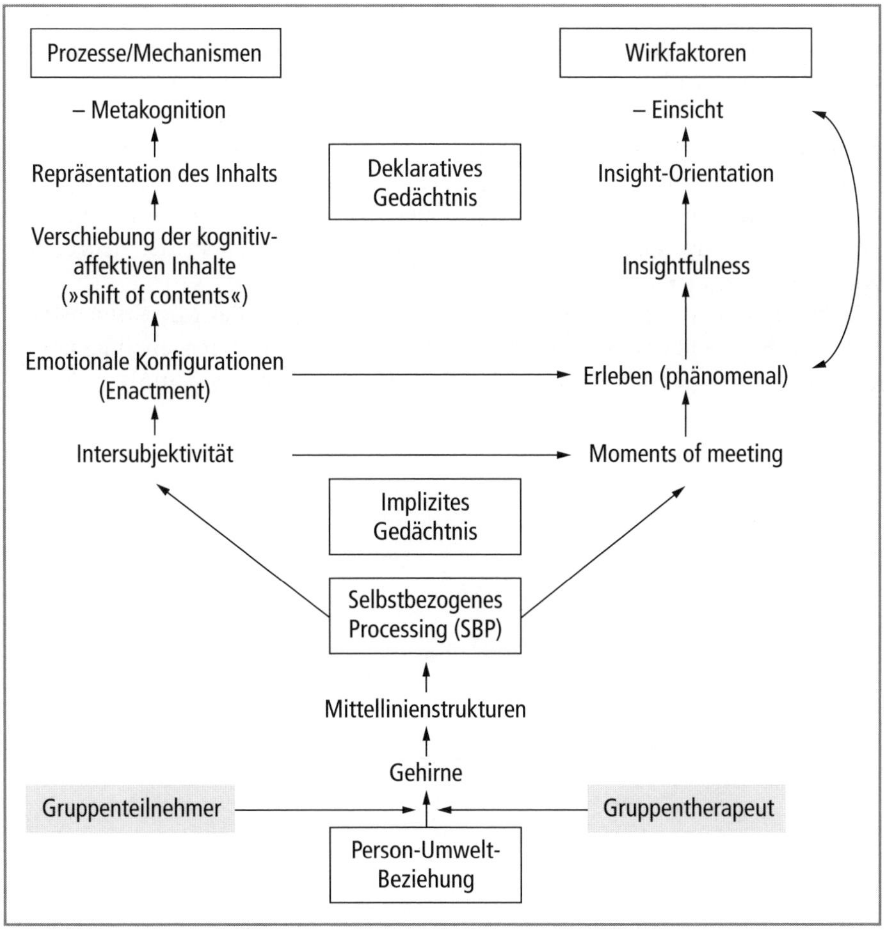

Abb. 2-3 Neuropsychodynamische Mechanismen der Gruppenpsychotherapie (modifiziert nach Northoff, Vetter und Böker 2016)

Inhalten, indem zunehmend auf Einsicht in unbewusste implizite Gedächtnisinhalte fokussiert wird.

Frühe Bindungserfahrungen sind als prozedurales Gedächtnis internalisiert und dem Bewusstsein nicht zugänglich. Wie im IPNB-Modell ausgeführt, werden durch die Gruppenpsychotherapie unbewusste prozedurale Gedächtnisinhalte rekonstruiert und ermöglichen ein Bewusstwerden des unbewussten impliziten Beziehungswissens. Diese Veränderungsprozesse in der Gruppenpsychotherapie stehen im Zusammenhang mit den multiplen Übertragungsreaktionen in Gruppen (vgl. Kap. 1.4).

Das Konzept des sozialen Selbst beinhaltet die Verbindung und Integration des Selbst in einem sozialen Kontext, in Gruppen interagiert das Selbst mit anderen. Die Zuschreibung mentaler Zustände über das Selbst und andere kann mithilfe von funktioneller Magnetresonanztomografie empirisch dargestellt werden.

Die Strukturen, die in die neuronale Verarbeitung des Selbst involviert sind, liegen in der Mitte des Gehirns und werden als »corticale Mittellinienstruktur« bezeichnet: Nach Northoff et al. (2016) umfassen diese Regionen den perigenualen anterioren cingulären Cortex (PACC), den ventro- und dorsomedialen Präfrontalcortex (VMPFC, DMPFC), den posterioren cingulären Cortex (PCC) und den Precuneus. Diese Bereiche scheinen eine spezielle Bedeutung für das Selbst zu haben und vermitteln unterschiedliche Aspekte der Selbstbezogenheit. Bei Untersuchungen zu sozialen Interaktionen fand man eine ähnliche Aktivierung der Mittellinienregionen, des dorsomedialen Cortex und des posterioren cingulären Cortex, was auf eine intrinsische soziale Dimension in der neuronalen Aktivität dieser Areale schließen lässt (Schilbach 2012).

Bezogen auf Gruppenprozesse kann sich auf der Basis der Mittellinienstrukturen, vermittelt über das selbstbezogene Processing in Gruppen, ein intersubjektives Beziehungsfeld entfalten (in Anlehnung an Northoff et al. 2016).

3 Gruppenpsychotherapie und Bindungstheorie

Die Bindungstheorie wurde von John Bowlby entwickelt. In Gruppen spielt das Bindungsverhalten eine besondere Rolle. Bindungsmuster scheinen Einfluss auf die Gruppenprozesse zu haben. Bowlby versteht unter Bindungsverhalten jegliches Verhalten, das darauf ausgerichtet ist, die Nähe eines vermeintlich kompetenteren Menschen zu suchen oder zu bewahren, ein Verhalten, das bei Angst, Müdigkeit, Erkrankung und entsprechendem Zuwendungs- oder Versorgungsbedürfnis am deutlichsten wird (Bowlby 2014).

Grossmann & Grossmann (2003, S. 60–62) beschreiben die Grundmerkmale der Bindungstheorie wie folgt:

- »Bindungsverhalten begreift man als jegliche Form von Verhalten, das zum Ergebnis hat, dass eine Person die Nähe zu einem anderen bevorzugten Individuum erlangt oder aufrechterhält. [...]«
- »Im Verlauf einer gesunden Entwicklung führt Bindungsverhalten zum Entstehen von affektiven Banden oder Bindungen, anfangs zwischen Kind und Elternteil und später zwischen Erwachsenem und Erwachsenem. Diese Verhaltensformen und die Bande, zu denen sie führen, sind über den ganzen Lebensverlauf gegenwärtig und aktiv. [...]«
- »Bindungsverhalten [...] wird durch Verhaltenssysteme vermittelt, die sich früh in der Entwicklung an sich verändernde Ziele anpassen und damit zielkorrigiert werden. [...]«
- »Viele der intensivsten Emotionen entstehen während des Aufbaus, des Aufrechterhaltens, der Unterbrechung und der Erneuerung von Bindungsbeziehungen. [...]«
- »Im Laufe der Evolution ist Bindungsverhalten ein Merkmal vieler Spezies geworden, weil es zum Überleben des Individuums beiträgt. [...]«
- »Gestörte Muster von Bindungsverhalten können in jedem Alter vorhanden sein und sind darauf zurückzuführen, dass die Entwicklung einen von der Norm abweichenden Weg genommen hat. [...]«
- »Die hauptsächlichen Faktoren, die über den Weg entscheiden, an dem entlang sich das Bindungsverhalten eines Individuums entwickelt, sind Erfahrungen mit Bindungsfiguren in den Jahren der Unreife – Säuglingsalter, Kindheit und Adoleszenz.«
- »Die Art und Weise, wie das Bindungsverhalten eines Individuums innerhalb seiner Persönlichkeit organisiert ist, beeinflussen die Muster der affektiven Bande, die später im Leben geschlossen werden.«

Das Wissen über die unmittelbare Umwelt wird vom Kind erworben und in Form von internalen Arbeitsmodellen, einschließlich Modellen des Selbst und der Mutter, organisiert (Grossmann & Grossmann 2003). Frühkindliche Erfahrungen mit Beziehungspersonen spielen für spätere Beziehungen und Interaktionsmuster eine große Rolle. Kinder verinnerlichen typische Interaktionsmuster mit ihren Bindungspersonen. Das Resultat früherer Bindungserfahrungen führt zur Entwicklung von inneren Repräsentanzen von Bindung (»innere Arbeitsmodelle«, Bowlby 1975; affektiv-motivational-kognitive Schemata, Berman & Sperling 1994).

Diese Arbeitsmodelle regulieren das Verhalten und Erleben in emotionalen Beziehungen. Die internalisierten Bindungserfahrungen beeinflussen die Fähigkeit, Affekte zu regulieren und Beziehungen aufzubauen und aufrechtzuerhalten (Grossmann & Grossmann 2003). Frühkindliche Bindungsstörungen können an der Entstehung von Entwicklungsstörungen und psychischen Störungen mitbeteiligt sein (Strauss 2012).

Neurowissenschaftliche Studien widmen sich der Frage des Zusammenhanges zwischen Neurobiologie und Bindungsstörungen (Badenoch 2008). Wesentlich scheint die Interaktion zwischen Umwelterfahrungen, z. B. traumatischen Kindheitserlebnissen, und biologischen Faktoren wie genetischer Disposition oder struktureller und funktioneller Veränderungen im Gehirn zu sein. Diese Wechselwirkung kann sich auch auf die spezifischen Bindungsverhaltensweisen und Verhaltensweisen in Gruppen auswirken.

Unterschiedliches Bindungsverhalten des Kindes und der Bindungspersonen wurde von Ainsworth (1978) in Form von drei Bindungsstilen beschrieben. Bei positiven, vorhersagbaren Bindungserfahrungen entwickelt sich ein sicheres und ausgewogenes Bindungsmuster. Bei inkonsistenten Reaktionen der Bindungspersonen auf die Belastungen des Kindes entsteht ein ängstlich-ambivalentes Bindungsmuster. Im späteren Leben können sich Probleme mit Intimität, Schwierigkeiten bei Trennungen und Furcht vor Zurückweisung entwickeln. Wenn die Bindungspersonen abweisend und unsensibel reagieren, führt das zu einem vermeidenden und abweisenden Bindungsstil. Mithilfe des *Adult Attachment Interviews* (AAI) konnten auch bei Erwachsenen spezifische Bindungsmuster gefunden werden. Folgende drei wesentliche Bindungscharakteristika einzelner Personen konnten in Studien mithilfe des AAI unterschieden werden:

- Personen mit sicherer Bindung
- Personen mit abweisender Bindung
- Personen mit verstrickter Bindung

In Bezug auf Gruppenprozesse kann angenommen werden, dass die individuellen spezifischen Bindungsmuster der Gruppenteilnehmer Einfluss auf die Beziehungen innerhalb der Gruppe haben. Markin & Marmarosh (2010) beschreiben, wie sich Bindungserfahrungen und damit verbundene innere Repräsentanzen auf das Beziehungsangebot und wahrscheinlich auch auf die Übertragungsbereitschaft in Gruppen auswirken:

- Gruppenmitglieder mit einer sicheren Bindungsrepäsentanz, einem sicheren Bindungsstil, scheinen dieses Potenzial am besten nutzen zu können, weil

ihre Erwartungen an andere am positivsten sind und sie sich auch am besten in Gruppen öffnen können.
- Gruppenmitglieder mit einer vermeidenden Bindungsrepräsentanz öffnen sich weniger und können deshalb die gruppenspezifischen Wirkfaktoren weniger nutzen.
- Gruppenmitglieder mit abweisender Bindungsrepräsentanz sind in der Wahrnehmung anderer eingeschränkter und scheinen die Zugehörigkeit zu Gruppen eher zu beenden bzw. die Gruppentherapie eher abzubrechen.
- Gruppenmitglieder mit ängstlicher Bindungsrepräsentanz bzw. verstrickte Personen haben zwar positivere Erwartungen gegenüber der Gruppe, können jedoch Gruppenerfahrungen nur eingeschränkt nutzen, sie interpretieren interpersonale Signale häufig negativ.

Gruppenmitglieder zeigen also unterschiedliche Bindungen, die sich als innere Repräsentationen äußern, und entwickeln dementsprechend auch unterschiedliche Übertragungen in Gruppen.

Marrone et al. (1998) betonen ebenfalls den Zusammenhang zwischen Bindungstheorie und Gruppenanalyse. Die Gruppe bietet ein vielfältiges Übertragungsangebot, in dem die inneren Arbeitsmodelle von Bindung aktiviert, exploriert, modifiziert und integriert werden können. In Anlehnung an Bowlby sollte ein Gruppentherapeut, der an der Bindungstheorie orientiert ist, sich folgenden Aufgaben in der Gruppe widmen (zitiert nach Strauss & Mattke 2012, S. 90–91):
- »Mit analytischen Mitteln die Kohäsion und ein Gefühl der Zugehörigkeit zur Gruppe erhöhen, um diese zu einer sicheren Basis werden zu lassen, von der aus die Gruppenmitglieder ihre inneren Welten und ihre Beziehungen explorieren können.
- Die Gruppenmitglieder dabei unterstützen, ihre aktuelle Lebenssituation zu explorieren. Dabei würden in der Gruppe häufig familiäre Bindungsmuster deutlich.
- Die Gruppenmitglieder dabei unterstützen, herauszufinden, wie sie Verhaltensweisen in der Gruppe interpretieren und ihre Erwartungen gegenüber anderen zu klären.
- Die Gruppenmitglieder dabei unterstützen, Verbindungen zwischen vergangenen und gegenwärtigen Beziehungen herzustellen und zu verstehen, wie ihre inneren Arbeitsmodelle das aktuelle Verhalten beeinflussen (innerhalb und außerhalb der Gruppe).
- Achtsam auf Störungen der Empathie zwischen den Gruppenmitgliedern fokussieren, um zu verhindern, dass negative Erwartungen einzelner Gruppenmitglieder im Hinblick auf unempathische Reaktionen bestätigt werden.
- Die Gruppenmitglieder dabei unterstützen, dysfunktionale Strategien zu identifizieren, ihre Verletzlichkeit zu mindern und den Zugang und die Nähe zu anderen sowie ihre Selbstsicht zu regulieren.
- Eine Kultur der Reflexion fördern und die Ressourcen der Gruppe nutzen, um das interpersonelle Wissen des Einzelnen zu erhöhen.«

Wissenschaftliche Ergebnisse zur Bindungstheorie und Gruppe wurden von Strauss & Mattke (2012) beschrieben. Diese beziehen sich auf den Zusammenhang zwischen Bindungsmerkmalen und Gruppenprozessen. Bindungsmerkmale haben Folgen für die Erwartungen und Einstellungen gegenüber Gruppen. So fassen Strauss und Mattke die Ergebnisse einer Reihe von Untersuchungen zu Bindungsaspekten und Gruppenprozessen folgendermaßen zusammen: »Bindungserfahrungen und die daraus resultierenden inneren Arbeitsmodelle von Bindung scheinen sich – ähnlich wie in der Einzelpsychotherapie – auf die Erwartungen gegenüber Gruppen, Gruppenprozesse und die Wahrnehmung des Potenzials einer Gruppe auszuwirken.« Ferner betonen sie: »Eine Gruppe als (potenzielle) sichere Basis für die Exploration zu verstehen und die Tragfähigkeit dieser Basis aufmerksam im Blick zu haben, dürfte für Gruppentherapeuten hilfreich sein.« (Strauss & Mattke 2012, S. 94, 96)

Weitere Befunde beziehen sich auf die Prognose von Gruppentherapien in Abhängigkeit von Bindungscharakteristika. In Abhängigkeit von möglichen Einflussfaktoren kann ein Zusammenhang zwischen Bindungssicherheit und Behandlungserfolg angenommen werden (Flores 2010, Markin & Marmarosh 2010, Strauss & Mattke 2012).

Diese Bindungscharakteristika haben sowohl für die Einzel- wie auch für die Gruppenpsychotherapie Bedeutung. Nach Fonagy et al. (2004) ist eine organisierte, sichere Bindung eine wesentliche Basis für die Entwicklung der Mentalisierungsfähigkeit. Dabei geht es um die Fähigkeit, sich in die Gedanken, Gefühle und Vorstellungen einer anderen Person einzufühlen. Untersuchungen zeigten, dass es einen deutlichen Zusammenhang zwischen der Mentalisierungsfähigkeit einer Bindungsperson und der Bindungssicherheit eines Kindes gibt. Die Basis für die Funktionsfähigkeit in Gruppen ist die »interpersonale Interpretationsfähigkeit, das sind mentale Funktionen, die neue interpersonale Erfahrungen verarbeiten und interpretieren« (Fonagy 2004, S. 93).

4 Allgemeine und spezifische Wirkfaktoren in der psychodynamischen Gruppenpsychotherapie

Einer der Ersten, der sich mit den allgemeinen Wirkfaktoren in der Gruppenpsychotherapie befasste, war der Psychoanalytiker Yalom (1989). Er misst dem interpersonalen Lernen eine besondere Bedeutung bei, da interpersonales Lernen auch Prozesse beinhaltet, die ausschließlich in der Gruppensituation zum Tragen kommen. Die Bedeutung interpersonaler Beziehungen, das korrigierende emotionale Erlebnis und die Gruppe als sozialer Mikrokosmos sind wesentliche Aspekte, die das Konzept des interpersonalen Lernens beschreiben. Die interpersonale Bezogenheit ist im evolutionären Sinne von zentraler Bedeutung. Das Bindungsverhalten ist überlebensnotwendig (Bowlby 1976) und hat, basierend auf der frühen Mutter-Kind-Beziehung, Einfluss auf die Entwicklung von Beziehungsstilen. Im Sinne eines »relationalen Modells« besteht die Psyche aus interaktionellen Konfigurationen des Selbst in Beziehung zu anderen (▸ Kap. 3).

Die interpersonale Theorie der Psychiatrie nach Sullivan (1980) baut auf dem interpersonalen Modell auf. Nach Sullivan entsteht die Persönlichkeit fast ausschließlich durch die Interaktion mit wichtigen Bezugspersonen. Der Mensch entwickelt ein Selbstkonzept, das auf wahrgenommenen Urteilen wichtiger Bezugspersonen basiert, also aus »gespiegelten Urteilen« besteht. Nach Sullivan kommt es in einer interpersonalen Beziehung zu einer verzerrten Wahrnehmung, wenn bei der Kontaktaufnahme eines Menschen zu einem anderen nicht dessen reale Eigenschaften zugrunde gelegt werden, sondern eine fantasierte Vorstellung von der Persönlichkeit des anderen. Diese interpersonalen Verzerrungen lassen sich nach Sullivan durch »konsensuelle Validierung« verändern. Dies geschieht durch den Vergleich der eigenen Einschätzung interpersonaler Sachverhalte mit den Einschätzungen anderer Menschen. Das Modell von Sullivan, das dem Übertragungskonzept der Psychoanalyse entspricht, ist für das Verständnis gruppenpsychotherapeutischer Prozesse sehr wichtig, da interpersonale Verzerrungen (Übertragungen) im gruppentherapeutischen Prozess verändert werden können.

Fallbeispiel
Übertragungen in der interpersonellen Interaktion
Eine Teilnehmerin sprach sehr hilfreich und mütterlich, aber distanziert und bemüht beruhigend mit einem Teilnehmer aus der Gruppe. Der wurde ärgerlich, warf ihr aggressiv ein beschwichtigendes Verhalten vor und beschrieb ihre Sprach- und Verhaltensweise abwertend. Sie war gekränkt, fühlte sich missverstanden und wies ärgerlich die Anschuldigungen zurück. Die übrigen Gruppenteilnehmer stellten sich entweder auf seine oder auf ihre Seite, verstanden aber nicht die Heftigkeit in der Interaktion. Auf die Frage des

Leiters (Janssen), woran ihn die Teilnehmerin und ihr Bemühen erinnere (Annahme einer Übertragungsreaktion in der interpersonellen Interaktion), erzählte der Teilnehmer, dass eine frühere Freundin sich genauso betulich und bemüht verhalten hatte. Es war also eine Übertragungssituation des Teilnehmers, die die Teilnehmerin nicht annehmen konnte und die die Gruppe fast entzweit hätte. Nach der Interpretation dieser Szene durch den Leiter waren sowohl der Teilnehmer wie die Teilnehmerin deutlich entlastet und konnten weiterhin in der Gruppe mitarbeiten. Es ging danach um individuelle Partnerprobleme in den jeweiligen Beziehungen der Teilnehmer.

Nach Yalom (2010) ist eine Therapie ein emotionales und ein korrigierend wirkendes Erlebnis. Es steht in direktem Zusammenhang mit interpersonalem Lernen und besteht in der Gruppentherapie aus folgenden Komponenten:

- einem stark interpersonal orientierten emotionalen Ausdruck,
- einer unterstützenden Gruppe,
- einer Realitätsprüfung mithilfe einer konsensuellen Validierung (das Urteil anderer Gruppenmitglieder einbeziehend),
- der Erkenntnis, dass bestimmte interpersonale Gefühle und Verhaltensweisen unangemessen sind,
- der Fähigkeit zur Korrektur der interpersonalen Verhaltensmuster.

Vor dem Hintergrund der Kontroverse über die unterschiedliche *Wirksamkeit* verschiedener Psychotherapieansätze haben sich zwei gegensätzliche Vorstellungen darüber entwickelt, wie Psychotherapie wirkt: Vertreter der Sichtweise, dass zwischen verschiedenen Psychotherapierichtungen nur geringe Wirkunterschiede bestehen, führen die Wirksamkeit von Psychotherapie auf *allgemeine Wirkfaktoren* zurück. Befürworter empirisch fundierter Psychotherapieansätze gehen dagegen von *verfahrens- oder störungsspezifischen Wirkfaktoren* aus.

Nach Yalom (2010) sind mehrere Primärfaktoren entscheidend für Veränderungsprozesse in Gruppen. Obwohl psychotherapeutische Veränderungen in Gruppen sehr komplex sind, sieht Yalom in der Beschreibung der therapeutischen Wirkfaktoren eine Orientierungshilfe sowie eine Grundlage für einen effektiven Therapieansatz. Es werden sowohl persönliche klinische Erfahrungen und Erfahrungen anderer Therapeuten, Äußerungen von erfolgreich behandelten Gruppenmitgliedern sowie Ergebnisse aus systematischen wissenschaftlichen Untersuchungen berücksichtigt. Die Wirkfaktoren können sich auf verschiedene Teile des Veränderungsprozesses in einer Gruppe beziehen. Einige Faktoren wirken eher auf der Ebene der Kognition, auf der Ebene der Veränderung von Verhalten sowie auf der Ebene der Emotion. Wirkfaktoren im Gruppenprozess sind nach Yalom (1989, 2010): Hoffnung wecken, Universalität des Leidens, Mitteilen von Informationen, Altruismus, korrigierende Rekapitulation der primären Familiengruppe, Entwicklung von Techniken des mitmenschlichen Umgangs, nachahmendes Verhalten, interpersonales Lernen, Gruppenkohäsion, Katharsis, existenzielle Faktoren.

Hoffnung wecken

Hoffnung kann als Voraussetzung von Veränderungen gesehen werden, da damit die Basis geschaffen wird, die Therapie fortzusetzen und andere therapeutische Faktoren wirksam werden können. Damit einhergehen positive Erwartungen an das Therapieergebnis. In einer Psychotherapie ist ein positives Therapieergebnis umso wahrscheinlicher, wenn Klient und Therapeut hinsichtlich der Behandlung ähnliche Erwartungen haben. Yalom beschreibt, wie wichtig es ist, im Rahmen der Einführung in die Gruppentherapie, also in der Vorbereitungsphase, die positiven Erwartungen zu verstärken und auf klare und überzeugende Weise zu erklären, inwiefern die Gruppentherapie zu heilen vermag. Für Teilnehmer an einer Gruppe ist es wesentlich mitzuerleben, wie sich andere positiv entwickeln. Nach Yalom sollte der Gruppentherapeut diesen Faktor nutzen und die Aufmerksamkeit immer wieder auf die Fortschritte einzelner Mitglieder richten.

Universalität des Leidens

Am Beginn einer Gruppentherapie haben die Teilnehmer das Gefühl, mit ihren Problemen allein zu sein. Sie allein hätten bestimmte Gedanken, Impulse oder Fantasien. Die Entkräftigung dieses Gefühls der Einzigartigkeit wirkt im Anfangsstadium der Gruppentherapie sehr entlastend. Dieses Erleben findet Ausdruck in einer Aussage wie »Wir alle sitzen im gleichen Boot«. Die Teilnehmer können von einer Gruppe profitieren, wenn sie erkennen, dass sie anderen Menschen ähneln und dass diese ihre tiefsten Sorgen teilen.

Mitteilen von Informationen

Didaktische Unterweisung: Eine Reihe von gruppentherapeutischen Ansätzen beinhaltet die formelle Unterweisung oder Psychoedukation. Es werden in der gruppenpsychotherapeutischen Literatur eine große Anzahl von speziellen Gruppen beschrieben, die für Personen mit bestimmten Störungen gedacht sind, wie z. B. Gruppen für Patienten mit Panikstörung, Übergewicht, chronischen Schmerzen oder Depression. In diesen Gruppen werden die Teilnehmer über ihre Erkrankung ausführlich informiert, um ihnen so zu helfen, sich mit eventuellen falschen Vorstellungen über ihre Krankheit auseinanderzusetzen. Häufig werden die wichtigen Gründe für psychische Dysfunktionen und der Krankheitsprozess in diesen Vorbereitungsgruppen erklärt.

In jeder Therapiegruppe gibt es das Phänomen des direkten Rates vonseiten anderer Gruppenmitglieder. Zu Beginn werden in interaktionsorientierten Gruppen häufig Ratschläge gegeben. Ein spezieller Rat hilft den Gruppenmitgliedern selten, jedoch könnte der Prozess des Ratgebens nützlich sein, da er gegenseitige Anteilnahme und Interesse am anderen erkennen lässt.

Altruismus

Nach Yalom ist Gruppentherapie die einzige Therapieform, die die Patienten erleben lässt, dass sie füreinander wichtig und wertvoll sind. Patienten helfen sich gegenseitig im gruppentherapeutischen Prozess. Altruistisches Handeln kann eine wichtige Komponente in Gruppenpsychotherapien sein.

Die korrigierende Rekapitulation des Geschehens in der primären Familiengruppe

In Gruppen kommt es zwischen den Gruppenmitgliedern und den Gruppenleitern zu Interaktionen, die stark denjenigen ähneln, die die Betreffenden mit ihren Eltern und Geschwistern erlebten. Im Rahmen der Gruppentherapie können Gefühle und Konflikte deutlich werden, die auf frühe Beziehungen zu Geschwistern und Eltern zurückgehen. Wesentlich ist, dass im Rahmen der Gruppentherapie frühe Familienkonflikte in korrigierender Form durchlebt werden. In der Gruppe geht es darum, verfestigte Rollen zu untersuchen und zu hinterfragen sowie neue Verhaltensweisen zu erproben.

Die Entwicklung sozialer Kompetenz

Die Entwicklung der sozialen Kompetenz gilt als weiterer therapeutischer Faktor. In der psychodynamischen Gruppenpsychotherapie erhalten Teilnehmer Feedback über die Art ihres Umgangs mit anderen.

Imitationsverhalten

Die Gruppenmitglieder ahmen bestimmte Aspekte des Verhaltens anderer Mitglieder und der Therapeuten nach. Imitationsverhalten spielt meist am Anfang einer Therapie eine Rolle. Die Gruppenteilnehmer profitieren auch davon, dass sie andere Klienten mit ähnlichen Problemen beobachten, sodass eine Stellvertretertherapie möglich wird.

Interpersonales Lernen

Der Mensch wird in der Matrix seiner interpersonellen Beziehungen gesehen. Die neuere Psychotherapie geht von einem »relationalen« Modell aus, innerhalb dessen die Psyche als interaktionelle Konfiguration des Selbst in Beziehung zu anderen verstanden wird. Sullivan (1980) hat mit der interpersonellen Theorie wesentlich zum Verständnis des gruppentherapeutischen Prozesses beigetragen. Danach entsteht die Persönlichkeit durch die Interaktion des Menschen mit wichtigen Bezugspersonen. Das Selbstkonzept entwickelt sich auf der Basis von wahrgenommenen Urteilen durch wichtige Bezugspersonen. Sullivan beschreibt verzerrte interpersonale Wahrnehmungen, die durch konsensuelle Validierung veränderbar sind, durch den Vergleich der eigenen Einschätzungen mit den diesbezüglichen Einschätzungen anderer Menschen. Der therapeutische Prozess in der Gruppe besteht in der Erweiterung des Selbst mit dem Ziel, die Selbsteinschätzung des Klienten mit seinem Verhalten anderen gegenüber in Einklang zu bringen und interpersonale Kompetenzen zu erwerben. Das Therapieziel verschiebt sich von der Linderung des Leidens auf die Veränderung der interpersonalen Verhaltenskompetenz. Sullivan (1980) nimmt an, dass psychische Erkrankungen auf gestörten interpersonalen Beziehungen beruhen. Die Depression z. B. müsse zunächst in einen interpersonalen Rahmen übersetzt werden, erst danach könne an der zugrunde liegenden interpersonalen Pathologie gearbeitet werden. Der Therapeut übersetze die Depression in ihre interpersonalen Elemente – z. B. passive Abhängigkeit, Unterwürfigkeit, die Unfähigkeit Wut auszudrücken, Überempfindlichkeit gegenüber Trennung.

Das korrigierende emotionale Erlebnis

In der Gruppentherapie werden Spannungen und Konflikte deutlich, die in frühesten Erlebnissen wurzeln, wie z. B. Geschwisterrivalität, Konkurrenz um die Aufmerksamkeit der Gruppenleiter/Eltern, Kampf um Dominanz und Status. In der Gruppentherapie spielt das korrigierende emotionale Erleben eine besondere Rolle. Es besteht nach Yalom aus folgenden Komponenten:

- einem starken interpersonal orientierten emotionalen Ausdruck, der für den Klienten mit einem Risiko verbunden ist,
- einer Gruppe, deren Unterstützung es dem Klienten ermöglicht, das Risiko einzugehen,
- einer Realitätsprüfung, in deren Verlauf der Klient das Vorgefallene mithilfe einer konsensuellen (das Urteil der Gruppenmitglieder einbeziehenden) Validierung untersucht,
- der Erkenntnis, dass bestimmte interpersonale Gefühle und Verhaltensweisen unangemessen sind oder dass es abträglich ist, bestimmte interpersonale Verhaltensmuster zu vermeiden und
- der Förderung der Fähigkeiten des Klienten, mit anderen Menschen intensiver und ehrlicher zu interagieren.

Veränderungen beruhen nicht allein auf Deutung und Einsicht, sondern auf bedeutsamen Erlebnissen im »Hier und Jetzt«, welche die pathogenen Überzeugungen des Klienten entkräften. Es kommt zur Widerlegung dysfunktionaler Überzeugungen. Wenn die Therapiegruppe sich auf das Hier und Jetzt konzentriert, wird ihre therapeutische Wirkung stärker, meint Yalom. Voraussetzung dafür ist das Reflektieren des Geschehenen. Der Therapeut hat die Aufgabe, die Gruppe immer wieder zur Selbstreflexion zurückzuführen. Wichtig scheint zu sein, dem Erlebten einen Rahmen zu geben, und die Emotionen, die in der Gruppe hervorgerufen wurden, mit einer Bedeutung zu verbinden, also zu deuten.

Die Kohäsionskraft der Gruppe

Nach Yalom versteht man unter Gruppenkohäsivität, in welchem Maße sich die Mitglieder einer Gruppe von der Gruppe insgesamt und den einzelnen Gruppenmitgliedern angezogen fühlen. Untersuchungen zur Gruppenkohäsivität haben gezeigt, dass Gruppen mit starker Kohäsivität ein besseres Gruppenergebnis erreichen als solche mit geringerer Ausprägung der Gruppenkohäsion. Emotionale Verbundenheit und das Erleben der Wirksamkeit stärkt die Gruppenkohäsivität, ebenso wie intensive Beziehungen zu anderen Gruppenmitgliedern und ein höheres Niveau an Selbstoffenbarung sowie konstruktiver Ausdruck von Konflikten in der Gruppe. Gruppenkohäsion ist ein wichtiger Faktor für ein positives Therapieresultat und trägt zur Stabilisierung der Gruppen bei. Es wird das Selbstwertgefühl und die Fähigkeit zur sozialen Anpassung gestärkt.

Diese Faktoren sind in der experimentellen psychologischen Gruppenforschung auch im deutschsprachigen Raum anhand von Fragebögen untersucht und bestätigt worden (siehe zusammenfassend z. B. Mander et al. 2016).

Für unseren psychodynamischen Blickwinkel eignet sich die folgende Konzentration auf vier Wirkfaktoren (Mattke et al. 2009):

- Supportives Klima und Gruppenkohäsion
- Bereitschaft zur Selbstöffnung und Katharsis
- Interpersonales Lernen (Lernen in der Gruppe)
- Psychologisches Arbeiten (Durcharbeiten)

Mit diesen Wirkfaktoren verbinden wir Erfahrungen und Einsicht. Es sind Wirkfaktoren, wie sie aus der Psychoanalyse (► Kap. 1.1) und der Gruppenanalyse (► Kap. 1.4) bekannt sind. Diese vier Wirkfaktoren lassen sich psychodynamisch begründen und an Beispielen darstellen.

4.1 Supportives Klima und Gruppenkohäsion

Jede Psychotherapie basiert nicht nur auf Einsichtsvermittlung, sondern auch auf neuen Erfahrungen. Dies ist schon sehr früh aus der Psychoanalyse heraus entwickelt worden. In Deutschland wurden insbesondere über die Objektbeziehungstheorie von Winnicott (1974, 1976) und Balint (1970) diese allgemeinen unspezifischen Wirkfaktoren für die Psychoanalyse konzipiert, die auch in der Gruppe relevant sind. Winnicott beschreibt die fördernde therapeutische Haltung einer »Umweltmutter« in Form von »holding, handling and object-presenting«. Dem Patienten wird ermöglicht, vom Therapeuten einen fördernden Gebrauch zu machen. Balint hat dies mit der »Heilkraft der Objektbeziehung« beschrieben. Erfahrungsvermittlung statt Einsicht wurde konstitutiv für den analytischen Prozess (vgl. Cremerius 1979). Loch (1974, 1975, 1988) hat eine eigenständige Synthese von Balints Ansätzen und der klassischen Psychoanalyse gefunden. Gegenübertragung sei eine Vorbedingung aller Verstehensprozesse, gehe also der Übertragung voraus. Der Analytiker müsse eine Tendenz zur Übernahme der Pflegerolle haben, damit Entwicklung möglich ist. Er müsse ein tragendes mütterliches Objekt werden, primäre Mütterlichkeit vermitteln können. Solche und andere neuere Konzepte aus der Objektbeziehungstheorie sind auch für die gruppenanalytische Haltung des Leiters in einer Gruppe erforderlich. Wir rechnen dazu die Konzepte, die die Gruppe als gute Mutter-Imago verstehen (z. B. Pines 1983) wie auch das Konzept der »Matrix« von Foulkes (1974, 1992). Bions (1990, 1992) Konzept vom Container für projektive Identifikationen, das er für die Haltung des Psychoanalytikers entwickelte, lässt sich auch auf Gruppen übertragen, wenn der Leiter eine haltende und tolerierende Atmosphäre aufrechterhalten kann (auch Kap. 1.4).

Fallbeispiel
Die Gruppe als Container

Es handelte sich um eine Gruppe mit Patienten, die an Colitis ulcerosa und Morbus Crohn erkrankt sind. Der Verlauf der Gruppe wird später beschrieben, hier soll eine Sitzung dargestellt werden. Obwohl die Gruppe zu Beginn noch nicht vollständig war, begann ein Patient sofort mit seinen Schilderungen über Belastungen durch einen Hauskauf. Er hatte ein brüchiges Haus ersteigert. Er schilderte Bilder von Balken, die vom Holzwurm zerfressen sind und die er mit einem Löffel ausschälen konnte. Der Verputz sei locker gewesen, er riesele und falle herunter, überall sei Dreck. Er leugnete, dass er belastet sei, er wolle nur die Zeit überbrücken, bis alle anwesend seien. Er könne das Schweigen sehr schwer ertragen. Der Leiter (Janssen) verstand, dass er destruktive Fantasien hatte, die ihn bedrängten und die er loswerden wollte. Er jedoch erfasste seine Emotionalität und seine Ängste oder auch seine destruktiven Fantasien nicht. Nach dieser Szene kamen von anderen Teilnehmern Berichte über Unfälle. Eine Patientin erzählte, dass ihr Hund einen Beinbruch hatte, die Krallen falsch anwuchsen und er operiert werden musste. Sie hätte selber die Krallen schon mit dem Schleifbohrer bearbeitet. Die nächste sadistische Szene kam von einem Mann, der das morsche Haus gekauft hatte. Er habe auf Handwerker gewartet und er wollte noch den Rasen mähen. Er sei mit dem Rasenmäher über eine Schildkröte hinweggefahren und er habe ihr den Panzer abgerissen. Sie habe furchtbar geblutet, sodass er zum Tierarzt gehen musste. Die Mitarbeiter in der Praxis hätten ihren Spaß daran gehabt, die Schildkröte wieder zusammenzuflicken. Man habe der Schildkröte einen neuen Panzer aus Kunststoff verpasst. Die Schildkröte gehörte seinen Kindern. Der Leiter sprach an, dass auffällig viele Unfallszenen kämen. Auch eine zu spät kommende Patientin berichtete von einem Unfall und der Leiter klarifizierte, dass alle diese Szenen zeigten, dass sie sich mit beunruhigenden zerstörerischen Impulsen und Fantasien beschäftigten. Zunächst kamen darauf keine Reaktionen. Es ging weiter mit einer Patientin, die erzählte, sie habe eine neue Wohnung und es sei ihr sehr schwer gefallen, in diese Wohnung einzuziehen. Ein anderer Patient berichtete, wie er in seine neue Wohnung gezogen sei und festgestellt habe, dass alles morsch gewesen sei und sie alles hätten neu machen müssen. Die Patienten blieben also bei ihren destruktiven Fantasien. Daraufhin erzählte eine Patientin von einer sehr engen Bindung an ihren Sohn und ihren Mann. Die symbiotische Dimension der Beziehung zwischen ihr, ihrem Mann und ihrem Sohn wurde auch in der Gruppe deutlich und angesprochen. Der Leiter mutmaßte, dass es um Trennung gehe, z. B. von Häusern, Wohnungen, Menschen, und um die Sorge, dass wenn man sich trenne, in eine chaotische Situation geriete und getäuscht werde, wie z. B. durch die Wohnungsvermietung. Kurze Zeit später fiel bei der Vorstellung von Trennung das Wort »Mutter«. Nach kurzem Schweigen erzählte eine Patientin von ihrer Mutterbeziehung. Sie schilderte für die Gruppe sehr eindrucksvoll, wie sie in der Küche mit der Mutter gesessen habe und versucht habe, ihr klarzumachen, dass ihre Erkrankung auch mit ihrer Kindheit zusammenhänge. Die Mutter habe daraufhin gesagt, du willst doch nicht sagen, dass du eine schlechte Kindheit hattest. Die Patientin antwortete, doch, ich hatte eine schlechte Kindheit. Die Mutter war betroffen und redete nicht weiter, sondern begann, in einem Schrank zu kramen. Eine weitere Szene in der Mutterbeziehung war: Die Mutter war im Krankenhaus, sie habe sie täglich regelmäßig besucht, sie hätten über Alltägliches gesprochen. Beim Abschied begleitete sie ihre Mutter zum Auto. Die Tochter blieb bei der Trennung alle zehn Meter stehen und winkte der Mutter zu. Sie zeigte in der Gruppe ihre Freude darüber, dass die Mutter berührt war und ihr ebenfalls zugewunken habe.

Nach dieser Szene kam es in der Gruppe wieder stärker zu symbiotischen Fantasien. Die Teilnehmer beschäftigten sich damit, dass sie von den Müttern aufgenommen und in den Arm genommen werden wollen und dass sie Angst haben, weggestoßen zu werden, weil sie doch schon älter und selbstständiger seien als die Geschwister. Die Patienten waren übereinstimmend entsetzt, dass sie nicht mehr in den Arm genommen werden. Die Mütter erschienen in der Gruppe fast alle als ablehnend und zurückweisend, insbesondere die der Colitis-ulcerosa-Patienten, die eine enge Beziehung zu ihren Müttern suchten. Daher stammten die aggressiven destruktiven und auch sadistischen Fantasien am Anfang der Gruppe, so vermutete der Leiter. In der Gegenübertragung war es für ihn das Hauptproblem, die destruktiven und sadistischen Fantasien mitzutragen und einen Zusammenhang zu den Enttäuschungen und Trennungsängsten herzustellen. Durch die Aufnahme und das Containing der destruktiven Fantasien konnten die Patienten sich schließlich ihrem Mutter-Thema zuwenden und unter affektiver Beteiligung die Bedürfnisse in der Beziehung zu ihren Müttern verbalisieren.

In der Folgezeit hat nicht nur die Psychoanalyse, sondern auch die Bindungsforschung die Bedeutung der supportiven und selbstwertstärkenden Ebene für Veränderungen nachgewiesen. Eine Ebene, die wir in der Gruppenanalyse als dritte Ebene, wo die Gruppe als Ganzes erlebt wird (▶ Kap. 1.4), bezeichnet haben. Eine Bindung an die Gruppe, die Interesse und Aufmerksamkeit zeigt, ist für das Individuum ein therapeutischer Faktor. In der Gruppenpsychotherapie haben sich hierfür die Begriffe *Kohäsion und Zusammengehörigkeitsgefühl*, also die Manifestation der dritten Ebene im psychodynamischen Gruppengeschehen, eingebürgert. Auch der von Yalom (1989, 2010) genannte *Altruismus und die Vermittlung von Hoffnung* sind zu diesen Wirkungsfaktoren zu zählen.

4.2 Bereitschaft zur Selbstöffnung und Katharsis

Voraussetzung nicht nur für die duale Therapie, sondern auch für die Gruppenpsychotherapie ist die Entwicklung eines *basalen Sicherheitsgefühls*, das es ermöglicht, sich »fremden Menschen« gegenüber ohne Widerstände emotional zu öffnen und frei zu assoziieren. Die positiv wirkende Erfahrung, etwas in der Gruppe aussprechen zu können, ist mit dieser Bereitschaft zur Selbstöffnung und zur Katharsis gemeint. Die Katharsis, d. h. die Abreaktion von Affekten, und die Erfahrung, dass die Gruppe dies tragen und ertragen kann, z. B. bei heftigen Trauerreaktionen oder sehr aggressiven Reaktionen (Beispiel in Kap. 4.1), insbesondere aber bei traumatischen Erfahrungen, gilt als wirksam. Selbstverständlich kann die Selbstöffnung auch zur Selbstenthüllung führen und damit zur Manifestation erheblicher Schamgefühle beitragen. Dies ist eine besondere Herausforderung für den Gruppenleiter.

Fallbeispiel
Selbstöffnung über traumatische Erfahrungen
Die Gruppe war sehr guter Stimmung. Die Teilnehmer waren voller Freude, lachten und scherzten, flirteten, tanzten an ihrem freien Nachmittag. Sie hatten auf einer libidinösen Ebene zusammengefunden. Gleichzeitig differenzierten sie sich, denn nicht alle blieben außerhalb der Gruppensitzung zusammen und machten gemeinsame Unternehmungen. Es bestand auch offensichtlich der Wunsch, dass alle gleichermaßen mitziehen und sich auf der heiteren libidinösen Ebene verbündeten. Eine Teilnehmerin fragte eine andere Teilnehmerin, die sich von den Aktivitäten des freien Nachmittags ausgeschlossen hatte, warum sie das getan hätte. Sie antwortete, sie sei physisch dazu nicht in der Lage gewesen. Der Gruppenleiter (Janssen) sagte, es ginge doch wohl nicht nur um eine physische Kondition, da sie sich in der Gruppe auch sehr zurückhielte, es könnte auch ihre psychische Kondition sein. Damit hatte er etwas angerührt, das die Gruppe in eine tiefe regressive Bewegung stürzte. Die Teilnehmerin sagte nämlich, sie hätte Angst vor dem Tod, vor dem Ende der Gruppe und beschäftige sich mit der Frage, ob sie die Zeit richtig genutzt habe. Sie schilderte eindrucksvoll ihre Ängste, zu sterben, als sie mit 19 Jahren einen Autounfall hatte und das Auto 40 m auf dem Autodach rutschte und sie in dem Auto lag. Sie hatte damals das Gefühl: Jetzt gibt es einen heftigen Schmerz und dann bin ich tot. Der Leiter (Janssen) sagte zu der Teilnehmerin, sie habe der Gruppe jetzt verständlich gemacht, warum sie sich von der Heiterkeit der Gruppe distanziere. Vielleicht habe die Gruppe auch Angst, es könnten noch mehr Erinnerungen dieser Art, in denen Todesangst eine Rolle spielt, aufkommen. Damit verließ die Gruppe die Ebene der Heiterkeit und der positiven libidinösen Beziehungen. Ein Teilnehmer erzählte von seiner schweren körperlichen Krankheit (Krebsangst), eine Teilnehmerin erwähnte, dass sie fast an einem Brötchen erstickt wäre. Eine Teilnehmerin schilderte unter Tränen, dass ihr Cousin Selbstmord begangen habe und sie danach die Fantasie hatte: Wenn ich einmal sterbe, dann sehe ich einen Tunnel mit Licht dahinter und in dem Licht steht die Gestalt meines Cousins, der mich erwartet. Ein weiterer Teilnehmer sprach von seinem Freund, der sich das Leben genommen hatte. Ein Teilnehmer erwähnte seinen Halbbruder, der fast bei dem Angriff auf das World Trade Center in New York umgekommen wäre – zu diesem Halbbruder bestehe eine sehr ambivalente und auch rivalisierende Beziehung.
Da es bisher fast ausschließlich um Todesangst ging, kam nun auch noch ein anderes Thema dazu, nämlich der Todeswunsch, denn über Rivalitäten war in der Gruppe gesprochen worden. Die Gruppe schwieg. Der Leiter sagte: Die heftigen aggressiven Gefühle und die Gefühle von Angst vor dem Tod verwirrten sie. Die Gruppe konnte diese Intervention aufgreifen und nun über ihre rivalisierenden Beziehungen zu den Brüdern oder Schwestern, über Neid und Hass und Zuneigung sprechen. Die Gruppe fand dann auch wieder zur Heiterkeit zurück. Der Leiter sagte, beides gehöre zur Gruppe, das Heitere, aber auch das Beängstigende und Bedrohliche, die Todesangst und auch die Todeswünsche.

4.3 Interpersonales Lernen

Der Begriff »interpersonales Lernen« bedeutet, dass der Teilnehmer an den anderen in der Gruppe lernt. Wie dieser Prozess abläuft, wird verschieden beschrieben. Zum einen geht es um Nachahmung, zum andern um Identifikation und noch weiter um Introjektion. Yalom unterscheidet für die Gruppe vier verschiedene Formen des Lernens:

- Die Gruppe stellt ein Stück Erziehung und Disziplinierung zur gemeinsamen Arbeit an emotionalen Prozessen und Gedanken dar (Aufgabenorientierung).
- Die Gruppe bringt dem Einzelnen Konsultation und Beratung in einer schwierigen Lebenssituation (»Ich würde … das so machen …«)
- Die einzelnen Teilnehmer lernen an dem anderen, wie dieser sich in bestimmten Situationen, z. B. Verlustsituationen, verhält.
- In der Gruppe kann auch neues Verhalten gelernt werden, z. B. bei Kränkungssituationen nicht mit blinder Wut zu reagieren.

Die verschiedenen Lernprozesse sind verbunden mit dem Prozess der *Identifikation*, der in der Psychoanalyse als Abwehrmechanismus beschrieben wird, der aber zugleich auch ein Vorgang zur Lösung von Konflikten ist, z. B. bei den ödipalen Konflikten, bei der Identifikation mit Vater bzw. Mutter. So können auch die Identifikationen mit Teilnehmern der Gruppe oder mit dem Gruppenleiter, mit seinem Verhalten, mit seiner Aufmerksamkeit, seiner nicht wertenden Einstellung zur Veränderung führen. Hier sind besonders die Identifikationen mit Teilnehmern in der Gruppe wirksam, da sie dem einzelnen Mitglied der Gruppe näher sind und der Teilnehmer sich mit der Haltung eines anderen Teilnehmers eher identifizieren kann. Foulkes (1992) beschreibt den interpersonellen Lernvorgang in der Gruppe nach der Metapher »Die Gruppe ist ein Saal voller Spiegel«. Danach haben die Patienten die Möglichkeit, sich selbst im Spiegel der anderen zu sehen, sie können lernen, was andere in ähnlichen Situationen machen oder welche Chancen sie verpassen. Es ist sehr hilfreich, wenn Patienten sagen können, ich habe dieselben Erfahrungen wie du gemacht.

Die Identifikation ist also nicht nur ein Abwehrvorgang, sondern kann auch eine Verhaltensänderung bewirken. Freud hat mit der Identifikation mit dem Leiter der Gruppe (Freud 1921) auf diese besondere Bedeutung der Identifikation für die Entwicklung in Gruppen hingewiesen. Er bezog sich auf die Idealisierung des Leiters, die zu einer Gruppenkohäsion führt. Aber auch in anderen Prozessen kann Identifikation Verhalten ändern. Über Identifikation bilden sich in der Gruppe Gemeinsamkeiten und das »Wir-Gefühl« aus.

Besonders die Identifikation mit dem Leiter kann zu einem veränderten Verhalten führen. So kann die Art und Weise, wie der Leiter mit Konflikten umgeht und das Ausmaß an Toleranz, das er zeigt, zu einer leichteren Identifikation beitragen. Besonders seine tolerante Haltung in Bezug auf kontroverse oder peinliche Themen oder Gefühle und seine Einstellung zu bestimmten Werten kann der Gruppe insgesamt oder dem Einzelnen in der Gruppe helfen. Die Identifikation ist der Beginn eines Internalisierungsvorgangs, wobei die Erfahrungen in der Interaktion mit dem Therapeuten oder dem Gruppenteilnehmer dauerhaft in der Persönlichkeit verankert werden. Dieser Prozess ist sicher ein wichtiger Vorgang bei der Identifikation mit der Haltung, tolerant zu sein, zu hinterfragen, zu klären und sich allen Aspekten zu stellen. Dadurch wird Denken, Fühlen und Verhalten verändert.

Fallbeispiel
Umgang mit der NS-Vergangenheit
Eine Teilnehmerin, die einen sozialen Beruf hat und schon etwa ein Jahr in der Gruppe war, brachte kaum Persönliches ein, sondern beschäftigte sich fast ausschließlich mit den übrigen Gruppenmitgliedern. Die Gruppe bestand aus drei Frauen und zwei Männern, eine neue Teilnehmerin war angekündigt. Zunächst zeigte die Gruppe in der hier ausgewählten Sitzung einen Widerstand und redete über Formalitäten. Dann sprach die Teilnehmerin überraschend an, sie habe ein »Mutterproblem«. Sie war zugleich emotional berührt. Erst nachdem sie der Gruppenleiter (Janssen) dazu ermuntert hatte, konnte sie ihre Familiensituation in der Gruppenstunde darstellen. Deutlich wurde, dass die Mutter eine Jüdin war, im KZ war und überlebt hat. Sie hatte mit dem Vater der Teilnehmerin vier Kinder bekommen. Zusammen waren es sechs Personen in der Familie, die die Teilnehmerin als »Sechserpack« bezeichnete. Sie war verbunden über Schuldgefühle. Man musste immer für andere da sein und durfte keine Anforderungen stellen. So war die Teilnehmerin ständig für die behinderte jüngere Schwester zuständig gewesen. Ihr Verhalten in der bisherigen Gruppe manifestierte sich als altruistische Abwehr von Versorgungswünschen, die sie nicht zu äußern wagte. Es brauchte fast die ganze Gruppenstunde, um diesen Prozess zu klären. Es sei schon schwer, mit einer psychisch kranken Mutter, die Schuldgefühle bewirke, aufzuwachsen, gestand sie. Der Leiter interpretierte: Sie komme aus dem Schuldkomplex der Familie, dem »Sechserpack«, nicht heraus. Die Schuld kam über die Mutter, die Opfer der Nationalsozialisten war und als Jüdin ins KZ kam. Die Gruppe war zunächst sehr betroffen, die Überlebensstrategie der Teilnehmerin stand sehr im Vordergrund und der Leiter sprach an, die Teilnehmerin hätte Schuldgefühle wegen der Vergangenheit der Deutschen in die Gruppe gebracht. Und die Gruppe müsste sich nun mit Schuldgefühlen, die aus der eigenen familiären Situation stammten, auseinandersetzen. – Die Tochter eines Opfers hatte also ein Thema in die Gruppe gebracht, das auch fast alle Teilnehmer in der Vergangenheit mehr oder weniger beschäftigen musste. Und so führte die darauffolgende Sitzung nach einer kurzen Phase des Widerstandes und einem Zurückgreifen auf die Schuldgefühle der letzten Stunde dazu, dass über die NS-Bezüge der eigenen Familien in der vorausgegangenen Generation reflektiert wurde. Manche der Gruppenteilnehmer wehrten sich, wollten nicht darüber sprechen, andere waren froh, mitteilen zu können, was Großeltern oder Großväter im Dritten Reich gemacht hatten.

Interpersonales Lernen beginnt während der Begegnung mit der Welt der anderen Teilnehmer einer Gruppe. Im Umgang mit der Welt der anderen zeigen sich Toleranz oder ängstliche Ablehnung, Verständnis und Einfühlungsvermögen. Die Welt der Anderen hilft auch die eigene Welt in Gegenwart und Vergangenheit besser zu verstehen. Da dies ein besonderer Vorzug der Gruppe und unmittelbar nur dort möglich ist, soll ein weiteres Fallbeispiel herangezogen werden.

Fallbeispiel
Kinderwunsch eines homosexuellen Mannes
Ein homosexueller junger Mann, der seit Monaten in der Gruppe war und sich lebhaft beteiligt hatte, hatte schon von seiner Partnerschaft erzählt. Nun eröffnete er die Gruppensitzung aufgeregt und mit Herzklopfen: Die letzte Sitzung habe ihm sehr viel Probleme bereitet. In dieser Sitzung hatte eine junge Mutter über ihre Konflikte und Erfahrungen mit einem einjährigen Kind und über ihren Konflikt mit der Wiederaufnahme der Berufstätig-

keit gesprochen. Die Gruppe hatte sich intensiv mit der Beziehung dieser jungen Frau zu ihrem Kind auseinandergesetzt. Der Teilnehmer knüpfte nun daran an und erzählte, dass er und sein Freund sich entschieden hätten, auch ein Kind zu bekommen. Er hätte dieses Thema auch mit seinen Eltern besprochen. Seine Mutter hätte Unverständnis signalisiert und betont, dass ein homosexuelles Männerpaar keine Kinder kriegen sollte. Diese Reaktion der Mutter habe ihn sehr lange berührt. Er habe sich darüber Gedanken gemacht und er wisse nicht, wie sie das gemeint habe. Vier Frauen in der Gruppe beschäftigten sich mit der Frage, welche Folgen es für das Kind hat, ohne Mutter aufzuwachsen. Dann spielte eine Rolle, was für die Frauen der Kinderwunsch bedeutet hatte, wie sie mit ihrem Kind umgegangen waren, wie das Kind ihr Selbstwertgefühl gesteigert hatte. Nur eine Frau, die kinderlos und auch neidisch war, nahm die Position des homosexuellen Teilnehmers ein. Der Leiter (Janssen) sagte in diesem Teil der Gruppeninszenierung, dass die Gruppe sich mehr mit den Folgen für das Kind beschäftigen würde als mit der Entstehung des Kinderwunsches. Der Neid auf die Fähigkeit der Frauen, Mütter zu werden, sei schon angesprochen, aber die Gruppe würde dem keine Bedeutung beimessen. Diese Deutung griff der homosexuelle Teilnehmer auf und sagte, ja er sei neidisch, das sei ihm auch bewusst, er habe in der letzten Woche einen Traum gehabt, in dem er einen dicken Bauch gehabt hätte. Die Frauen gehen sofort darüber hinweg. Der Leiter sprach ihren Widerstand an, sich mit dem Kinderwunsch eines Mannes zu beschäftigen, der davon geträumt habe, schwanger sein zu können. Er konkurriere mit dieser Haltung mit ihnen, insbesondere mit den Müttern. Darum hätte auch seine eigene Mutter Unverständnis geäußert. – Die Gruppe beschäftigte sich bis zum Ende der Sitzung mit diesem Thema und auch der homosexuelle Teilnehmer schien nachdenklich zu werden. Das Thema wird die Gruppe in den folgenden Sitzungen nie mehr verlassen. U. a. tauchen Vorstellungen darüber auf, wie sich der homosexuelle Teilnehmer als »Mutter« eines Kindes verhalten würde usw. Der Teilnehmer fand seine Identität in der Gruppe.

4.4 Spezifische Wirkfaktoren

Nach heutigem Verständnis ist die Wirkung des psychoanalytischen wie des gruppenanalytischen Prozesses zum einen abhängig von der Einsichtsvermittlung und zum anderen von der korrektiven emotionalen Erfahrung in der Beziehung, d. h. dem Erleben einer hilfreichen therapeutischen Beziehung und deren Verinnerlichung (siehe Janssen 2016a). Die Verschränkung von Erfahrung und Einsicht steht noch nicht lange im Vordergrund. In der klassischen Psychoanalyse war die Förderung der Einsicht das zentrale Ziel (z. B. Sandler et al. 1973). Für Gruppen haben die supportive Atmosphäre und die haltenden Funktionen der Gruppe eine besondere Wirksamkeit. *Einsichtsvermittlung* ist aber nach unserer Auffassung ebenfalls ein wichtiges Gruppenziel. Sie gelingt, wenn ein strukturiertes und organisiertes Bezugssystem zur Verfügung gestellt wird. Innerhalb dieses Bezugssystems kann der Patient sein subjektives Erleben in der für ihn nützlichen Weise einordnen. Einsicht ist immer mit der emotionalen Erfahrung verbunden, sodass es sich um eine *emotional-kognitive Erkenntnis* handelt. Bewusstmachung unbewusster Hintergründe und Motive wird in der Psychoanalyse als Deutung beschrieben. Die *Deutung* stellt dem Patienten Erklärungen als *Hypothesen* für bisher unverbundene, nebeneinanderstehende Handlungen und seelische Zustände, insbesondere intrapsychische Vorgänge, wie Gedanken, Fantasien, Gefühle, Träume, aber auch Handlungen oder somatische Reaktionen u. a. zur Verfügung. Deutung bezieht sich auf die unbewussten Phänomene, z. B. in Beziehungen. Deutungen sind Interventionen, in denen der Therapeut dem Patienten sein Verständnis mitteilt, z. B. welche unbewussten Motive den Inszenierungen zugrunde liegen könnten. Sie wirken dann verändernd, wenn sie der Patient als zutreffend und sinngebend erlebt, sie zum richtigen Zeitpunkt kommen sowie für den Patienten verständlich und plausibel formuliert werden. Insbesondere kommt es aber auf die Durcharbeitung in sich immer wiederholenden Inszenierungen im alltäglichen Leben und in der therapeutischen Beziehung an. Besonders die Beziehungserfahrungen, die mit Deutungen der Übertragungskonstellationen verknüpft sind, können zu einer Veränderung beitragen. Wie das Verständnis einer bestimmten Beziehungssituation herausgearbeitet wird, bestimmt die Wirksamkeit des therapeutischen Prozesses.

In der psychodynamischen Gruppenpsychotherapie geht es zwar auch um Deutungen, wie die Beispiele belegen, aber sie sind insgesamt seltener als im dualen Setting. Manche Gruppenleiter sind der Auffassung, sie könnten insbesondere bei strukturell Ich-gestörten Patienten ganz darauf verzichten, nach unserer Erfahrung ist dies nicht der Fall. Auch ist nicht jede Intervention eine Deutung. Es gibt auch *Konfrontationen* mit bedeutsam erscheinenden psychischen Phänomenen, z. B. mit Fehlleistungen. Des Weiteren gibt es die *Klärung*, z. B. eine detaillierte Herausarbeitung einer Beziehungsepisode, die die Deutung vorbereitet (► Seite 73). Schließlich ist die Aufgabe des Therapeuten, nicht nur Einsicht zu vermitteln, sondern auch

- die Ich-Funktionen und das Setting aufrechtzuerhalten,
- Selbstreflexion und Mentalisierung zu fördern und
- neue Erfahrungen zu ermöglichen.

All dies geschieht über die psychoanalytische Haltung (► Kap. 1.4.1), die vermittelt wird über verbale Interventionen und durch die Bereitschaft zur wiederholten Durcharbeitung. Das gilt genauso für die psychodynamische Gruppenpsychotherapie, denn wir sind der Ansicht, dass nicht nur Veränderungen über die supportive Wirkung der Gruppe erzielt werden, sondern auch über neue Erfahrungen und Einsichten in dysfunktionale Interaktionen und Übertragungen. Dadurch soll ein Neubeginn (Balint 1970) eröffnet und es sollen neue Beziehungserfahrungen innerhalb und außerhalb der therapeutischen Situation ermöglicht werden. Auch in den psychodynamischen Gruppenpsychotherapien geht es um interpersonelle Vorgänge, in denen unbewusste intrapsychische Konflikte oder Strukturstörungen manifest werden. So sollen Einsicht und Mentalisierungen gefördert werden. Der Gruppenpsychotherapeut bezieht sich dabei:

- auf das Hier und Jetzt der Interaktionen in der Gruppe,
- auf die aktuellen Beziehungen außerhalb der Gruppenpsychotherapie, z. B. in der Partnerbeziehung, und
- auf das Verhalten von bedeutsamen anderen Menschen in der Lebensgeschichte, insbesondere der primären Objekte.

Nach dem Konzept vom zentralen Beziehungskonflikt (Luborsky 1988) wirkt die Erfahrung im Hier und Jetzt der Gruppe, wenn sie übereinstimmt mit einem aktuellen Beziehungsmuster außerhalb der Gruppe und mit den Erfahrungen in den vergangenen Beziehungen zu bedeutsamen Anderen und dieser Prozess bewusst wird.

Fallbeispiel
Verbindung von aktueller und infantiler Erfahrung
Die Patientin (Borderline-Störung) konnte nach einer Selbstverletzung nicht die Fürsorge der anderen Gruppenmitglieder annehmen. Sie verhielt sich aggressiv ablehnend. Über die Intervention der Therapeutin, die zu ihr sagte, sie könne sich schlichtweg nicht vorstellen, dass andere betroffen und berührt seien und ihr helfen wollten, wurde ihr klar, dass auch ihr Verhalten gegenüber den primären Objekten (Vater und Mutter) aufgrund ihrer konkreten, erinnerten Erfahrungen sehr enttäuschend war. Berührung, Hilfestellung und Fürsorge von freundlichen Händen waren ihr nicht vorstellbar, nur Hände, die bestrafen oder missbrauchen. Die Inszenierung der Dyade zu den Eltern wurde in der Gruppe in Form der Dyade zurückweisendes Objekt – fürsorgliches Objekt reaktualisiert. Die Interpretation dieser Szene konnte die Patientin nachvollziehen, sie veränderte langsam, aber schließlich doch ihre Sichtweise von der Fürsorge der Gruppe.

Anders als in der dualen psychotherapeutischen Beziehungskonstellation variieren natürlich die möglichen Interpretationen des Leiters und auch der Teilnehmer. Eine Systematik lässt sich kaum erstellen, sie ist nur aus der jeweiligen Situation heraus verständlich zu machen. Dennoch sind sowohl einzeltherapeutische wie auch Subgruppen- und Gruppeninterventionen sinnvoll. Wichtig ist zudem die Toleranz gegenüber Interpretationen seitens der Mitglieder der Gruppe.

4.5 Einiges zur Interventionstypologie in der psychodynamischen Gruppenpsychotherapie

Foulkes (1974, 1992) beschrieb die Gruppe als eine Halle von Spiegeln, in denen man sich selbst wie andere sieht. Die Gruppe ist also in viel stärkerem Maße eine *Konfrontation* mit der Selbst- und Fremdwahrnehmung, als dies im dualen Setting möglich wäre (vgl. Fallbeispiele in Kap. 4.3). Die Situation, in der sich ein Patient befindet, der Mitglied einer Gruppe wird und seine inneren Probleme erstmals wahrnimmt, z. B. von andern mitgeteilt bekommt, können wir auch als Konfrontation beschreiben. In der Konfrontation werden die »blinden Flecken« auf die Ebene der Selbstwahrnehmung gehoben. Die Anerkennung der blinden Flecken ist die Voraussetzung für psychodynamisches Arbeiten. In der Psychoanalyse sprechen wir von der Verwandlung eines Ich-syntonen Verhaltens in ein Ich-dystones Verhalten. Dazu können folgende Interventionen eingesetzt werden:

- Ist Ihnen schon mal aufgefallen, dass Sie andere immer wieder unterbrechen?
- Fällt Ihnen auf, dass Sie sich heute sehr stark zurückziehen?
- Fällt Ihnen auf, dass Sie nie auf die Frage von Frau X antworten?

Solche Konfrontationen stehen im Kontext damit, wie die Situation vom Leiter verstanden wird. Wichtig ist, dass Konfrontationen dem Patienten plausibel erscheinen, er nicht mit weit Entferntem konfrontiert wird. Des Weiteren müssen Konfrontationen taktvoll sein, nicht entlarvend, und müssen zum Gruppenklima passen. Konfrontationen können auch wichtig werden, wenn Patienten mit ihren Äußerungen andere aus der Gruppe entwerten. Es ist dann entscheidend, dass der Gruppenleiter nicht Normen aufstellt, sondern daran festhält, dass jeder in der Gruppe sich je nach Gefühlslage einbringen kann. Eine weitere konfrontierende Intervention ist der Umgang mit Rahmenbedingungen. Das betrifft Abmachungen, die nicht eingehalten werden, Vertraulichkeit, die nicht respektiert wird, häufiges Zuspätkommen von Gruppenteilnehmern usw.

Klarifikationen sind Interventionen, die auf psychische Phänomene fokussieren und signifikante Details herausarbeiten und von Nebenaspekten abtrennen wollen.

Fallbeispiel
Klarifikation

Ein Patient zog sich zurück. Dies bemerkten auch andere in der Gruppe und sprachen es an. Der Gruppenleiter (Janssen) erinnerte sich, dass dieser Rückzug begonnen hatte, nachdem der Patient sich mit einem anderen Patienten auseinandergesetzt hatte, u. a. über seine Position in einer Partnerbeziehung. Der Patient sagte, er habe sich da nicht verstanden und von den Gruppenteilnehmern abgelehnt gefühlt. – Die Intervention des Gruppenleiters, der auf seine frühere Beobachtung zurückgriff, wurde also von dem Patienten ergänzt. Das Zurückkommen auf eine alte Szene und die Einbettung in den aktuellen Vorgang dienen häufig als klärende Intervention und führen dann nicht selten erst zur Aufklärung alter Szenen. So können affektgeladene Interaktionen der Gegenwart über den Rückgriff auf die Gruppenvergangenheit auch zur Klärung der individuellen biografischen Vergangenheit beitragen. Klarifikationen sind noch keine Interpretationen, sie sind aber deren Voraussetzungen. Zunächst führen sie dazu, dass erkannt wird, welche bestimmten Aktionen und Interaktionen sich als Muster häufig wiederholen und dann auch in der Gruppe auftreten.

Interpretationen sind Versuche, Gruppenphänomene und das Verhalten des Einzelnen innerhalb der Gruppe bewusst zu machen. Sie beziehen sich entweder auf Einzelne, auf Subgruppen oder auf die gesamte Gruppe. Interpretationen haben zum Ziel, dem Verborgenen in den Inszenierungen einen Sinn zu geben. Interpretationen sollen helfen, Einsicht zu gewinnen (siehe die vielen Fallbeispiele). Wichtig ist dabei der Zeitpunkt, in dem die Intervention erfolgt. Wenn die Affekte noch zu stark sind, können Interpretationen nur schwer aufgenommen werden.

In der dualen psychoanalytischen Beziehung geht es darum, die gewonnenen Einsichten immer wieder an neuen Szenen und Erfahrungen durchzuarbeiten. Ein Hinweis darauf ist die Bemerkung des Therapeuten: »Wir kennen das schon aus früheren Prozessen«.

In der psychodynamischen Gruppenpsychotherapie hat der *Prozess des Durcharbeitens* eine besondere Bedeutung. In dieser Therapie können fast alle existenziellen Themen des Lebens angesprochen und über die Erfahrung mit sich selbst und anderen Gruppenmitgliedern bearbeitet werden. Dazu gehören: Angst, Schmerz, Krankheit, Verlust, Trennung, Tod und Sterben, Alleinsein, Verzweiflung, Hoffnung, Hilfe, Solidarität, Freude, Befreiung, Neubeginn, Partnerbeziehungen, sexuelle Probleme. Es gibt wohl kaum ein Setting, das so viele Mentalisierungen ermöglicht wie die Gruppe. In der Beschreibung von Bateman & Fonagy (2008) ist die Gruppe ein Mentalisierungslabor. Im Gruppenkontext werden alle Gefühle reflektiert und die Abwehrformationen werden deutlich. Gruppenprozesse neigen auch zu Wiederholungen früherer Interaktionen. Gruppenprozesse sind ein Aufeinanderfolgen von Inszenierungen in Abhängigkeit von der psychischen Struktur der Teilnehmer. All das geschieht zum einen über verbale Mitteilungen, aber auch durch die psychoanalytische Haltung, die Tragfähigkeit der Beziehung und die Bereitschaft zum wiederholten Durcharbeiten. Dadurch sollen ein Wandel der Beziehung zu den Liebes- und Hassobjekten eröffnet und neue Beziehungserfahrungen außerhalb der therapeutischen Situation ermöglicht werden.

Yalom (2010) bezeichnet die Gruppe als sozialen Mikrokosmos. Im Verlauf der Gruppentherapie wird der interpersonale Verhaltensstil deutlich, die Gruppenteilnehmer inszenieren ihre Problematik. Fehlangepasstes interpersonales Verhalten kommt im sozialen Mikrokosmos der Gruppe zum Ausdruck, das dann bei anderen Teilnehmern deren charakteristisches Abwehrverhalten auslösen kann. Die Gruppenmitglieder lernen den eigenen Anteil an dysfunktionalen Interaktionen und der Innenwelt der Anderen zu verstehen.

Übertragungen sind eine spezielle Form der Verzerrung interpersonaler Wahrnehmungen. In der Gruppentherapie treten Verzerrungen vielfältiger auf. Die Beziehung zum Gruppenleiter ist eine wichtige durchzuarbeitende Beziehung, der Gruppenleiter muss jedoch auch die Interaktionen zwischen den Gruppenmitgliedern und deren Durcharbeitung fördern.

Nach Yalom (2010) können Klienten in vier verschiedenen Ebenen zur Einsicht gelangen:

- Sie können ihr interpersonelles Verhalten in einem objektiveren Licht sehen.
- Sie können lernen, die komplexeren Muster ihres Interaktionsverhaltens zu verstehen.
- Sie können verstehen, warum sie sich anderen Menschen gegenüber auf eine bestimmte Art und Weise verhalten.
- Sie können Einsicht in die eigene Geschichte und in die Entstehung ihrer aktuellen Verhaltensmuster erhalten.

5 Ambulante psychodynamische Gruppenpsychotherapie

5.1 Vorbemerkungen zur Indikationsstellung in der Psychotherapie

In der Medizin wird in der Regel nach einer diagnostischen Untersuchung die Indikation zu einer Behandlung gestellt. Idealziel in der Medizin ist, dass die Diagnostik der jeweiligen Krankheit Umstände enthält, die für die Anwendung eines bestimmten Behandlungsverfahrens im Hinblick auf das Behandlungsergebnis spricht (prognostische Indikation). Diese Regel ist auf die aktuelle Indikation zur Gruppenpsychotherapie nicht anwendbar.

Die heutige Psychotherapie-Praxis in Deutschland ist stark geprägt von den Psychotherapie-Richtlinien (siehe Janssen 2016c). Sie geht von einer allgemeinen Indikation aus.

> *Psychotherapie ist indiziert, wenn bei dem Patienten eine seelische Erkrankung vorliegt, definiert als krankhafte Störung der Wahrnehmung, des Verhaltens der Erlebnisverarbeitung, der sozialen Beziehungen und der Körperfunktionen.*

Dies muss in einem Bericht an den Gutachter psychodynamisch oder lernpsychologisch begründet werden. Des Weiteren werden die Motivationslage und die Umstellungsfähigkeit des Patienten hinsichtlich seiner Lebensumstände einbezogen, ebenso seine Persönlichkeitsstruktur und die Einschätzung der Stabilität der therapeutischen Beziehung. Diese Vorgehensweise ist also eine Mischung aus methodenorientierter und kontextueller Indikationsstellung. Sie bezieht sowohl die Person des Patienten, die Person des Therapeuten und sein Behandlungsmodell wie auch das Störungsverständnis des Patienten mit ein. Das störungsbezogene Indikationsverständnis geht, wie der wissenschaftliche Beirat Psychotherapie nach § 11 Psychotherapeutengesetz (WBP) feststellt, von diagnostisch nach ICD-10 festgelegten Anwendungsbereichen von Psychotherapie auf einzelne Störungsbilder aus.

Anwendungsbereiche der Psychotherapie bei Erwachsenen sowie Kindern und Jugendlichen

[Methodenpapier 2.8 des Wissenschaftlichen Beirats Psychotherapie nach § 11 PsychThG (Stand 2010)]

- Affektive Störungen (F3); einschließlich F94.1; F53
- Angststörungen und Zwangsstörungen (F40 – F42; F93 und F94.0)
- somatoforme Störungen und dissoziative Störungen (Konversionsstörungen) (F44 – F48)
- Abhängigkeiten und Missbrauch (F1, F55)
- Persönlichkeitsstörungen und Verhaltensstörungen (F6)

- Anpassungs- und Belastungsstörungen (F43)
- Essstörungen (F50)
- Nicht-organische Schlafstörungen (F51)
- Sexuelle Funktionsstörungen (F52)
- Psychische und soziale Faktoren bei somatischen Krankheiten (F54)
- Schizophrenie, schizotype und wahnhafte Störungen (F2)
- Organische, einschließlich symptomatischer psychischer Störungen (F0)
- Psychische und soziale Faktoren bei Intelligenzminderung (F7) und tiefgreifende Entwicklungsstörungen (F84)
- Hyperkinetische Störungen (F90) und Störungen des Sozialverhaltens (F91, F94.2 – F94.9)
- Umschriebene Entwicklungsstörungen (F80 – F83)
- Störungen der Ausscheidung (F98.0, F98.1)
- Regulationsstörungen/Fütterstörungen (F98.2)
- Tic-Störungen und Stereotypien (F95 und F 98.4)

Der störungsbezogene Ansatz geht von der Frage aus, welches Behandlungsverfahren welchen Erfolg verspricht und welches therapeutische Setting infrage kommt (differenzielle Indikation). Bei einem *methodenorientierten Zugang* liegt der Indikationsstellung die jeweilige theoretische Auffassung von Krankheit, Persönlichkeit und Behandlungstheorie zugrunde. Weder die störungsorientierte noch die prognostische Indikation hat bisher in den Praxen Eingang gefunden, allenfalls die gemischt störungs- und methodenorientierte Indikationsstellung der Richtlinien-Psychotherapie. Auch wenn die Psychotherapieforschung viele neue Ergebnisse vorgelegt hat, wird die Position der differenziellen Indikationsentscheidung bis heute kaum in der Praxis angewandt. In der Praxis fällt die Indikationsentscheidung überwiegend aufgrund der Expertenmeinung und der Verfügbarkeit von therapeutischen Angeboten, aber auch entsprechend der Psychotherapie-Ausbildung bzw. -Weiterbildung. In allen Störungsgruppen finden sich Patienten, die von einem bestimmten Psychotherapieverfahren mehr oder weniger profitieren. Keinesfalls ist die Wirksamkeit ausschließlich an psychopathologischen Symptomen oder diagnostischen Klassen orientiert. So folgert Frohburg (2005) nach Diskussion der vorliegenden Indikationsliteratur: Indikationen sind »zur Zeit Einzelfallentscheidungen aus elementaren, praktischen Erwägungen und es gibt keine Hinweise darauf, dass sich das in überschaubarer Zeit ändern wird oder kann« (Seite 138).

Dennoch wird immer wieder versucht, einen Systematisierungsversuch des Indikationsprozesses zu erarbeiten. Beutler & Clarkin (1990) fassen das vorliegende Wissen zusammen und unterscheiden vier variable Bereiche, die bei einer Indikationsentscheidung in der Psychotherapie zu berücksichtigen sind:

- Die Ausgangsbedingungen des Patienten, z. B. das Störungsbild
- Der Behandlungsrahmen, z. B. stationär oder ambulant
- Die Beziehungsgestaltung in Bezug zu dem Rahmen
- Strategien und Techniken in der jeweiligen psychotherapeutischen Orientierung

Diese Überlegungen zur Indikation können auch der Indikationsentscheidung in der psychodynamischen Gruppenpsychotherapie zugrunde gelegt werden.

5.2 Indikation zur Gruppenpsychotherapie

Zunächst ist natürlich die Frage zu klären, ob eine Psychotherapie bei einer bestimmten Person mit einer bestimmten psychischen Störung überhaupt indiziert ist. Danach ist zu entscheiden, welches Verfahren auszuwählen ist und wie das Behandlungssetting aussehen soll. Von dem Ideal eines Matchings von Behandlungsmodellen und Patientencharakteristika ist die psychotherapeutische Praxis generell noch sehr weit entfernt. Am besten machen das zwei Zitate von Gruppenexperten deutlich.

- Eckert (2010) sieht uns in der aktuellen ambulanten Versorgungspraxis noch weit entfernt von dem Ziel einer empirisch gestützten differenziellen Indikationsstellung zur Behandlung in Gruppen, auch wenn es einige Indikationen für einen guten Behandlungserfolg in Gruppen gäbe.
- Tschuschke meint, eigentlich sei jede Klientel nach dem Forschungsstand für die Gruppe geeignet: »Es geht eigentlich immer nur um die Art der Arbeit, die Art und Weise der Leitung und Strukturierung in der therapeutischen Gruppe, damit Wirkfaktoren für die jeweilige Störungsspezifität und Gruppenzusammensetzung wirksam werden können. So gesehen kann es eigentlich gar keine psychische Störungsproblematik geben, der nicht – auf die eine oder andere Weise angemessen – psychotherapeutisch in einer Gruppe zu helfen wäre« (Tschuschke 2003, S. 145).

Am ehesten gilt, dass eine nicht angemessene Zusammenstellung der Gruppe einen Misserfolg zur Folge haben kann. Die meisten praktisch tätigen Psychotherapeuten entscheiden sich für einen Ausschluss und nicht für eine differenzielle Indikation (Yalom & Leszicz 2007). Dies gilt natürlich besonders für ambulante Gruppen, während in stationären Gruppenpsychotherapien die Aufnahmeroutinen entscheidend sind (vgl. Kap. 7). In der Regel kommt in der ambulanten Gruppe eine Mischung von Störungsbildern, Diagnosen, strukturellem Funktionsniveau und anderen Merkmalen wie Geschlecht und Alter zum Tragen.

Gesichert sind die Kontraindikationen bei bestimmten psychischen Störungen, die in der Literatur relativ einheitlich angegeben werden (vgl. Freyberger 2016):

- Akute psychische Störungen mit massiver Symptomatik
- Akute psychotische Störungen
- Hirnorganische Störungen
- Paranoide, schizoide und dissoziale Persönlichkeitsstörungen

Eckert (2010) nennt an *Aufnahmekriterien für die Patienten in der Gruppenpsychotherapie* ein sehr breites Indikationsspektrum, aber keine krankheitsorientierten Faktoren. Das sind die Aufnahmekriterien, die er aufführt:

- Motivation für vorgesehene Gruppenbehandlung
- Ein Mindestmaß an interpersonellen Fähigkeiten
- Keine aktuellen gruppenbezogenen Ängste

Ein vielversprechendes Auswahlkriterium ist eine Vorerfahrung mit Gruppen, z. B. mit Kindergartengruppen, Schulklassen, Jugend- und Sportgruppen, Vereinen, Projektgruppen in Bürgerinitiativen und Teams am Arbeitsplatz. Strauß & Mattke (2012) schlagen vor, zu explorieren, welcher Wert einer positiven Zusammenarbeit mit anderen Menschen beigemessen wird. Des Weiteren kommen sie auf der Basis der klinischen Empfehlungen aus der Literatur zu Empfehlungen für Aufnahme- und Ausschlusskriterien in Gruppenpsychotherapien (Strauß & Mattke 2007), denen wir uns und auch andere Gruppenexperten (vgl. Tschuschke 2010, Freyberger 2016) anschließen können.

Geeignete Kandidaten für eine Gruppentherapie
(nach Strauß & Mattke 2007, S. 82)

...

- haben Probleme in Beziehungen mit Eltern, Freunden und/oder Partner(in),
- haben eine Vorstellung davon, dass die momentanen Beziehungen durch die Dynamik der Ursprungsfamilie beeinflusst sind,
- können ihre Gefühle in gewissem Maß ansprechen und haben bereits gewisse Einsichten bzw. Vorerfahrungen mit Behandlungen,
- scheinen wenigstens *eine* gesunde Beziehung zu haben und basale Kommunikationsfähigkeit ohne interferierende psychotische Symptome,
- können durchaus in einer schwereren Krise sein oder Suizidgedanken haben, sollten aber in der Lage sein, mit anderen in Kontakt zu treten, ihre Gefühle zu besprechen und bereit sein, mit der Gruppe und deren Leitern einen Vertrag zu schließen,
- sollten sich an die Rahmenvereinbarungen (wie Zeiten, Dauer der Gruppe) halten (können),
- haben evtl. eine übermäßige Abhängigkeit an einen Einzeltherapeuten entwickelt und können von den multiplen Übertragungen in einer Gruppe profitieren,
- sollten mit früheren Therapien zurechtgekommen sein und über positive vergangene Gruppenerfahrungen verfügen,
- sollten durch die Teilnahme an einer Gruppe nicht im Hinblick auf ihre Gesundheit gefährdet sein,
- sollten nicht fremdmotiviert sein.

Diese Auflistung zeigt, dass fast ausschließlich personelle und interpersonelle Kriterien für die Aufnahme in eine ambulante Gruppenpsychotherapie herangezogen werden und nicht symptomatische oder andere diagnostische Kriterien. In der zweiten Liste, in der Mattke & Strauß (2012) Patienten als »möglicherweise« ungeeignet bezeichnen, tauchen nun Kriterien auf, die nach unserer Auffassung nicht zum Ausschluss aus der Gruppenpsychotherapie führen sollten. Das sind Kriterien, die z. B. Borderline-Patienten oder psychosomatisch Erkrankte betreffen (► Kap. 9.4, 9.6)

Klienten, die möglicherweise für Gruppentherapien ungeeignet sind
(nach Strauß & Mattke 2007, S. 82)

...
- berichten über sehr viele interpersonale Konflikte im Leben, erscheinen aggressiv, abwehrend, agitiert oder feindselig in ihren Beziehungen,
- sind ausgeprägt schüchtern oder vermeidend, haben gar keine Freunde bzw. kein System sozialer Unterstützung,
- berichten über sehr häufige selbstschädigende Verhaltensweisen wie Drogen- oder Alkoholmissbrauch, parasuizidale Handlungen und riskantes Sexualverhalten,
- berichten über ausgeprägte somatische Symptome und bringen diese nicht mit psychologischen Ursachen in Verbindung, neigen generell zur Verleugnung, präsentieren ihre Probleme sehr diffus und vage und nehmen ihre Probleme nicht richtig ernst,
- äußern das sichere Gefühl, sich in einer Gruppe nicht behaglich zu fühlen, nicht in der Lage zu sein, Probleme offen diskutieren zu können, oder stellen die Wirksamkeit einer Gruppe ernsthaft infrage,
- leiden unter einer ausgeprägten Paranoia, die sich auf die Arbeit des Einzelnen mit der Gruppe negativ auswirken würde,
- könnten dazu neigen, von den Zielen der Gruppe in einer Weise abzuweichen, dass die anderen Gruppenmitglieder dadurch beeinträchtigt werden,
- zeigen schwerwiegende Inkompatibilitäten mit einem oder mehreren Gruppenmitgliedern,
- können die Sicherheit der Gruppe auf irgendeine Weise gefährden.

Ob störungshomogene Gruppen bzw. Gruppen, in denen Patienten mit ähnlichem Strukturniveau zusammen behandelt werden, günstigere Ergebnisse zeigen, ist zur Zeit offen. Wir plädieren auf der Basis unserer Erfahrungen in der ambulanten Praxis eher für symptomatisch und strukturell heterogene Gruppen. Auf der Basis der Forschungsbefunde (vgl. Eckert 2010, Strauß & Mattke 2012) ist jedoch in allen Fällen festzuhalten, dass eine *adäquate Vorbereitung* die Effektivität von Gruppenpsychotherapien deutlich erhöht und die Gefahr eines Abbruchs reduzieren kann. Hier ist natürlich die Frage, ob ein Hand-out, das von dem Gruppenleiter den Gruppenteilnehmern vorgelegt wird und dass das Verständnis und die Ziele der Arbeitsweisen in einer Gruppe vermitteln soll, ausreicht. Wir jedenfalls sprechen mit jedem Patienten vor der Aufnahme in die Gruppe die Rahmenbedingungen und die Grenzen der Gruppenerfahrung durch. Wie fast alle Gruppenpsychotherapeuten erfahren haben, hängt auch vieles von dem Leiterstil ab, weniger von der Methode als von der Persönlichkeit. Hier kann nur eine eigene Selbsterfahrung in der Gruppe weiterhelfen. Insofern plädieren wir und andere (z. B. Hayne 1995) für eine selbstkritische und professionelle Sichtweise und für eine patientenorientierte adaptive Indikationsstellung (vgl. auch Janssen 1995, 2016c).

5.3 Rahmenbedingungen der psychodynamischen Gruppenpsychotherapie

5.3.1 Diagnostische Untersuchung

In dem Kapitel zur Indikation ist schon darauf hingewiesen worden, dass eine Motivation für die vorgesehene Gruppenbehandlung und ein Mindestmaß an interpersonellen Fähigkeiten vorhanden sein muss (vgl. Eckert 2010). Dies wird in der Regel in einem ambulanten Interview geklärt. In dem *ambulanten Erstinterview* (vgl. Janssen & Schneider 2009) wird die differenzielle Indikation, die Aufnahme in eine Gruppe oder in eine Einzeltherapie besprochen. In der Praxis hat sich ergeben, dass es bei einer Zustimmung des Patienten sinnvoll ist, schon am Anfang über eine Mindestteilnahmezeit von zwei Jahren zu sprechen. Die Aufnahme der biografischen Anamnese, die Erfassung der Psychodynamik der individuellen Konflikte, Strukturstörungen oder traumatisch bedingten Störungen geschieht also im dualen Setting. Erklärt sich der Patient bereit, an einer Gruppe teilzunehmen, werden die Teilnehmer der Gruppe, in die der Patient aufgenommen werden soll, vorher darüber informiert, dass ein neuer Teilnehmer kommt. Dadurch sollen Inkompatibilitäten, z. B. gleicher Arbeitsplatz, Verwandtschaftsverhältnisse u. a. vermieden werden. Ergibt sich eine Inkompatibilität, so muss der neue Teilnehmer warten, bis der Teilnehmer in der Gruppe, der die Inkompatibilität auslöst, die Gruppe verlassen hat. Der neue Patient kann auch in einer anderen Gruppe aufgenommen werden, wenn er damit einverstanden ist.

5.3.2 Sitzordnung in der Gruppe

Die räumliche Anordnung der Stühle in der Gruppenpsychotherapie ist ebenso bedeutsam wie in der Einzeltherapie. In der Einzeltherapie sitzt man sich entweder gegenüber oder es gibt eine Einzelpsychotherapie auf der Couch (analytische Psychotherapie). In der Gruppenpsychotherapie ist der Kreis die Form, die eine optimale Interaktion erlaubt. Es ist der Raum zwischen den einzelnen Mitgliedern, der die Atmosphäre schafft. Stehen die Stühle zu nah, kann ein Gefühl des Eingeengtseins entstehen. Sind sie zu weit auseinandergestellt, kann das Gefühl des Distanziertseins auftreten. Im Laufe der Gruppensitzung kann natürlich auch ein Wegrücken oder Zusammenrücken der Stühle von Bedeutung für den Gruppenprozess sein. Zu Beginn jeder Gruppensitzung sollte der Gruppenleiter die Stuhlanordnung festlegen und je nach Anzahl der Teilnehmer konstant halten. Fehlt ein Teilnehmer, so bleibt der leere Stuhl im Kreis stehen. Die Stühle sollten auch möglichst gleich sein. Z. B. sollte der Gruppenleiter nicht in einem Sessel und die Teilnehmer nur auf Stühlen sitzen.

Unterschiedlich gehandhabt wird, welchen Platz der Leiter und der Co-Leiter einnehmen. Einige Leiter und Co-Leiter lassen sich den Platz zuweisen und warten so lange außerhalb des Gruppenraums, bis die Gruppe die Plätze eingenommen hat. Andere Leiter nehmen feste Plätze ein und teilen dies auch der Gruppe mit, z. B., dass sie zusammensitzen wollen. Dieses Konzept wird von uns insbesondere in Selbsterfahrungsgruppen in Altaussee und bei der Arbeit mit einer Co-Leitung verfolgt (▶ Kap. 6.1). In ambulanten Gruppen, die nur von einem Therapeuten geleitet werden, weist die Gruppe meistens den Platz zu. Nach meiner Erfahrung (Janssen) war es aber immer derselbe Platz. Die Sitzordnung kann auch ein unbewusster Ausdruck der Beziehung der Patienten zum Leiter sein, z. B. ob ein Patient den Platz an der rechten oder linken Seite des Leiters (Nähe-Wünsche zu einer Elternfigur) einnimmt oder ob er gegenüber dem Leiter (Distanz zur Elternfigur) Platz nimmt.

Der Raum, in dem sich die Gruppe trifft, soll nicht zu klein, aber auch nicht zu groß sein. Er soll möglichst wenig Stimuli haben. Auch die Beleuchtung darf nicht zu dämmerig sein. Es ist zu empfehlen, die Regel aufzustellen, keine harten Gegenstände wie z. B. Glasflaschen in die Gruppe mitzubringen, da sie bei Erregungszuständen als Wurfgeschosse dienen können. Plastiktrinkflaschen hingegen sind unbedenklich. Rauchen in der Gruppe ist generell nicht erlaubt.

5.3.3 Sitzungsfrequenz und Sitzungszeit

Die Sitzungszeit ist festgelegt und wird dem Patienten bei dem Erstgespräch mitgeteilt. Der Patient kann seine Zeitpläne daran orientieren. Die Sitzungsdauer beträgt in der Richtlinien-Psychotherapie 100 Minuten. International sind in der Gruppenpsychotherapie 90 Minuten vorgesehen, dies entspricht zwei Lehr- bzw. Unterrichtsstunden. In der Regel findet die Gruppentherapie einmal pro Woche statt. Es gibt auch Gruppenleiter, die Gruppentermine zweimal pro Woche ansetzen. Die Gesamtteilnahmezeit wird mit dem einzelnen Teilnehmer besprochen, sie ist in der Regel offen, sollte jedoch mindestens zwei Jahre betragen. Natürlich gibt es auch geschlossene Gruppen für eine bestimmte Dauer, z. B. zwei Jahre. Dies hat sich in der Praxis kaum bewährt, sodass die meisten Gruppenpsychotherapeuten mit sog. halboffenen Gruppen arbeiten. D. h., sobald jemand ausscheidet, kann ein neuer Teilnehmer dazukommen. Die Aufnahmeszene kann für ein neues Mitglied sehr bedeutsam sein, daher muss der Gruppenpsychotherapeut diese sehr im Auge haben. Wir fragen uns: Wie verhält sich die oder der Neue in der Gruppe, wie geht die Gruppe mit ihm um? Wir plädieren für eine wechselseitige Vorstellung, aus der auch sehr gut sichtbar wird, wie sich die bisherigen Teilnehmer in der Gruppe definieren. Unsere Erfahrung ist, dass der oder die Neue erst mal skeptisch beurteilt wird und keine schnelle Beziehungsaufnahme stattfindet. Der Einstieg der Neuen in die Gruppe wird dann meist erst ausführlich in deren zweiten Gruppensitzung thematisiert. Es wird also an die Dynamik der vorherigen Gruppensitzung angeknüpft.

Fallbeispiel
Eine neue Teilnehmerin kommt in die Gruppe
Die Gruppe bestand aus zehn Teilnehmern, sechs Frauen und vier Männern. Die neue Teilnehmerin eröffnete die zweite Sitzung mit der Bemerkung zu einer anderen Teilnehmerin, die in ihrer ersten Sitzung über ihre Eltern gesprochen hatte. Sie habe sich überlegt, ob sie

an deren Thema anschließen könne. Sie fragte jedoch zunächst diese Teilnehmerin, ob es für sie o. k. sei, was diese bestätigte. Es wurde deutlich, dass die neue Teilnehmerin Rücksicht auf die ältere Teilnehmerin nehmen wollte. Dann begann die neue Teilnehmerin sehr umständlich und sehr ausholend über ihre Erfahrungen mit ihren Eltern zu sprechen. Sie hatte den Vater als sehr passiv und zurückhaltend erlebt und eine starke Sehnsucht nach ihm. Die Eltern hatten sich in ihrem zehnten Lebensjahr getrennt, sie war bei ihrer Mutter geblieben. Sie machte der Gruppe deutlich, wie sehr sie sich einen Menschen wünsche, der die Vaterrolle für sie übernähme. Damit sprach sie indirekt auch den Gruppenleiter (Janssen) an. Die Gruppe befasste sich weiter mit dem Elternthema, mit der Sehnsucht nach den Vätern und auch mit der Auseinandersetzung mit den Müttern. In den Schilderungen der Protagonistin kam immer wieder auf, ob sie so viel Raum einnehmen dürfe oder ob das eine »total kindische Haltung« sei. Die Beziehung zur Mutter wurde nun zentrales Thema, auch für die Gruppe, und es zeigte sich, wie stark die Protagonistin enttäuscht war von beiden Elternfiguren, aber es blieb unklar, ob nun vor allem die Teilnehmerin oder mehr die Mutter der Teilnehmerin enttäuscht war. Erst als der Gruppenleiter verstand, dass die Mutter enttäuscht von der Tochter war, weil diese ihre Hoffnungen und Wünsche nicht erfüllt hatte, die sie im Sinne einer narzisstischen Projektion auf die Tochter verlagert hatte, konnte der Hintergrund der Enttäuschung angesprochen werden. Daraufhin konnte die Teilnehmerin differenzierter von ihrer Verunsicherung und Enttäuschung sprechen, die sowohl der Mutter wie dem Vater galt. Beide hatten sie enttäuscht und sie hatte an beide die Erwartung, wirklich wahrgenommen zu werden. Diese Wünsche richtete sie auch an die Gruppe. Sie wollte aktuell in der Gruppe wahrgenommen werden, wollte sich anlehnen können. Der Leiter deutete, er glaube, es ginge darum, auch in der Gruppe und von ihm angenommen und gesehen zu werden. Sie habe ja in der ersten Sitzung Schwierigkeiten gehabt, in die Gruppe aufgenommen zu werden. Das habe ein Stück widergespiegelt, welche Schwierigkeiten sie in der Beziehung zu der Gruppe und zu dem Leiter habe, Schwierigkeiten, wie sie auch in der Beziehung zu ihrem Vater oder zu ihrer Mutter bestanden hätten. Nun erst konnte die Patientin darauf eingehen, dass sie mit großem Leidensdruck in die Gruppe gekommen sei. Sie hatte Angst, zu viel zu sagen, es sei eine große Verunsicherung gewesen. Sie hätte sich nicht einfach normal fühlen und selbstverständlich mit Leuten umgehen können, insbesondere nicht mit den Männern. Es sei ein echtes Problem, ein Riesenproblem. Sie könne das gut überspielen, habe sich da so eingerichtet, sei schon in der Lage, Beziehungen und Freundschaften zu haben und zu leben. Die wahnsinnige Verunsicherung sei auch nach der letzten Gruppensitzung vorhanden gewesen, weil sie einerseits ganz viele Bedürfnisse habe, aber andererseits nicht wisse, ob das o. k. sei, ob man so fühlen dürfe. Sie habe schon immer das Gefühl gehabt, sie müsse sehr viel tun, um gesehen zu werden, aber eine »große Leerstelle« bleibe.

5.3.4 Die Grundregel

Zu Beginn einer Gruppe und bei der Aufnahme neuer Teilnehmer in die Gruppe wird die Grundregel wiederholt mitgeteilt. Die Grundregel bezieht sich nach unserem Verständnis auf drei Aspekte: die Rahmenbedingungen, die Aufgabe der Gruppenleitung und die Aufgabe der Teilnehmer.

Die *Rahmenbedingungen* werden z. T. schon in den Vorgesprächen erwähnt. Dort wird z. B. über den Zeitpunkt der Gruppe, die Finanzierung und Ausfallregelungen gesprochen. Zu den Rahmenbedingungen wird in der Gruppe mitgeteilt, dass die Gruppe pünktlich beginnt und pünktlich endet. Die Anrede der Gruppenteilnehmer untereinander ist offen. Die Gruppenleitung redet die Teilnehmer mit »Sie« an. Die Sitzordnung in der Gruppe ist frei. Weiterhin wird den Teilnehmern ggf. mitgeteilt, dass zwischen der Leitung und der Co-Leitung (falls vorhanden) eine Nachbesprechung stattfindet. Auch die sog. Verschwiegenheitsregel, dass sowohl Leitung wie Teilnehmer nichts über die Identität der Teilnehmer und den Inhalt der Gruppensitzung nach außen dringen lassen dürfen, wird ausdrücklich benannt.

Die *Aufgabe der Gruppenleitung* besteht darin, den Gruppenprozess zu begleiten, zu kommentieren und zu deuten. Dabei achtet sie auch darauf, dass die Rahmenbedingungen eingehalten werden.

Die *Aufgabe der Gruppenteilnehmer* besteht darin, freie Einfälle zu sich und zu den Interaktionen mit anderen mitzuteilen, z. B. ihre Gedanken, Vorstellungen, Gefühle, Träume und Szenen aus Gegenwart und Vergangenheit. Auch hier wird die Verschwiegenheit innerhalb der Kleingruppe benannt. Zudem sollten möglichst keine früheren persönlichen Bekannten in der Kleingruppe sein.

5.3.5 Honorar und Ausfallregelung

Im Erstgespräch ist schon über das Honorar bzw. dessen Festlegung gesprochen worden. Bei Selbstzahlern ist dies etwas anders als bei dem in der Richtlinien-Psychotherapie festgelegten vertragsärztlichen Honorar. Kadis et al. (1982) empfehlen eine Festlegung des Honorars am Anfang der Gruppensitzung. Dies praktizieren wir bei unseren Gruppen aber nicht. Eine weitere Frage ist: Was passiert, wenn die Gruppensitzung nicht besucht wird? Wird weiter durchgezahlt, sodass der Therapeut immer einen festen Betrag für jede Gruppensitzung bekommt? Oder berechnet man versäumte Stunden nicht oder berechnet man die Stunden mit der Hälfte des Sitzungsbetrages? Wir haben uns bei Selbstzahlern für die letztere Variante – die Berechnung der Hälfte des Sitzungssatzes – entschieden. Bei Kassenpatienten werden die versäumten Stunden nicht in Rechnung gestellt. Diese Frage gehört zur Realbeziehung und ist gleich zu Beginn im Erstinterview zu klären. Dadurch werden auch Idealisierung oder Überidealisierung vermieden. Selbstverständlich können bei Nichtteilnahme auch Konflikte auftauchen, die mit Kränkungen und Demütigungen einhergehen. Sie haben also einen Stellenwert im Laufe des Gruppenprozesses.

5.3.6 Co-Leiter und Beobachter

Gruppentherapien werden entweder allein von einem Gruppenleiter bzw. einer Gruppenleiterin durchgeführt oder mit einer weiteren Co-Leiterin bzw. einem weiteren Co-Leiter. Der Vorteil der Co-Leitung liegt darin, dass anschließend ein Austausch möglich ist. Des Weiteren ist es ein Vorteil, dass zwei Übertragungsfiguren da sind, z. B. ein Mann und eine Frau. Probleme können entstehen, wenn Divergenzen im Verständnis zwischen Leitung und Co-Leitung auftreten, die unüberbrückbar sind. Unabhängig davon, ob die Gruppe mit oder ohne Co-Leitung durchgeführt wird, können ein oder zwei außerhalb des Kreises sitzende, schweigende Beobachter teilnehmen. Sie intervenieren nicht, sondern protokollieren den Prozess. Solche Beobachtungssituationen haben einen besonderen Stellenwert für die Aus- und Weiterbildung in der Gruppenpsychotherapie.

5.3.7 Protokoll über den Gruppenprozess

Es ist ein Vorteil, einen außerhalb des Kreises sitzenden Beobachter oder einen Beobachter hinter einem Einwegspiegel zu haben, der den Verlauf der Gruppe protokollieren kann. Da dies nicht der Regelfall ist, sondern allenfalls in Aus- und Weiterbildungsgruppen praktiziert wird, kann der Leiter bzw. Co-Leiter nur nach Abschluss der Gruppensitzung – in der Gruppe selbst ist es nicht möglich zu schreiben – im Rahmen der Nachbesprechung den Prozess aufzeichnen. Dabei sollte das Protokoll möglichst das »Hauptthema« umfassen und den Hauptsprecher nennen, der den Einfall eingebracht hat. Des Weiteren sollte man die Sitzordnung aufzeichnen, festhalten, ob Träume mitgeteilt wurden und wie die Reaktionen in der Gruppe, sowohl der Teilnehmer wie der Therapeuten, auf die eingebrachten Einfälle waren.

Fallbeispiel
Protokoll des Gruppenverlaufes
Frau B. erzählte über ihre seit acht Jahren bestehende Paarbeziehung. Seit zwei Jahren sei sie in einer Krise, sie würden sich immer weiter auseinanderentwickeln. Als Bild brachte sie, dass kein gemeinsames Fahrradfahren mehr möglich sei. Die Gruppe griff das Paarbeziehungsthema auf, versuchte ihr Hilfestellung zu geben und bezog sich auch auf die eigenen Paarbeziehungen. Dabei fiel insbesondere Herr A. auf, der sich wiederholt in andere Paarbeziehungen eingemischt hatte, die so eng waren wie seine Mutterbeziehung. Da er homosexuell orientiert war (»Ich stehe nicht auf Frauen«), habe dies stets zu Konflikten mit den Frauen geführt. Der Gruppenleiter (Janssen) versuchte, die Beziehungskonstellation zu klären, zu differenzieren und auch Bezug zu nehmen auf die Beziehungen innerhalb der Gruppe.

5.3.8 Ausscheiden aus der Gruppe

Die Trennung aus der Gruppe ist neben dem Beginn ein weiterer bedeutsamer dynamischer Vorgang. Eigentlich ist jedes Ende einer Sitzung eine Trennung. Daher empfehlen manche Gruppentherapeuten, zehn Minuten vor Schluss der Sitzung die baldige Beendigung anzukündigen. Wir sind eher der Auffassung, dass man bis zum Ende arbeiten sollte, auch wenn ein Thema nicht bearbeitet ist, und die Sitzung am besten mit einer Schlussbemerkung beendet. Manchmal wird ein Thema in der darauffolgenden Stunde wieder aufgegriffen.

Anders ist es, wenn ein Teilnehmer aus der Gruppe ausscheidet und er sich verabschieden möchte. Schon in der Vorvereinbarung und nochmals während der Gruppensitzung wird darauf hingewiesen, dass dies möglichst frühzeitig (drei Monate vor dem Ausscheiden) angekündigt werden soll. Daran halten sich auch nach unseren Erfahrungen die meisten Teilnehmer. Wenn sie abrupt aufhören, bezeichnen wir dies als Abbruch und benennen es auch so in den Sitzungen. Wird ein regulärer Abschied eingeleitet, dann empfehlen wir, einen Rückblick zu halten: Was war sinnvoll für den betreffenden Gruppenteilnehmer? Welche Erfahrung hat er mit sich und den Anderen gemacht? Aber wir fragen auch danach, welche Erfahrungen die Anderen mit dem ausscheidenden Teilnehmer gemacht haben. Es kommen auch Themen auf wie: Ich habe nicht genug Feedback erhalten oder ich bin nicht mehr erwünscht, ich werde hinausgeworfen. Solches Erleben weist darauf hin, dass die Gruppe noch nicht abgeschlossen werden kann, weil noch unbewusste Kränkungen zu Vorgängen in der Gruppe zu bearbeiten sind. Die Psychodynamik des Abschiednehmens aus der Gruppe ist sehr persönlich und sollte auch ebenso gestaltet werden. So empfehlen wir den meisten, zu einem dualen Abschiedsgespräch nach Beendigung der Gruppensitzung zu kommen.

Fallbeispiel
Trennung aus der Gruppe
Die Teilnehmerin hatte vier Jahre an der Gruppe teilgenommen. Sie war in der Gruppe wegen einer Angststörung gemischt mit depressiven Störungen. Sie war ein Scheidungskind und hatte nach der Scheidung mit ihrer depressiven Mutter zusammengelebt und wenig Kontakt zu dem Vater gehabt. Diese Vaterproblematik brachte sie in der Übertragung auf den Gruppenleiter (Janssen) ein. Eigentlich suchte sie eine Einzeltherapie, hatte diesen Wunsch auch schon zu Beginn in der Gruppe geäußert. Als sie der Gruppe nach vier Jahren mitteilte, dass sie die Gruppe verlassen möchte, war die Gruppe zunächst überrascht, aber verstand auch, dass die Teilnehmerin lieber eine weitere Einzeltherapie machen möchte. Die Gruppe verstand es als Forderung gegenüber den Eltern, sich noch mehr um das »Kind« zu kümmern. Mehrere Beispiele von Forderungen gegenüber den Eltern kamen aus der Gruppe, es handelte sich z. T. um Aufmerksamkeitsforderungen und Geldwünsche. Die Unterstützung der Teilnehmerin hing also auch damit zusammen, dass die Gruppe glaubte, man müsse gegenüber dem Gruppenleiter auch Forderungen stellen können, so wie diese Teilnehmerin, die sich für eine Fortsetzung der Therapie in einem dualen Setting entschied.

5.3.9 Neuordnung der Richtlinien-Psychotherapie für die Gruppenpsychotherapie

Da die Richtlinien-Psychotherapie für das deutsche Versorgungssystem besonders bedeutsam ist, wie mehrfach erwähnt, sollte hier kurz auf die Änderung der Psychotherapie-Richtlinien 2017 eingegangen werden, da sie gerade für die Gruppenpsychotherapie von Relevanz sind. Bisher war im Rahmen der Richtlinien-Psychotherapie des deutschen Sozialversicherungssystems die Einzelpsychotherapie dominierend. Gruppenpsychotherapien wurden wesentlich seltener durchgeführt, wohl auch weil das Antragsverfahren von dem für Einzelpsychotherapie nicht abweicht und die Honorierung inadäquat war. Die jetzt gültigen Richtlinien des Gemeinsamen Bundesausschusses (G-BA) über die Durchführung der Psychotherapie (Psychotherapie-Richtlinien) sehen unter anderem auch eine Förderung der Gruppenpsychotherapie vor. Insbesondere sollen Umsetzungshindernisse für die Gruppenpsychotherapie beseitigt werden. Damit soll den Versicherten eine zeitnahe psychotherapeutische Versorgung ermöglicht werden.

In Ergänzung zu den bisherigen Psychotherapie-Richtlinien werden übergreifende Merkmale von Psychotherapie definiert, die auch der Förderung der Gruppenpsychotherapie dienen. Das Gruppensetting wird ausdrücklich erwähnt, sodass der Psychotherapeut die Behandlung in Gruppen bei der entsprechenden Indikation angemessen berücksichtigen kann. Gruppenpsychotherapie als Behandlungsmöglichkeit und deren Gleichwertigkeit im Vergleich zur Einzeltherapie wird herausgestellt. Ausdrücklich wird auch erwähnt, dass die Forschung in den letzten Jahren den Nachweis erbracht hat, dass Psychotherapie im Gruppensetting die gleiche Wirksamkeit wie Einzeltherapie hat. Im Übrigen weist der G-BA darauf hin, dass in der Aus- und Weiterbildung die Qualifikation zur Durchführung der Gruppenpsychotherapie als fester Bestandteil vorgeschrieben werden sollte. Des Weiteren soll ein separates Informationsblatt für die Gruppentherapie erstellt werden und eine Kombination von Einzel- und Gruppenpsychotherapie möglich sein.

Definition des Gruppensettings
(nach der neuen Psychotherapie-Richtlinie 2017, §4, Abs. 4.2)

In einem Gruppensetting können *interpersonelle Probleme* unmittelbar prozessual aktiviert und bearbeitet werden. Je nach Verfahren werden unterschiedliche psychotherapeutische Instrumente, wie z. B. *Übertragungs-, Gegenübertragungs-, Widerstands- oder Verhaltensanalyse* von der Psychotherapeutin oder dem Psychotherapeuten angewandt, um den Behandlungs- und Heilungsprozess der Patientin oder des Patienten zu fördern. Darauf aufbauend können Techniken eingesetzt werden, die bei den Teilnehmern wechselseitig Ressourcen aktivieren (z. B. Motivation, Verstärkung). Den Patientinnen und Patienten wird vermittelt, dass andere mit den gleichen oder ähnlichen Problemen konfrontiert sind. Darüber hinaus können neue Verhaltensweisen in einem weiteren sozialen Rahmen erprobt werden und es sind Rückmeldungen nicht nur von der Therapeutin oder dem Therapeuten, sondern von einer Reihe unterschiedlicher Interaktionspartner in der Gruppe möglich.

Diese von der Politik angestoßene Veränderung hat erhebliche Bedeutung für die Stellung der Gruppenpsychotherapie in der Versorgung der gesetzlich versicherten Patienten (90 % der Bevölkerung) in Deutschland. Die Veränderungen können hier kurz zusammengefasst werden:

- Psychotherapie kann als Einzeltherapie, als Gruppentherapie oder als Kombination aus Einzel- und Gruppentherapie Anwendung finden.
- Die Kombination der Verfahren Tiefenpsychologisch fundierte Psychotherapie und analytische Psychotherapie ist störungsadäquat einzusetzen. D. h., eine Kombination von Einzel- und Gruppenpsychotherapie ist dann möglich, wenn der Patient damit ausreichend gefördert wird und Einzel- oder Gruppentherapie nicht hinreichend helfen.
- Die Gruppenpsychotherapie ist bei allen Indikationen (► Kap. 5.1) im Einzelsetting wie im Gruppensetting oder in Kombination beider Settings möglich.

- Die Anwendung der Gruppenpsychotherapie setzt voraus, dass die Patienten den gruppendynamischen Prozess entsprechend ihrer Störung nutzen können (Gruppenfähigkeit).
- Erstmal wird von einem Gesamtbehandlungsplan von Beginn der Behandlung an gesprochen. Er bezieht sich auf die Kombination von Einzel- und Gruppenpsychotherapie bei verschiedenen oder demselben Therapeuten.
- Der Behandlungsumfang ist erheblich erweitert worden. Für die analytische Psychotherapie im Gruppensetting sind bis 150 Doppelstunden möglich und für die Tiefenpsychologisch fundierte Psychotherapie im Gruppensetting bis 80 Gruppensitzungen.
- Die Gruppengröße ist jetzt auf drei bis neun Teilnehmer (vormals sechs bis neun Teilnehmer) festgelegt.

Die Richtlinien schaffen also neue Möglichkeiten und ganz neue Behandlungsmodelle, sowohl was die Dauer als auch was die Durchführung der Gruppenpsychotherapie betrifft. So könnten z. B. Gruppenpsychotherapie-Veranstaltungen im Blockformat an einem Wochenende stattfinden und in der Woche einzeltherapeutische Sitzungen beim selben oder bei verschiedenen Therapeuten, wobei eine Abstimmung zwischen Patient und Therapeut erforderlich ist (Weiteres in ► Kap. 8.2).

5.4 Ein Beispiel für unbewusste Interaktionsprozesse in der Gruppenpsychotherapie

Wie wir in ► Kap. 1.4 beschrieben haben, folgt unser Konzept der psychodynamischen Gruppenpsychotherapie im Wesentlichen dem sog. Schicht- oder Ebenen-Modell:

- Erste Ebene: Die reale Interaktion, die Arbeitsgruppenebene, die Ebene der bewussten Interaktion und der manifesten Aktion und Interaktion.
- Zweite Ebene: Die unbewussten Übertragungs- und Gegenübertragungsprozesse in der multipersonalen Situation der Gruppe.
- Dritte Ebene: Die Gruppe als Ganzes, die Gruppenmatrix, die Gruppe als Container.

Unser Konzept geht davon aus, dass sowohl die allgemeinen wie die spezifischen Faktoren wirksam sind (vgl. Kap. 4). Die spezifischen Wirkfaktoren sind in der psychodynamischen Gruppenpsychotherapie zusammengefasst. Die Einsicht in die in der interaktionellen Wiederholung erkennbar werdenden Introjekte (Internalisierungen von Selbst-Objekt-Affekt-Konstellationen) erfolgt über die Erfahrungen in den multilateralen Übertragungsprozessen. Die psychodynamische Gruppenpsychotherapie bietet nach unserer Vorstellung große Chancen, da in ihr ein größeres Set an pathogenen Beziehungsmustern wiederholt und verändert werden kann. Denn einerseits wiederholen Menschen in Gruppen verinnerlichte Interaktionserfahrungen aus infantilen Beziehungen in interpersonellen Auseinandersetzungen, andererseits aber machen sie auch neue Erfahrungen mit der subjektiven Innenwelt und der Realität der Anderen. Das Besondere liegt darin, dass es zu interaktionellen Reinszenierungen kommt, die häufig auch im psychosozialen Umfeld ausagiert werden und die dann in der Gruppe erst bearbeitet werden können.

Fallbeispiel
Abwehr und Umgang mit aggressiven Spannungen
Ein 55-jähriger Mann, Herr A., der seit mehreren Jahren geschieden ist und vier Kinder hat, erzählte, dass er mit seinem 25-jährigen ältesten Sohn am Wochenende eine Fahrradtour machen wolle. Er schilderte der Gruppe die Geschichte des Sohnes: Der Sohn sei psychisch gestört und immer schon sein Sorgenkind. Herr A. wirkte traurig und angespannt, als er davon sprach. Er war auch wütend auf seinen Sohn, weil der nicht so reagiert hatte, wie er es wollte. Aktuell nehme der Sohn wieder Drogen und habe seinen beruflichen Einstieg verpasst. Nicht offen wütend war Herr A. auf seine Frau, die ihn wegen eines anderen Mannes verlassen hatte. Die Gruppenteilnehmer sprachen den Kontext der Entstehung der problematischen Vater-Sohn-Beziehung und der Störungen an und vermuteten, dass ein Hauptgrund die Trennung der Eltern gewesen sei. Dem Sohn hatte Herr A. die Trennung von seiner Frau versucht zu erklären. Er hatte ihm gesagt, es sei so, als wenn zwei Menschen plötzlich nicht mehr dieselbe Sprache sprechen. Offensichtlich waren aber der Sohn wie auch die drei anderen Kinder nicht über die wirklichen Gründe der Trennung informiert worden. Die Gruppe wollte sich nicht mit den »Unwahrheiten« befassen, sondern den Sohn schützen. Herr A. hatte auch die Tendenz, über die Probleme hinwegzugehen, so wurde in seiner Ursprungsfamilie über den Alkoholismus des Vaters geschwiegen. Das Thema Verschweigen, Überdecken und Zurückhalten wurde das Thema in der Gruppe. Der Leiter (Janssen) sprach nun die aktuelle Szene, nämlich die Fahrradtour, die zwischen Vater und Sohn geplant war, erneut an. Die meisten in der Gruppe meinten, man solle die Konflikte unter der Decke halten und nicht darüber sprechen, erst recht nicht die Wut zum Ausdruck bringen. In der Gegenübertragung beschäftigte den Leiter das aggressive Verhalten des Herrn A., der schon häufiger sehr aggressive Szenen in der Gruppe geschildert hatte. Er hatte den Einfall, es könnte ja auch bei der Fahrradtour ein Unfall passieren, da die aggressiven Spannungen zwischen Vater und Sohn, verständlich aus der Familiengeschichte, nicht offen werden dürften, so könnten sie ausagiert werden.
Die Gruppe ist betroffen. Ein anderer Teilnehmer, Herr B., erzählte, dass er aggressive Spannungen in der Familie durch einen aggressiven Akt im Beruf erledigt habe. Er schilderte einen Streit in der Familie. Die Ehefrau hatte ihn gebeten, mit seinem Sohn zu einer Veranstaltung zu fahren. Er wollte aber mit einem Freund Holz hacken und hatte es deswegen abgelehnt, den Sohn zu fahren. Daraufhin hatte die Ehefrau einen Streit angefangen und ihm vorgeworfen, er interessiere sich nicht für seinen Sohn. Der Streit sei sehr heftig geworden und habe in Schreien und gegenseitigen Vorwürfen geendet. Er sei dann so angespannt gewesen, dass er am nächsten Tag entschieden habe, sich weniger für seinen Beruf und mehr für seine Familie einzusetzen. Er habe daraufhin einen Teil seiner Tätigkeit gekündigt. Es sei ein richtiges Hinwerfen gewesen.
Der Leiter deutete, dass Herr B. seine aggressiven Spannungen, die aus der Paarbeziehung oder aus der Familienbeziehung stammten, in den beruflichen Bereich verschoben und dort ausgetragen habe. So könne auch Herr A. die Spannung mit seiner Ex-Frau und seinem Sohn austragen. Die Gruppe blieb bei der Rationalisierung, dass es bei Herrn B. die Arbeitsbelastung gewesen sei, weswegen er gekündigt habe. Dem Leiter wurde klar, dass

es um Abwehr von Aggressionen geht. Aber dies spielte sich außerhalb, in den Beziehungen ab. Wie war es in der Gruppe? In der Übertragungssituation auf den Leiter war für Herrn A., der mit seinem Sohn die Fahrradtour plante, eher der Wunsch erkennbar, in dem Leiter einen stabilen, positiven Vater zu finden, der ihn dabei berät, wie er mit seinem Sohn umgehen soll. In der Übertragungssituation des Herrn B., der von der beruflich ausagierten aggressiven Spannung sprach, war eher die Opposition zum Leiter erkennbar.
Er blieb in der Gruppe affektkontrolliert, verkehrte die Wut ins Gegenteil, in Scheinfreundlichkeit. Da der Leiter den Eindruck hatte, es werde etwas außerhalb der Gruppe ausgetragen, was in der Gruppe geklärt werden müsse, fasste er die Ereignisse zusammen und sagte: Manchmal wachsen die Affekte so an, dass sie irgendein Ventil suchen. Herr B. hat das Ventil in seinem Beruf gefunden, bei Herrn A. und seinem Sohn könnte die Entladung einer spannungsreichen Beziehung ebenso wie bei Herrn B. außerhalb ausgetragen werden, nicht in der Gruppe, und ein Unfall passieren. Jetzt konnte die Gruppe die Deutung aufgreifen. Sie setzte sich damit auseinander, dass Spannungen außerhalb der Gruppe ausgetragen würden und auch zu Unfällen führen könnten. Herr A. meinte dagegen, ich solle nicht den Teufel an die Wand malen.
In den folgenden Sitzungen konnten die aggressiven Spannungen in der Gruppe viel deutlicher auf dem individuellen Hintergrund und aktuell in den Interaktionen der Gruppe sichtbar gemacht und angesprochen werden. Offensichtlich hatten diese Deutungen von Inszenierungen innerhalb und außerhalb der Gruppe dazu geführt, dass am Problem der Verarbeitung von aggressiven Spannungen weitergearbeitet werden konnte.

Bei dieser Inszenierung in der Gruppe handelte es sich auf der ersten Ebene, der Ebene der manifesten Aktion und Interaktion, um einen Versuch der Wiedergutmachung einer aggressiven Trennungssituation der Eltern in der Vater-Sohn-Beziehung. Es wurden aber der Kampf, die Rivalität und auch die gegen den Sohn gerichteten Aggressionen symptomatisch angegangen. Die zweite Inszenierung von Herrn B. zeigte, dass die Aggressionen aus der Paarsituation auf die berufliche Situation verschoben wurden. Die Abwehr der Aggression stand also im Vordergrund. Auf der Übertragungsebene (zweite Ebene) war dies auch erkennbar, da beide sich besser darstellen wollten, nämlich aggressionsfreier, als sie sind. Sie wollten ihren Eltern (Gruppenleiter) gefallen. Diese Aggression war in der Gegenübertragung spürbar, sodass der Leiter ein Ausagieren der Aggression fürchtete. Seine Deutung wurde zuerst abgelehnt, dann in einer späteren Wiederholung angenommen. Erst dann konnte die Gruppe das schwierige Thema des Austragens von Aggressionen und Spannungen innerhalb und außerhalb der Gruppe durcharbeiten. Hier kam die dritte Ebene der Gruppe (► Seite 87) zur Geltung, das Gefühl von Sicherheit in der Gruppe, auch stark tabuierte aggressive Spannungen bewusst zu erleben und nicht mehr abwehren zu müssen.

5.5 Träume in der Gruppenpsychotherapie

Mit Freuds epochalem Werk »Die Traumdeutung« (1900) erschien eine völlig neue Sicht des Traums auf der damaligen Bühne der Wissenschaft. Freud hat damit die Wissenschaft der Psychoanalyse begründet. Insbesondere war es sein

Konzept des Traums, aber auch die Offenheit, mit der Freud sich selbst und seine eigenen Träume zum Objekt der Forschung machte. Daher ist es unumgänglich, die Konzeption Freuds heranzuziehen, sobald man auf Träume zu sprechen kommt. Nach Freud (1933) hat der Traum eine doppelte Funktion: Er ist einerseits Ich-gerecht, indem er durch die Erledigung der schlafstörenden Reize dem Schlafwunsch dient, andererseits gestattet er einer verdrängten Triebregung die unter diesen Verhältnissen mögliche Befriedigung in Form einer halluzinierten Wunscherfüllung. Nach Freud widersprechen auch die Angstträume nicht der wunscherfüllenden Funktion des Traums. Das Wesentlichste an Freuds Konzept ist aber die Traumarbeit, die durch einen unbewussten Prozess einen latenten Traumgedanken in einen manifesten Trauminhalt verwandelt. Damit können unbewusste Triebwünsche zensiert an der seelischen Oberfläche erscheinen. Nur die Assoziationen zu dem Traum führen zurück zu dem latenten Traumgedanken. Dies charakterisiert insbesondere den Umgang mit Träumen in der Psychoanalyse.

Auch wenn der Königsweg zum Unbewussten heute eher in der Nutzung von Übertragung und Gegenübertragung liegt, hat der Traum seine Bedeutung nicht gänzlich verloren, obwohl das eine Zeitlang der Fall war. Der Traum gilt jedoch nicht mehr als Hauptweg, um unbewusste Zusammenhänge des Seelischen zu erfassen. In der Nachfolge Freuds spielt ausgehend von der Freud'schen Strukturtheorie die Ich-Psychologie eine entscheidende Rolle. Sie verlagert das Interesse vom Unbewussten – und damit vom Traum – hin zum Ich und zwar zu den Abwehrprozessen. In dieser theoretischen Wendung zum Ich erhält der manifeste Traum eine größere Bedeutung. Dies verstärkt sich in der Folgezeit noch und führt zu einer direkteren Deutung der Träume und nicht zu einer Entschlüsselung des manifesten Traums über den latenten Inhalt. Schon im manifesten Traum soll sich ein zentraler Konflikt des Träumers und der Versuch einer Lösung ausdrücken.

In der Objektbeziehungstheorie erweitert sich die Funktion des Traumes wesentlich. Der Traum ist eine besondere Form unbewussten Denkens, das der Verarbeitung von Konflikten, der Schaffung neuer Ideen und dem seelischen Wachstum dient. Träumen wird zur primären Funktion des menschlichen Geistes – zum »träumerischen Denken«. Anders als bei Freud ist für Bion das Träumen eine grundlegende seelische Funktion, die emotionale Erfahrung in Bilder, Vorstellungen und Gedanken transformiert (nach Zwiebel 2012). Es handelt sich im Grunde um einen Prozess, der Seelisches überhaupt erst als Bewusstsein und Unbewusstes entstehen lässt und in dem es zentral um die Suche nach seelischer Wahrheit geht. Danach gibt es auch einen Traumgedanken im Wachen, als eine Form des »träumerisches Denkens«. Das erschwert die Abgrenzung von Traum und Fantasie. Wenn wir im Folgenden von Träumen sprechen, dann meinen wir keine Fantasien oder Tagträume, sondern Träume, die als solche mitgeteilt werden und im Schlafzustand erscheinen.

Die Entdeckung des REM-Schlafes in den 1950er-Jahren hat das Verständnis des Schlafes revolutioniert und ermöglichte einen neuen Zugang. Der REM-Schlaf dient ganz allgemein der Bewältigung von emotional herausfordernden

Erfahrungen und von daher lag die Annahme nahe, dass die Träume derselben Aufgabe dienen. In der Ägide der experimentellen Schlafforschung haben sich die Psychoanalytiker weniger mit dem Traum befasst. Nur ein Symposion der Internationalen Psychoanalytischen Gesellschaft 2011 in Mexiko widmete sich dem Traum. Es wurde deutlich, dass unterschiedliche Auffassungen bestanden (nach Bohleber 2012). Während einige Psychoanalytiker daran festhalten, dass die Träume eine halluzinatorische Erfüllung unbewusster Wünsche sind und der Traum in der psychoanalytischen Behandlung vor allem eine kommunikative Funktion zur Erfassung von Übertragungen habe, halten andere Psychoanalytiker die Konzeption vom unbewussten, träumerischen Denken für richtig. Im deutschsprachigen Raum sind es z. B. Moser (2005) und Zwiebel (2012), die sich mit dem heutigen Verständnis von Träumen auseinandersetzen. Ein umfassendes Konzept des Träumens entwirft Moser (2005). Es kann hier nur zusammenfassend wiedergegeben werden:

- Der manifeste Traum hat eine größere Bedeutung als bei Freud. Der manifeste Traum gibt über den Zustand des Patienten und über dessen Verständigungsmöglichkeiten der eigenen Innenwelt und der Innenwelt Anderer Auskunft.
- Der Traum ist ein persönlicher Beitrag des Überdenkens der eigenen Situation in einer Sprache präverbaler Art, die nicht ohne weiteres zugänglich ist. Die eigene Situation wird in der bildlichen Sprache des Traumes rekapituliert.
- Träume sind Problemlösungsversuche, in denen der Träumer versucht, in der Mikrowelt den Konflikt kognitiv-affektiv in den Griff zu bekommen. Die Organisation des Traums zeigt, wie zugänglich das Problem in der momentanen Situation des Träumers ist. Der Traum ist also für Moser eine simulierte Mikrowelt, die in der Kommunikation zum Ausdruck kommt.

Der gruppenanalytische Begriff des Unbewussten unterscheidet sich vom Unbewussten in der Psychoanalyse durch eine frei fließende, minimal strukturierte Diskussion der Gruppenteilnehmer und – analog dem Paradigma der Intersubjektivität – durch das Primat eines gemeinsamen Unbewussten. Der gruppenanalytische Begriff des Unbewussten hat eine Begrenzung, wenn es darum geht, das Unbewusste als ein verinnerlichtes psychisches Phänomen und in Zusammenhang mit dem Aufbau einer psychischen Struktur zu erfassen. Die Psychoanalyse versteht das Unbewusste als Gegensatz zum Sozialen, als Ausdruck der inneren Natur. In der Gruppenanalyse werden dagegen die einzelnen Beiträge der Gruppenteilnehmer durch eine andere Einheit des Unbewussten als verbundene Assoziation verstanden. Daher ist ein erzählter Traum in der Gruppe immer auch ein Gruppentraum. Dies entspricht dem Verständnis des »relationalen Unbewussten« (vgl. Schultz-Venrath 2012).

Diese Auffassung des Unbewussten als Gruppenunbewusstes gilt in weiten Teilen der Gruppenpsychotherapie nicht, denn diese betrachtet mehr die Interaktion und damit die Übertragung. Yalom (1989) ist z. B. der Meinung, dass sich die intensive, ausführliche personalisierte Traumerforschung in der Gruppe kaum durchführen ließe. Dieser Auffassung können wir uns nicht anschließen.

Wie wir demonstrieren möchten, können wir sehr gut mit Träumen in Gruppen arbeiten. Es kommt aber nicht darauf an, die Träume nur in einem individuellen Kontext zu verstehen, das würde Psychoanalyse in der Gruppe bedeuten, sondern den Traum auch im Kontext des Gruppenprozesses zu sehen, also seine kommunikative Funktion herauszustellen.

Wie und wann bringt ein Teilnehmer Träume in die Gruppe ein? Die meisten Teilnehmer sagen zu Beginn einer Gruppensitzung, ich hatte letzte Nacht einen Traum. Sie gehen davon aus, dass der Traum die Gruppe interessiert. Es ist zugleich ein Versuch, individuelle Prominenz und die Aufmerksamkeit des Gruppenleiters zu erreichen. Deswegen ist diese Initialeröffnung eine besondere Situation. Sie wird von König & Lindner (1991) als »Einleitungsformel« bezeichnet. Solche Traummitteilungen sind bei Patienten mit einzelanalytischer Erfahrung und zu Beginn eines Gruppenprozesses nicht selten Hinweis auf eine *Übertragung auf den Gruppenleiter.*

Die folgenden Beispiele von Träumen sind aus einem längeren Gruppenprozess, geleitet von Janssen, in dem Traummitteilungen besonders häufig vorkamen.

Fallbeispiel
Traum 1
Ein männlicher Teilnehmer, der neu in der Gruppe war, eröffnete seine dritte Gruppenstunde mit dem Traum: Ich bin auf einer Reise nach Belgien. Sehr viel ist mir fremd. Ich begegne einer Studentin, aber ich weiß, daraus wird nichts. Ich gehe um einen See spazieren und da sind ganz viele Menschen mit Hunden. Ein Hund kommt auf mich zu. Der beißt mich in den Finger, ich erlebe das wie das Saugen eines Babys am Finger. – Er selbst assoziierte sehr wenig dazu. Deutlich wurde, dass er an den Gruppenleiter die Anforderung stellte, den Traum zu interpretieren, wohl weil er große Orientierungsschwierigkeiten in der Gruppe (im Traum das Thema »Reisen«) hatte. Den Traum verstand daher der Gruppenleiter als *Widerstand gegen die Gruppe* und als Versuch, ihn allein als Analytiker für sich zu haben. Eine Gruppenteilnehmerin, die schon länger in der Gruppe war, erzählte nun von ihrer türkischen Familie und von ihrem Vater, der sie nicht verstehe. Sie schilderte ihre enge Beziehung zur Mutter und die guten Beziehungen zu den älteren Brüdern und ihr Zerwürfnis mit dem Vater. Sie teilte das Bedürfnis mit, eine positive Beziehung zur Gruppe zu entwickeln. – Bei der obigen Traummitteilung handelte es sich um eine Konkurrenz in der Übertragung auf den Gruppenleiter und ein Ausblenden der anderen Gruppenmitglieder. Der Traumberichter will die Interaktion und die Ansprüche der anderen Teilnehmer vermeiden.

Anders verhält es sich, wenn der Traumberichter die *Gruppe als Resonanzkörper* nutzt (Übertragung auf die Gruppe).

Fallbeispiel
Traum 2
Die Teilnehmerin Frau D., die schon länger in der Gruppe war, erzählte von ihrem Gefühl gegenüber einer anderen Teilnehmerin. Sie habe mütterliche Gefühle gespürt, das hätte sie sehr gefreut. Bisher habe sie diese mütterlichen Gefühle versteckt. Dann erzählte sie einen Traum: Ich bin auf dem Speicher, wo ich häufig in Kisten stöbere. Ich öffne eine Kiste

und finde ein totes Baby. Ich bin traurig, aber nicht entsetzt. Ich öffne das Fenster, fliege aus dem Fenster raus und fühle mich befreit.
Der Traum zeigte, wie bedürftig sie ist und wie sehr sie davor flieht. Aber über den Traum brachte sie ihre Bedürftigkeit und ihre Trauer, ihre aktuelle mentale Situation also, symbolisch zum Ausdruck. Zu ihrer Lebensgeschichte war Folgendes bekannt: Sie war in der DDR aufgewachsen, hatte eine sehr strenge Mutter und wurde nicht als Mädchen akzeptiert. Die Mutter bevorzugte die Jungen, sie sollte eigentlich ein Junge sein. Der Vater war wenig präsent.
Die Gruppe war zunächst wie gelähmt und hilflos. Der Leiter sagte: Die Gruppe fühle sich von den Wünschen nach Mütterlichkeit von Frau D. überfordert (Übertragung auf die Gruppe). Dadurch kam Bewegung in die Gruppe und sie begann, sich mit Frau D. auseinanderzusetzen, jeder auf seine Weise. Es ging um Mütterlichkeit, Bedürftigkeit und Leistungsorientierung. Nach einem längeren Prozess, in dem es ein Hin und Her gab um Fragen der Bedürftigkeit, die Angst vor Anforderungen und die Dominanz der Mütter, sagte der Leiter, dass sich die ganze Gruppe als nährende Mutter angesprochen fühle und Frau D. hoffe, ihre Bedürftigkeit in der Gruppe erfüllt zu bekommen. In diesem Beispiel wurde die Gruppe zum Resonanzkörper für ein bedürftiges Individuum.

Es gibt auch Träume, die zum Verstehen der *unbewussten Gruppenfantasie* führen.

Fallbeispiel
Traum 3
Eine Teilnehmerin war sehr aufgeregt, als sie die Gruppensitzung mit ihrem Traum eröffnete: Ich bin in einem Schloss, dort sind Menschen gefoltert worden. Ein Mann, der wohl auch gefoltert wurde, sucht verzweifelt seine Frau. Er findet seine Frau in einem Sarg liegend. Sie schaut durch ein Gitter auf ihn. Sie sagt, es sei nicht so schlimm. Er sieht nur das Gesicht. Sie streckt die Hände aus und berührt ihn, er sieht, dass ein Finger fehlt. – Die Gruppe war zunächst betroffen über diesen Foltertraum. Der Leiter stellte einen Zusammenhang mit der letzten Sitzung her, in der es um Trauer und Eifersucht ging, um Angst vor den Wünschen nach mütterlicher Versorgung. Die Nichterfüllung sei gleich Folter. Daraufhin sagte eine Teilnehmerin, ihr ginge es schlecht. Sie hätte sich sehr damit auseinandergesetzt, dass der Leiter ihren Traum vom toten Baby und vom Wegfliegen (► oben) als Verleugnen der Trauer gedeutet hätte. Das tote Kind bliebe ja schließlich zurück. Sie begann zu weinen und erzählte einen weiteren Traum: Ich bin in einem Zimmer und das Wasser steigt immer höher bis zu den Knien. – Der Leiter verstand das Weinen im Traum als Lockerung der Abwehr und sagte, die Tränen würden aufsteigen, die Trauer wolle sich zeigen. Die Teilnehmerin konnte diese Deutung akzeptieren und auch die anderen in der Gruppe sahen die dunkle Brühe und die Trauer, die Qual bereitete. Die Folter bestand also in der Gruppe darin, dass die Teilnehmer nicht wussten, ob sie sich dem Rand des Vulkans, der Wut und der Angst wie im Traum nähern oder ob sie sich verweigern sollten. Eine Teilnehmerin äußerte, sie habe Angst, verrückt zu werden. Es war dieselbe Teilnehmerin, die den Initialtraum der Gruppenstunde über die »Folter« eingebracht hatte. Wenn sie das Gefühl nicht beherrschen könne, wolle sie sich umbringen. Andere wiederum sperrten sich oder verschönerten diese quälende Situation der Depression.

In diesen regressiven Situationen kommunizierte der Leiter auch über einen *Gegenübertragungstraum.* Nach dieser Stunde träumte er: Ich muss sehr viel Müll beseitigen, um einen Weg zu finden, den ich dann nicht finde oder wieder verliere. – Der Leiter befürchtete also, die vielen negativen Erfahrungen der Gruppenteilnehmer (den Müll) nicht beseitigen zu können und keine Lösung dafür zu finden.

Träume können auch eine *Entwicklung in der Gruppe* anzeigen.

Fallbeispiel
Traum 4
Eine schon länger in der Gruppe befindliche Teilnehmerin eröffnete die Gruppensitzung mit der Traumerzählung: Ich bin in einem Haus, offensichtlich bei mir zuhause, zusammen mit einer Freundin. Wir gehen duschen, der Abfluss ist verstopft, ich frage mich, ob ich ihn reinigen soll. Meine Freundin will duschen. Sie hat eine Rasierklinge in der Hand. Ich erkläre ihr, dass das Wasser nicht abfließen kann. Ich bin dann mit meiner Tochter auf einer Feier mit vielen anderen, die wild feiern. Es bricht Feuer aus, ich versuche zu mahnen, die anderen hören nicht. Ich bin fasziniert von dem Feuer, verlange aber eine Löschung. Ich selbst will nicht löschen, die anderen sollen löschen. – Nach Assoziationen der Gruppe war die Träumerin diejenige, die am stärksten Widerstand (Abfluss ist verstopft) innerhalb der Gruppe zeigte, sie hatte nun Feuer gefangen und sie spielte mit dem Feuer. Das Feuer im Traum war das Symbol für die Liebe. Es war herauszuarbeiten, dass sie sich in einen Teilnehmer verliebt hatte und offensichtlich eine Beziehung entstanden war. Ob es zu einer sexuellen Beziehung gekommen war, blieb in dieser Sitzung unklar. In späteren Sitzungen wurde es überdeutlich. Die Gruppe jedoch freute sich über dieses neue Paar und konnte mit der Bedrohung durch das Feuer der Liebe und dem Widerstand der Teilnehmerin (sie konnte noch nicht zu ihren Liebesgefühlen stehen) zunächst weiterarbeiten. In derselben Sitzung erzählte eine Teilnehmerin einen sog. *Heilungstraum,* der ebenfalls eine Entwicklung anzeigte.

Fallbeispiel
Traum 5
Ich bin in einer Klinik. Die Ärzte, Ärztinnen und Pflegekräfte müssen sich mit einem kleinen Mädchen beschäftigen, das viele Löcher am Körper hat. Sie wissen nicht, was sie damit machen sollen. Ich komme dazu und habe eine Salbe, die ich in die Löcher schmiere, sodass eine Membran entsteht und das Mädchen nicht mehr verletzt ist. – Die Gruppe assoziierte sofort die Verletzungen, die die Teilnehmerin, die diesen Traum erzählte, in der Gruppe erfahren hatte (Auseinandersetzung mit dem Vater = dem Gruppenleiter) und die Selbstheilungskräfte, die sie mobilisieren konnte. Für die Gruppe war dies ein hoffnungsvoller Traum, da die Teilnehmerin am Ende ihrer Teilnahme stand und den Wunsch hatte, noch viele Sitzungen zu bleiben. Andererseits bestand die Angst, sich abhängig zu machen. Die Gruppe hat also sofort die unbewusste Bedeutung des Traums für die Teilnehmerin erkannt und benannt und damit der Teilnehmerin zu einer Entwicklung verholfen. Diese Teilnehmerin schrieb ca. ein Jahr nach Beendigung der Gruppentherapie, dass sie eine sehr gute Erfahrung gemacht und sich mit ihrem Vater endlich versöhnt habe.

Es gab in dieser Gruppe *Träume, die höchst individuelle Traumata mitteilten*, die aber nicht von der gesamten Gruppe verstanden werden konnten, sondern nur von dem Leiter, da er mehr über die Biografie der Einzelnen wusste. Sie brachten die Gruppe nicht unbedingt aktuell weiter, wirkten aber als Metaphern für spätere Sitzungen und konnten dann auch aufgegriffen werden. Diese Träume wurden sozusagen in der Gruppenmatrix gelagert.

Fallbeispiel
Traum 6
Eine Teilnehmerin, die schon länger in der Gruppe war, erzählte folgenden Traum: Ich bin mit meinem Arbeitsteam zusammen. Wir sind in einem Lager, wo die Wände sehr offen sind zum Wald hin. Es herrscht Terror. Wir müssen uns schön machen, um »Hitler gut zu stimmen«, damit wir nicht alle umgebracht werden. Ich trotze, ich will mich nicht schön machen. Ich werde durch einen dicken Mann, der Hitler sein soll, vergewaltigt. Ich finde das alles eklig, aber ich werde gerettet und nicht umgebracht. – Nach dem Eindruck des Leiters hatte diese Traumgeschichte etwas mit der individuellen Geschichte der Teilnehmerin und mit der nationalsozialistischen Vergangenheit ihrer Familie zu tun. Diese Geschichte konnte aber bisher noch nicht angesprochen werden, da die Teilnehmerin in der Gruppe noch nicht darüber gesprochen hatte. Ihr aktueller Traum war ein Angsttraum. Sie nahm »Hitler«, um Angst- und Bedrohtheitsgefühle zu benennen, die aus ihrer aktuellen Erfahrung stammten: Sie hatte sich in einen jungen Mann verliebt, der aus Argentinien stammte und bei einer Tante lebte. Zum Geburtstag hatte er ihr Ohrringe geschenkt, die sie auch trug. Zwei Tage nach ihrem Geburtstag war der Freund mit einem Motorrad tödlich verunglückt. Dieses Ereignis aktualisierte offensichtlich infantile Traumatisierungen. Sie trug in der Gruppe nur Schwarz. – In den Reaktionen der Gruppenmitglieder zeigte sich Betroffenheit und ein Wahrnehmen der Depression und Verzweiflung. Aber der Zusammenhang konnte noch nicht verstanden werden, da die Gruppe die individuellen Zusammenhänge nicht kannte und auch nicht erfragte. Das »Gruppendepot« blieb dennoch für diese Teilnehmerin wirksam.

Gruppenträume sind nach Yalom (1989) am wertvollsten. Das sind Träume, in denen über die Gruppe und über Mitglieder der Gruppe geträumt wird. In diesen Träumen hat der manifeste Inhalt der Gruppe eine besondere Bedeutung.

Fallbeispiel
Traum 7
Eine Teilnehmerin war in der Gruppensitzung in einen dicken Schal gehüllt und begann mit einem Traum: Ich machte mit meiner zweijährigen Nichte eine Schneeballschlacht. Als ein Ball mich empfindlich traf, schimpfe ich die Nichte aus, die daraufhin wegläuft. Ich versuche sie festzuhalten, weine und sage: »Bitte lass uns uns wieder lieb haben«. – Der Leiter deutete individuell: Sie sind das kleine Kind, das mit Schneebällen werfen will und dabei die »Mutter« verletzt. Daraufhin erzählte ein Teilnehmer einen *Gruppentraum*: Die Gruppe ist am Balkon meiner Wohnung, ich rauche, trinke Kaffee und verspüre großen Ärger. Ich will diese Nähe der Gruppe nicht, nicht das Anklammern, nicht die Bedürftigkeit. Ich habe große Angst, dass dadurch Aggressionen entstehen können. – Nach einigem Hin und Her über Nähewünsche und Angst vor Nähe erzählte ein anderer Teilnehmer unter

> großer Erregung eine Kriegserfahrung eines Familienmitgliedes, die sehr grausam war. Die Gruppe wehrte sich dagegen, sie wolle nicht so viele negative Geschichten hören. Der Leiter intervenierte: In C. lebt die Kriegsgeschichte weiter und er ist Teil der Gruppe, er kann also diese Geschichte, wenn sie ihn bewegt, auch einbringen. Daraufhin brachte eine Teilnehmerin einen weiteren *Gruppentraum*: Ich bin in einer Gruppe im Schwimmbad. Es ist eine Gruppe, die aus Gruppenteilnehmern und Arbeitskollegen besteht. Einer springt vom 10-Meter-Turm. Er taucht nicht auf, sondern Blut steigt hoch, er hat sich verletzt.

Die aktuelle Angsterfahrung in der Gruppe wurde durch die Gruppenträume wiedergegeben. Die Gruppe hatte Angst vor zu großer Nähe, die Gefahren mit sich bringen konnte, sich zu verletzen oder sogar umzukommen in den »Kriegswirren« in der Gruppe. – Im weiteren Verlauf konnte die Gruppe diese unbewussten Ängste, symbolisiert durch die Träume, nach und nach überwinden.

Zusammenfassend können wir aus dem Umgang mit Träumen in Gruppen festhalten:

- Träume in Gruppen verraten viel über die unbewussten Fantasien in der Gruppe.
- Der manifeste Inhalt hat in Gestalt der »Gruppe« eine Bedeutung für die Gruppe und für den Einzelnen in der Gruppe.
- Träume in Gruppen oszillieren zwischen individueller Bedeutung und Gruppenbedeutung.
- In regressiven Gruppen, z. B. bei Blockveranstaltungen oder Intensivtrainings, sind Träume häufiger als in kontinuierlichen, wöchentlich stattfindenden Gruppensitzungen. Letztere gewinnen ihr Material mehr aus den Interaktionen und Beziehungssituationen der Gruppe und der äußeren Realität in Beruf und Familie.

5.6 Einige besondere Situationen im Verlauf kontinuierlicher ambulanter psychodynamischer Gruppenpsychotherapie

Die therapeutische Arbeit in der psychodynamischen Gruppentherapie kann durch Ereignisse bzw. besondere Herausforderungen bedroht sein. Solche besonderen Herausforderungen können entstehen durch bestimmte Patientenprobleme in der Gruppe, durch spezielle Gruppensituationen, die durch Patienten ausgelöst werden und die sich auf die ganze Gruppe beziehen.

5.6.1 Durch Symptome ausgelöste besondere Situationen

In der Gruppe haben Symptome, über die ein Patient berichtet, einen wichtigen Stellenwert, da sie in dem Netzwerk der Gruppe ein Appell an die Gruppe sind. Symptome machen deutlich, unter welchen beunruhigenden seelischen Zuständen die Patienten leiden. Meist wird von Ängsten, Befürchtungen, traurigen Verstimmungen, von Wut, Scham oder Einsamkeit gesprochen. In einigen Fällen liegen die Ursachen des Problems in dem Patienten selbst, in anderen Fällen in der Familie oder in einer Gruppe von Menschen, z. B. im beruflichen Umfeld. Es ist Aufgabe des Gruppenleiters und auch der Gruppenteilnehmer, den Kontext zur Gruppe und zur Lebenssituation des Patienten herzustellen. Symptome wie Ängste oder Depressionen können in der Gruppe über das Containing der Gruppe gut aufgenommen werden. Auf einige Symptome, die besonders schwierige Situationen in der Gruppe schaffen, möchten wir eingehen.

Patienten mit *depressiven Störungen* in der Gruppe zu behandeln ist eine Selbstverständlichkeit (auch Kap. 9.1). Das Hauptklientel von Gruppen sind depressive Patienten unterschiedlicher Psychogenese. Sie sind grundsätzlich für die Gruppe geeignet, da Beziehungsprobleme in der Regel in zwischenmenschlichen Zusammenhängen bestehen und diese durch interpersonelle Erfahrungen in der Gruppe wiederholt werden können. Diese Erfahrungen ermöglichen dem Patienten, über die Gruppe seine Gefühle zu erkennen, übertriebene Schuldgefühle oder wahnhafte Überzeugungen oder Minderwertigkeitsgefühle abzubauen und sich selbst realistischer zu sehen. Der depressive Patient wird in der Gruppe auch einen Zugang zu seiner Wut finden. Für die Gruppe ist es eine Herausforderung, wenn der Patient seine Hilflosigkeit in der Gruppe ausbreitet, er kann dadurch auch Aggression und Ärger auslösen. Eine Belastung für die Gruppe wird es, wenn sich die depressiv-pessimistische Grundstimmung des Patienten auf die Möglichkeiten der Gruppenpsychotherapie bezieht und die Gruppe mit einer negativistischen Einstellung zur Gruppe infiziert wird. Denn dann wird das »Prinzip Hoffnung«, ein Wirkfaktor in der Gruppe, infrage gestellt. Zudem ergibt sich eine besondere Situation, wenn Patienten über einen längeren Zeitraum nicht genügend von der Gruppe profitieren.

Fallbeispiel
Indikation bei depressiven Störungen

Die 47-jährige Patientin wandte sich wegen psychosomatischer Symptome wie Schwindel und funktionellen Herzbeschwerden an einen Psychotherapeuten (Janssen). Des Weiteren lag eine depressive Verstimmung mit Schlaflosigkeit, Grübeln, heftigen Schuldgefühlen und zeitweiliger Arbeitsunfähigkeit vor. Bei der Patientin stellte sich eine schwere Über-Ich-Problematik heraus. Die Großeltern stammten aus einer Arbeiterfamilie. Mutter und Vater hatten sich bei extremer Leistungsorientierung hochgearbeitet. Auch sie sollte zur Oberschicht gehören und dies wie die Eltern anstreben. Sie wählte einen akademischen, sozialen Beruf und entfernte sich von den Eltern. Ihr Vorgesetzter an der Universität unterstützte sie darin als väterlicher Freund, bis ihre weitere Qualifikation scheiterte und sie verzweifelt und gescheitert an ihren Heimatort zurückkehren musste. In ihrem neuen Vorgesetzten fand sie jedoch keinen solchen Unterstützer. Ihr Über-Ich forderte eine sich selbst verleugnende altruistische Einstellung, sie erlebte sich an der Arbeitsstelle jedoch als Rivalin gegenüber anderen. Diesem inneren Konflikt war sie nicht mehr gewachsen.
Ich nahm sie zunächst in eine einmal pro Woche stattfindende Gruppenpsychotherapie. In der Übertragung zeigte sich sehr bald, dass sie meine väterliche Unterstützung und Hilfestellung im Sinne eines Coachings suchte. Die extraanalytischen interpersonellen Konflikte trug sie mit ihrem Vorgesetzten oder mit ihrer abwertenden Mutter aus. Da sie in der Gruppe zu wenig Unterstützung fand, verschlechterten sich ihre depressive Verstimmung

und ihre psychosozialen Beziehungen. Die Gruppe war nicht geschlossen und stark genug, um die Probleme bearbeiten zu können. Darum nahm der Leiter sie aus der Gruppe und nach einiger Zeit in eine analytische Psychotherapie. Ihre positive Entwicklung zeigte, dass diese Entscheidung richtig war.

Besondere Schwierigkeiten ergeben sich bei depressiven Patienten auch, wenn sie sich zu narzisstisch selbstbezogen verhalten oder wenn sie sich depressiv zurückziehen. Gerade der depressive Rückzug in einer Gruppe – also die Verweigerung der Gruppeninteraktion – führt dazu, dass die Teilnehmer der Gruppe hilflos werden. In der Regel kann der Gruppenleiter nicht warten, bis die Gruppenteilnehmer den depressiven Patienten aktiviert haben. Aufgrund der besonderen Übertragungssituation, die in der Gruppenpsychotherapie gegenüber dem Leiter besteht, muss er tätig werden. Nach meinen Erfahrungen gelingt es den depressiven Patienten dann, die Rückzugstendenzen aufzugeben und sich an der Gruppe zu beteiligen, was nach und nach zu einer Veränderung ihres depressiven Rückzugverhaltens führt.

Fallbeispiel
Depressiver Rückzug in Gruppen
Die schwer depressive Patientin war wegen Suizidalität und frühkindlicher Traumatisierung in stationärer psychiatrischer Behandlung gewesen. In der daran anschließenden ambulanten Gruppenpsychotherapie zeigten sich Wünsche nach symbiotischem Einswerden mit Objekten, auch mit der Gruppe und in der Übertragung auf den Gruppenleiter. Andererseits konnte sie sich wortlos und auch ohne mimische Beteiligung über mehrere Sitzungen zurückziehen. Erst wenn sie vom Gruppenleiter angesprochen wurde, konnte sie sich wieder einbringen.

Ein besonderes Problem stellt sich in der Gruppe, wenn ein Teilnehmer von Suizidgedanken spricht. Suizidgedanken, selbst wenn sie wiederholt geäußert werden oder dramatisiert wirken, müssen als solche ernst genommen werden. Es kann sein, dass die haltgebende Struktur der Gruppe überfordert ist, die Gruppenmitglieder beunruhigt sind und alle sich an den Gruppenleiter wenden, er möge doch einschreiten. Sehr selten geschieht dies in der ambulanten Gruppenpsychotherapie, eher in der stationären. Es ist dann notwendig, ein äußeres Versorgungsnetzwerk einzuschalten, um das Leben des Patienten nicht zu gefährden. Bei wiederholten Suizidgedanken sowie Äußerungen von Suizidabsichten muss der betreffende Teilnehmer aus der Gruppe genommen werden, es soll eine diagnostische Abklärung der Aktualität der suizidalen Einengung vorgenommen werden – mit Beginn einer Psychopharmakotherapie. Auch Behr & Hearst (2009), zwei erfahrene englische Gruppenanalytiker, empfehlen, solche Patienten aus der Gruppe herauszunehmen und sie in das psychiatrische und einzelpsychotherapeutische Versorgungssystem einschließlich einer Psychopharmakotherapie zu integrieren.

Nach Auffassung von Behr & Hearst (2009), aber auch nach unserer persönlichen Erfahrung, ist eine Unterbrechung der Gruppenpsychotherapie auch bei *manischen Zuständen* sinnvoll. Der manische Zustand ist begleitet von starkem Redezwang, reizbaren oder auch aggressiven Reaktionen, Gedankenflucht oder auch zufälligen Assoziationen, die sich kaum in einem Gruppenprozess auffangen lassen. Darum ist hier eine Unterbrechung der Gruppenpsychotherapie sinnvoll und eine psychiatrische Weiterbehandlung einzuleiten.

Psychotische Episoden ergeben sich aus sehr unterschiedlichen Anlässen. Handelt es sich um Persönlichkeitsstörungen mit psychotischen Episoden, dann können sie in der Regel in einer Gruppe weiterbehandelt werden. Entwickelt sich eine wahnhafte Verkennung der Realität und ein Wahngebäude von Beeinflusstwerden, dann ist dies in einer gemischten Gruppe sehr schwer zu handhaben. Zwar können Grenzsetzungen und Konfrontationen ein Stück Realität herstellen, jedoch lassen sich diese psychopathologischen Reaktionen schwer bearbeiten (zu den Störungen aus dem schizophrenen Formenkreis ▸ Kap. 9.3).

Grundsätzlich ist festzuhalten, dass Patienten mit *Borderline-Persönlichkeitsstörungen* in der ambulanten Gruppenpsychotherapie sehr profitieren können. Die Gruppe stellt für den Borderline-Patienten reale Grenzen dar. Die Gruppe kann aggressive Ausbrüche besser abfangen, sie kann helfen, den Borderline-Patienten an Normen zu orientieren. Sobald aber der Borderline-Patient stärker regressiv wird, können natürlich auch projektiv-identifikatorische Mechanismen zu psychotischen Prozessen innerhalb der Gruppe führen, zu wahnhaften Übertragungen auf Teilnehmer oder auf den Leiter. Auch aggressive Attacken auf den Leiter kommen dann vor. Gerade wenn es zu nah und zu affektiv in der Gruppe wird, entstehen solche »Notsituationen«. Manchmal regulieren Borderline-Patienten dies durch Wegbleiben, Rausrennen oder indem sie die Gruppe attackieren. In unserer ambulanten Praxis hat es sich bewährt, einzeltherapeutische Interventionen durchzuführen, wenn man es nicht hinnehmen will, dass der Patient die Gruppentherapie abbricht. Es ist deswegen bei Borderline-Patienten von vornherein sinnvoll, eine Vereinbarung zu treffen, bei Schwierigkeiten nicht die Gruppenpsychotherapie abzubrechen, sondern zuerst die Einzelsitzung mit dem Therapeuten aufzusuchen.

Fallbeispiel

Kombination von Einzel- und Gruppentherapie in Krisen bei Borderline-Patienten

Eine Borderline-Patientin war zunächst in stationärer Gruppenpsychotherapie (Gruppenleiter Janssen) und danach in ambulanter Gruppenpsychotherapie beim selben Leiter. Sie profitierte nach einiger Zeit von der Gruppe und arbeitete auch mit. In einer der späteren ambulanten Gruppensitzungen wirkte sie ohne erkennbare Ursache zurückgezogen und aggressiv angespannt. Plötzlich entlud sich die Aggression wortlos, indem sie eine Flasche, die sie mitgebracht hatte, nach dem Gruppenleiter warf. Er reagierte sofort, indem er auf die Regel des Alles-Sagen-Könnens aber Nichthandelns hinwies. Die Patientin war jedoch nicht bereit, in der Gruppe über die Gründe ihrer Wut zu sprechen. Der Gruppenleiter ließ sie in der Gruppe und bot ihr ein Einzelgespräch an. Es stellte sich heraus, dass die Patientin wütend war, weil sie in der Gruppe zu wenig Beachtung gefunden hatte. Diese Kränkung konnte in der Einzelsitzung bearbeitet werden und sie konnte weiter teilnehmen.

Patienten mit manifestem Suchtverhalten können in der Regel von heterogen zusammengesetzten ambulanten psychodynamischen Gruppenpsychotherapien *nicht* profitieren. Für Patienten mit Suchtverhalten wird in solchen Gruppen zu wenig ihr Bedürfnis nach symbiotischen Verschmelzungen und nach suchtregulierenden Maßnahmen erfüllt. Darum sollten Suchtpatienten meistens stationär in homogenen Gruppen behandelt werden (▶ Kap. 9.5). Nimmt man sie dennoch in eine heterogene ambulante Gruppe, dann muss man immer mit einem Abbruch rechnen.

Für die Gruppenpsychotherapie mit an *psychosomatischen Störungen* leidenden Patienten lassen sich drei Gruppen unterscheiden: Psychosomatische Patienten, die ausgeprägt alexithyme Phänomene aufweisen, zwischenmenschlich kaum interagieren und wenig emotionale Befindlichkeiten einbringen können, sondern sich ausschließlich mit der Symptomatik beschäftigen, sind für Gruppenteilnehmer und Leiter eine besondere Belastung. Diese Gruppe von Patienten sollte über eine Kombination von körpertherapeutischer und kunsttherapeutischer stationärer Gruppenpsychotherapie vorbehandelt werden, damit die Affekte aktualisiert werden (vgl. Kap. 7.3.3). Eine weitere Gruppe von psychosomatischen Patienten kann durchaus in heterogen zusammengesetzten Gruppen behandelt werden, wenn sie sich auf die emotionalen interaktionellen Prozesse genügend einlassen kann und auch genügend stabil ist hinsichtlich Kränkungsvorgängen in einer Gruppe. Erfahrungen liegen auch vor mit homogen zusammengesetzten Gruppen psychosomatisch Kranker, die über ihr Symptom eine gewisse Homogenität darstellen und dann auch einen Gruppenprozess durchlaufen können (vgl. Kap. 9.6).

5.6.2 Ereignisse während des Verlaufs der Gruppenpsychotherapie

Gruppen, insbesondere langlaufende halboffene Gruppen, können drei bis zehn Jahre des menschlichen Lebens umfassen. In diesem Zeitraum können Ereignisse auftreten, die die Gruppe vor Herausforderungen stellt. Einige dieser Ereignisse möchten wir nennen.

Körperliche Erkrankungen während einer Gruppenpsychotherapie

Im Rahmen langer Gruppenprozesse kann jeder in der Gruppe körperlich erkranken. Die Gruppe kann auch, ohne dass der Betreffende von seiner Krankheit spricht, merken, dass es dem Gruppenmitglied nicht gut geht. So kann sein Aussehen oder seine Haltung verändert sein, zuweilen äußert er auch Symptome. Manchmal werden die körperlichen Symptome psychologisiert, sodass Gruppenmitglieder wie Gruppenleiter irritiert sind. Nicht selten wird es dann notwendig zu sagen: Sie sollten sich mal ärztlich untersuchen lassen. Die Gruppe übernimmt in einer solchen Situation die Funktion einer Familie, angeleitet von dem Gruppenleiter. Der Umgang mit dem körperlich erkrankten Patienten kann auch sehr hilfreich sein für die Bewältigung seiner Ängste.

Fallbeispiel
Somatische Erkrankungen in der Gruppe
Die Patientin war schon sechs Jahre in der Gruppe. Während der Gruppenzeit hat sie einen Mann kennengelernt, geheiratet und eine Tochter bekommen, die ihr Ein und Alles war. Eines Tages rief sie den Gruppenleiter (Janssen) an und sagte, sie könne am darauffolgenden Tag nicht in die Gruppe kommen, da eine Gynäkologin einen unklaren Befund an ihrer Brust festgestellt hätte und sie möglicherweise operiert werden müsse. Sie wolle die Gruppe damit nicht belasten, sie wolle es nur ihm, dem Gruppenleiter mitteilen. Der Leiter sagte ihr, wenn sie könnte, solle sie unbedingt am nächsten Tag in die Gruppe kommen und es allen mitteilen. Das wäre für sie und wohl auch für die Gruppe gut. Sie sagte zu. In der Gruppe waren vier Frauen und ein Mann anwesend, zwei Männer fehlten. Die Patientin erzählte von dem medizinischen Befund, einem Knoten an ihrer Brust. Es sei noch unklar, ob es eine Infektion oder ein Tumor sei. Es sei eine Biopsie genommen worden und ein Carzinoma in situ festgestellt worden. Morgen wolle sie sich eine Zweitmeinung holen. Die medizinischen Dinge wurden sehr ausführlich dargestellt und auch nachgefragt. Als psychisches Problem stellte sich bald heraus, dass die Patientin Angst hatte zu sterben und ihre dreijährige Tochter zurückzulassen. Eine andere Teilnehmerin erzählte, dass bei ihr Ähnliches diagnostiziert worden sei und warnte vor den untersuchenden Chirurgen. Eine andere Teilnehmerin sprach von ihrer Angst, als sie ihre Tochter geboren und noch im Krankenhaus einen Bluthochdruck entwickelt hatte. Damals habe sie auch Angst gehabt zu sterben. Der Leiter versuchte zunächst zu klären, da doch noch manches ungeklärt war und Hoffnung bestand, dass ihre Tochter nicht, wie sie befürchtete, mutterlos würde. Er beruhigte sie, die Befürchtungen seien zu diesem Zeitpunkt nicht real begründet. Die Teilnehmerin fühlte sich sehr verstanden und war froh, dass sie das Thema eingebracht hatte. Nach anfänglichem heftigen Weinen und Schluchzen konnte sie auch wieder Worte finden. Gegen Ende der Gruppe wurde der Patientin bewusst, dass sie schon einmal in so eine Notsituation gekommen war und damals kaum darüber hätte reden können. Damals hatte ein Teilnehmer zu ihr gesagt, wenn er ihre Hand nähme, dann ginge es vielleicht. Dieses An-die-Hand-nehmen war ein Symbol für Begleitung. Ein großer Schritt war, dass die Patientin jetzt ihre Tendenz aufgegeben hatte, durch Leugnen und Verschweigen eine heile Welt aufrechtzuhalten. Sie konnte auch ihren Eltern ihre Erkrankung mitteilen. Bisher wurden Schwäche und Krankheit in der Familie verleugnet.

Entwicklung von psychotischen Episoden in der Gruppe

Eine wahnhafte, psychotische Reaktion in der Gruppe ist auf jeden Fall ein Schock für die Teilnehmer. Es tauchen Gefühle der Hilflosigkeit, des Versagens und der Abwertung auf. Vielleicht ist die Gruppe doch ein zu gefährliches Instrument, wenn sie Psychosen auslösen kann. In ambulanten Gruppen, die in der Regel einmal pro Woche stattfinden, sind diese Phänomene seltener. Intensiv können sie z. B. in Blockveranstaltungen wie gruppendynamischen Laboratorien auftreten. Auch in langlaufenden ambulanten Gruppen kann ein Mitglied psychotisch erkranken und dann ist die Frage, ob die Gruppe imstande ist, dieses erkrankte Gruppenmitglied weiter zu tragen. Es kann, wie Behr & Hearst (2009) meinen, ein zeitweiliger oder sogar endgültiger Ausschluss aus der Gruppe notwendig werden. Sie empfehlen, den Patienten zu ermutigen, eine psychiatrische Behandlung aufzusuchen, aber ihn in der Gruppe zu halten. Auf jeden Fall wird diese Episode im Leben der Gruppe eine Rolle spielen. Es ist ein bedeutsames Ereignis, das die Gruppe als Ganzes betrifft und das der Durcharbeitung bedarf.

Erfahrung eines Trauerfalls

Ein Trauerfall in der Gruppe kann in drei verschiedenen Konstellationen auftreten. Erste und häufigste Möglichkeit: Ein Mitglied hat den Verlust eines nahen Verwandten zu beklagen. Nach unseren Erfahrungen reagieren Gruppen auf solche Ereignisse sensibel und mitfühlend. Sie trauern mit dem Betreffenden, meist füllt die Trauer eine Sitzung aus. Es ist wesentlich, dass das Mitglied das Verlusterleben in Worte fassen kann und auch von andern und deren Verlusten anteilnehmend hört. Selbstverständlich können auch negative Gefühle wie Ärger und Wut aufkommen, die die Fähigkeit der Gruppe, sich authentisch zu äußern, auf die Probe stellt.

Zwei weitere Möglichkeiten sind nach unseren Erfahrungen selten, zumindest in der ambulanten Gruppenpsychotherapie, kommen hingegen schon eher in der stationären Gruppenpsychotherapie vor. Es handelt sich um ein Verlusterleben, das in besonderer Weise die Gruppe tangiert:

- Ein Mitglied der Gruppe stirbt an einer somatischen Erkrankung.
- Ein Mitglied der Gruppe stirbt durch Suizid.

In beiden Fällen, die emotional unterschiedlich sind, wird das Sozialverhalten bei dem Tod von Nahestehenden relevant. Die Gruppenmitglieder ebenso wie der Gruppenleiter können an der Beerdigung teilnehmen. Wichtigste Aufgabe ist, die Gruppe vor Schaden zu bewahren, die Schuldgefühle, die auftreten können, zu bearbeiten und den Verlust zu verdauen. Dies ist im zweiten Fall, wenn ein Mitglied durch Suizid stirbt, besonders wichtig, da meist erhebliche Schuldgefühle auftreten, den Tod nicht verhindert zu haben. Der Gruppenleiter hat wahrscheinlich Schuldgefühle, die falsche Indikation gestellt zu haben. Eine solche Erfahrung wird die Gruppe sicher in ihrem Gedächtnis behalten und sie wird verschiedene Ängste auslösen können.

Fallbeispiel
Verlusterleben in Gruppenpsychotherapien

Eine neue Patientin – sie ist wegen depressiver Verstimmungen in der Gruppe – hatte drei Stunden gefehlt. Als Grund gab sie die Beerdigung des Vaters und eine Erkältung an. Sie eröffnete die Gruppe mit dem Hinweis, sie sei nicht gekommen, weil sie mit der Beerdigung des Vaters und ihrer Erkrankung beschäftigt gewesen sei. Am Telefon hatte der Leiter noch den Eindruck gehabt, sie wolle den Tod des Vaters nicht in der Gruppe besprechen. Sie erzählte, dass ihr Vater plötzlich an einem Pankreastumor verstorben sei. Sie könne jetzt nicht mehr trauern, sie habe auf der Beerdigung geweint, aber jetzt nicht mehr. Irgendwie war es ihr möglich gewesen, mit dem Vater kurz vor dessen Tod noch alleine zu sein. Der Vater habe zu ihr gesagt: »Ich liebe dich«. Das hätte er vorher noch nie gesagt. Sie sei sehr gerührt gewesen. Sie schilderte den Vater als eher still, zurückhaltend und viel beruflich unterwegs. Sie habe weitere sechs Geschwister. Die kamen in ihrer Schilderung gar nicht vor.

Die Reaktion der Gruppe war: Eine Teilnehmerin erinnerte sich an den Tod ihrer Großmutter mit über 90. Sie meinte, die Trauer käme manchmal erst langsam. Eine weitere Teilnehmerin erinnerte sich an den Tod ihrer Oma und wie sehr sie das beschäftigt hatte. Eine Teilnehmerin erzählte von ihrer Großmutter, die schrecklich zu ihr gewesen sei, eigentlich mehr wie eine »Hexe«, und dennoch habe sie, als sie von dem Tod der Großmutter erfuhr, geweint. Eine Teilnehmerin brachte die Rede auf die Gedanken an das eigene Sterben. Diese Gedanken beschäftigten auch den Gruppenleiter (Janssen). Ansonsten war er sehr zurückhaltend und fand, dass die Gruppe adäquat mit dem Verlusterleben der Teilnehmerin umging. Die Bemerkung über die Liebeserklärung des Vaters beschäftigte ihn ebenfalls, denn sie hatte nach einer langen Einzelpsychotherapie bei einer Therapeutin jetzt die Gruppenpsychotherapie aufgenommen und eine freundliche Beziehung zu dem Gruppenleiter über Blickkontakt entwickelt. Sie suchte offensichtlich seine Reaktion, fragte sich wohl, ob er ihre Äußerungen unterstützen würde. Sie hatte sich wie fast immer neben ihn gesetzt. Nur diesmal sprach sie mehr zur gesamten Gruppe. Eine andere Patientin, die schon lange Jahre an der Gruppe teilnahm, war irritiert über das Thema, den Tod der Eltern. Sie dürfe gar nicht dran denken, besonders daran, dass ihr Vater (der Gruppenleiter) irgendwann nicht mehr da wäre. Der Gruppenleiter zentrierte nicht auf die Fantasien über seinen möglichen Tod, sondern lobte die Teilnehmerin, die ihren Vater verloren hatte, dafür, dass sie der Gruppe ihre Trauer mitgeteilt und Anteilnahme bekommen habe. Die »Gruppen-Geschwister« hätten reagiert, aber von den leiblichen Geschwistern habe sie nichts erzählt. Die Patientin bemerkte daraufhin, dass sie mit ihren Geschwistern darüber auch nicht gesprochen habe. Sie hätte sonst zu ihren Schwestern eine gute Beziehung, während die zu ihren Brüdern eher reserviert sei. Die Gruppe wandte sich dem Austausch von Gefühlen in der Gruppe zu. Man könne offener mit den Mitgliedern in der Gruppe sein als mit den eigenen Geschwistern. In dieser Situation war das Containing der Gruppe wichtig, es führte zu einer Verarbeitung der Trauerreaktion.

Elternschaft in der Gruppe

Die Schwangerschaft eines Gruppenmitglieds ist eine besondere Gelegenheit, den einzigartigen Charakter einer psychodynamischen Gruppenpsychotherapie zu erleben. Dabei aufkommende Themen sind sowohl die Gefühle der freudigen Erwartung, aber auch die Zweifel an der Fähigkeit, Mutter zu werden oder zu sein sowie die Unzufriedenheit über die Reduktion des beruflichen Lebens und die Einschränkung oder Unterbrechung der Beschäftigung. Auch Neid anderer Gruppenteilnehmer auf die anstehende Elternschaft kann eine Rolle spielen. Andererseits ist natürlich die Schwangerschaft ein Faktum und die Frage ist, wie sich die Gruppenmitglieder und der Gruppenleiter verhalten. In der Regel gratulieren die Gruppenmitglieder und getrennt davon der Gruppenleiter. Manchmal möchten die Mütter dann das Baby mit in die Gruppe bringen, da sie zu Hause niemanden haben, der aufpassen kann. Diesem Wunsch hat der Leiter (Janssen) meistens nicht zugestimmt. Denn mit einem Baby in einer Gruppe wird die therapeutische Arbeit der Gruppe reduziert. Erzählungen über Schwangerschaft oder ein Baby können aber auch noch andere Reaktionen bei den männlichen Mitgliedern der Gruppe auslösen, wie wir am Beispiel des Kinderwunsches eines homosexuellen Paares in Kapitel 4.3 gezeigt haben. Meist steht jedoch das Thema »Mutterschaft« an.

Fallbeispiel
Mutterschaft in der Gruppe
Nach kurzem Schweigen eröffnete eine junge Mutter die Sitzung und erzählte von der Belastung durch ihre beiden Kinder. Sie hatte ein vierjähriges Kind und einen neugeborenen Sohn, der mit sechs Monaten noch gestillt wurde. Dadurch müsse sie auch in der Nacht sehr viel aufstehen, er weine sehr viel und brauche sie. Sie könne ihn kaum ihrem Mann überlassen. Auch ihr Vater, bei dem sie eigentlich Unterstützung und Trost suchte, meinte, sie sei ja jetzt sehr belastet, aber später würde sie doch wieder in dem Beruf arbeiten. Der Vater sei beruflich sehr engagiert und erwarte das auch von ihr. Sie fühlte sich also von vielen Seiten unter Druck gesetzt. In der Gegenübertragung spürte der Leiter (Janssen) die Erwartungen an den Vater. Die Frauen reagierten und erzählten, soweit sie selbst Erfahrungen mit Kindern hatten, von diesen. Eine Lösung fand sich in keinem Fall. Jeder wusste, dass diese Belastungen unabwendbar sind und man sich nur genügend abgrenzen muss, auch von den schreienden Kindern. Die Väter und Ehemänner konnten da nur begrenzt helfen. Der Ehemann der Teilnehmerin war wenig präsent, da er ein Rückenproblem hatte und Gymnastik brauchte. Die Gruppe sprach auch über die sexuelle Beziehung des Paares, die ganz zum Erliegen gekommen war. Am Ende war jedoch die Mutter entlastet und erfreut, dass sie das Thema eingebracht und Unterstützung gefunden hatte, auch wenn es keine Lösung für die Belastungen gab.

Aktuelle traumatische Lebensereignisse

Die supportiven und haltenden Funktionen der Gruppe werden besonders dann aktiviert, wenn ein Gruppenmitglied akute Traumata erlebt hat und darüber in der Gruppe erzählt. Das können z. B. ein Überfall, ein Einbruch, eine Vergewaltigung oder ein Verkehrsunfall sein. Ein solches Mitglied kann sehr gefasst sein, aber auch sehr emotional reagieren, z. B. mit Angst und Erstarren und mit Weinkrämpfen. In solchen Fällen hat die Gruppe eine haltende Funktion. Der Gruppenleiter muss diese aktiv unterstützen. Die Gruppenmitglieder bieten sich meist spontan an. Wenn dies vermieden wird, ist der Widerstand sehr groß, sich auf dieses belastende Ereignis einzulassen und den Schock des Gruppenmitgliedes mit zu tragen.

Veränderungen in den Paarbeziehungen

Schwierige Paarbeziehungen sind häufig ein Grund, eine Psychotherapie aufzusuchen, woraus sich auch die Indikation für die Gruppenpsychotherapie ergeben kann. Manchmal werden aber die Konflikte in der Paarbeziehung erst in der Gruppe aktualisiert. Problematisiert werden die neurotischen Paarwahlen, die Unzufriedenheiten in den Paarbeziehungen und die früheren Anpassungsleistungen. Da der jeweils andere Partner nicht in die Gruppe kommen kann, müssen diese Konflikte innerhalb der Gruppe bearbeitet werden. Natürlich kann der Gruppentherapeut zusätzlich die Indikation für eine Paartherapie neben der Gruppe feststellen.

In den regressiven Prozessen der Gruppenpsychotherapie können jedoch auch Paarbeziehungen, die bisher stabil erschienen, infrage gestellt und neue Beziehungen innerhalb oder außerhalb der Gruppe eingegangen werden. Hierzu schreiben Behr und Hearst: »Der Gruppenanalytiker muss sich auf die Gruppe als Ganzes und ihre Fähigkeit verlassen, eine konstruktive Vielfalt zu entwickeln, welche genau die Konfliktkonstellation spiegelt. Zerbrechliche Partnerschaften und Familien können sich nur zu leicht als voyeuristisches Schauspiel anbieten. Falls dies geschieht, muss der Leiter bereit sein, diesen Prozess zu beenden« (Behr & Hearst 2009, S. 135). Beide Autoren sehen darin also eine besondere Herausforderung für die Gruppe. Meist sind derartige Konflikte aber nicht vorhersehbar, ereignen sich sehr plötzlich und können nur im Nachhinein bearbeitet werden. Sie werden auch häufig nicht innerhalb der Gruppenpsychotherapie, sondern außerhalb ausgetragen.

Fallbeispiel
Sich Verlieben in Gruppenpsychotherapien
Eine 35-jährige Frau nahm an einer Gruppenpsychotherapie teil, weil sie etwas für sich tun wollte (Selbsterfahrung). Sie war seit einem Jahr verheiratet, hatte keine Kinder, wünschte sich aber welche. Sie war aus wohlbehütetem Elternhaus, die Beziehung zu ihrer Mutter schilderte sie als distanziert und teilweise rivalisierend. Ihren Vater beschrieb sie als sehr liebevoll unterstützend und freundlich, sie konnte alles von ihm bekommen (»Prinzessin des Vaters«). Während einer 10-tägigen psychoanalytischen Gruppe in Blockform in Altaussee (► Kap. 6.1), an der sie mit dem Einverständnis des Leiters (Janssen) neben der kontinuierlichen Gruppe teilnahm, verliebte sie sich in einen Teilnehmer, der von seiner Partnerin getrennt lebte. Die Verliebtheit kam auch dadurch zustande, dass diese Gruppe sich außerhalb der Gruppensitzungen traf und die Teilnehmer miteinander redeten, tranken und aßen. Sie bekam das Gefühl, den Partner ihres Lebens gefunden zu haben. Sie hielt ihre Beziehung aus der Blockgruppe heraus und kam mit ihrer Erfahrung in die kontinuierliche Gruppe. Dort konnte zwar der Hintergrund ihres unbewussten Konfliktes besser verstanden und auch interpretiert werden, ihr Handeln jedoch war nicht aufzuhalten. Sie ließ sich scheiden, aber auch eine neue Beziehung zu dem Mann, in den sie sich verliebt hatte, kam nicht zustande. Es brauchte eine lange Zeit in der Gruppenpsychotherapie, bis sie eine neue feste Partnerschaft fand und schließlich auch Mutter wurde.

Abbruch der Gruppenpsychotherapie

Studien zu den Abbruchraten in Gruppenpsychotherapien weisen darauf hin, dass 17–50 Prozent der Patienten, die eine Gruppenpsychotherapie beginnen, die Behandlung vorzeitig abbrechen. Studien zu den Therapieaussteigern sprechen von einer durchschnittlichen Abbruchrate von 35 Prozent. Dabei wird nicht angegeben, um welche Gruppen es sich dabei handelt (nach Mattke et al. 2009, Seite 109). Auch Freyberger (2016) spricht von hohen Abbruchquoten und belegt dies durch eine eigene Studie.

Faktoren, die zu Abbrüchen in der Gruppenpsychotherapie beitragen
(nach Freyberger 2016)

Patientenmerkmale

- Narzisstische, schizoide oder dissoziale Persönlichkeitsstruktur, Misstrauen und Paranoia, interpersonelle Impulsivität, autoaggressive Symptomäquivalente
- Unscharf definierte Beziehungsprobleme und unzureichende interpersonelle Kompetenzen
- Soziales Vermeidungsverhalten und die Tendenz, Außenseiterrollen zu übernehmen
- Konflikte mit Selbstöffnung und Intimität
- Manipulation der Gruppenziele und Infragestellung der Gruppensicherheit
- Frühere negative Therapieerfahrungen

Therapeutenmerkmale

- Konfrontativer, nicht ausreichend Schutz und Struktur gewährender Leitungsstil
- Negative Aspekte
- Ambivalenz bezüglich der Gruppenziele
- (Unbewusste) Verstärkung interpersoneller Verzerrungen und sozialer Ängste; Tendenz, Spaltungen in der Gruppe zu fördern
- Fehlendes Charisma
- Förderung von interpersoneller Abhängigkeit und Zulassung spezifischer Rollen für einzelne Gruppenmitglieder

Faktoren des Gruppenprozesses

- Bruch des Vertrauens und der Schweigepflicht
- Negative soziale Vergleiche zwischen den Teilnehmern
- Infektionseffekte (z. B. Identifikation mit negativem Rollenverhalten, Übernahme von Pessimismus und Hoffnungslosigkeit)
- Missbrauch der Gruppe als Bühne für maladaptives Interaktionsverhalten
- Ausschluss- und Stigmatisierungsprozesse gegenüber einzelnen Teilnehmern
- Unausgesprochene Reaktualisierung früherer traumatischer Erfahrungen im weitesten Sinn

Wir jedenfalls können kaum auf so hohe Abbrecherquoten ambulanter gruppenpsychotherapeutischer Tätigkeit zurückblicken. Eine Statistik haben wir jedoch nicht erstellt. Abbrüche sollten nicht zu dramatisch genommen werden, obwohl der Therapeut meist mit Schuldgefühlen reagiert. Vielleicht aber öffnen die Gruppen überhaupt erst den Weg zur Einzelpsychotherapie, wie wir dies in einzelnen Fällen beobachten konnten. Patienten, die abbrechen, hinterlassen bei dem Therapeuten und bei den Mitpatienten in der Gruppe dennoch Gefühle des Misserfolgs und der Schuld. Ist die Therapie fehlgeschlagen? Haben wir uns nicht genügend bemüht in der Gruppe? Die Abbrüche können in den verbleibenden Gruppenteilnehmern die Angst mobilisieren, die Gruppe bräche auseinander. Es ist dann die Aufgabe des Leiters, diese Ängste mit der Gruppe zu bearbeiten und für eine konstante Fortführung zu sorgen.

6 Einige Anwendungen der psychodynamischen Gruppe im nichttherapeutischen Setting

6.1 Selbsterfahrungsgruppen

In der Psychoanalyse ist die Lehranalyse essenziell in der Aus- und Weiterbildung. Aber Psychoanalytiker, die in der kassenärztlichen Versorgung Gruppenpsychotherapien durchführen oder in Instituten ausbilden und mit Gruppenprozessen zu tun haben sowie diejenigen, die in Kliniken mit Gruppenprozessen umgehen müssen, absolvieren in der Regel auch eine Gruppenselbsterfahrung. Es gibt unserer Ansicht nach kein Setting, das so intensiv die Begegnung mit der inneren Welt der anderen vermittelt und die Selbstreflexion und die Selbstwahrnehmung anregt. Dazu können wir auch auf die bisherigen Fallbeispiele verweisen.

Wir sind der Meinung, dass für jede Form der Psychosozialen Medizin und für jeden Psychotherapeuten bzw. für jeden im psychotherapeutischen, psychosomatischen und psychiatrischen Feld Tätigen eine Gruppenselbsterfahrung beruflich förderlich ist. Das interpersonelle Erfahrungsfeld der Gruppe kann dazu dienen, die Kompetenz für die Wahrnehmung des eigenen Interaktionsprofils und Beziehungsverhaltens, für eigene emotionale Reaktionen und für den Umgang mit Rückmeldungen der anderen zu verbessern. Die Gruppe kann die Wahrnehmung und Toleranz für Gemeinsamkeiten und Verschiedenheiten sowie für das Denken und Handeln anderer fördern. Wenn wir uns entscheiden müssten zwischen einer kontinuierlichen Gruppenselbsterfahrung oder einer Blockveranstaltung als Gruppenselbsterfahrung, so wäre es für uns schwierig. Wir haben in beiden Formen langjährige Erfahrung. Die kontinuierliche Gruppenselbsterfahrung kann unserer Ansicht nach nicht sinnvoll parallel neben einer Einzelselbsterfahrung stattfinden. Die Blockveranstaltungen, insbesondere wenn es größere Blöcke, z. B. Wochenblöcke sind, können durchaus neben einer Einzelselbsterfahrung ablaufen, da die Gruppenselbsterfahrung eine andere Zielsetzung als die Einzelselbsterfahrung hat. In der Einzelselbsterfahrung kann auch die Kompetenz für Selbstwahrnehmung und Selbstreflexion sowie für die Wahrnehmung anderer verbessert werden. Insbesondere aber können die persönlichen Erfahrungen von Kindheitserlebnissen, familiären Beziehungsmustern, Traumata und Konflikten für die eigene psychosoziale Entwicklung in ihren bewussten wie unbewussten Anteilen besser als in der Gruppe reflektiert werden. Persönliche Verhaltensweisen können kennengelernt werden und die Wahrnehmung und Differenzierung eigener Affekte, Kognitionen und Wünsche besser erkannt und von denen der anderen abgegrenzt werden. Einzelselbsterfahrung fördert neben der Gruppenselbsterfahrung die Empathie und Kommunikationsfähigkeit. Beide sind daher unserer Ansicht nach für den Psychotherapeuten eine erforderliche Erfahrung. Die Gruppenselbsterfahrung ist insbesondere hilfreich beim Erkennen und Verarbeiten von Gegenübertragungsreaktionen.

Fallbeispiel

Die Angst vor der Verwicklung in Beziehungen mit Patienten

Eine junge Assistenzärztin, die schon eine Zeit in der Gruppe war, berichtete mit tränenerstickter Stimme von einem emotionalen Beziehungsproblem. Sie behandelte eine Borderline-Patientin zunächst zwei Jahre ambulant, und als sie suizidal wurde, nahm sie sie in die Klinik auf. Die Patientin hatte zu der Ärztin gesagt: »Ich habe ein Kind getötet, ich habe abgetrieben, Sie sind doch Mutter und Sie müssen das verstehen«. Über diesen Satz war die Ärztin so betroffen, dass sie Abstand von der Patientin suchte und sich hinter Team und Oberärztin versteckte. Sie glaubte, der Patientin nicht gewachsen zu sein. Der Gruppenleiter (Janssen) sagte, dass die Patientin ihr die Verantwortung wie einer Mutter übertrage und sie als Mutter die Verantwortung für die Kinder kenne. Sie hatte schon früher in der Gruppe erzählt, wie sie mit ihren zwei Töchtern umging und welche Probleme sie hatte, als sich ihr Mann von ihr getrennt hatte. Damals wurde ihr jüngstes Kind geboren und sie hatte sich gefragt, ob sie es ablehne, weil ihr Mann sie verließ. Dieser Lebensbericht war auch der Gruppe vertraut, sodass der Leiter darauf zurückgreifen konnte und in ein Schweigen und Betroffensein der Gruppe hinein sagen konnte, dass das Schweigen der Gruppe und das Sich-Heraushalten der Ärztin nicht nur ihr Problem sei. Auch die Gruppe würde Interaktionen mit Patienten kennen, die ihnen zu nahekämen und persönliche Probleme anrührten. Die Teilnehmer der Gruppe reagierten daraufhin in ihren Einfällen mit eigenen Beispielen. Jeder konnte von »Übergriffen« – wie sie es nannten – berichten. Sie würden dann Distanz suchen und Grenzen setzen. Der Leiter deutete für die gesamte Gruppe: Sie könnten diese Verwicklungen nicht unbedingt aufhalten, da die Patienten Elternfiguren wie die Mutter oder den Vater suchten und Fragen an diese hätten, die die realen Eltern nicht beantworteten oder nicht mehr beantworten könnten. Die Gruppenteilnehmer waren angesichts dieser Interpretation verdutzt und beschäftigten sich sehr vorsichtig mit der Frage, in welchen Situationen die Patienten Elternpositionen erwarteten und wie sie damit umgingen. Das Sich-Distanzieren, das Sich-Zurücknehmen und die Ablehnung der Patienten wurde zum Thema. Sie konnten gut reflektieren über ihre Ängste, sich in Übertragungen zu verwickeln, über die »Gefahren«, die darin lägen, wenn sie die therapeutischen Beziehungen eingingen, und auch über ihre Abwehr, die zur Distanzierung und Flucht führte.

Einer der Autoren (Janssen) begann mit der Durchführung von Gruppenselbsterfahrung auf den Psychotherapiewochen in Lindau. Diese Selbsterfahrungsgruppen wurden nach Anmeldung der Teilnehmer von den Lindauer Organisatoren zusammengestellt, sodass im Gegensatz zu kontinuierlichen Gruppen (► Kap. 5) Vorinterviews nicht möglich waren. Die erste Gruppe – zweimal 1,5 Stunden über fünf Tage – fand mit zwölf Ärztinnen und Ärzten statt, die eine Selbsterfahrung machen wollten, um den Zusatztitel zu erwerben. Die Gruppe wurde am Arbeitsort des Leiters am Wochenende mit insgesamt sieben Doppelstunden fortgesetzt. Diese geschlossene Gruppe blieb etwa 75 Doppelstunden zusammen. Die Prozesse waren anregend und die Teilnehmer zeigten

Entwicklungen. So entstand mehr und mehr Interesse für Gruppenselbsterfahrung.

Eine zweite Selbsterfahrungsgruppe begann mit elf Teilnehmern, wiederum Ärztinnen und Ärzte. Diese Gruppe wurde mit Wochenendveranstaltungen aufrechterhalten und mit Bewerbern aus dem Umfeld des Arbeitsortes besetzt, sodass diese Gruppe als Blockgruppe fortgeführt werden konnte. Insgesamt sind in dieser Zeit 15 Teilnehmer, überwiegend Ärztinnen und Ärzte, in der Blockgruppe gewesen. Viele von ihnen blieben der Psychotherapie verbunden und setzten die Arbeit über Einzelselbsterfahrung, Gruppenselbsterfahrung oder Supervision fort. Zusammenfassend ist festzuhalten, dass selbst diese Blockgruppenveranstaltung, die nicht über sieben Doppelstunden hinausging und die mehrmals im Jahr stattfand und eine Teilnehmerzahl von zwölf nicht überschritt, zur Veränderung der Teilnehmer im Gruppenprozess führte.

Fallbeispiel
Bearbeitung eines Paarkonfliktes in der Gruppenselbsterfahrung
Eine 35-jährige Ärztin kam mit depressiven Verstimmungen in die Gruppe, verstand die Gruppe aber als Selbsterfahrung, nicht als Behandlung. Sie war zu Beginn in einem massiven Ehekonflikt. Der Ehemann, ebenfalls Arzt, war psychisch erkrankt. Er begann ebenfalls eine Gruppe. Dort lernte er eine Frau kennen, mit der er sich liierte. Er wünschte von seiner Frau, dass sie dies akzeptiere. Das war früher schon häufiger so oder ähnlich geschehen, sie hatte akzeptiert. Dieses Mal aber konnte sie sich im Laufe des Prozesses von ihrer Unterwerfung lösen und ihn auffordern, er solle ausziehen. Allerdings war sie sehr verletzt und beleidigt, konnte sich zunächst auch nicht davon freimachen. Dies alles ereignete sich während des Gruppenprozesses, sodass sie sich auch mithilfe der Gruppe schließlich trennen konnte, während die Familie des Ehemannes sich sehr um ihn kümmerte. Zu einer Wende in diesem Ehekonflikt kam es in den Augen der Gruppenteilnehmer erst, als sie ihr Kontrolliertsein aufgab und ihre Wut und Verzweiflung ganz in die Gruppe einbringen konnte, wobei auch eine Übertragungszuneigung dem Gruppenleiter gegenüber förderlich für ihr Zutrauen in die Gruppe war. Die Gruppe konnte es aushalten, so trat die Wende ein. Sie musste nicht mehr stark sein, wie die Eltern von ihr erwartet hatten. Sie konnte die Hilflosigkeit aushalten. Die Verletzungen führten zu einer wahrhaftigeren Darstellung ihres Selbst. Ein solcher Prozess, der auch eine innerpsychische Veränderung einleitet, ist sicher ein längerer Prozess; bei der angesprochenen Teilnehmerin dauerte er ca. 100 Doppelstunden. Danach blieb sie der Psychotherapie treu. Sie hatte ihren Weg gefunden, obwohl eine stabile Partnerbeziehung längere Zeit nach Abschluss der Gruppe nicht in Sicht war.

Eine kontinuierliche Gruppenselbsterfahrung, die für die Selbsterfahrung die Methode der Wahl ist, hat nach unseren Erfahrungen in der Regel neun bis zwölf Teilnehmer und trifft sich regelmäßig mit Ausnahme der Urlaubs- und Abwesenheitszeiten einmal in der Woche. Sie kann auch aus Patienten und Selbsterfahrungsinteressierten bestehen. Solche Gruppen sind in der Regel halboffene Gruppen (vgl. Kap. 5). Die Gruppe eines Autors (Janssen) existierte als halboffene Gruppe schon 30 Jahre. Insgesamt haben in den 30 Jahren über 100 Ärzte, Psychologen, Musiktherapeuten und Patienten teilgenommen. Manche Patienten und Selbsterfahrungsteilnehmer blieben sehr lange, fünf oder sechs Jahre. Eine

Teilnehmerin blieb als Patientin zehn Jahre und hatte ca. 300 Doppelstunden Gruppenpsychotherapie. Diese kontinuierliche Gruppe, aus der manche sich nicht verabschieden konnten, weil sie fürchteten, dann keine Möglichkeit mehr zur Reflexion zu haben, war für viele eine Art Familie geworden, in der ein intensiver Austausch über Partnerprobleme, berufliche Probleme, Probleme mit der eigenen Person, mit der Liebe, dem Hass, der Rivalität und der Trauer möglich war. Manche der Fallbeispiele in diesem Buch sind aus dieser Gruppe.

Selbstverständlich erzählten viele Assistenzärzte und Assistenzärztinnen über Konflikte in der Klinik, z. B. mit Chefs und Oberärzten oder über die Rivalität untereinander oder Konflikte mit dem Pflegepersonal. Eine Voraussetzung dieser Offenheit ist die strikte Einhaltung der Verschwiegenheitsregel für Teilnehmer wie Leiter. Diese sozialen Konflikte waren häufig das Material, auf das sich die Gruppe einließ, über die aber auch unbewusste intrapsychische Konflikte aufgedeckt werden konnten.

Fallbeispiel
Berufliche soziale Konflikte vor intrapsychischem Hintergrund
Eine junge Assistenzärztin erzählte von einem Konflikt mit einem Oberarzt. Er war über sie verärgert, weil sie ihren Dienst auf einen Tag gelegt hatte, der für ihn schwierig zu bewältigen war. Daraus wurde das Thema: Wie geht die Teilnehmerin mit Ärger um? Sie hatte Schuldgefühle und fragte sich: War der Vorwurf des Oberarztes berechtigt, hätte sie etwas anders machen können (Realitätskontrolle) oder hatte sie aus Rivalitätsgründen den Termin so gelegt? In der Gruppe zeigte sich, dass sie den Streit nicht wollte und auch den Ärger nicht, den er und sie verspürten hatten, weil sie Angst hatte, dann Anerkennung und Zuwendung zu verlieren. Wie wurde in ihrer Familie mit Ärger umgegangen? Ein besonderes Thema wurde die Schwester, da diese häufig aggressiv reagierte (eine ältere »besserwisserische« Schwester) und sie dann befürchtete, die Schwester könnte die Beziehung abbrechen. Sie sprach auch über Beziehungsabbrüche in der Familie. Sie sei nie so ärgerlich geworden wie die Schwester, weil sie Angst hatte, die Beziehung bräche ab. Sie erwähnte als weiteres Beispiel für ihren Umgang mit Ärger das Verhalten gegenüber zwei Freundinnen in der Jugend und Pubertät, mit denen sie die Beziehung beendet hatte, als diese dominant, rivalisierend und aggressiv gekränkt reagierten. – Über die Beschäftigung mit dem beruflichen Beziehungsfeld und den dort sich manifestierenden Konflikten war es möglich, auch die Motivation zu schaffen für die Beschäftigung mit dem persönlichen und prägenderen Beziehungsfeld, z. B. in der Familie und in der Gruppe.

Die aktuellen psychosozialen Konflikte sind also in der Selbsterfahrung Ausgangspunkt für die Analyse der verschiedenen reaktualisierten unbewussten Beziehungsmuster, die sich auf die primären Objekte beziehen. Da die Teilnahme für viele häufig lange dauerte, kamen über die Berufsthemen hinaus alle zentralen Themen des menschlichen Lebens in der Gruppe vor, z. B. Geburt, Mutterschaft, Tod, Partnerbeziehung, Trennungen und traumatisierende Erfahrungen.

Fallbeispiel
Traumatisierende berufliche Erfahrungen

Im Leben von Psychiatern und Psychotherapeuten kommen Situationen vor, die nicht leicht zu verarbeiten sind bzw. vielleicht gar nicht verarbeitet werden können.

In dieser Selbsterfahrungsgruppe, die sechsmal im Jahr mit jeweils sechs Doppelstunden an Wochenenden stattfand, waren zehn Teilnehmer, fünf Frauen und fünf Männer. Eine neue Teilnehmerin war hinzugekommen. Es bestand über einige Sitzungen ein großer Widerstand, sich auf freie spontane Einfälle einzulassen. Die Teilnehmer fragten sich ängstlich, was dabei rauskommen kann. Schließlich erzählte ein Arzt eine sehr dramatische Geschichte. Zunächst hatte er die Frage, ob er es überhaupt in die Selbsterfahrungsgruppe einbringen solle oder es eher in eine Balint-Gruppe gehöre. Es war die Geschichte eines Patienten, der an einem Wahn litt und wegen hochgradiger Gefährdung fixiert werden musste. Wegen der körperlichen Kraft dieses Patienten hatte der Arzt die Polizei gerufen. Mit mehreren Leuten konnten sie den Patienten schließlich überwältigen. Dabei kam es zu einem Atemstillstand des Patienten und er verstarb. Die Polizei habe auch untersucht, ob es sich um ein Erwürgen gehandelt habe, aber es seien keine Mordindizien festgestellt worden, das Verfahren wurde eingestellt. Der Teilnehmer war nach dem Ereignis in seinem Bereitschaftdienst offensichtlich sehr mitgenommen, er habe gezittert und habe seinen Dienst aufgeben müssen. Sein Chef habe ihn beruhigt, er hätte nichts anders machen können. Aber die massiven Schuldgefühle blieben. Auch jetzt noch, zwei Jahre nach diesem Ereignis, waren sie von der Gruppe wahrnehmbar und konnten getragen werden. – Für die Verarbeitung solcher Erfahrungen war die Selbsterfahrungsgruppe sehr hilfreich, denn die Schuldgefühle wurden geteilt. Auch die Teilnehmer sprachen von Schuldgefühlen, die durch Schwierigkeiten bei Behandlungen ausgelöst worden waren, aber keiner der Verläufe war so dramatisch wie bei diesem Teilnehmer. In den folgenden Gruppensitzungen war die Gruppe blockiert. Die Teilnehmer brüteten zeitweise dumpf vor sich hin und konnten nur durch die Aktivität des Leiters wieder an Lebendigkeit gewinnen. Das Thema Macht und Gewalt war in der Gruppenmatrix und wurde nach und nach an weiteren Beispielen bearbeitet.

Gruppenpsychotherapien sind auch ein didaktisches Mittel, zukünftige Gruppenpsychotherapeuten in diese Therapieform einzuführen. So hat einer der Autoren (Janssen) in seine kontinuierlichen ambulanten Gruppenpsychotherapien immer wieder Ärztinnen und Ärzte in Weiterbildung in die Co-Leitung und als Beobachter miteinbezogen. Einzige Verpflichtung bestand darin, ein kurzes Protokoll über den Gruppenverlauf zu schreiben, das dann gemeinsam besprochen wurde. Auf Grund dieser Erfahrungen kommen wir zu dem Schluss, dass es kein besseres Lernmedium für das Verstehen von Gruppenprozessen gibt als eine solche Mitwirkung. Die Durchführung von Gruppenpsychotherapien kann der Arzt nicht theoretisch lernen, sondern nur über selbst gemachte praktische Erfahrungen.

Die intensivsten Gruppenselbsterfahrungen ergaben sich für beide Autoren bei dem *gruppenanalytischen Workshop der Internationalen Arbeitsgemeinschaft für Gruppenanalyse (IAG)* in Altaussee, der von Alice von Platen-Riccardi, Joseph Shaked und Michael Hayne gegründet wurde. Die Erfahrungen mit dieser Form der Selbsterfahrungsgruppe möchten wir hier ausführlich darstellen. Der Workshop hat eine feste neuntägige Struktur mit 17 Kleingruppensitzungen à zwölf

Teilnehmern, sieben Großgruppensitzungen und drei Kleingruppensitzungen zur Theorie und drei als Supervisionssitzungen (vgl. Hayne 1997, Shaked 2011, Janssen 2017).

Nach zwei Jahrzehnten Mitwirkung bei dem Workshop in Altaussee sind wir zu der Auffassung gekommen, dass der Workshop ein exzeptionelles Umfeld ist, das für jeden Gruppenleiter und jeden Teilnehmer eine neue Erfahrung darstellt. Der kleine Ort, in dem während des Workshops ca. 200 Gäste mehr sind, gibt ihm einen besonderen Charakter, den Janssen (2017) folgendermaßen charakterisiert hat: Die erste Gruppe ist der Ort selbst: Altaussee mit seiner österreichischen Kultur und der faszinierenden Bergwelt, die eine besondere Umgebung darstellt. Dazu gehört auch die gastfreundliche Aufnahme der Teilnehmer bei ihren Wirtsleuten. Die zweite Gruppe ist die Großgruppe mit ihrer besonderen Atmosphäre (► Seite 120) und die dritte Gruppe ist die sog. Kleingruppe mit zwölf Teilnehmern. Zu dieser Kleingruppe gehört alles, was sich dort an Interaktionen innerhalb der Gruppe, in Subgruppen und in Zweierbeziehungen ereignet. Natürlich hat der Workshop nicht nur das Ziel, Selbsterfahrung zu ermöglichen, sondern auch Theorievermittlung und Supervision. In den Theorieseminaren und den Supervisionen konzentrieren wir uns insbesondere auf die Gruppenpsychotherapie im klinischen Setting. Dazu gab es auch allen Grund, denn seit einigen Jahren nahm die Zahl der Ärzte aus psychiatrischen oder psychosomatischen Kliniken, die den Workshop als Gruppenselbsterfahrung nutzten, stetig zu. Als Janssen vor 20 Jahren begann, waren es etwa 40 Teilnehmer. Jetzt sind es über 140 Teilnehmer, z. B. Psychiater, Psychosomatiker, psychologische Psychotherapeuten, Sozialarbeiter, Laien, die sich für Gruppenanalyse interessieren.

Die Verbindung von idyllischem Ferienort, regelmäßigen Begegnungen der Teilnehmer in dem Ort, im Restaurant oder im Tanzschuppen und häufigen Begegnungen in den Kleingruppen- wie in den Großgruppensitzungen schuf eine Atmosphäre, die ausgesprochen regressiv und Übertragung reaktualisierend wirkt. Darauf ist unsere Kleingruppenleitung auch eingestellt. Am Anfang der Gruppe nennen wir stets die Grundregel, die wir in Anlehnung an die Grundregel bei ambulanten Gruppenpsychotherapien formulieren (► Kap. 5.3):

Wir beginnen die Gruppe pünktlich und beenden pünktlich. Die Anrede untereinander ist offen. Wir, das Leiterpaar, werden Sie mit »Sie« anreden. Die Sitzordnung ist frei. Co-Leiter und Leiter sitzen jedoch zusammen. In der Nachbesprechung im Anschluss an jede Gruppensitzung tauschen sich Co-Leiter und Leiter mit dem Beobachter aus. In den Staffsitzungen, einer Zusammenkunft aller Leiter, Co-Leiter und Beobachter, gilt für Leiter, Co-Leiter und Beobachter die Verschwiegenheit hinsichtlich der Identität der Teilnehmer und ihrer Mitteilungen. Über den Workshop hinaus gilt die generelle Diskretionsregel.
Ihre Aufgabe als Selbsterfahrungsteilnehmer ist es, frei und ohne Auswahl ihre Einfälle zu sich und zu der Interaktion mit anderen mitzuteilen, z. B. ihre Gedanken, Vorstellungen, Gefühle, Träume und Szenen aus Gegenwart und Vergangenheit. Es besteht Verschwiegenheit innerhalb der Kleingruppe auch über

den Workshop hinaus. Möglichst sollen keine persönlichen Bekanntheiten in der Kleingruppe bestehen. Finden unter den Teilnehmern des Workshops und der Kleingruppe Interaktionen außerhalb der Kleingruppe statt, z. B. im Wirtshaus und bei den Tanzveranstaltungen, ist es sinnvoll, diese auch in die Kleingruppe einzubringen.
Wir (Leitung und Co-Leitung) werden den Gruppenprozess begleiten, kommentieren und deuten. Dabei achten wir auch darauf, dass die Rahmenbedingungen eingehalten werden. Die Beobachter schweigen während der Sitzung grundsätzlich.

Die Kleingruppenleitung besteht meistens aus Leiter bzw. Leiterin und Co-Leiter bzw. Co-Leiterin, die von Workshop zu Workshop wechseln. Der Grundsatz von Janssen und Sachs ist, dass Leiter und Co-Leiterin als Paar zusammensitzen, um sozusagen das Elternpaar zu symbolisieren, das sich nicht auseinanderdefinieren lässt. Ihnen scheinen die Teilnehmer in ihrem sozialen und familiären Leben genug verunsichert, sodass sie nicht durch Wechsel des Sitzplatzes weiter verunsichert werden sollen. Das Problem der Scheidungskinder ist in Selbsterfahrungsgruppen nach ihrem Eindruck sehr häufig vertreten (siehe auch die Ausführungen in Kap. 5.3).

Meistens hat die Kleingruppe 12 Teilnehmer und ein bis zwei Beobachter bzw. Beobachterinnen, die außerhalb des Kreises sitzen und Protokoll schreiben. Nach jeder Sitzung gibt es eine Nachbesprechung von etwa 20 Minuten. Des Weiteren gibt es insgesamt fünf Staffsitzungen, d. h. fünf Sitzungen mit allen Klein- und Großgruppenleitungen und allen Beobachtern. In diesen Staffsitzungen werden die Prozesse in den 12 Kleingruppen und in der Großgruppe mit allen Leitungen und Beobachtern besprochen. Wegen der Größe der Staffgruppe wird diese meist in zwei Staffgruppen geteilt.

Fallbeispiel
Verlaufsprozess einer Selbsterfahrungsgruppe in Altaussee
Es waren zwölf Teilnehmer in der Gruppe, überwiegend Ärztinnen und Ärzte, die in Weiterbildung zur Psychotherapie waren, eine psychologische Psychotherapeutin und ein Biologe. Letzterer hatte schon mehrmals Altaussee besucht, wahrscheinlich aus Interesse oder aus therapeutischen Gründen. Drei Teilnehmer waren in der Gruppe neu, sechs Teilnehmer wiederholten die Gruppe bei dem Leiter (Janssen). Die Co-Leiterin war neu, die Beobachterin ebenfalls. Über die Teilnehmer hatten wir außer Namen, Wohnort und Alter vorher nichts erfahren. Da immer wieder alte und neue Teilnehmer im Workshop zusammenkamen, stellte sich regelmäßig die Frage, wie man sich anredet und sich miteinander bekanntmacht. So war es auch in dieser **ersten Gruppensitzung**. Nach der Begrüßung und der Mitteilung der Grundregel schlug eine neue Teilnehmerin eine Vorstellungsrunde vor. Man war sehr schnell beim Du. Die Teilnehmerin V. aus der letzten Gruppe sprach die Teilnehmerin H. an, warum sie hier sei, sie hätte doch auch schon letztes Mal keine Lust gehabt. H. verweigerte die Interaktion und schwieg. (Erst viel später im Gruppenverlauf ging H. darauf ein.) Nach dieser Szene ging es um die Schweigepflicht. Der Leiter hatte zur Schweigepflicht gesagt, dass in der Kleingruppe und nach außen Schweigepflicht bestehe. Die Leiterin der Großgruppe hatte gesagt, dass es eine Schweigepflicht zur Großgruppe

hin nicht gäbe. Dadurch entstand die Frage, ob die Großgruppe außen sei oder wo die Grenzen nach »außen« seien. Eine Teilnehmerin F. sprach an, dass auch Kollegen aus ihrer Klinik in anderen Gruppen und sie zusammen in der Großgruppe seien. Sie sagte, sie möchte nicht, dass über den Prozess in der Kleingruppe in der Großgruppe gesprochen wird. Andere äußerten sich ähnlich. Offensichtlich war die Kommunikation zwischen Klein- und Großgruppe für diese Gruppe ein wunder Punkt, der im Laufe des Prozesses immer wieder vorkam. Die erste Sitzung verlief zäh, zunächst wurde die anfängliche Angst auf die Strukturen (Kleingruppe versus Großgruppe) und die Schweigepflicht zurückgeführt. Zum Schluss kam die Frage auf, mit welchen Motiven die Teilnehmer kamen. War es Verpflichtung oder Wunsch? Der Leiter bemerkte, dass aus einem »Muss« auch ein »Möchte« werden könne, aus einer Verpflichtung zur Selbsterfahrung ein Wunsch nach Selbsterfahrung. Der Teilnehmer R. brachte ein Bild von »Zusammenbruch« ein, wahrscheinlich auf Basis einer Vorerfahrung in Altaussee. Der Leiter sprach die große Angst an, die in der Gruppe bestehe, was hier nicht alles passieren könne. Aber es gäbe auch Erwartungen, dass was passiere. Nach kurzem Schweigen erzählte die Teilnehmerin M. einen Gruppentraum, der die Angst widerspiegelte: »Unsere Kleingruppe fand in einem anderen Dorf statt. Es war dunkel und gruselig und es kam kein Bus. Ein Großraumtaxi bot mir an, mich mitzunehmen zu dem Quartier in Altaussee. Es kostete 19 Euro, ich hatte nur 20-Euro-Scheine und bekam kein Wechselgeld, das fand ich ganz schön teuer.« – Die Gruppe ging nicht auf den Traum ein. Der Leiter deutete zum Schluss, dass der Wunsch nach Gemeinschaft und Verbundenheit bestehe, aber auch Angst, allein zu sein, nicht angenommen zu werden, zu viel zu zahlen und sich zu sehr zu zeigen.

Das Angstthema setzte sich auch in der **zweiten Sitzung** fort. Ein Teilnehmer, der wiederholt teilnahm und sich gewöhnlich wenig einbrachte, erzählte einen Traum: Ich saß links von dem Gruppenleiter. Der hat mich angeschrieen, dass ich mich zu wenig einbrächte. – Das Thema Angst vor dem Gruppenprozess in Altaussee hatte also auch etwas mit einem schlechtes Gewissen zu tun und mit Zweifeln daran, ob man gut genug sei, sodass auch Rückzugsgedanken aufkamen. Der Leiter kommentierte mit der Frage: Ist Altaussee so beängstigend, dass sie weglaufen müssen? Von dem Teilnehmer D. wurde dies aufgegriffen mit dem Ausdruck »Umbrüche in meinem Leben«. Die Angst vor katastrophalen Veränderungen, vor Umbrüchen, vor Beziehungsstörungen, vor Trennungen, vor Einsamkeit zeigte sich in den individuellen Einfällen. Dabei spielte auch die Beziehung zu dem Leiter eine Rolle: Ist er als Vaterfigur stabil, ist er nicht zu alt, muss er nicht durch einen Jüngeren aus der Gruppe ersetzt werden? Es wurde also offen von einem Umsturz, den Leiter abzusetzen, fantasiert. Dann erzählte die Teilnehmerin S., die zum wiederholten Male in dieser Gruppe war, dass sie in einer früheren Gruppe in Altaussee eine Liebesbeziehung zu einem Mann aufgenommen hatte, die jedoch in der Gruppe nicht transparent gemacht worden war. Sie sei damals regelrecht überfallen worden von einem sehr heftigen Gefühl und habe sich diesem Gefühl auch überlassen können. Jetzt bestehe die Beziehung nicht mehr. Dieses Bekenntnis einer Liebesbeziehung war sozusagen ein Durchbruch für die Gruppe. Die Gruppe hörte aufmerksam zu. Der Leiter sprach an, wie wichtig es sei, dass die Teilnehmerin der Gruppe ihren Teil ihrer Geschichte aus einem anderen Workshop zur Verfügung stelle. Das sei wichtig für sie wie auch für die Gruppe. Sie sage der Gruppe, man könne sich zeigen, es sei besser, es zu tun.

Nach kurzem Schweigen erzählte in der **dritten Sitzung** die neue Teilnehmerin K., wie sie in ihrer Familie von dem Großvater, einem Sektenführer, dominiert wurde. Auch ihre Mutter war hochaktives Mitglied dieser Sekte. Sie hatte das Gefühl, in der Sekte einer »Gehirnwäsche« unterzogen worden zu sein. Sie habe eine unglaubliche Angst gehabt, ihre Individualität zu verlieren, aber gleichzeitig auch eine Sehnsucht danach, zu dieser

Sekte zu gehören. Der Leiter verstand diese Mitteilung als Metapher für die Gruppe, sozusagen als Kontrapunkt zu dem Bild der katastrophisierenden, gefühlhaft lebenden und Impulse ausagierenden Gruppe (Umsturz), das in der letzten Sitzung aufgetaucht war. Die Teilnehmerin entwarf das Bild einer geregelten, regelnden und normierenden Sektengruppe, die das Leben des Individuums bestimmt. Die Gruppe wurde zum Über-Ich. Aber in der Geschichte der Teilnehmerin gab es auch Opponenten und Widerständler, z. B. sei der Vater gegen die Sekte gewesen, habe sich aber nicht durchsetzen können. Die Teilnehmerin und ihre Geschwister hätten sich teilweise unterworfen, teilweise nicht. Sie schwankten zwischen Zugehörigkeit und Opposition oder Ablehnung, sie versuchten, ihre Individualität unter dem Gruppendruck der Sekte aufrechtzuhalten. Die Deutung, sie habe Angst, sich dem Leiter, dem Sektenführer, unterwerfen zu müssen, wurde angenommen. Der Teilnehmer S. erzählte daraufhin eine ähnliche Geschichte: Der Großvater sei Sektenprediger gewesen und die Mutter habe rebelliert. S. nahm für sich in Anspruch, zu den Rebellen zu gehören. Er war nur in der Kleingruppe und wollte mit den Aktivitäten außerhalb der Gruppensitzungen nichts zu tun haben. Für die Gruppe ergaben sich daraus die Fragen: Wie viel Autonomie ist möglich? Wie viel Widerstand ist notwendig, um sich nicht vereinnahmen zu lassen? Die Polarität, Individualität versus Zugehörigkeit zur Gruppe, stürzte einen Teil der Teilnehmer in Schwierigkeiten. Der Leiter griff die Mitteilung von Teilnehmer S. auf, der sich als Individualist bezeichnet hatte, und fragte, ob die Teilnehmer das Gefühl hätten, in dieser Gruppe Regeln und Normen einer Sekte unterworfen zu sein. In dieser Gruppe könne jeder so sein wie er ist, er müsse sich nicht den Maßstäben anderer und den eigenen mitgebrachten Maßstäben unterwerfen. Die Geschichte von S. habe gezeigt, dass er rebelliert und überlebt habe. – Diese Intervention führte dazu, dass die Gruppe darüber reflektierte, ob sie gegenüber den »Eltern« ihr Tun verheimlichen dürfte. Denn es könne auch geschehen, dass sie ausgeschlossen werden, wenn sie das tun, was sie nicht sollen. In diesem Zusammenhang wurde nach kurzem Schweigen die Liebesgeschichte der Teilnehmerin S. wieder aufgegriffen. Sie wurde für ihren Mut bewundert, die Geschichte mitgeteilt zu haben. Sie wurde auch gefragt, wie sie damit umgegangen sei in der Gruppe vor zwei Jahren. Jeder wusste damals, dass sie ein Paar waren, aber es sei nicht angesprochen worden. Es wurde sehr deutlich, dass die Liebesgeschichte gegen die Regeln von Altaussee verstoße, aber sie seien nicht ausgeschlossen worden. Ein anderes Beispiel aus einer Klinik wurde von der Teilnehmerin F. erzählt. In dem Beispiel wurde eine Patientin, die eine Paarbeziehung aufgenommen hatte, aus der Klinik entlassen. Zum Schluss kam noch ein anderer Aspekt des Ausgeschlossenseins zur Sprache. Die Teilnehmerin D. hatte in einem vorausgegangenen Workshop den Eindruck, der Gruppenleiter müsste als Vertreter der Psychoanalyse gegen ihre lesbische Paarbeziehung sein. Auch hier entstand eine Übertragungssituation auf den Leiter als Über-Ich. Sie habe diese Angst überwunden. Sie erzählte dann unter Tränen von dem langwierigen Versuch, mit medizinischer Hilfe ein Kind zu bekommen. Sie lüftete damit ein Geheimnis. Der Leiter wies nochmals auf seine Empfehlung vom Anfang hin, das was die Teilnehmer außerhalb der Gruppe bewegte und was sie erlebten, auch in den Gruppensitzungen einzubringen.

Die **vierte Sitzung** eröffnete die Teilnehmerin V. mit ihrem Ärger über die Großgruppe. In der Großgruppe habe sich eine Frau sehr in den Mittelpunkt gespielt. Sie kam dann auf ihre Beziehungen zu sprechen, auf ihre Ambivalenz in der Beziehung zu Frauen oder Männern und auf die Frage, welche sexuelle Orientierung sie eigentlich hätte, sie sei unsicher. Dann erzählte sie, dass sie von ihrem Vater verlassen worden sei, als sie neun Jahre alt war. Sie sei bei der Mutter geblieben. Sie wolle nun die Beziehung zu ihrem Vater ganz abbrechen, er habe sie enttäuscht. Auch andere Gruppenmitglieder erzählten, dass sie von ihren Vätern enttäuscht seien. Die Trennung der Eltern führte für die Töchter zu der Frage, ob der Vater kein Interesse mehr an ihnen habe. Daher rührte die Enttäuschung und so entstand der Gedanke, den Kontakt abzubrechen. Der Leiter sagte: So lange sie die innere Beziehung zu ihren Vätern nicht geklärt hätten, könnten sie nur schwer klären, welche sexuelle Orientierung sie hätten. Über einen realen Kontaktabbruch könnten sie ihr inneres Problem nicht lösen. Diese Intervention wurde wie eine Norm verstanden. Dem Leiter wurde klar, wie sehr er im Gruppenprozess noch in der Über-Ich-Übertragung involviert war.

In der **fünften Sitzung** wurde das Thema »Verlassene Töchter – verlassende Väter« wieder aufgegriffen, diesmal von dem Teilnehmer St., der seine Frau und seine damals zweijährige Tochter verlassen hatte. Er habe über Jahre versucht, den Kontakt wiederherzustellen, doch die Tochter sei sperrig gewesen. Er habe es ihr offensichtlich nicht recht machen können und sie habe es ihm nicht recht machen können. Er übernahm im Gruppenprozess die Position des verlassenden Vaters, während die Teilnehmerin V. die Position der verlassenen Tochter übernahm. Diese Dyade sprach der Leiter auch an. Daraufhin stiegen dann andere ein, die auch mit der Trennung und Scheidung der Eltern zu kämpfen hatten. Die Teilnehmerinnen F., S. und der Teilnehmer D. verteidigten die sich trennenden Väter. Vier Teilnehmer beteiligten sich kaum. Der Leiter sprach die Kränkungen an, die das Verlassenwerden auslöse und dass diese Kränkungen unüberwindbar schienen, sodass sie sich mit dem, der sich getrennt habe, nicht versöhnen könnten. Die Gruppe stellte in Frage, ob es überhaupt Versöhnung geben könne. Der Leiter sagte, wenn sie sich mit den Motiven der sich Trennenden auseinandersetzten, könnte es vielleicht ein Verstehen und Versöhnen geben. Es blieb aber offen, ob es eine Versöhnung mit den Vätern, eine Lösung der Konflikte und eine Überwindung der Kränkungen und Enttäuschungen geben könnte. In der Übertragung war es meine neue Partnerin (Co-Leiterin), die angegriffen wurde und noch nicht akzeptiert wurde. Sie hatte es auch schwer, mit dem Leiter (Vater) klarzukommen als jüngere (Tochter). Vielleicht löste dies die Verwirrung und Wut in der Gruppe aus, die von der Beobachterin im Anschluss mitgeteilt wurde. Es blieb also in dieser Sitzung die Frage, wie man solche verletzenden und kränkenden Erfahrungen überwinden könne.

Über die letzte Sitzung hatte die neue Teilnehmerin J. Mut gefunden, sich zu beteiligen. Sie nahm in der **sechsten Sitzung** eine Art Gegenposition zu der Position des Umbruchs bzw. den Auseinandersetzungen und Enttäuschungen in dem Gruppenprozess ein. Sie hatte sich eingerichtet mit ihrer Bindung an den Vater. Sie erzählte, dass sie eng mit dem MS-kranken Vater verbunden sei, sie sei sozusagen seine Pflegekraft. Sie stellte ihm ihr eigenes Leben zur Verfügung und lebte in seiner Nähe, um ihn pflegen zu können. Die Gruppe war bewegt über das »ungelebte Leben« der Teilnehmerin und sprach Empfehlungen aus, z. B. mehr Partys zu besuchen. Der Leiter interpretierte, die Gruppe wolle sie in ein Partyleben hineinzwingen, aber sie habe sich mit ihrem Vater eingerichtet. Am dramatischsten wurde es dann, als sie erzählte, dass der Vater sich einer Herzoperation unterziehen musste und er eigentlich nicht mehr leben wollte und gezwungen wurde zu leben. Sie weinte. Im Hinblick auf das ungelebte Leben sagte der Leiter, er glaube, sie wolle nicht nur weinen, sie wolle manchmal auch schreien und ihre Wut herauslassen. Dafür sei aber zu wenig Raum da. Die Gruppe ging darüber hinweg und versuchte durch Heiterkeit und Scherze über die Macht der »Gottväter« ihre Betroffenheit zu verbergen.

In der **siebten Sitzung** erzählte der Teilnehmer R. seine komplizierte Vorgeschichte. Die Mutter hatte sich von dem Vater getrennt. Er sei bei der Mutter aufgewachsen und eng mit ihr verbunden. Er habe zwar zu dem Vater Kontakt, auch zu den Stiefgeschwistern, aber es werde nicht über die Vaterschaft gesprochen. In der Gruppe baute er sich phallisch-narzisstisch auf und suchte eine Bewertung durch den Gruppenleiter, er wolle aber eine positive Bewertung über seine Teilnahme am Workshop haben. Der phallischnarzisstische, sich erhaben fühlende Sohn bezog sich nur auf den Gruppenleiter und wollte mit den Geschwistern (der Gruppe) eigentlich nichts zu tun haben. Er konnte auch äußern, dass er die Gruppe ablehnte. Diese Ablehnung manifestierte sich sowohl in der Kleingruppe wie auch in der Großgruppe. Durch die Ablehnung der Gruppe als Mutter, wie der Leiter es deutete, war die Gruppe wie gelähmt und konnte ihm kaum Feedback geben. Er wurde wie ein hilfloses Kind gegenüber der Mutter/Gruppe erlebt. Der Leiter deutete ihm: In der Vaterbeziehung baue er sich narzisstisch auf, er sei der Beste, in der Mutterbeziehung sei er eher das hilflose Kind. Daher suche er nur die Beziehung zum Vater/Leiter, da die Mutter/Gruppe ihn hilflos mache. Diese Deutung lockerte die verhaltene und lähmende Atmosphäre sowie das lange Schweigen in der Gruppe. Sie verstand, dass der Teilnehmer sich wie ein »verlorener Sohn« erlebte und die Anerkennung des Vaters in der Gruppe suchen musste.

Die **achte Sitzung** begann mit zehnminütigem Schweigen. Der Leiter merkte an, zwei Teilnehmer hätten noch fast gar nichts gesagt. Daraufhin begann einer der Angesprochenen zu sprechen und erzählte, er sei sehr zufrieden, entspannt und habe überhaupt keine Probleme. Er könne mit dem, was die anderen eingebracht hätten, auch wenig anfangen. Er habe den sportlichen Ehrgeiz der anderen Männer aus der Gruppe ebenfalls gehabt, z. B. beim Radfahren, sonst habe er wenig über sich zu erzählen. Der Leiter griff das Bild des Radfahrens als Gruppenbild auf: Auch der Langsamste müsse in einer Radfahrer-Gruppe mitkommen. Daraufhin sprach Teilnehmer R. die Teilnehmerin H. an, die sich bisher noch am wenigsten gezeigt hatte und die am Anfang von der Teilnehmerin V. angesprochen worden war, sie habe wohl kein Interesse am Workshop (R. griff damit die Aussage von Teilnehmerin V. ganz zu Beginn der Gruppe auf). Sie mache die Gruppenselbsterfahrung wohl nur aus einem Verpflichtungsgefühl heraus. Die Teilnehmerin H. zeigte daraufhin ihre Wut auf die Teilnehmerin V., die sich verteidigte und es zutreffend beschrieb, dass H. sich auch in dem letzten Workshop ablehnend gegenüber ihr geäußert habe. H. erlebte es als Unterstellung, sie habe dem »Sonnenschein der Gruppe« (Teilnehmerin V.) nicht widersprechen können. H. erzählte dann von einem Konflikt mit einer Oberärztin in ihrer Klinik. In dieser Beziehung gab es wie mit der Teilnehmerin V. eine heftige Rivalität. Bis zum Schluss der Sitzung ließ sich diese Beziehung nicht klären, die Verwirrungen blieben und eine Annäherung gab es nicht. Diese angespannte Atmosphäre musste die Gruppe ertragen.

Die Geschichte mit der Oberärztin der Klinik wurde in der **neunten Sitzung** lang und breit, voller Wut und auch unter Tränen von H. dargestellt. Es ging um Machtverhältnisse in der Klinik, um Hierarchie, um Beurteilung, um Macht und Ohnmacht in der Beziehung zu Vorgesetzten. Das Gefühl der Ohnmacht breitete sich so stark aus, dass der Leiter provozierend intervenierte, ob sie den Leiter oder die Oberärztin »abschießen« wolle. Das löste nun wieder Angst aus, insbesondere bei H., aber auch bei dem Teilnehmer D., der wieder auf die Beurteilungssituation zu sprechen kam und meinte, man könne nicht ohne beurteilt zu werden interagieren. Er betonte: »Sie, Herr Janssen, auch nicht.« Der Angesprochene sagte daraufhin: »Wenn es um Bewertungen geht, ist es schwer, sich zu öffnen, wenn das Gefühl von Wohlwollen und Akzeptanz in der Gruppe überwiegt und nicht so viel Angst herrscht, dann ist es auch leichter, sich zu öffnen«. Der Abbau der Machtverhältnisse gelang einigen in der Gruppe, aber nicht der Teilnehmerin H., die weiterhin starke Angst vor der Beurteilung hatte. Währenddessen fantasierte sich der Teilnehmer R. in die Rolle eines Mafiabosses, der um sich schoss. Die Themen Sekte, Beurteilung und Unterwerfung tauchten also in neuer Gestalt wieder auf.

Die neue Teilnehmerin K. griff in der **zehnten Sitzung** die vorausgegangene Stunde auf und fragte sich, wo ihre Aggression in der Beziehung zu ihrer Mutter, aber auch zu ihrem Partner stecke. Sie lebe wie in einem Gefängnis in der Beziehung zur Mutter, die ihrerseits

in Abhängigkeit von ihrem Großvater, dem Sektenführer, lebe. Eine ähnlich quälende Beziehung hatte sie nun auch zu ihrem Partner. Der Leiter hatte den Eindruck, dass es zwar einen Wunsch nach lockeren, freundlichen Beziehungen gab, aber die narzisstische Thematik z. B. von R. ganz im Vordergrund stand. Daher wurden die Beziehungen quälend. Die Teilnehmer hörten sich in ihrer Selbstbezogenheit nicht wirklich zu. Jeder Versuch, aus dem Gefängnis auszubrechen, das sie sich selbst geschaffen hatten, wurde zum Problem. Der Leiter sprach an, sie wollten aus dem Gefängnis des quälenden Beziehungsmodells ausbrechen, aber es sei sehr schwer. Dies griff die Teilnehmerin D. auf und verband es mit dem folgenden Bild: Wenn sie ihre Eltern besuche, säßen die da mit Kopfhörern und hörten nichts. Sie habe auch eine gewisse Kontaktlosigkeit in der Gruppe gespürt. – Anders als in anderen Gruppen tauchte selbst an dem freien Nachmittag eher ein freudloses, unlebendiges, lustloses, manchmal auch unverbundenes und gequältes Beziehungsmodell auf, dass das Gefängnis, in dem sie sich fühlten, verständlich machte.
Die Co-Leiterin sprach zu Beginn der **elften Sitzung** das Beziehungsproblem von V. und H. an, das noch nicht geklärt sei. Beide gingen nicht darauf ein. Dies war ein Zeichen dafür, dass die Gruppe sich nicht zutraute, dieses Beziehungsproblem anzugehen. Ein Mann dominierte und sprach die Teilnehmerin D. an, die über ihre Trauer gesprochen hatte, keine Kinder kriegen zu können. Dieses Thema breiteten die Teilnehmer noch weiter aus. Der Redeschwall von R., der sich mit männlicher Arroganz in die Gruppe hineinbewegt hatte und nicht Vater werden wollte, wurde von Teilnehmerin F. gestoppt. Sie wollte sich mit dem Thema von D., dem Kinderwunsch, beschäftigen. Nun erzählten sowohl Männer wie Frauen, wie viel Angst vor dem Neuen, vor dem Kinderwunsch, vor der Belastung durch Kinder da war. Der Leiter hatte den Eindruck, dass »neues Leben« (Kinderwunsch) und mehr Bewegung und Lebendigkeit in der Gruppe Angst auslöste. Die Teilnehmer blieben in gewissem Sinne gefangen in ihren alten Beziehungen, denn Neues, ebenso wie neues Leben (Kind), schaffte Belastung. Als der Leiter das ansprach, wurde die Gruppe etwas lockerer, bewegter und kommunikativer untereinander. So ließ sich sogar die Rivalität zwischen V. und H. am Ende der Sitzung wenigstens teilweise besprechen. Sie hatte offensichtlich von Beginn an lähmend gewirkt.
Da die Gruppe in der **zwölften Sitzung** mehr zusammengerückt und kohäsiver war, war es verständlich, dass R., der sehr um seine Individualität kämpfte und Angst vor der Vereinnahmung durch die Mutter/Gruppe hatte, nun versuchte, die Gruppe mit seiner Abwehr zu dominieren. Bei seiner grandiosen Selbstdarstellung, die kaum zu unterbrechen war, wurde es wenig affektiv. Es blieb mehr auf einer rationalen, intellektualisierenden Ebene. Die Teilnehmerin D. unterbrach diese Darstellung damit, dass sie darauf hinwies, dass der Konflikt zwischen V. und H. noch nicht geklärt sei und man diese Spannung in der Gruppe spüren könne. H. kam unter starken Druck, doch etwas von sich preiszugeben. Sie sagte, sie wisse nicht, was sie preisgeben könne. Sie habe sehr große Angst, in der Gruppe zu sprechen. Der Leiter deutete: Es bleibe ihr Geheimnis, wer sie in der Familie sei. Es könne auch in der Gruppe Geheimnisse geben, wie die Gruppe ja schon zu Beginn am Beispiel der verborgenen Liebesbeziehung erfahren habe.
Erst in der **13. und 14. Sitzung** wurde die Gruppe kommunikativer. Die Teilnehmerin V. konnte die Spannung zwischen ihr und H. nicht mehr ertragen, sie brauchte Hilfe in der Gruppe. Der Leiter regte an, den Konflikt zu beschreiben. Dann wurde geschildert, dass H. außerhalb der Gruppe viel lebendiger und kommunikativer sei als in den Gruppensitzungen. Die meisten gingen davon aus, dass H. nicht über ein Familiengeheimnis sprechen wollte. Teilnehmerin S. kam dann auf ihre Eltern zu sprechen, nachdem die Co-Leiterin direkt gefragt hatte. Im Laufe der nächsten Sitzung wurde der Teilnehmerin V. klar, dass sie es nicht ertragen konnte, wenn sich jemand verweigerte oder ihr einen Korb gab wie

z. B. die Teilnehmerin H. Sie verdeutlichte dies an der Beziehung zu einer Freundin. Schließlich konnte H. unter Tränen mitteilen, dass sie an einem Karzinom erkrankt sei und operiert werden müsse. Die Rezidivgefahr sei sehr groß. Die Gruppe war betroffen, jetzt kannte sie das Geheimnis. Durch das Lüften des Geheimnisses über die Erkrankung wurde die Gruppe schließlich zum Halt für H. Sie fühlte sich danach zur Gruppe zugehörig. Besonders Teilnehmerin V., die den Beziehungskonflikt mit ihr hatte, war betroffen und meinte, Krankheit würde Prioritäten verändern, nichts sei mehr so wie früher. Es blieb aber unklar, worauf sie sich dabei persönlich bezog. Die Abschlussintervention des Leiters war: Die Gruppe hat jetzt sicher zusammengefunden. Was unausgesprochen war, konnte ausgesprochen werden. Das Eis war gebrochen. V. hatte den sie unterstützenden sorgenden Vater bekommen, H. konnte die sorgende Gruppenmutter aufnehmen. Der Konflikt zwischen den beiden war dadurch entschärft und hatte zur wechselseitigen Einsicht und Erfahrung geführt. Die Gruppe war sehr präsent und das Abwehrverhalten war nur noch z. T. bei Teilnehmer R., der weiterhin sehr rationalisierte.
Ab der **15. Sitzung** ging es dann um Verlust, Tod und Abschied. Die Teilnehmerin K. hatte ihre Mutter mit 15 Jahren durch Krebs verloren. Und ihr Vater starb, während sie schwanger war. Sie war weiterhin sehr bewegt, sprach vom Sterben und davon, sich mit dem Tod auseinandersetzen zu müssen. Sehr intensiv wurde nun die Gruppe durch das Thema Sterben und Tod bewegt. Viele der Teilnehmerinnen und Teilnehmer berichteten über nahegehende Todesfälle. Schuldgefühle tauchten auf, ob sie sich nicht genügend um die Verstorbenen gekümmert hätten. Der Leiter sprach die Angst an mit Blick auf das Ende (der Gruppe) und das Sterben. Die Co-Leiterin sagte: »Eigentlich geht es ja darum, wie man ein Leben lebt, das kostbar ist, und es wäre gut, dahin zu finden«. Offensichtlich war damit eine Wende für die Gruppe erreicht, die Teilnehmer fühlten sich nicht mehr gefangen in den quälenden Beziehungen, sie konnten sich jetzt mehr einem neuen Lebensgefühl nähern.
In der vorletzten, der **16. Sitzung,** wurden vor allem vorausgegangene Ereignisse aus dem Gruppenverlauf wie Zuspätkommen und aggressive Attacken auf Teilnehmer angesprochen. Die männliche Aggression, insbesondere die von dem Teilnehmer R., die die Gruppe immer noch spürte, konnte integriert werden. Es kam zu einem echten Austausch unter den Männern und zwischen den Männern und Frauen über die Aggressionen, die jetzt auch ihren Platz in der Gruppe hatten. Die weibliche Aggression, die von der Co-Leiterin angesprochen wurde, wurde anders beschrieben als die männliche. Die weibliche Aggression äußerte sich darin, dass die Teilnehmerin V. von der früheren Co-Leiterin träumte und die jetzige Co-Leiterin offensichtlich nicht akzeptieren konnte. Auch dem Leiter hielt die Gruppe einen Spiegel vor, er habe eine gute, besondere, freundliche Beziehung zu der Teilnehmerin J., was den Neid der Teilnehmerin V. ausgelöst habe. Ein selbstreflexiver Gruppenprozess war also angestoßen.
Die **17. und letzte Sitzung** war wie meistens eine Feedback- und Abschiedssitzung. Es ging um Transferprobleme: Was nehme ich mit, was hat sich verändert, welche Einsichten habe ich, was kann ich umsetzen? Nur der Teilnehmer D. blieb bei seiner distanzierten Schilderung und war wenig beteiligt, während die Teilnehmerinnen J., V. und S. sehr lebendig waren und auch von Trauer beim Abschied sprachen. Nach unserer Einschätzung hatten sie am ehesten profitiert. Die Teilnehmerin S. erzählte auch von dem Ausgang ihrer Liebesgeschichte, sie hätten sich noch einmal getroffen, aber es sei nicht zu einer weiteren Begegnung gekommen. Die Teilnehmerin D. fühlte sich versöhnt mit der Psychoanalyse und überlegt, noch einmal wiederzukommen. Der Abschied war nicht so emotional bewegt wie in anderen Gruppen. Wahrscheinlich war der Prozess auch noch nicht abgeschlossen.

Wir haben am Ende der Workshops in Altaussee immer wieder festgestellt, dass Prozesse nicht abgeschlossen sind, manchmal wurden sie erst in dem darauffolgenden Workshop fortgeführt. So war es auch bei dieser Gruppe. In einer kontinuierlichen Gruppe lassen sich die Trennungsprozesse langsamer verarbeiten. Sicher ist auch die Regression nicht so forciert. In Altaussee ist sie forciert, wie der Prozess der Gruppe zeigte. Daher haben wir uns häufiger gewünscht, die Gruppe in einem weiteren Workshop fortzusetzen, um Kontinuität herzustellen. Eine andere Möglichkeit wäre, den Teilnehmern vor Ort die Möglichkeit zu geben, an weiteren Gruppen- oder Einzelselbsterfahrungen teilzunehmen, um die Prozesse, die in dem Workshop angestoßen wurden, weiterzuführen. In dem oben beschriebenen Verlaufsprozess kamen viele Ängste auf und es wurden auch viele frühere Erfahrungen mobilisiert, die mit den früheren Beziehungsmustern und den Objektbeziehungen der Teilnehmer in der Gruppe in Verbindung gebracht werden konnten. Erfahrungen aus der Vergangenheit wurden in der Gruppe externalisiert und konnten erkannt und interpretiert werden. Ob sie auch schon durchgearbeitet oder verarbeitet wurden, lässt sich nicht sagen. Jedenfalls spricht vieles dafür, dass manches angestoßen wurde, aber noch durchgearbeitet werden müsste.

Wir haben zu Anfang von den drei Gruppen gesprochen. Eine davon war die *Großgruppe*. Der Großgruppenprozess hat nach unserer Auffassung einen sehr starken Einfluss auf die Regressionsbewegungen der Teilnehmerinnen und Teilnehmer in der Kleingruppe. Zu der überwiegenden Zeit unserer Mitwirkung in Altaussee wurde die Großgruppe von Josef Shaked geleitet. Nach seiner Darstellung hat er zweimal im Jahr von 1976 bis 2014, also insgesamt 38 Jahre die Großgruppe geleitet. Shaked hatte auch mehrfach über das Großgruppenkonzept publiziert, zuerst 1989 und zuletzt 2011. Er hat sein Konzept der Großgruppenleitung sicher im Laufe der ersten Jahre verändert. Als wir die Großgruppe erlebten, war sein Leitungsstil jedoch konstant. Die Einführung der Großgruppe in Altaussee, so begründete er es, hing mit enttäuschenden Erfahrungen mit der Großgruppenleitung von englischen Gruppenanalytikern zusammen. Er wollte den Großgruppenprozess stärker an der Freud'schen psychoanalytischen Methode orientieren, das heißt an dem Unbewussten in Großgruppen.

Einer der Autoren (Janssen) hatte Großgruppenprozesse in der therapeutischen Gemeinschaft (Henderson Hospital, Cassel Hospital) kennengelernt, aber auch in den gruppendynamischen Laboratorien (vgl. Janssen 2017). In den Laboratorien werden die Großgruppen Plenum genannt. Aus diesen Erfahrungen blieb ähnlich wie bei dem Gruppendynamiker König (2012) eine gewisse Reserviertheit gegenüber der Großgruppe. Payk (1979) beschrieb z. B. die Exazerbation von Psychosen in gruppendynamischen Laboratorien. Wir selbst haben in dem stationären Psychotherapiemodell (► Kap. 7) nur vereinzelt Großgruppenprozesse moderiert und zwar immer mit einer strukturierenden Strategie wie in der therapeutischen Gemeinschaft (► Kap. 7.1). Die *Group-Analytic-Society* in London hatte eine Großgruppe eingeführt, die ebenfalls strukturiert war. Auf den Kongressen der *Group-Analytic-Society* wurden jedoch unstrukturierte Großgruppen mit bis zu 400 Teilnehmern durchgeführt, daher war die freie Assoziation der Shaked'schen Großgruppe nicht ganz neu. Auch gab es Berichte aus den Anwendungen von Großgruppen in Psychotherapiekliniken, die positiv waren, wie z. B. Ardjomandi et al. (1995), Danzinger (1983).

Shaked vertrat folgendes Setting der Großgruppe mit 50 bis 100 Teilnehmern, in den letzten Jahren sind es über 140 Teilnehmer: Die Stuhlreihen waren konzentrisch in fünf bis sechs Ringen angeordnet. Der innerste Kreis sei der intimste Kreis, die zweite Reihe sei für die »narzisstischen Darsteller«, so Shaked. Er selbst bevorzugte keine feste Sitzposition, er wechselte ständig. Als Grund dafür gab er an, der Leiter solle nicht »sesshaft« sein, sondern »nomadisch«. Dieses »nomadische Prinzip« hatte offensichtlich Einfluss auf die Teilnehmer und stand im Gegensatz zum Prinzip der Sicherheit gebenden Struktur, wie Janssen und Sachs es für die Kleingruppen praktizieren (▸ Seite 113). Shaked erwähnte am Anfang die Diskretionsregeln nach außen, hielt sich dann aber ganz zurück. Seine Interventionen waren überwiegend deutender Art. Neben dem Grundsatz der assoziativen Darstellung und dem Deutungsprinzip übernahm er keine Führungs- oder Ordnungsfunktion. Er vertrat die Auffassung, dass sich die Probleme der Kleingruppe in der Großgruppe wiederholen. Wir hatten eher die Erfahrung gemacht, dass die Kleingruppe eine eigene Dynamik hat und in den Kleingruppen nur einige wenige Teilnehmer über die Großgruppe berichteten, meistens teilten sie Beobachtungen mit. Die Großgruppe löste nach unserer Erfahrung mehr Angst aus als die Kleingruppe und war damit kein »Zufluchtsort«, wie Shaked (2011) die Großgruppe verstand.

Shaked beschrieb sein Großgruppenkonzept als Beitrag der 68er-Generation zur Bewusstmachung von Abhängigkeiten. Er wollte Machtstrukturen bewusstmachen, die Projektionen auf den Leiter fördern und die Teilnehmer aus der Deckung hervorlocken. Insofern war er an der psychoanalytischen Gruppentheorie Freuds (1912, 1921) orientiert. Besonders die Arbeiten von Freud über Totem und Tabu und die Bruderhorde haben ihn beeinflusst. Er verkörperte als Leiter der Großgruppe eine Vatergestalt, die von der Horde der Brüder abgesetzt werden soll. Die Brüder kämpfen gegen den dominanten Vater und gegen dominante, mächtige Menschen insgesamt. Dies geht bis zur Abschaffung und »Ermordung«. Dann erst können sich libidinöse Anteile durchsetzen und es kommt zur Identifikation mit dem Leiter, der Regel, der Ordnung und der väterlichen Autorität, die auch Kultur verkörpert. Für die Teilnehmer sei dies ein Gewinn, da sie in der Regel ambivalente Beziehungen zu Autoritäten in der Familie und in den Institutionen haben. Gründend auf dieser Theorie Freuds charakterisiert Shaked die Großgruppenprozesse folgendermaßen:

- »Durch die Abnahme der Kommunikation zwischen den Teilnehmern bei gleichzeitigem Wunsch zur Beziehungsherstellung (Beziehungsparadox, das mit der Größe der Gruppe wächst);
- durch eine parallele Zunahme von sozialer Desorientiertheit und dem Bedürfnis nach Führerschaft, die ihrerseits einhergeht mit paranoiden Projektionen und Destruktivitätsfantasien gegenüber der Führerschaft;
- durch eine Verstärkung des Anonymitätsgefühls und der Angst vor Verlust individueller Identitätsmerkmale (Vermassungssyndrom bei systematisch

erzeugtem Objektverlust, Neigung zur Regression und Übernahme archaischer kollektiver Identitätsmuster);
- durch Zuwachs des Aggressionspotenzials infolge angstvoller Blockade des natürlichen Explorationsdranges, infolge mangelnder situativer Sicherheit sowie verringerter Möglichkeiten zur Vertrauensbildung und sozialer Kontrolle« (Shaked 2011, Seite 339).

Alle diese Merkmale fanden sich auch in der Kleingruppe in Altaussee (siehe Fallbeispiel), jedoch nicht so intensiv. Z.B. war die Identitätsdiffusion in der Kleingruppe ebenso zu finden, auch die Angst vor Kontrollverlust und die Angst vor Aggressionen. Sogar die Illusion, die Gruppe biete Schutz, daher seien alle gleich (»egalitäre Illusion«), war nicht nur ein Merkmal der Großgruppe. Regression auf dem Borderline-Funktionsniveau, Angst vor Fragmentierung und Angst vor einer verfolgenden Mutter war in Großgruppen ausgeprägter und daher waren die Teilnehmer auch verletzlicher. Mancher der Teilnehmer unserer Kleingruppen, die durch die Kleingruppe schon verletzt waren, vermieden den Besuch der Großgruppe. Der deutende Umgang mit der Großgruppe wie mit der Kleingruppe war für viele Teilnehmer eine zu hohe Herausforderung, insbesondere weil sie mit der Illusion eines »normalen Selbst« in die Gruppen kamen. Ohne Zweifel durchliefen sie in der Kürze der Zeit einen emotional intensiven Prozess, wenn sie sich dem Großgruppen- wie dem Kleingruppenprozess stellten.

Fallbeispiel
Die Gruppe als Uterus, der verlassen werden muss
Wie regressiv es für den einzelnen Teilnehmer werden kann, zeigt folgender Prozess. Es war eine der letzten Kleingruppensitzungen. Eine Trennung aus dem Workshop stand bevor. Nach einem Schweigen fragte eine Teilnehmerin einen Teilnehmer nach seinem kranken Kind. Dieser Teilnehmer hatte berichtet, wie seine Tochter bei der Geburt fast gestorben wäre. Er war damals sehr bewegt gewesen, die Gruppe hatte es wahrgenommen. Nun war diese Teilnehmerin, die ihn danach fragte, selbst sehr bewegt. Sie war in einer ziemlich schwierigen Situation in ihrer Partnerbeziehung und fragte sich, wie Väter mit kranken Kindern umgingen. Sie hatte erzählt, dass der Vater sich nach ihrer Geburt von der Mutter getrennt hatte. Die Frauen und Männer in der Gruppe brachten die Rede auf das Thema »Frühgeburt«. Es wurden Ängste ausgesprochen, Kinder könnten nach der Geburt sterben, wenn sie zu früh geboren würden. Der Leiter (Janssen) bezog das Thema »Frühgeburt« auf die Gruppe und sagte, sie wollten ihm damit mitteilen, dass der Workshop zu früh enden würde und sie sich ausgestoßen, aber noch nicht lebensfähig fühlten. Der Teilnehmer, der von dem früh geborenen Kind berichtet hatte, erzählte nun, er habe sich nach dem letzten Workshop (es war sein erster gewesen) schrecklich gefühlt. Er sei verzweifelt gewesen, er wollte zurück in die Gruppe und konnte seine Familie zu Hause nicht annehmen. Es wurde ein sehr bedrückendes, teilweise durch abwehrendes Lachen unterbrochenes Thema, das sich über zwei Sitzungen erstreckte und viel mit Gebären und damit, eigene Kinder zu bekommen, zu tun hatte. Es standen mehr die Ängste und Verletzungen im Vordergrund als die Geburts- und Mutterfreuden. Das Thema ließ sich bis zum Ende des Workshops nicht wirklich bearbeiten, die Ängste, nicht zu überleben, über-

> wogen. Darum musste ich als Leiter zum Schluss unterstützend und Hilfe anbietend sagen, dass die Gruppe in den nächsten Monaten fortgesetzt würde und dass in der Zwischenzeit auch eine Verarbeitung möglich sei und sie mit ihm Kontakt aufnehmen könnten.

Shaked begegnete in der Großgruppe der Illusionsbildung, z. B. durch Wunschbilder von Harmonie und Glück, und den psychotischen Ängsten in der Regression mit Humor, Witz und Anekdoten sowie Wortspielen. Im Wesentlichen ging er davon aus, dass alle Teilnehmer ein ödipales Funktionsniveau halten konnten und ihn dann auch schließlich hätten absetzen können sowie in der Lage waren, sich mit den existenziellen Themen des Lebens auseinanderzusetzen.

Eine interessante Frage ist nach wie vor, ob die Großgruppe die Gesellschaft widerspiegelt und die Kleingruppe mehr ein Familienmodell ist. Es ist zutreffend, dass sich in der Großgruppe unterschiedliche Sozialisationsbedingungen begegnen, z. B. hinsichtlich Geschlecht, Alter, Bildung, Weltanschauung. Daher wird sicher auch das Politische in der Großgruppe verschränkt mit dem Psychischen sichtbar werden. Shaked (2011) beschrieb vier Phasen in seiner Leitung der Großgruppe. In den 70er- und 80er-Jahren dominierte, entsprechend der 68er-Generation, der Generationskonflikt bei den deutschen Teilnehmern. In den 80er- und 90er-Jahren ging dieser völlig verloren und es war ein Rückzug aus dem politischen Diskurs festzustellen, eine Wendung mehr ins Subjektive. Ende der 90er-Jahre trat mit dem Fall der Mauer eine Entideologisierung ein. Und die jetzigen Teilnehmer (4. Phase) standen in dem Ordnungsgefüge einer Weiterbildung oder Ausbildung und versuchten, diese aufrechtzuerhalten. Sie waren gegen politisierende Darstellungen.

Shaked Leitungsstil war unnachahmlich originell. Er war nachsichtig, humorvoll, selbstironisierend. Besonders die paranoiden und destruktiven primitiven Ausdrucksformen griff er in den Sprachbildern auf. Er hielt sie für wichtige Strukturelemente, wollte aber die Gruppe damit nicht in Gefahr bringen. Er entgiftete über Humor und Selbstironie, ein Interventionsmittel zur Dämpfung von Ängsten, wie er es verstand. Aber er sah auch die Gefahr darin, dass man sich als Leiter zu sehr dieses »Lockmittels« bediene und seinen narzisstischen Seiten erliege. Es schimmerte immer durch, dass das oberste Prinzip für Shaked Aufklärung war und nicht der Schutz des Individuums. Er stand ganz in der Linie Bions, der auch die Kleingruppenleitung so verstanden hatte (▶ Kap. 1.4). Da die Gruppe auf den väterlichen Leiter übertrage, war für Shaked auch über Jahre hin nur ein Leiter sinnvoll. Er verzichtete weitgehend auf Einzeldeutungen, sprach die Großgruppe als Ganzes an und benutzte dabei die Sprache der Gruppe mit sehr viel Witz und Humor. Starke Aggressionen in der Gruppe versuchte er auf sich zu ziehen und als projektive Mechanismen zu entlarven. Er war der Auffassung, dass die Großgruppe eigentlich die aggressiven präödipalen destruktiven Prozesse bearbeite und nicht so sehr zur Konstruktion einer sicheren »Umweltmutter« beitrüge. Er war sehr präsent, sehr wortgewandt, dialogisch und akzeptierend, nie normativ. Sein Ziel war, höchstmögliche Toleranz für jedes Verhalten zu erreichen, wobei die ausufernde Darstellung narzisstischer Persönlichkeiten und das Vorherrschen psychotischer Prozesse innerhalb dieser Großgruppe nicht leicht zu ertragen waren.

Für Teilnehmer aus den Kleingruppen, die über die Großgruppen sprachen, waren die in der Großgruppe gemachten Erfahrungen abhängig von der Angsttoleranz der Teilnehmer. An einem Ort, der als sicher erlebt wurde (wie z. B. die Kleingruppe), war diese Erfahrung sicher besser zu verarbeiten. Wir haben aber auch erlebt, dass in Großgruppen chaotische und psychotische Anteile einer Person mobilisiert wurden, die Chaos anrichteten. Solche Prozesse erinnerten an die gruppendynamischen Laboratorien. Es sind Prozesse, die aus der individuellen Erlebnisperspektive stammten und nur einige spiegelten gesellschaftlich relevante Probleme wider. Daher kann die Großgruppen-Methode von Altaussee nicht 1 : 1 in die stationäre Psychotherapie für schwer gestörte Patienten übertragen werden. Aber psychisch stabile Teilnehmer können mit dieser Form der Selbsterfahrung intensive Erfahrungen machen.

6.2 Balint-Gruppen

Neben der Gruppenselbsterfahrung spielen für die Weiterbildung Balint-Gruppen eine bedeutsame Rolle. Sie werden auch als patientenbezogene Selbsterfahrung bezeichnet. Michael Balint (1957, 1968) entwickelte seine Methodik als Forschungs- und Ausbildungsprogramme Anfang der 1950er-Jahre in der Tavistock-Clinic in London, nachdem er bereits in den 1930er-Jahren in seinem Heimatland Ungarn mit Seminaren dieser Art experimentiert hatte. Balint arbeitete fast ausschließlich mit praktischen Ärzten oder Allgemeinärzten. Es ging ihm darum, die analytische Beziehungsdiagnostik mit dem hausärztlichen Wissen zu verbinden. Die Beziehungsdiagnostik sollte zur Gesamtdiagnose beitragen. Die psychoanalytische Grundidee orientiert sich an dem subjektiven Faktor in der Arzt-Patient-Beziehung, dem schon von Freud benannten Wiederholungszwang und der Ubiquität der Übertragung in Beziehungen. Die Hausärzte sollten trainiert werden in einer emotional-kognitiven Beziehungsklärung und in der Bedeutung von situativen und szenischen Prozessen. Sie sollten eigene Reaktionen wahrnehmen und zuhören können. In dem Lernprozess spielte die Identifikation mit dem Leiter der Balint-Gruppe, einem engagierten Lehrer, sicher eine größere Rolle.

Während Balint sich ausschließlich auf praktische Ärzte in einer ambulanten Tätigkeit konzentrierte, wurde die Balint-Gruppenarbeit schon sehr bald ausgeweitet auf andere Berufsgruppen wie Lehrer, Sozialarbeiter, Studenten u. a. (vgl. Argelander 1979, Kutter et al. 1979). Auch gegenüber der Anwendung in Kliniken verhielt sich Balint nach Clyne (1977) sehr reserviert. Balint setzte auf die Langzeitbetreuung von Patienten und nicht auf Kurzzeitbetreuung. Auch die Aufnahme von Psychiatern in die Balint-Gruppe lehnte Balint ab, was nichts daran änderte, dass auch im psychiatrischen Bereich die Balint-Gruppe schon bald ein fruchtbares Lernmedium wurde (vgl. Rosin 1981, Stucke 1982).

Janssens Balint-Gruppen-Erfahrungen begannen unter Anleitung von Max Clyne, einem Schüler Balints, in einer Block-Balint-Gruppe mit psychiatrischen

Assistenten und den Texten von Clyne (1972, 1977). Aber besonders die Texte von Wolfgang Loch (1969, 1972, 1973), dessen klinische Balint-Gruppen er auch in der Anwendung kennenlernte, beeinflussten ihn. Die ersten eigenen Balint-Gruppen begann er mit stationär tätigen Psychiatern, Kinder- und Jugendpsychiatern, Psychosomatikern und Internisten.

Neben dem zentralen Kriterium der Beziehungsdiagnostik in der Balint-Gruppe gewannen mehr als in den hausärztlichen Balint-Gruppen die gruppenbezogenen und institutionsbezogenen Konflikte Bedeutung. Kutter et al. (1979) hatten bei der Balint-Gruppe mit Studentenberatern zeigen können, dass eine fallbezogene Arbeit nur möglich war, wenn die intergruppalen Konflikte und die Konflikte mit der Institution (bei Kutter die Universität) bearbeitet werden konnten. So wurden die Balint-Gruppen über die Arzt-Patient-Beziehung hinaus erweitert um die Analyse der Einbettung der Arzt-Patient-Beziehung in einen gruppenbezogenen und institutionellen Kontext. Aus den Protokollen der Balint-Gruppen konnte Janssen zusammenstellen, welche Themen die Klinikärzte in die Balint-Gruppe einbrachten. Es waren sowohl patientenbezogene wie institutionsbezogene Konflikte.

Themen der Balint-Gruppe mit Klinikärzten

Patientenbezogene Konflikte

- Todesängste bei malignen Tumoren
- Aggressive Affekte der Patienten
- Entwertungen von Patienten
- Hilflosigkeit bei Patienten mit wiederholter Aufnahme und chronischen Erkrankungen
- Aversive Haltungen bei Patienten mit Abhängigkeitswünschen
- Idealisierung der positiven Beziehungen zum Patienten
- Reaktionen auf Patienten, die unbewusst als Mutter- oder Vaterfiguren erlebt werden

Institutionsbezogene Konflikte

- Autoritätskonflikte mit Oberarzt oder leitendem Arzt
- Abwertung überweisender Ärzte oder konsiliarisch tätiger Kollegen
- Abwertung oder Überschätzung des Pflegepersonals

Wie wesentlich es für Psychiater im Gegensatz zu der Auffassung Balints ist, auch eine beziehungsdynamische Diagnostik in der Balint-Gruppe durchzuführen, soll am folgenden Beispiel verdeutlicht werden:

Fallbeispiel
Balint-Gruppenarbeit mit Assistenten einer psychiatrischen Klinik
Ein Assistent brachte den Fall einer 50-jährigen Frau mit Verdacht auf Tabletten- und Alkoholmissbrauch ein. Er schilderte, dass sie sich mit diesen Mitteln in einen Zustand versetzen wollte, in dem es keine Spannungen mehr gab. Es ließ sich mit der Gruppe herausarbeiten, dass damit eine Sehnsucht nach Spannungsfreiheit angestrebt werde, die Gründe haben müsste. Es gab verschiedene interpersonelle Konflikte im Leben der Patientin, sowohl in ihrer Partnerbeziehung wie in ihrem Beruf, denn sie suchte sehr nach Aner-

kennung und Bewunderung. Die Gruppe begann sich zu streiten darüber, ob der Alkoholmissbrauch hier im Vordergrund stehe oder die Psychodynamik der Persönlichkeit. Der Teilnehmer, der den Fall eingebracht hatte, wollte sich lieber von der Patientin distanzieren. Er konnte sich aber auf die Empfehlung der Gruppe einlassen, sich näher mit der Persönlichkeit der Patientin zu beschäftigen. In der darauffolgenden Balint-Gruppensitzung berichtete er, dass er sich im Gespräch mit der Patientin wie gelähmt gefühlt habe. Er schilderte folgende Szenen: Zu dem ihr angebotenen Gespräch kam die Patientin sofort in das Behandlungszimmer und erzählte ihm zwei Träume: Im ersten Traum stehe sie vor einem Zimmer und könne das Zimmer nicht betreten. Vor Angst wurde sie wach. Im zweiten Traum war sie mit einem Mädchen zusammen, das sie allein in großer Angst in einem Frisiersalon zurückließ. – Der Assistent war irritiert über die Träume, er verstand die Patientin nicht, er hielt die Träume für Hokuspokus und wollte sofort zur Realität zurückkehren. Er spürte offensichtlich, dass ihn die Patientin in ihr Angsterleben einbeziehen wollte und wehrte sich dagegen. Er sprach mit ihr nochmals über Suizidgedanken und versuchte sie anzuregen, eine Gruppe Anonymer Alkoholiker zu besuchen. Als nächste Szene erzählte er, wie enttäuscht er war, als er in das Stationszimmer kam und sah, dass eine Schwester mit der Patientin ein Glas Sekt trank. Die Patientin bot ihm auch ein Glas an. Er lehnte ab, die Patientin war betroffen und rannte raus. Die Schwester erklärte, dass sie Sekt gekauft hätten, da eine Schwester wegen ihres Geburtstages etwas ausgeben wollte und sie die Patientin habe einbeziehen wollen. Der Balint-Gruppenleiter (Janssen) beschrieb die Beziehungsszene folgendermaßen: Der Arzt sei gewährend gewesen und habe sich auf die Patientin eingelassen, die Patientin habe sich ihm sofort anvertraut und sogar ihre Träume erzählen wollen. Sie habe darin ihre Angst gezeigt, alleine gelassen zu werden oder nicht aufgenommen zu werden, vor der Türe zu bleiben. Die Patientin habe seinen Rückzug bemerkt und sich wieder dem Alkohol zugewandt, um sich zu entspannen. – Der Kollege blieb bei seiner Position der Distanzierung und lehnte die Patientin wegen dieses Rückfalls ab. Über die Interpretation der Szene waren sowohl der Arzt wie auch die Gruppe sehr betroffen. Sie konnten schließlich mitgehen und die Interpretation der Szene akzeptieren, obwohl die Ambivalenz zwischen dem Verstehen der Szene und dem Abschieben in eine Anonyme-Alkoholiker-Gruppe sehr stark war.

Neben der Arbeit mit Ärztinnen und Ärzten startete Janssen auch ein Projekt einer klinikinternen Balint-Gruppe mit Pflegekräften. Die Schwestern und Pfleger sollten in einem speziellen Setting in der stationären Psychotherapie (► Kap. 7.3) in Beziehungsdynamik geschult werden. Die Balint-Gruppe fand einmal in der Woche für eine Stunde statt und erstreckte sich über drei Jahre. Die Arbeit in der Balint-Gruppe war von zwei Momenten abhängig: zum einen von der Bereitschaft der Schwestern und Pfleger, sich auf die emotional-kognitive Klärung der Beziehungssituationen einzulassen und zum anderen von der engagierten Haltung des Leiters. Auch nichtanalytisch Ausgebildete können von der Balint-Gruppe lernen (Loch 1972), nur müssen beide Seiten ein gemeinsames Interesse daran haben, Beziehungsdiagnostik zu betreiben.

In der Balint-Gruppe versuchte Janssen als Leiter eine affektnahe, authentische und konkrete Darstellung der jeweiligen somatischen Angebote, Interaktionen und Mitteilungen der Patienten sowie der emotionalen Reaktionen zu erhalten. Im Laufe der Balint-Gruppen zeigte sich, dass sich die Schwestern und Pfleger offen, frei, affektiv und beteiligt einbringen konnten und auch peinliche und beängstigende Beziehungsmuster mit Patienten und sogar Gegenübertragungsträume mitteilten. Letztere wurden manchmal Kristallisationspunkt des therapeutischen Prozesses insgesamt. In allen Fällen ließ sich aus den mitgeteilten und aktuell in der Balint-Gruppe erlebten Beziehungsmustern eine psychodynamische Hypothese über das therapeutische Problem des Patienten entwickeln, die dann in das Team eingebracht werden konnte (vgl. Kap. 7.3.2).

Fallbeispiel
Balint-Gruppenarbeit mit einer Schwesterngruppe in der stationären Psychotherapie
Eine Schwester, die erst seit einigen Wochen in der Klinik tätig war, hatte folgendes Problem: »Ich will wissen«, äußerte sie freundlich, fest und beständig, »wieso die Patientin T. mich ablehnt; ich habe von Anfang an das Gefühl gehabt, die lehnt mich ab«. Sie wiederholte mehrmals diese Frage. Sie schilderte, wie aggressiv-verletzend die Patientin ihr gegenüber war. Sie schaue aus dem Fenster, wolle nicht mit ihr sprechen und äußere, sie bekomme Beschwerden wie Herzschmerzen oder Kniezittern, wenn sie mit ihr zusammentreffe. Die anderen Schwestern waren beunruhigt und wussten nicht, was sie machen sollten. Sie erzählten nun von ihren Begegnungen mit der Patientin T.: Das sei am Anfang bei ihnen auch so gewesen, nach und nach habe sich das jedoch geändert, jetzt rede sie partnerschaftlich mit ihnen. – Die Schwestern teilten mit, dass die Patientin sehr viel gelitten habe unter ihrer Mutter. Sie sei schwanger gewesen, wollte das Kind auch, musste es aber auf Drängen ihrer Eltern und des Vaters des Kindes abtreiben lassen. Nun konnte sie keine Kinder mehr kriegen. – Aufgrund des Verhaltens der abgelehnten Schwester und der Mitteilungen der übrigen Schwestern verstand der Leiter die unbewusste Szene folgendermaßen: Die abgelehnte Schwester war die wiederbelebte, aber jetzt lebensfähige Tochter. Sie repräsentierte also das Lebendige in der Patientin, was zu fördern wäre. Der Leiter beschrieb seine Hypothese von der in der Schwester wiederbelebten lebensfähigen Tochter. Eine Reihe von Einfällen und Fragen kamen auf: Sollte die Schwester wieder zu der Patientin hingehen, sollte sie lieber wegbleiben? Sie konnte sich diese ständige Ablehnung doch nicht einfach bieten lassen. Andere Schwestern unterstützten die abgelehnte Schwester, sich doch weiterhin für die Patientin zur Verfügung zu stellen und nicht zu kneifen. Erst als das Motiv der Ablehnung deutlicher wurde und verständlich werden konnte, dass es um Schuldgefühle wegen der Abtreibung des lebendigen Kindes ging, fiel die Äußerung: Dann bist du ja eine ganz schön wichtige Person für die Patientin. Nun konnte eine Intervention formuliert werden, die die abgelehnte Schwester der Patientin anbieten könnte und die sinngemäß lautete: Ich bin noch ziemlich neu hier und es besteht zwischen uns auch ein größerer Altersunterschied. Vielleicht bin ich so etwas wie eine Tochter für Sie und vielleicht werden Sie dadurch an ihre früheren Schwierigkeiten erinnert. – In der nächsten Begegnung der abgelehnten Schwester mit der Patientin wiederholte sich die Ablehnungsszene. Die abgelehnte Schwester konnte nun die in der Balint-Gruppe erarbeitete Intervention einbringen. Die Patientin wehrte sich heftig dagegen und meinte: »Sie sind ja ganz schön mächtig.« Sie bekam Beschwerden, ging voller Unruhe in die Gruppenpsychotherapie und platzte sofort mit ihrem »Schwestern-Problem« heraus. Die weiblichen Gruppenmitglieder gingen mitfühlend darauf ein, ein männlicher Patient unterstützte sie nicht, sondern stellte heraus, wie gut er sich mit der Schwester verstand. Die Patientin zog sich zurück. Sie war irritiert durch die Tatsache, dass der Mann die Schwester/Tochter akzeptierte und ihre Ablehnung nicht verstand. In der nächsten Begegnung am selben Tag war sie gegenüber der Schwester erstmals nicht ablehnend, sondern konnte sich mit ihr über

die Reaktionen des Patienten in der Gruppe und ihre Irritierung unterhalten. Mutter und Tochter fanden also ein gemeinsames Thema. – Da die abgelehnte Schwester besondere Aufmerksamkeit vom Leiter, von der Patientin und den Schwestern erfahren hatte, führte dies zum Konflikt in der Schwestern-Gruppe. Denn andere fühlten sich von der Patientin vereinnahmt, verfolgt, umklammert, nicht losgelassen und reagierten mit Ablehnung. Die abgelehnte Schwester bekam Schuldgefühle wie die Patientin und wollte sich nicht mehr mit der Patientin beschäftigen. Sie wurde aber nun in ihrem bereitwilligen Zur-Verfügung-Stellen als lebensfähige Tochter vom Leiter unterstützt. Weiterhin machte er der Schwesterngruppe deutlich, dass jetzt nicht die Patientin die Schwester ablehnte, sondern einige Schwestern die Patientin ablehnten, und dass dies geschah, weil Neid und Konkurrenzgefühle geweckt wurden. Wie sich in der folgenden Balint-Gruppe zeigte, hatte diese Interpretation der regressiven Tendenzen in der Schwesterngruppe (Neid) eine Wirkung auf die Schwestern-Patienten-Beziehung wie auch auf die Balint-Gruppe. Die abgelehnte Schwester hatte nicht die Flucht ergriffen, nahm weiter Kontakt auf, also blieb sie das lebensfähige Kind für die Patientin. Die Beziehungen der anderen Schwestern der Station zur Patientin wurden freundlicher, offener. Sie konnten den Neid überwinden. Sie sprachen z. B. mit ihr über sexuelle Probleme, Kleidung und ebenso über den Kontakt zu einem Mitpatienten. – Die Gesamtszene konnte so verstanden werden: Die Lebensfähigkeit und positive Beständigkeit der abgelehnten Schwester hatte zur Selbst-Entwicklung der Patientin beitragen können und die Loslösung aus einer ambivalenten Mutterbeziehung, die sich im Prozess der Balint-Gruppe wiederholte, gefördert.

Natürlich gab es auch in der Balint-Gruppe mit Pflegekräften die gruppen- und institutionsbezogenen Konflikte. Wurden sie angesprochen, so konnte das Arbeitsbündnis zwischen dem Leiter und den Teilnehmern wiederhergestellt werden. Zudem spielten Ängste vor der psychoanalytischen Arbeitsweise eine Rolle, da sich die Teilnehmer ja auch persönlich exponierten. Zu den institutionsbezogenen Konflikten, die angesprochen wurden, gehörten z. B. die Belastbarkeit, der Fehlbestand wegen Urlaub, Krankheiten, die Organisation der Arbeit, die Auswirkung der Dienstplangestaltung und die Beziehung zum Leiter der Balint-Gruppe. Insgesamt gesehen hat diese Balint-Gruppe mit Schwestern und Pflegern zu einer Bereicherung des gesamten Therapieangebotes beigetragen.

Auch weitere Erfahrungen mit Balint-Gruppen zeigten, wie sehr die Beziehungsdynamik in das ärztliche und pflegerische Verhalten hineinspielt und wie erleichtert die verschiedenen Berufsgruppen waren, wenn sie für das Verhalten ihrer Klienten oder Patienten ein psychodynamisches Verständnis fanden. Es wurde immer deutlicher, dass die Balint-Gruppe dazu beitragen konnte, nicht nur die Beziehungsdynamik zu betrachten, sondern auch Strategien für den Umgang mit den Patienten zu entwickeln und Lösungen für die Beziehungsdilemmata zu erarbeiten. Im Laufe der Arbeit veränderten sich daher die Ziele für die Balint-Gruppe. Zwar sollte weiterhin emotionalisiert werden, damit die therapeutischen Berufe sich interessiert in der Beziehung zu dem Patienten zeigten und sich auch auf psychotische Beziehungsmuster einlassen konnten und Distanzierungen und Objektivierungen reduzierten, aber die Balint-Gruppe sollte auch für konzeptuelle Diskussionen und für Supervision in Institutionen von Nutzen sein.

Janssen entwickelte nach und nach in Anlehnung an das Konzept von Loch (1972) und die von Haas (1995) beschriebene Methodik der Achalm-Seminare Lochs ein eigenes Konzept. Abweichend davon sollte die Darstellung des Falles und/oder der Verlauf der Therapie frei erfolgen und Episoden bzw. Interaktionen in einer stationären Situation offen berichtet werden. Des Weiteren legte er viel Wert auf eine ausführliche, gemeinsam erarbeitete Behandlungsstrategie am Ende der Sitzung. Die *Methodik der Balint-Gruppen* wurde folgende: Die Balint-Gruppe dauert 1,5 Stunden und wird in fünf Phasen unterteilt. Die erste Phase ist die der freien Präsentation eines Falles, einer Behandlung oder einer Gruppen- bzw. Teamsituation, der die Gruppe schweigend zuhört. Die zweite Phase soll ermöglichen, Verständnisfragen zu stellen, jedoch noch keine Kommentare zu geben. Die dritte Phase ist die längste Phase. Derjenige, der den Fall präsentiert hat, schweigt. Jeder der Teilnehmer der Gruppe soll seine Einfälle, Überlegungen und Gegenübertragungen verbalisieren, ohne mit demjenigen, der den Fall präsentiert hat, oder anderen aus der Gruppe in einen Dialog zu treten. Die vierte Phase ist dann wieder demjenigen, der den Fall präsentierte, vorbehalten. Er sollte mitteilen, was er während der freien Assoziationen der Teilnehmer erlebt und gedacht hat. Während der fünften Phase arbeitet die gesamte Gruppe mit dem Leiter an einem Verständnis der jeweiligen Situation, z. B. der Arzt-Patient-Beziehung, der Gruppenbeziehung, der Situation im Team oder in den Institutionen. Gemeinsam versucht die Balint-Gruppe mithilfe des Leiters eine psychodynamische bzw. beziehungsdynamische Hypothese zu formulieren, aber auch Empfehlungen für Interventionen und/oder weitere Behandlungsmaßnahmen zu geben.

Diese Methode ist auch erprobt in der Ausbildung von Studenten und psychologischen Psychotherapeuten sowie in der Weiterbildung von Ärzten und Fachärzten. Janssen hat sie ebenfalls in der Supervision von Kliniken und Gruppensituationen eingesetzt. Am häufigsten wurde sie angewendet bei der Weiterbildung von Ärztinnen und Ärzten in der psychosomatischen Grundversorgung.

Einen weiteren Selbsterfahrungsprozess hat Janssen bei der Aus- und Weiterbildung in psychodynamischer Gruppenpsychotherapie eingeführt, nämlich ein Rollenspiel zu Gruppenszenen. Diese Rollenspiele fanden in einem Kurs über Gruppentherapie zusätzlich zur Theorievermittlung statt. Die Teilnehmergruppe wurde geteilt in eine Therapie- und eine Beobachtergruppe. Der Therapiegruppe wurde die Eröffnungsszene einer konkreten Gruppenpsychotherapie vorgegeben. Es gab die Rolle der Teilnehmerin einer Gruppe, die ihr Problem am Anfang der Sitzung einbrachte, und es gab die Rolle des Leiters. Die übrigen Teilnehmer der Therapiegruppe, die den Rollentext nicht kannten, spielten dann ihre Reaktionen auf das eingebrachte Thema, wobei auch eigene Probleme manchmal deutlich werden konnten. Nach 45 Minuten Spielzeit wurden zusammen mit der Beobachtergruppe und dem Leiter die Erfahrungen der Therapie- und Beobachtergruppe in weiteren 45 Minuten reflektiert. Nach den bisherigen Erfahrungen zeigt sich, dass dies die kognitive intellektuelle Vermittlung von Theorieinhalten durch Selbsterfahrung bereichert (vgl. Janssen 2017). Da diese Methode noch wenig verbreitet ist, soll im Folgenden ein Beispiel eines Rollenspieltextes gegeben werden.

Fallbeispiel
Rollenspiel: Junge Mutter – Überbelastung mit zwei Kindern bei häufig abwesendem Vater
Eine 35-jährige Frau, verheiratet, zwei Kinder, nimmt wegen Angststörungen an einer Gruppenpsychotherapie teil. Wegen der Krankheit ihres Kindes hat sie die letzte Gruppenstunde versäumt. Sie berichtet nun gleich am Anfang der Gruppensitzung von der belastenden Situation mit der Erziehung zweier Kinder. Sie hat ein vierjähriges Mädchen und einen acht Monate alten Sohn, der noch gestillt wird. Dadurch ist sie sehr belastet und muss auch in der Nacht häufiger aufstehen. Sie weint, als sie darüber erzählt. Der Gruppe ist bekannt, dass der Mann als Arzt häufiger abwesend ist, Probleme mit Rückenschmerzen hat und Gymnastik zur Erhaltung seiner Arbeitsfähigkeit braucht. Ihre sexuelle Beziehung ist fast ganz zum Erliegen gekommen. Weiterhin ist ein Thema, dass die junge Mutter sich durch ihre eigene Mutter offensichtlich beruhigen lassen kann. Der Vater hingegen, bei dem sie eigentlich Unterstützung und Trost sucht, ist selbst sehr belastet durch seinen Beruf und kann sich kaum seiner Tochter zuwenden. Die Konfliktsituation mit den Eltern besteht darin, dass sie mit der Mutter rivalisiert und sich vom Vater sehnsuchtsvoll Unterstützung und Zuwendung erhofft.

Mehrmals hat Janssen dieses Rollenspiel schon in verschiedene Fortbildungsgruppen eingebracht. Jedesmal entwickelte sich ein für die Gruppe spezifischer Prozess, der von den individuellen Reaktionen auf das Problem junger Familen mit Kindern und das Thema der Mutterschaft und Vaterschaft geprägt war.

6.3 Leitung von therapeutischen Institutionen

Soziologie, Gruppenanalyse, Organisationsdynamik und stationäre Psychotherapie trugen sowohl theoretisch wie praktisch zu einem *gruppenanalytischen Leitungsmodell* bei.

Das Modell für die Leitung therapeutischer Institutionen schöpfte insbesondere aus drei Forschungsrichtungen:

- Untersuchungen von Soziologen in psychiatrischen Einrichtungen (z. B. Goffman 1967, Stanton & Schwartz 1954, Krappmann 1969)
- Studien der Psychoanalytiker und Gruppenanalytiker des *Tavistock-Institute of Human Relation* (z. B. Rice 1969, 1971, Menzies 1988, Jaques 1976), die verschiedene Institutionen, u. a. auch Krankenhäuser untersuchten
- Berichte über die Erfahrung mit der Therapeutischen Gemeinschaft und Forschung über Groß- und Kleingruppenprozesse in Institutionen (Main 1946, Foulkes 1974, Pines 1977, Whiteley 1981).

Diese Untersuchungen belegen, dass die jeweiligen institutionellen und personellen Bedingungen wie die Organisations- und Teamstrukturen der Therapieangebote und die Teamstruktur einen Einfluss auf den Behandlungsprozess haben und Desorganisationen in der therapeutischen Institution auch Desorganisationen bei den psychisch Kranken hervorrufen. Die Grundidee, die sich aus den Untersuchungen ableitet, ist, dass das therapeutische Milieu den Behandlungsprozess mitbestimmt, er also abhängig ist von Teamprozessen und von einer toleranten und annehmenden Atmosphäre im jeweiligen Team des Krankenhauses. Auf diesen Konzepten und Ideen gründet auch die gruppenanalytische Teamarbeit (vgl. Kap. 7.3.2). Dabei bekam der Leiter eines jeweiligen Teams wie auch der Leiter einer Institution oder Organisationseinheit eine zentrale Rolle zugewiesen.

In dieser Konzeption kommt der *primären Aufgabe* (primary task), die jede Organisation und auch jede therapeutische Institution hat, eine zentrale Rolle zu. Die primäre Aufgabe ist das, was als jeweilige Zielsetzung definiert wird. Sie lässt sich als Aufgabe von andern abgrenzen, das heißt, die Erfüllung der primären Aufgabe bedeutet auch Einschränkung und Begrenzung. Für eine therapeutische Institution heißt das, dass es sinnvoll ist, einem bestimmten Behandlungsteam definierte begrenzte Aufgaben zu übergeben. Damit werden die Aufgaben von denen anderer Teams abgrenzbar. Janssen selbst hat dies in psychiatrischen, psychosomatischen und psychotherapeutischen Institutionen praktiziert (siehe Janssen 2017).

Das Tavistock-Organisationsmodell orientiert sich an der Ich-psychologischen und der objektbeziehungspsychologischen Richtung der Psychoanalyse. Das Modell versteht Individuum, Gruppen und Institutionen als offene Systeme, die einer Kontrollinstanz bedürfen. Beim Individuum ist es das Ich, das orientiert ist an der Umgebungsrealität und an den inneren Bedürfnissen des Individuums, seiner inneren Welt, seinen Wünschen und seinen internalisierten Normen, Werten und Beziehungen. Wird die innere Welt übermächtig, verliert das Ich seine Kontrollfunktion und damit das Individuum seine Realitätsorientierung. Im Team hat der Teamleiter und in der Organisation der Organisationsleiter die Funktion, Ich-stabilisierende und realitätsorientierende Kontrollen und Funktionen wahrzunehmen, denn Gruppen neigen zu Regressionsverhalten, in denen die innere Welt der Bedürfnisse die Handlungen bestimmt. Der Leiter hat damit die Funktion, die Organisation wie das Team vor einem möglichen Zusammenbruch der primären Aufgabe zu bewahren. Seine Interventionen sind wie Interventionen des Therapeuten in der Beziehung zum Patienten, dessen Realitätsbewältigungsmechanismen gestört sind. Der Leiter diagnostiziert die Ursache eines Zusammenbruchs der primären Aufgabe und hilft, die Funktionsfähigkeit wiederherzustellen, damit die primäre Aufgabe erfüllt werden kann.

Dieses Konzept steht im Gegensatz zu dem Verwaltungsmodell therapeutischer Institutionen. Nicht allein Rollen- und Aufgabenverteilungspläne muss der Leiter im Auge haben, sondern ebenfalls das Beziehungsgeflecht von Individuen, die sowohl Aufgaben zu erledigen haben wie auch ihren eigenen inneren Bedürfnissen und Wünschen gerecht werden müssen. Jedes Team, jede Organisation hat natürlich zu differenzierende Aufgaben, z. B. bei der Behandlung neurologischer Patienten, der Behandlung chronischer Psychosen, der Behandlung von Suchtkranken usw. Die Institutionsleitung hat über die Aufrechterhaltung der Rahmenbedingungen für die Erledigung dieser Aufgaben hinaus die Verpflichtung, die Beziehung zu einflussnehmenden Instanzen außerhalb der therapeutischen Organisation, z. B. Krankenkassen, zu pflegen und Abstimmungsprozesse mit den therapeutischen Aufgaben herbeizuführen.

Fallbeispiel
Leitungsverhalten nach dem Konzept der primären Aufgabe
Janssen hatte die Leitung zweier Psychotherapiestationen in einer psychiatrischen Klinik übernommen (siehe Janssen 2017). Er diskutierte mit dem Team, eine dieser Psychotherapiestationen mehr psychodynamisch zu orientieren. Dazu wollte er eine frei werdende Stelle mit einem analytischen Psychotherapeuten besetzen, aber es gelang ihm nicht, diesen Kollegen, der eine Stelle in einer anderen Klinik hatte, so schnell zu bekommen. Das Team war auch teilweise der Auffassung, dass er einen »falsch« qualifizierten Diplompsychologen ausgewählt hätte. Das Team, insbesondere ein Protagonist, drängte darauf, die Stelle sofort zu besetzen. Die Spannungen zwischen dem Leiter und dem Team führten zu heftigen Konflikten, die in den Teamsitzungen entbrannten und sich inhaltlich auf die Qualifikation von Therapeuten bezogen sowie auf die Frage, wer die Entscheidung treffe, welche Mitarbeiter mit welchen Qualifikationen eingesetzt werden sollten. Die Gruppe der Therapeuten hatte also nach den Grundannahmen von Bion (▸ Kap. 1.4) den regressiven Modus des Kampfes gegen den Leiter erreicht. Die Therapeuten hatten die primäre Aufgabe der Psychotherapiestation aus den Augen verloren. Die Gruppe der Therapeuten beschäftigte sich nur noch mit ihrem Innenleben. Ein Borderline-Patient, der von dem Protagonisten der »Rebellion« behandelt wurde, nahm diese Spannungen auf und trat im Interesse seines Therapeuten in den Hungerstreik. Der Therapeut oder der Patient brachten diese Aktion in die Presse – im Glauben, für den guten Therapeuten gegen den bösen Leiter zu kämpfen, der die Stelle nicht sofort besetzt hatte. Die Presse verbündete sich mit dem Patienten gegen den Leiter. Auch die Trägerverwaltung verhielt sich nicht neutral, sondern übte Druck auf den Leiter aus. Damit hatte sich die Therapeutengruppe erst recht von der primären Aufgabe entfernt, denn der Leiter regelt die Angelegenheiten nach außen.
Der Mechanismus solcher Inszenierungen ist deutlich: Die aggressiven Spannungen aus dem Team wurden von Patienten aufgenommen und in Handlungen umgesetzt. In solchen Situationen war kaum noch ein interpretativer Umgang möglich, die Grenzen der therapeutischen Haltung waren erreicht und der therapeutische Zugang gestört. Nur durch einen handelnden Umgang konnte die primäre Aufgabe der Psychotherapiestation durch den Leiter aufrechterhalten werden. Die Stelle wurde schließlich mit einem analytischen Psychotherapeuten besetzt und die Arbeit konnte weitergehen.

Solche Konflikte begegnen uns immer wieder bei stationären Behandlungen in Psychiatrie und Psychosomatik. Wenn es nicht gelingt, die positiven und negativen Haltungen im Team zu integrieren und bei der primären Aufgabe zu bleiben, dann verliert der therapeutische Raum seine haltende Funktion. Da jede Institution eine Kontrollinstanz hat, wie z. B. die Trägerverwaltung oder die Presse, wird damit die Spaltung im Team manifest und der therapeutische Raum für den Patienten zerstört. Die Kontrollinstanz wird umfunktioniert zur verfolgenden oder bestrafenden Instanz. Solche und viele andere Beispiele lassen sich heranziehen, um zu belegen, wie wichtig ein gruppenanalytisches Konzept der Leitung ist und wie hilfreich es für den Leiter sein kann, die institutionellen Prozesse nach dem Modell der primären Aufgabe zu verstehen und damit seine Haltungen in der Leitung therapeutischer Institutionen zu begründen (siehe auch Lohmer 2000 und Gfäller 2010).

7 Die stationäre psychoanalytische Therapie

als Kombinationsbehandlung von Einzel- und Gruppenpsychotherapie, therapeutischer Gemeinschaft und kreativer Psychotherapie

7.1 Die therapeutische Gemeinschaft

Die Idee der therapeutischen Gemeinschaft ist ein Kind des Zweiten Weltkrieges, obwohl es schon vorher in den 1930er-Jahren mit Sullivan (1980) in der amerikanischen Psychiatrie Vorläufer dazu gab (vgl. Kernberg 1981a). Unter dem Einfluss der Psychoanalyse, dem Einfluss der Gruppendynamik Lewins und soziologischer Theorien entwickelten Psychoanalytiker neue Ideen der Krankenhausbehandlung in dem Military Hospital in Northfield, England. An diesem Experiment nahmen die späteren Begründer der Gruppenanalyse Foulkes und Bion teil, ebenso wie Rickman und Main. Ihre Aufgabe war es, Soldaten, die im und nach dem Kriege psychisch erkrankten, stationär zu behandeln. Diese Gruppe von Psychoanalytikern versuchte, die Beziehung zwischen den Kranken und allen Mitarbeitern des Krankenhauses neu zu gestalten (vgl. Kap. 1.4).

Main (1946), der den Begriff der therapeutischen Gemeinschaft einführte, war der Ansicht, dass die bisherige Anwendung der Psychotherapie im Krankenhaus zu einseitig auf den Patienten hin orientiert sei. Seine Idee war, im Krankenhaus eine Behandlungsgemeinschaft zu schaffen und das gesamte Krankenhaus als ein therapeutisches Setting zu sehen. In der »therapeutischen Gemeinschaft« sollten alle Patienten des Krankenhauses an den alltäglichen Vorgängen aktiv beteiligt werden. Die klinische Situation sollte so strukturiert werden, dass sie Alternativen zu der bisherigen »pathogenen« Umwelt des Patienten, einer undemokratischen und militärischen Umwelt, bot. Damit war der Begriff der »therapeutic community« in die Welt gesetzt. Main war jedoch nur einer der Väter der therapeutischen Gemeinschaft. Maxwell Jones (1953), der ab 1947 im späteren Henderson-Hospital in der Nähe von London vegetativ-funktionell gestörte Kriegsteilnehmer behandelte, schlug eine andere Richtung ein. Main wollte mit der therapeutischen Gemeinschaft eine psychoanalytisch orientierte Psychotherapie in die Krankenhausbehandlung integrieren. Jones sah die therapeutische Gemeinschaft als soziotherapeutische Methode. Damit sind schon die beiden Richtungen der therapeutischen Gemeinschaft charakterisiert.

Tom Main (1946) formulierte als Ziel seiner Therapie: »Die Sozialisation neurotischer Antriebe, ihre Umformung auf soziale Erfordernisse innerhalb eines realistischen Bezugsrahmens, die Stärkung des Ich, die zunehmende Fähigkeit, echte und selbstverständliche soziale Beziehungen einzugehen, die Umformung von Über-Ich-Forderungen, alles das stattet das Individuum mit der Fähigkeit und der Technik aus, in seiner Lebenswirklichkeit einen sinnvollen Platz einzunehmen und sein Leben zu meistern.« (zitiert bei Hilpert et al. 1981)

Bei einer solchen Zielsetzung könnten wir eher von einer *»psychotherapeutischen Gemeinschaft«* sprechen. Die Rolle des Therapeuten war auch entsprechend definiert. Er bearbeitete nicht die individuellen Probleme des Patienten, sondern die interpersonellen Spannungen in der Gruppensituation. Er sollte ein »ehrlicher Kommentator« des Verhaltens der Patienten sein und versuchen, durch Benennung emotionaler Probleme solche zu identifizieren, damit die Patienten sie selbst lösen könnten. Die therapeutische Gemeinschaft sollte eine »Kultur stetiger Erkundung« und eine »auf Klärung und Verständnis ausgerichtete therapeutische Atmosphäre« (Main 1977) ermöglichen. Main, der sich später ganz der Psychoanalyse zuwandte, hat damit eine Sonderform der therapeutischen Gemeinschaft gefördert, die er im Cassel-Hospital in der Nähe von London praktizierte.

Maxwell Jones (1953) benutzte den Begriff der therapeutischen Gemeinschaft mehr im Sinne einer Sozioanalyse, also einer Analyse der weitgehend bewussten emotionalen Interaktionen in der Gruppe. Getreu der ätiologischen Position, dass soziale Faktoren bedeutende Determinanten der psychischen Erkrankungen sind, hoffte er diese in der therapeutischen Gemeinschaft bearbeiten zu können. Dazu war ein Demokratisierungsprozess in den kustodial und hierarchisch organisierten psychiatrischen Kliniken notwendig. Jones Aktivitäten führten zu einer entscheidenden Veränderung der psychiatrischen Krankenhausbehandlung, insbesondere in Großbritannien (vgl. Clark 1977, Brown & Pedder 1979, Hinshelwood & Manning 1979). Die Grundidee der sozio-therapeutischen Richtung ist, dass die Patienten mit den Therapeuten gemeinsam leben und arbeiten und im Rahmen dieses Geschehens ein psychosozialer Lernprozess stattfindet. Der Therapeut konzentriert sich auf die Störungen im Zusammenleben und arbeitet daran.

7.1.1 Grundsätze der psychotherapeutischen Gemeinschaft

Die Grundsätze der psychotherapeutischen Gemeinschaft, wie wir sie bei Brown & Pedder (1978), Whiteley (1981) und Hilpert et al. (1981) fanden und die unser stationäres psychotherapeutisches Angebot beeinflussten (▸ Kap. 7.3), beziehen sich auf folgende Aspekte:

- die Struktur des Teams und die Interaktionen im Team
- die Leitung des Teams
- die therapeutische Haltung gegenüber den Patienten
- die therapeutische Funktion der Patienten

Die Struktur des therapeutischen Teams

Entgegen der strikten hierarchischen Gliederung in den Anstalten soll nach dem Grundgedanken der therapeutischen Gemeinschaft eine horizontale, demokratische Strukturierung versucht werden. Autorität und Entscheidungen können an

Funktionsbereiche delegiert werden. Die Teammitglieder sind untereinander persönlich gleich, obwohl sie in ihren Aufgabenstellungen differieren. Dadurch soll die soziale Distanz, die ansonsten in hierarchisch-strukturierten therapeutischen Institutionen vorgegeben ist, reduziert werden. Auf Basis dieses Grundgedankens wurden weitere Normen entwickelt, insbesondere was die Interaktion im Team und mit den Patienten betrifft. Es sind z. T. ideale Konstrukte. Zu den neu entwickelten Normen zählen: die freie Kommunikation untereinander, der offene Austausch von Gefühlen und Informationen im Sinne einer »repressionsfreien Kommunikation«, der »Verzicht auf Affektneutralität zugunsten einer kontrollierten Emotionalität« (vgl. Hilpert et al. 1981). Wesentlich ist auch, dass die Prozesse in der therapeutischen Gemeinschaft durch das Team regelmäßig, d. h. fast täglich, reflektiert werden sollen. Dieser Rückgriff auf die Möglichkeiten, über Prozessanalysen Veränderungen zu erreichen, die dann wieder rückwirken auf die Patientengruppe, schafft eine besonders günstige therapeutische Atmosphäre, wie sie Main gefordert hat. Die Methode ist auch aus der Gruppendynamik bekannt (▶ Kap. 1.3).

Die Leitung des Teams

Zunächst war die therapeutische Gemeinschaft radikal in ihrer Forderung, Leitung abzuschaffen. Eine solche radikale Forderung führte zu rigiden Grundsätzen und Ideologien und zu Konfusion im Team. Heute ist Leitung in therapeutischer Gemeinschaft selbstverständlich. Die Aufgabe des therapeutischen Leiters liegt darin, Konflikte zu begrenzen, damit die Integrität der Organisation gewährleistet werden kann und die Lernprozesse im Team fortschreiten können (Morice 1981). Der Leiter kann Gruppenprozesse im Team klären und die Kontinuität der therapeutischen Zielsetzung aufrechterhalten. Der Leiter regelt auch die Beziehung zwischen Teilen der Institution, also z. B. zwischen verschiedenen Behandlungsteams und zwischen der Institution und deren Umfeld. In der Entwicklung der therapeutischen Gemeinschaft erhielt der Leiter zunehmend eine interpretative Funktion. So hat insbesondere Whiteley (1981) die Funktion des Leiters beschrieben: Er solle eine Atmosphäre der Offenheit in der Gesamtgruppe schaffen, ein notwendiges Gefühl der Sicherheit vermitteln und Konfliktbereiche erkennen und klären. Er soll einen gewissen Abstand zur Gesamtgruppe haben. Whiteley nannte dies eine »fokale Führung«. Sie sei zugleich Ausdruck einer Übertragungsbeziehung der Gruppe zum Leiter. Der Leiter soll durch seine Anwesenheit sichern, dass bestimmte Konfliktbereiche herausgearbeitet werden können und ein Realitätsbezug aufrechterhalten werden kann. Durch die Identifikation mit dem Leiter seien die Teilnehmer der Gruppe auch nach und nach in der Lage, selbst Führung zu übernehmen. In dieser Beschreibung wird schon erkennbar, dass die Konzeption der therapeutischen Gemeinschaft von einer Soziotherapie in eine *Gruppenkonfliktanalyse* übergeht, die z. T. durch den Leiter geleistet wird. Der Gruppenkonfliktanalyse kommt in der stationären psychoanalytischen Therapie eine besondere Bedeutung zu (vgl. Kap. 7.3.2).

Die therapeutische Haltung gegenüber den Patienten

Die zentrale Idee der therapeutischen Gemeinschaft ist, dass alle Mitglieder des Behandlungsteams therapeutische Funktionen haben und persönlich gleichwertig sind. Die persönliche Gleichheit bedeutet nicht, dass jeder den gleichen Beitrag leistet. Die therapeutischen Beiträge sind differenziert und entsprechen der jeweiligen beruflichen Entwicklung. Die Idee von der persönlichen Gleichheit im Team und der Differenzierung über therapeutische Aufgaben ist unseres Ermessens der wichtigste Beitrag der therapeutischen Gemeinschaft zur Theorie der Teamarbeit im Krankenhaus (► Kap. 7.3.2). Nur durch diese strukturelle Anordnung lassen sich personale und berufliche Identität innerhalb eines klinischen Settings aufrechterhalten und weiterentwickeln.

Die therapeutische Funktion der Patienten

In den soziotherapeutisch orientierten, weniger in den psychotherapeutisch orientierten Einrichtungen, wurden den Patienten weitere therapeutische, organisatorische und reale Aufgaben übertragen. Im Sinne Mains ist es das Ziel, die Aktivität und Autonomie des Patienten innerhalb einer Lebensgemeinschaft zu fördern. Durch Übernahme von Aufgaben und bestimmten Rollen in der therapeutischen Gemeinschaft soll er in die Lage kommen, seine Ressourcen zu mobilisieren. Einschränkend möchten wir anmerken, dass diese Ideologie dann problematisch wird, wenn sie bei den regressiven Zuständen des Patienten von vornherein erwartet wird, weil die Regression dann nicht therapeutisch genutzt werden kann. Sie ist aber sicher ein anzustrebendes Ziel, wenn sie nicht nur pädagogisch verstanden wird, d. h. zur Normsetzung und Anpassung des Patienten an Normen führt.

Die Praxis der therapeutischen Gemeinschaft

Diese Grundideen der therapeutischen Gemeinschaft ließen sich verständlicherweise nicht in jedem Krankenhaus verwirklichen. Darum entwickelten sich in der Praxis bestimmte Behandlungsformen innerhalb einer therapeutischen Gemeinschaft, die an den Bedingungen des jeweiligen Krankenhauses orientiert waren. Clark (1977) gab in seiner Übersicht drei Entwicklungslinien an. Die reinen therapeutischen Gemeinschaften sind dadurch charakterisiert, dass sie zumeist mit homogenen Gruppen arbeiten, z. B. mit dissozialen Jugendlichen, Patienten mit Persönlichkeitsstörungen, Psychosen, endogenen Depressionen u. a. Neben intensiven Gruppensitzungen, die täglich stattfinden und an denen alle Patienten und alle Therapeuten teilnehmen, werden arbeits- und beschäftigungstherapeutische Programme angeboten. Störungen, die in dem Zusammenleben auftreten, werden in der täglich stattfindenden Gruppensitzung analysiert. Die Leitung einer solchen Gruppe haben die Patienten, die Therapeuten haben nur begleitende Funktionen, um Konflikte zu fokalisieren. Auch die Aufnahme in die Gruppe, z. B. die Aufnahme von neuen Patienten, wird durch die Patienten mitbestimmt. Hier ist die größtmögliche Transparenz und Demokratie gewährleistet.

Auch in psychiatrischen Kliniken in Deutschland, die für die Pflichtversorgung zuständig waren, wurden die Prinzipien der therapeutischen Gemeinschaft zur Herstellung eines therapeutischen Milieus übernommen. In wöchentlichen oder zweimal wöchentlichen Sitzungen aller Patienten einer Station wurden die Störungen im Sozialverhalten auf der Station analysiert (z. B. Flegel 1963, Veltin 1969, Kayser et al. 1973). So konnte z. B. in einer akut-psychiatrischen Aufnahmestation mit Wachstation-Charakter von dem Team ein Programm zu Ausgang und Außenkontakten erstellt werden. Demnach wurde festgelegt, dass die Patienten regelmäßig über ihre diesbezüglichen Wünsche diskutieren und Patienten und Team in morgendlichen Gruppensitzungen gemeinsam darüber entscheiden. Diese partielle Anwendung des Demokratisierungsprozesses innerhalb der Psychiatrie hat Janssen z. B. in White-Plains, einem amerikanischen psychiatrischen Versorgungskrankenhaus, erlebt. Diese soziotherapeutische Linie wollen wir hier nicht weiterverfolgen (siehe Weiteres bei Freyberger & Spitzer 2012).

Die soziotherapeutischen Prinzipien sind über das Krankenhaus hinaus im sogenannten komplementären Bereich weiterentwickelt worden. Die gemeindenahe Psychiatrie hat manche der Gruppengedanken übernommen, so z. B. die offene Kommunikation aller beteiligten Patienten und Therapeuten untereinander. Probleme werden nicht interpretiert und so eine Hierarchie aufgebaut, sondern die Patienten werden angeregt, ihre Probleme selbstständig zu untersuchen. Ebenso soll möglichst viel Verantwortung an die Patienten delegiert werden.

Die größte Bedeutung hat unserer Meinung nach das sogenannte *Community Meeting* erhalten. Das Community Meeting ist ein Großgruppenprozess, der dem Wohle der Patienten dient, der aber auch zu chaotischen Zuständen führen kann. Community Meeting bedeutet, dass die Patienten einer Station oder Abteilung (60–80 Patienten) sich gemeinsam mit allen Therapeuten treffen. In dieser Großgruppe werden unter der Leitung eines Therapeuten oder eines Patienten die auf den Stationen entstandenen realen, konkreten Probleme untersucht. Das Community Meeting bleibt an der Realität des Zusammenlebens orientiert und geht nicht darüber hinaus. Die Sitzungen sollen strukturiert sein, z. B. durch eine Tagesordnung, die vorher in der vorbereitenden Gruppe besprochen und festgelegt wird. In jeder dieser Sitzungen geht es ausschließlich um konkrete alltägliche Probleme. Jedes Abweichen in eine Therapieform, wie z. B. eine psychodynamische Großgruppe, wird von dem Leiter unterbunden. Eine andere Nutzung des Community Meetings, die nur derjenige aufgreifen sollte, der Erfahrungen mit Prozessen in Großgruppen hat, ist die unstrukturierte Sitzung. In unstrukturierten Großgruppen werden starke Ängste, Verfolgungs- und Vernichtungsgefühle geweckt, ebenso omnipotentes narzisstisches und exhibitionistisches Verhalten, das zur emotionalen Aufladung der Prozesse führt (auch ▸ Kap. 6.1). Die Indikation für die strukturierte oder unstrukturierte Großgruppensitzung hängt von dem Schweregrad der Störung bei den Patienten ab. Die sozialen Strukturen eines Community Meetings sollen gewährleisten, dass die Ängste der Patienten nicht zu stark werden, dass aber auch die Abwehr nicht zu stabil bleibt. Sie sollen weiterhin für die Therapeuten angemessen sein.

7.1.2 Die therapeutische Gemeinschaft als fortlaufender gruppenanalytischer Prozess

Die therapeutische Gemeinschaft hat es mit kranken Individuen zu tun, die in einer therapeutischen Institution in Großgruppen leben. Wird das Individuum in einer solchen Gruppe aufgenommen, so fühlt es sich zunächst bedroht, hilflos oder desorientiert. Die bisherigen Abwehrformen funktionieren nicht mehr, das Individuum projiziert Teile seines Selbst auf die Gruppe (Übertragung). In experimentellen Großgruppen, die in gruppendynamischen Laboratorien abgehalten wurden, war dies zu beobachten. Dort wird auch darüber reflektiert, während das in der Regel auf Stationen, die ebenfalls Großgruppen darstellen, nicht der Fall ist. Die besondere Bedeutung der unstrukturierten, nicht themenbezogenen Großgruppe liegt darin, dass sie die Ich-Grenzen des Individuums verändert und daher auch regressive Prozesse und primitive Abwehrformen in Erscheinung treten lässt. Über die Störungen des Selbstwertgefühls, ausgelöst durch diesen regressiven Prozess, ist auch ein Prozess der Veränderung des Patienten in der Gruppe möglich. Der Prozess verläuft nach unserer stationären Erfahrung in folgenden Stadien:

- Der Patient ist bei der Aufnahme isoliert, seine Ich-Grenzen sind zunächst stabil. Die Regression setzt langsam ein, in der Regel in der ersten Woche nach der Aufnahme. Erscheint der Patient zur Aufnahme in einem regressiven Zustand, dann fördert die Großgruppensituation erst recht weitere Regressionen.
- Durch diese Regressionen werden die individuumspezifischen Abwehrmechanismen gelockert. Der Patient erlebt Angst und manchmal verstärkte Symptombildung.
- Der Patient versucht sich zu restabilisieren, er geht neue Beziehungen zunächst nach dem Muster der alten Beziehungen ein. Dadurch werden die alten Beziehungsmuster im Hier und Jetzt manifest. Haben sich diese Muster etabliert, stabilisiert der Patient sein Selbstwertgefühl.

An diesem Prozess kann nun eingehend gearbeitet werden. Übereinstimmend stellen alle Autoren, die sich mit einem psychodynamischen Geschehen in Großgruppen beschäftigen (vgl. Kreeger 1977), fest, dass durch diesen Prozess eine Veränderung für das Selbst-System des Individuums in der Gruppe geschieht. Das Individuum kommt in die Lage, ein neues Identitätsgefühl zu entwickeln. Diese Neudefinition des Selbst geschieht durch eine Veränderung des Netzwerkes der Gruppe.

Eine wichtige Methode in der stationären psychoanalytischen Therapie ist, dass sich nach jedem Treffen die Therapeuten zusammensetzen, um die Ereignisse und Erfahrungen zu reflektieren. Die Reflexion der Prozesse ist wesentlich für die Steuerung der Gruppe, aber auch für den therapeutischen Umgang mit den Patienten. Die Therapeuten üben also in und außerhalb der therapeutischen Gemeinschaft nach wie vor professionelle Aufgaben aus, aber sie teilen diese Aufgaben mit den Patienten. Die Therapeutengruppe hat in der reinen therapeutischen Gemeinschaft die Aufgabe, Spannungen und Rivalitäten zu ertragen, die Autoritätspyramide nach und nach abzubauen, Entscheidungen zu teilen und nicht isoliert zu treffen und frei und offen mit den Patienten zu kommunizieren.

Eine weitere Organisationsstruktur, die von den sich psychotherapeutisch orientierenden Kliniken übernommen wurde, ist die Kleingruppe, das »Group Meeting«. Täglich werden bei solchen Treffen mit acht bis zehn Patienten die Probleme einer Station untersucht und das Verhalten der Patienten analysiert. Dies ist keine Gruppenanalyse, alles bleibt auf der Ebene der bewussten Interaktion (▸ Kap. 1.4). Auch Beschäftigungsgruppen mit speziellen Aufgaben, z. B. dem Arrangieren eines Festes, eines Ausfluges, der Vorbereitung einer Großgruppensitzung usw., können in diesem Sinne wirksam und fruchtbar werden. Zugleich können diese interaktionellen Gruppen einen Einstieg in eine Gruppenpsychotherapie, die mehr aufdeckenden Charakter hat, darstellen.

Einige Elemente der therapeutischen Gemeinschaft werden auch heute noch unter den verschiedensten fachlichen und institutionellen Bedingungen angewandt und haben die stationäre Psychotherapie (▸ Seite 141 ff.) beeinflusst. Auch ohne die Überführung in eine der Konzeptionen der stationären Psychotherapie ist die Wirkung dieser Therapieangebote, dass die Patienten lernen, die interpersonalen Wurzeln ihrer Symptome und Verhaltensweisen zu entdecken und beginnen, sich von ihrer Isolation und ihrer Anormalität im Vergleich mit den anderen zu lösen. Der Austausch von Erfahrungen und Erlebnissen ist einer der ersten Schritte in der »Psychotherapie« der Patienten. Auf diese Weise können alte und wiederholte Verhaltensweisen erkannt und neue Verhaltensweisen erlernt werden. Die Patienten lernen auch, Verantwortung für sich und ihr Verhalten zu übernehmen. Dies ist Hilfe im Sinne der Selbsthilfe. Das entspricht der Grundidee, die Main mit der Sozialisation neurotischer Antriebe meinte. Das Ziel ist also, Konflikte und Blockaden in der Kommunikation der Station zu bearbeiten, um ein therapeutisches Milieu zu schaffen, in dem praktische Probleme und individuelle Probleme gelöst werden können, interpersonale Fertigkeiten entwickelt und sich die haltende, tragende und fördernde Funktion der therapeutischen Gemeinschaft entfalten kann. Behandeln ist im Sinne Kernbergs (1981) ein Erlernen der Fähigkeit, selbst die Leitung zu übernehmen und das eigene Selbst, die eigenen inneren Bedürfnisse, die eigene Umgebung und Lebensaufgabe zu verstehen.

7.2 Entwicklung der stationären psychoanalytischen Therapie

Die psychoanalytische und gruppenanalytische Gemeinschaft hat von Anfang an fast 100 Jahre lang die Entwicklung der stationären Psychotherapie teils enthusiastisch und teils kritisch bis ablehnend begleitet. Enthusiastisch waren die Psychoanalytiker, die sich in der stationären Psychotherapie engagierten und in der Psychoanalyse eine weitere Möglichkeit zur Behandlung schwererer Störungen sahen. Andererseits gab es auch immer wieder Psychoanalytiker, die sich aufgrund ihrer Erfahrungen von der psychoanalytisch begründeten stationären Psychotherapie distanzierten und die psychoanalytischen Behandlungsprinzipien nur in der ambulanten Behandlung realisiert fanden.

Schon der erste Versuch von Simmel (1928), die psychoanalytische Therapie in die stationäre Behandlung zu integrieren, erweiterte nicht nur den bis dahin gültigen Indikationsrahmen für Psychoanalyse, sondern schuf auch die Konzeption einer stationären Behandlung als Teambehandlung. Einbezogen und analysiert wurde dabei auch das Verhalten des Patienten gegenüber dem therapeutischen Team und das Verhalten des Teams gegenüber dem Patienten. Simmels Ansatz hatte im Nazi-Deutschland keine Zukunft. Er wurde von Menninger (1936) in den USA übernommen und später von Robert Knight unter Ich-psychologischen Gesichtspunkten weiterentwickelt. Knight wandte sich, angereichert durch die Ich-psychologische Orientierung von Paul Federn, Heinz Hartmann und David Rapaport, der Krankenhausbehandlung von schweren Neurosen und Charakterpathologien zu und entwickelte die ersten Konzeptionen zum Verständnis der Borderline-Zustände, die er später im Austin-Riggs-Sanatorium in Stockbridge etablierte (nach Kernberg 1981a). Die unter Ich-psychologischen Gesichtspunkten entworfenen Konzepte hatten jedoch nur einen geringen Einfluss auf die allgemeine psychiatrische Versorgung. Hingegen wurde die Idee der therapeutischen Gemeinschaft, die eine Neustrukturierung des Krankenhauses explizit fordert, zunächst einflussreicher.

Die *therapeutische Gemeinschaft* – besser »psychotherapeutische Gemeinschaft« – gab der Behandlung im Krankenhaus eine gruppenpsychotherapeutische Neuorientierung (▸ Kap. 7.1). Die Aufrechterhaltung einer therapeutischen Kultur liegt weitgehend in den Händen der Pflegekräfte, die die therapeutische Gemeinschaft strukturieren. Auf der Beziehungsebene bieten sie sozial-kommunikative Beziehungsmuster an, sie aktivieren, leiten an, konfrontieren mit sozialen Konflikten, versuchen adäquates Verhalten einzuüben, geben Bestätigung, ermutigen zur Übernahme von Aufgaben und Funktionen, z. B. Betreuung von Neuankömmlingen, leiten zur Gestaltung der Freizeit und der Aufstellung von Essensplänen an. Diese Funktionen üben sie in themenzentrierter Gruppenarbeit aus. Der psychoanalytische Psychotherapeut ist für den therapeutischen Prozess, der von den Vorgängen in der therapeutischen Gemeinschaft getrennt ist, zuständig. Die Pflegekräfte übernehmen die realitätsbezogenen Aufgaben, die sie möglichst bald an die Patienten delegieren. Beide Bereiche begegnen sich in den Konferenzen. In diesen Konferenzen werden auch Übertragungs- und Gegenübertragungsprozesse analysiert (vgl. auch Hilpert 1979, 1983; Hilpert et al. 1981).

Die in der Folgezeit in Deutschland entwickelten therapeutischen Gemeinschaften stellten z. T. weniger die psychotherapeutischen Prozesse als mehr die Bearbeitung der sozialen Konflikte in den Vordergrund (vgl. Flegel 1963, Veltin 1969, Kayser et al. 1973). Andere sahen in der Bearbeitung der Wechselwirkung von sozialen Konflikten und intrapsychischen Konflikten eine therapeutische Chance (z. B. Kernberg 1981). In Arbeiten aus dem schon erwähnten Cassel-Hospital z. B. von Skogstad & Hinshelwood (1998), Chiesa et al. (2003), Skogstad (2010) zeigte sich, dass die auf Main zurückgehende Methodik für die Behandlung schwerer Persönlichkeitsstörungen bis heute weitgehend erhalten blieb, obwohl das integrative psychoanalytische Modell viel stärker aufgegriffen wurde.

Die Untersuchung zur Gruppenreaktion der Pflegekräfte bei der Behandlung von Borderline-Patienten im Krankenhaus, die Main (1957) veröffentlichte, hatte großen Einfluss auf die weitere Entwicklung der stationären Psychotherapie. Main fand, dass Borderline-Patienten Gruppenphänomene in der Pflegekräftegruppe aktivierten, die den Grundannahmen (Abhängigkeit, Kampf, Flucht, Paarbildung) im gruppenanalytischen Konzept von Bion entsprachen (▸ Kap. 1.4). Über diese affektiven Prozesse zerbrach die therapeutische Aufgabenstellung der Pflegekräftegruppe. Die allgemeine Schlussfolgerung war, dass die Krankenhaussituation intrapsychische Objektbeziehungen reaktiviert, die sich im interpersonellen Beziehungsfeld mit dem Behandlungsteam manifestiert. Die Patienten zeigen also, wie dies heute formuliert würde, ein Enactment ihrer innerpsychischen Konflikte im sozialen Feld. Diese Beobachtungen von Main und weitere Erfahrungen in der Menninger-Klinik veranlassten Kernberg (1981), seine Theorie der stationären psychoanalytischen Psychotherapie zu formulieren. Er verband die therapeutische Gemeinschaft (als Ort der Aktualisierung sozialer Konflikte) mit einer psychoanalytischen Psychotherapie (in der intrapsychische Konflikte bearbeitet wurden) unter Ich- und objektbeziehungspsychologischen Gesichtspunkten in einem einzeltherapeutischen Setting. Daraus wurde später die Übertragungsfokussierte Psychotherapie (vgl. Clarkin et al. 2001).

Die Implementierung von therapeutischen Gemeinschaften unternahmen nur einige Psychotherapeuten und Psychoanalytiker in Deutschland, so z. B. in den psychiatrischen Kliniken in Heidelberg (Ploeger 1972), Düsseldorf (Flegel 1963), Mönchengladbach (Veltin 1969) und Hannover (Kayser et al. 1973). Intensiver wurde die therapeutische Gemeinschaft in den psychiatrischen Krankenhäusern in England und in den Niederlanden (Clark 1977) integriert und gelebt. In Frankreich entwickelte sich ein eigenes Modell, die sog. »psychotherapie institutionelle« (Hofmann 1983). Das Modell sollte eine Verbesserung der institutionalisierten psychiatrischen Praxis sein.

Deutschland ging mit der Einrichtung psychosomatischer Abteilungen nach dem Zweiten Weltkrieg einen anderen Weg, um psychoanalytisch-psychotherapeutische Krankenhausbehandlungen zu integrieren. Zuerst standen die Versorgungskrankenhäuser im Vordergrund, später auch die Universitätskrankenhäuser und noch später die Rehabilitationskliniken. Im Folgenden sollen einige Gründungskliniken genannt werden:

Psychosomatische Einrichtungen der ersten Jahre

- 1946 an der internistischen Klinik in Lübeck (Curtius)
- 1948 in Berlin Klinik für psychogene Störungen (Wiegmann)
- 1949 eine psychosomatisch-psychotherapeutische Station im niedersächsischen Landeskrankenhaus Tiefenbrunn (Kühnel/Schwidder, Heigl, Heigl-Evers)
- 1949 in München (Seitz)
- 1950 in Heidelberg eine psychotherapeutisch-psychosomatische Klinik (von Weizsäcker/Mitscherlich, Bräutigam)

- 1950 Psychosomatische Klinik Wittgenstein in Bad Berleburg (Belz, Ruff)
- 1957 in Freiburg (Clausner/Cremerius/Hoffmann)
- 1959 an der Universität Hamburg eine psychosomatische Abteilung an der Klinik für Innere Medizin (Jores/Meyer)
- 1960 Psychosomatische Klinik Gießen (Richter, Stephanos, Fürstenau)

Von den 1950er- bis in die 1960er-Jahre entwickelten sich verschiedene Modelle der stationären Psychotherapie, die entweder einen mehr analytisch-psychotherapeutischen Schwerpunkt oder einen internistisch-psychosomatisch-analytischen Schwerpunkt hatten (vgl. Kap. 7.3). Die Modelle sind verbunden mit den Namen von Psychoanalytikern, wie z. B. in Heidelberg mit Mitscherlich, de Boor, Künzel, später Bräutigam; in Gengenbach Borens, Wittich; in Freiburg Cremerius, Hoffmann; in Gießen Richter, Fürstenau, Stephanos; in Ulm von Uexküll, Köhle; in Tiefenbrunn Heigl und Heigl-Evers; in Stuttgart Beese, Enke und Hau; in Berleburg Belz und Ruff – um nur einige zu nennen. Die Gründe für die Vielfalt dieser Modelle waren sicherlich die differenten institutionellen und personellen Rahmenbedingungen im Krankenhaus, aber auch unterschiedliche ätiologische und behandlungstechnische Positionen der leitenden Psychoanalytiker, die den Behandlungsrahmen prägten.

Die in dieser Stringenz einmalige Entwicklung des eigenständigen psychosomatisch-psychotherapeutischen Versorgungsbereiches, der für die ärztliche Versorgung in das Weiterbildungsgebiet der Psychosomatischen Medizin und Psychotherapie mündete, wurde ausführlich an anderer Stelle dargelegt (vgl. Janssen et al. 1999, Janssen 2017). Diese Entwicklung lässt sich nicht mit der internationalen Entwicklung begründen. Tatsächlich ist sie nur in den deutschsprachigen Ländern, insbesondere in Deutschland selbst entstanden. In Italien, Frankreich und England gibt es erste Ansätze für eine selbstständige Psychosomatik. In den USA ist die Psychosomatik Teil der Psychiatrie.

In der derzeitigen Versorgung lässt sich unter versicherungsrechtlicher Perspektive eine Trennung in ambulante Psychotherapie und in stationäre Psychotherapie unterscheiden.

Letztere geschieht entweder im Rahmen von akutstationärer Versorgung zulasten der Krankenkassen oder als stationäres Heilverfahren zulasten der Rentenversicherungsträger. Seit eine von der Bundesregierung eingesetzte Kommission ihren Bericht über die Lage der psychiatrischen und psychosomatisch-psychotherapeutischen Versorgung in der Bundesrepublik vorgelegt hat (1975), hat sich die schon nach dem Kriege entstandene Zweiteilung in eine psychiatrisch-psychotherapeutische und in eine psychosomatisch-psychotherapeutische Versorgung durchgesetzt. Die damals berufenen Experten machten nicht nur Vorschläge für den Ausbau der zukünftigen Versorgung, ihre Vorschläge gingen davon aus, dass psychisch bedingte und psychisch mitbedingte Störungen, Leiden und Krankheiten im sozialen Feld entstehen und die psychotherapeutische Versorgung deshalb vor Ort, d. h. dort, wo die Krankheit verursachenden Konflikte entstehen, stattfindet (Regionalisierung). Das System ist als ein differenziertes und gestuftes Versorgungssystem nach dem Prinzip »ambulant vor stationär« konzipiert. Nur einige Kliniken sollen nicht regional, sondern mit spezifischen Fachaufgaben überregional angesiedelt werden. Wie für die psychisch Kranken wurde das Prinzip der wohnortnahen, regionalen Versorgung formuliert (zur weiteren Entwicklung siehe Janssen 2016d, 2017).

7.3 Modelle stationärer psychoanalytischer Therapie

Wie bereits erwähnt entwickelten sich in den 1950er- und 1960er-Jahren Modelle der stationären Psychotherapie, die sich entweder mehr analytisch-psychotherapeutisch oder mehr internistisch-psychosomatisch-analytisch orientierten, später kam noch eine mehr verhaltenstherapeutische Ausrichtung hinzu. Wir wollen uns hier mit dem Schwerpunkt psychodynamischer Konzepte befassen.

Organisationsformen stationärer psychodynamischer Behandlung
(nach Janssen 1985)

- Psychoanalyse, psychoanalytische Psychotherapie bzw. Gruppenpsychotherapie in der Klinik ohne Gestaltung des stationären Zusammenlebens der Patienten
- Kombinierte stationär-ambulante gruppentherapeutische Modelle mit und ohne Gestaltung des stationären Zusammenlebens
- Bipolare Modelle mit Unterscheidung von analytisch-therapeutischem Raum und sozio-therapeutischem Raum, z. B. als therapeutische Gemeinschaft
- Integrative Modelle für die Behandlung der Patientengruppe durch eine Therapeutengruppe
- Internistisch-psychosomatische Modelle mit analytisch-psychotherapeutischen Behandlungen
- Pragmatisch orientierte Anwendung analytischer und anderer psychotherapeutischer Verfahren im Krankenhaus

In den Arbeiten Janssens (1985, 1987, 2014) sind die verschiedenen Konzepte ausführlich, auch mit Beispielen, dargestellt. Gründe für die Vielfalt waren zum einen differente institutionelle und personelle Rahmenbedingungen im Krankenhaus, aber auch unterschiedliche ätiologische und behandlungstechnische Positionen. Ausgangspunkt der Analyse dieser Modelle ist das Faktum, dass im Krankenhaus die Rahmenbedingungen und das Setting anders als in der ambulanten Psychotherapie sind. Verschiedene Rahmenbedingungen sind zu unterscheiden: Zum einen wird die stationäre Psychotherapie in verschiedenen Organisationen mit unterschiedlichen Aufgabenstellungen durchgeführt (z. B. Akutbehandlung, rehabilitative Behandlung). Des Weiteren sind die Therapeuten und die anderen Berufsgruppen 24 Stunden erreichbar, was zu regressiven Prozessen und in dem Schonklima der Klinik zur Reaktivierung infantiler Objektbeziehungsmuster führt. Wesentlichen Einfluss auf die Konzeptualisierung hatten aber insbesondere die divergierenden Auffassungen hinsichtlich der Strukturierung des multipersonalen Beziehungsfeldes im Krankenhaus.

Drei grundlegende Konzeptualisierungen konnte Janssen auf der Basis von Publikationen und Hospitationserfahrung herausarbeiten:

- Modell 1: Psychodynamische Einzeltherapie oder Gruppentherapie, abgegrenzt von der Station (sog. Ambulanz-Modell)
- Modell 2: Bipolare Konzepte mit Unterscheidung von Therapie- und Realraum
- Modell 3: Integrative Konzepte für die Behandlung der Patientengruppe durch eine Therapeutengruppe

Zu Modell 1: Die therapeutische Beziehung wird von den übrigen Behandlungsmaßnahmen auf der Station abgetrennt und entsprechend dem Vorbild der ambulanten Praxis und dem Primat der persönlichen Beziehung zum Therapeuten konzeptualisiert. Die Einzelpsychotherapie oder später auch die Gruppentherapie wird durchgeführt wie in der ambulanten Praxis. Es besteht eine generelle Diskretion zwischen Station und Therapie, die Station wird in üblicher Weise geführt, die Therapie findet als Einzel- oder auch Gruppenbehandlung statt.
Zu Modell 2: Nach den bipolaren Grundkonzeptionen wird ein Therapieraum von einem Realraum getrennt und der Realraum nach den Grundsätzen der therapeutischen Gemeinschaft (▶ Kap. 7.1) oder der soziotherapeutischen Gruppenarbeit (z. B. Enke 1965, Hau 1970) konzeptualisiert. Die Annahme der sog. *Bipolarität* in der klinischen Psychotherapie orientiert sich an der Realität der Station und fordert das Personal der Station auf, sich realitätsorientiert zu verhalten. Im Therapieraum hingegen sollen psychodynamische Einzel- oder/und Gruppentherapien durchgeführt werden, hier ist eine psychoanalytische Haltung erforderlich. Dieses Modell fand von 1960 bis etwa 1980 die meisten Anwendungen in der stationären Psychotherapie.
Zu Modell 3: Die *integrativen Konzepte* organisieren das multipersonale Beziehungsfeld im Krankenhaus als Netzwerk von therapeutischen Beziehungen mit unterschiedlichen psychotherapeutischen Angeboten (Einzelpsychotherapie, Gruppenpsychotherapie, Kunsttherapie, Musiktherapie, therapeutische Gemeinschaft u. a.). In diesem Feld werden die dispergierenden Beziehungsprozesse integriert, indem die vielfältigen Interaktionen der verschiedenen Berufsgruppen in ein Setting eingebunden werden und jeder Umgang mit dem Patienten auch beziehungsdynamisch betrachtet wird (vgl. Fürstenau et al. 1970; Pohlen 1972, 1973; Arfsten & Hoffmann 1978; Janssen 1985, 1987). Dies entspricht der gruppenanalytischen Psychotherapie, wie es insbesondere von Foulkes, aber auch von anderen formuliert wurde und wie wir es im Drei-Ebenen-Modell weiterentwickelt haben (vgl. Kap. 1.4).

Verkürzt gesagt zielen integrative Modelle darauf, die sich im multipersonalen Beziehungsfeld entwickelnden Beziehungsmuster und die darin enthaltenen pathogenen, infantilen Objektbeziehungen bzw. Übertragungen bewusst zu machen und neue Beziehungsmuster zu entwickeln und sich dabei der haltenden Funktion der Gruppe zu bedienen. In der stationären Psychotherapie wird auf diese Weise die Ebene des sozialen, interpersonellen Geschehens mit den intrapsychischen Konflikten der infantilen Entwicklung verbunden. Dieses von den deutschsprachigen Psychoanalytikern und Gruppenanalytikern entwickelte stationäre Behandlungsmodell wird auch von amerikanischen Psychoanalytikern, z. B. Kernberg (1981) und Gabbard (1986, 2004), vertreten. Das integrative gruppen- und teamorientierte psychoanalytische Modell wurde über 30 Jahre in vielen psychosomatischen Kliniken praktiziert (siehe Weiteres bei Janssen 2014, 2017).

Das Essener Modell

Die verschiedenen Gesichtspunkte, die wir aus der Analyse der mit dem bipolaren Modell der psychotherapeutischen Station der psychiatrischen Universitätsklink in Bonn (Janssen 1987) gemachten Erfahrungen für die Organisation des Settings gewonnen hatten, sollten in dem integrativen Modell in der Klinik für Psychotherapie und Psychosomatik an der Universität Essen in die Praxis umgesetzt werden. Innerhalb des stationären Raumes sollten die Patienten die Möglichkeit haben, ihre inneren Probleme in dem multipersonalen Beziehungsfeld zu reinszenieren, damit sie im »Hier und Jetzt« mithilfe der Therapeuten Einblick in die innere Welt der Objektbeziehungen erhalten und über neue Einsichten und Erfahrungen in den therapeutischen Beziehungen eine innere Veränderung einleiten konnten. Daraus ergaben sich für das sog. Essener Modell, das wir von 1977 bis 1979 in der Klinik entwickelten, folgende organisatorische und therapeutische Prinzipien (siehe Janssen 1987, 2014, 2017):

- Die Klinik mit ihren 30 Patienten auf zwei Stationen wurde in vier Behandlungseinheiten eingeteilt, auf jeder Station in eine Gruppe von acht bis zehn Patienten und in eine zweite Gruppe von fünf bis sechs Patienten.
- Zu den organisatorischen Rahmenbedingungen dieser Gruppe gehörten die Aufnahme- und Entlassungsmodalitäten, die Therapiezeiten (z. B. der Gruppentherapie, Einzeltherapie, Schwesternvisiten, Mal- und Musiktherapie), die Essenszeiten, Freizeitaktivitäten und Wochenendbeurlaubungen. Sie stellten das Setting dar. Die üblicherweise als »Realbereich« beschriebenen organisatorischen Strukturen bildeten im Essener Modell also die Rahmenbedingungen für den therapeutischen Prozess.
- Alle Berufsgruppen waren in einer Behandlergruppe integriert. Jedem in diesem Team sollte ein spezielles therapeutisches Interaktionsfeld zur Verfügung stehen.
- Das Team insgesamt und jeder in seinem Interaktionsfeld sollte für die Aufrechterhaltung der haltenden und Grenzen setzenden Rahmenbedingungen wie auch für den therapeutischen Prozess, das heißt für die Entfaltung des Übertragungsgeschehens, verantwortlich sein.

Aus diesen Grundgedanken folgte, dass wir die Behandlungsdauer nicht von vornherein festlegen konnten, da die Dauer und Art und Weise der Entfaltung der Objektbeziehungen im individuellen Fall nicht vorhersagbar war. Im Behandlungsvertrag vor der Aufnahme teilten wir dem Patienten mit, dass wir aufgrund unserer Erfahrungen mit einer Mindestbehandlungsdauer von zwei Monaten rechnen müssten, dass wir jedoch die individuelle Behandlungsdauer rechtzeitig mit ihm besprechen würden. Dies verlangte von der Therapeutengruppe, sich über den Stand der Behandlung stets ein Bild zu machen, damit die Dauer der Behandlung den Krankenkassen gegenüber bei entsprechenden Anfragen, die damals nicht so häufig waren wie heute, auch fachlich adäquat begründet werden konnte.

Aus den Grundannahmen könnte man leicht folgern, dass jeder für alles zuständig ist. Diese Schlussfolgerung zogen wir nicht, sondern wir differenzierten die therapeutischen Aufgaben, wie sie sich aus der jeweiligen konkreten Situation des Therapiefeldes ergaben.

- Die **Gruppenpsychotherapie** wurde in halboffenen und nicht geschlossenen Gruppen von ca. acht bis zehn Patienten bzw. fünf bis sechs Patienten durchgeführt. Die Patienten wurden erst aufgenommen, wenn ein Patient aus der Gruppe ausgeschieden war, und er verließ die Gruppe erst, wenn seine stationäre Behandlung abgeschlossen war. Die Gruppe traf sich viermal in der Woche je eine Stunde. Die zwei größeren Gruppen wurden von einem analytischen Gruppentherapeuten und einer Schwester als Co-Therapeutin geleitet. In den beiden kleineren Gruppen war nur ein analytischer Gruppentherapeut anwesend. Der Erfahrungshintergrund der Gruppentherapeuten war verschieden. Die Gruppensupervisionen (Beobachtungen hinter dem Einwegspiegel und anschließende Diskussion in der gesamten Therapeutengruppe) hatten die Funktion, eine gemeinsame Basis für das Verständnis von Gruppenprozessen zu erarbeiten.
  Die Erfahrungen mit der Gruppentherapie im bipolaren Modell (Janssen 1987) führten zu einer Ausweitung der an der ambulanten Kleingruppe orientierten Auffassungen über Art und Weise der Intervention. Die Gruppentherapeuten sollten über die Prozesse in der Kleingruppe hinaus auch die Prozesse im Interaktionsgeschehen der Großgruppe auf der Station, also Intergruppenprozesse im Auge haben. Die Übertragungskonstellationen sollten im »Hier und Jetzt« bearbeitet werden. Die Interventionen konnten sich also auf den Umgang der Patienten mit den Rahmenbedingungen, auf die Interaktionen der Patienten in der Kleingruppe untereinander, auf ihre Einstellungen, Erfahrungen und Fantasien beziehen, aber es konnten auch Interaktionen mit Mitpatienten aus anderen Gruppen oder Großgruppenereignisse einbezogen werden (siehe Fallbeispiele).
- Die Schwester, die Co-Therapeutin war, sollte die Station repräsentieren und Stationsereignisse sowie Aktionen der Patienten auf der Station in der Gruppentherapie ansprechen. Da sie als Schwester stets in das Beziehungsfeld der Station involviert war, konnten auch Übertragungsreaktionen auf die Schwester, auf die Schwesterngruppe insgesamt wie auch auf andere Therapeuten bearbeitet werden. In der Kleingruppe wurden also die im klinischen Setting möglichen vielfältigen Interaktionen bearbeitet.
- In der klinischen **Einzeltherapie** sollte der Therapeut, der im ambulanten Erstinterview eine tragfähige Arbeitsbeziehung zum Patienten aufgebaut hatte, diese Dualbeziehung aufrechterhalten. Im Vergleich zur Gruppentherapie sollte der Einzeltherapeut mehr die Ich- und Selbstentwicklung des

Patienten und die Aufrechterhaltung des Arbeitsbündnisses im Auge haben. Er konnte den Patienten auch im Sinne eines Hilfs-Ichs unterstützen und bei strukturell Ich-gestörten Patienten in stärkeren regressiven Prozessen stellvertretend Ich-Funktionen übernehmen. Hielt er es für erforderlich, so konnte er Übertragungen im »Hier und Jetzt« des multipersonalen Feldes bearbeiten oder den therapeutischen Prozess fokalisieren. Er sollte dem Patienten in einer begrenzten poststationären Behandlung in ca. fünf Einzelsitzungen zur Durcharbeitung der Trennungsprozesse und bei der Reintegration in das soziale Umfeld zur Verfügung stehen. Auch sollte er möglicherweise weitere notwendige ambulante psychotherapeutische Behandlungen nach Beratungen mit dem Patienten und dem Team einleiten.

- Die Station sollte **das therapeutische Feld der Schwestern** sein: Sie hatten sowohl geplante Kontakte mit dem Patienten in der zweimal täglich stattfindenden Visite von ca. 15 Minuten pro Patient wie auch ungeplante Kontakte, wenn Patienten sich mit ihnen unterhalten wollten, sie nach Medikamenten fragten oder andere Versorgungswünsche hatten. Bei der Aufnahme empfingen die Schwestern den Patienten auf der Station, führten ihn in das gesamte stationäre Arrangement ein und begleiteten ihn während der ganzen Therapie in allen therapeutischen und nichttherapeutischen Fragen. Die Schwestern-Visiten wurden nach einem rotierenden System durchgeführt, d.h. dass jede Schwester einer Station jedem Patienten in regelmäßigen Abständen begegnete. Ihre therapeutischen Funktionen lassen sich folgendermaßen zusammenfassen: Von den Patienten sollte ihr Beziehungsangebot zunächst als diatrophisches, versorgendes, haltgebendes erfahren werden können, denn sie versorgten die Patienten auf der Station und erklärten das stationäre, komplexe Arrangement. Bei den Visiten regten sie den Patienten an, Beschwerden, Schmerzen, Sorgen, personale oder interpersonale Konflikte oder solche mit dem Stationssetting zu erzählen. Die Schwestern sollten ihnen zuhören, ihre Darstellungen fördern, ihnen Halt bieten und nicht reglementieren. In ihren Interventionen waren sie an den interaktionellen Prozessen und dem manifesten Verhalten orientiert und konnten ein offenes und auch persönliches Feedback geben. Ihre Interventionen konnten klärenden, konkretisierenden, manchmal auch deutenden Charakter haben (Beispiel in Kap. 6.2). Eine wichtige Aufgabe war, die häufigen Konflikte der Patienten mit dem Setting anzusprechen und den Patienten zur Reflexion über seine Aktionen anzuhalten.
- Der eng mit dem Schwesternbereich zusammenarbeitende **Stationsarzt** sollte sich in seiner Sprechstunde auf die Entgegennahme der somatischen Klagen begrenzen, medikamentöse Behandlungen sowie erforderliche Überweisungen an andere medizinische Institutionen vornehmen. Er sollte dem Team helfen zu unterscheiden, ob der Patient in seinen somatischen Klagen oder seinem Drängen nach neuen medizinischen Untersuchungen den unbewussten Konflikten ausweichen wollte oder ob konkrete medizinische Maßnahmen innerhalb oder außerhalb der Klinik erforderlich waren. Für den Patienten war der Stationsarzt während des stationären Aufenthaltes gewis-

sermaßen der »Hausarzt« und für das Therapeutenteam ein Hilfs-Ich bei somatisierenden Patienten, die wegen ihrer somatischen Störungen erhebliche Unruhen auslösen konnten, z. B. Anorexie-Patienten.

- Die Praxis der **Musiktherapie** war überwiegend an musiktherapeutischen Richtungen orientiert, die als aktive, produktive und kommunikative Musiktherapie bezeichnet wird. Unter Nutzung des Orffschen Instrumentariums und des Klaviers sollten die einzelnen Schritte der Musiktherapie vorwiegend in einem dualen Setting stattfinden. Zu Beginn der Musiktherapie sollte ein Gespräch mit dem Patienten über seine Hörgewohnheiten, Musikvorlieben und Empfindungen beim Musikhören stehen. Der musiktherapeutische Prozess konnte auch durch Musikhören zusammen mit der Therapeutin eingeleitet werden. Patienten, die sich bei der aktiven Musiktherapie, der Nutzung von Instrumenten, ängstlich, unsicher und misstrauisch zeigten, konnten durch Vorspielen von einfachen Ton- und Klangfolgen durch die Therapeutin zur weiteren Teilnahme angeregt werden. Die aktive Musiktherapie sollte mit Einzeltonspielen des Patienten, auch im Wechselspiel mit der Therapeutin, beginnen. Es folgten Mehrtonspiele, Produktionen von Musikkompositionen nach der jeweiligen affektiven Stimmungslage und schließlich freie Improvisation mit der Therapeutin sowie gemeinsames Musizieren. Bei jeder Phase der aktiven Musiktherapie regt die Musiktherapeutin den Patienten nach Beendigung der musikalischen Darbietung oder Interaktion zu Einfällen über sein Erleben während des Musizierens an. Aus seinen Einfällen und den Mitteilungen der Musiktherapeutin über ihre Wahrnehmungen sollte versucht werden, die *Gestalt der musikalischen Selbstdarstellung bzw. der Interaktion* auch sprachlich zu verdeutlichen (vgl. auch Janssen 1982 und ► Kap. 8.4).
- In der **Maltherapie** (Einzel- oder Gruppensitzungen) sollte sich der Patient über sein bildnerisches Produkt selbst entdecken können. Die Maltherapeutin unterstützt ihn mit einer klärenden und konkretisierenden Intervention bei der »Vergegenständlichung« innerer Bilder und Zustände. Der Patient malt spontan die sich ihm aufdrängenden Formen und Farben und richtet sich dabei nach seinen Einfällen und seinem affektiven Befinden. Die Patienten wählten hierfür z. B. folgende Themen: Angst vor der bildnerischen Darstellung, bestimmte Affekte wie Wut, Träume, Märchen, Familienszenen, Beziehungen zu primären Objekten, zu Partnern, zu Therapeuten usw. Manchmal kristallisierte sich für den Patienten erst nach einer verbalen Klärung der Einfälle ein Thema heraus, z. B. bei einer intensiven Beschäftigung mit stationären Ereignissen. Die Maltherapeutin regte den Patienten stets an, die Einfälle und Empfindungen zunächst bildhaft darzustellen und erst nach diesem Prozess das Bild zu betrachten und Assoziationen dazu mitzuteilen (vgl. auch Janssen 1982 und ► Kap. 8.3).

Zusammenfassung Essener Modell
(nach Janssen 2017)

Der konfrontativ-interpretative Bereich (Gruppen- und Einzeltherapie)

Analytische Gruppentherapie
(4-mal pro Woche eine Stunde)

- Gruppenarbeit und Co-Therapie durch Schwestern
- interpretativer und konfrontativer Umgang mit der mehrdimensionalen Übertragungsentfaltung in der interaktionellen Reinszenierung
- Beobachtung des Großgruppenprozesses, des Zusammenhangs mit Stationsprozessen, mit aktuellen Gruppenprozessen und individuellen Prozessen einzelner Patienten

Analytische Einzeltherapie

- (ca. 2 bis 3 prästationäre Erstuntersuchungen, fakultative Sitzungen während des Aufenthaltes, ca. 5 poststationäre Sitzungen)
- Aufrechterhaltung des Arbeitsbündnisses, Hilfs-Ich-Funktionen bei regressiven Prozessen
- interpretativer und konfrontativer Umgang falls erforderlich: Fokalisierung und Koordinierung des therapeutischen Prozesses, Trennung von der Klinik

Der extraverbale, kreative Zwischenbereich (Mal-, Musik-, Bewegungstherapie)

Einzel-Musiktherapie
(1-mal pro Woche)

- produktive Musiktherapie als Selbstdarstellung und Affekt-Aktualisierung, kommunikative Musiktherapie als Interaktion mit dem antwortenden Objekt (Musiktherapeutin) auf dem jeweiligen psychodynamischen Beziehungsniveau (von symbiotisch bis ödipal)

Einzel-Maltherapie
(1-mal pro Woche)

- Vergegenständlichung innerer Bilder und Zustände im bildnerischen Produkt als Spiegel des Selbst (Ich-stützende Funktion)

Gruppen-Bewegungstherapie
(2- bis 3-mal pro Woche)
Förderung der Kommunikation der Gruppenmitglieder untereinander; Entspannungsübungen mit Förderung des Körpererlebens

Der haltende, interaktionelle und versorgende Bereich (Schwestern, Stationsarzt)

Geplante Schwesternvisiten
(2-mal täglich und ungeplante Kontakte)

- versorgendes, diathrophisches Beziehungsangebot und Anhalten zur verbalen Mitteilung aller Klagen, Probleme, Beschwerden etc.
- rahmen- bzw. settingsbezogene Interventionen
- klärende, konkretisierende Interventionen mit Hinweisen auf manifestes Verhalten und Aktionen, auch Deutungen der Beziehungsmuster nach Teambesprechung

Stationsarzt
(Sprechstunde)

- Entgegennahme der somatischen Klagen; falls erforderlich, organ-medizinische Behandlungen; Umgang mit anderen medizinischen Institutionen bei Konsiliaruntersuchungen

Wenn auch diese schematische Darstellung des Essener Modells dazu verführt anzunehmen, dass es sich um eine Zusammenstellung von Bausteinen handelt, ist der therapeutische Prozess konzeptualisiert als Intergruppenprozess zwischen Patienten- und Therapeutengruppe. Das therapeutische Geschehen spielte sich im Raum zwischen diesen beiden Gruppen in den verschiedenen Therapiefeldern ab. Der Raum ist strukturiert durch das jeweilige Beziehungsfeld, das der Patient, entsprechend seiner Reinszenierung der Beziehungsmuster, unterschiedlich besetzte. Nach unseren Grundannahmen übernahm das Team gemeinsam die therapeutische Aufgabe und nicht ein Therapeut allein in der Dualbeziehung oder in der Therapeut-Gruppen-Beziehung. Der Austausch des Teams geschah in den Konferenzen.

7.3.1 Die Übertragung im stationären Rahmen

Die stationäre psychoanalytische Therapie gründet zum einen auf dem Beziehungsparadigma der Psychoanalyse und zum andern auf dem Ich-psychologischen Paradigma. Die zentrale integrative Funktion des Ich (Integration der Innenwelt und der Außenwelt) ist auch auf Gruppen und Organisationen übertragbar (z. B. Rice 1969, de Board 1978, Kernberg 1981) und fand eine pragmatische Anwendung in der Teambehandlung im Krankenhaus. Diese theoretische Position führte in den multipersonalen Beziehungen im Krankenhaus zu der grundsätzlichen Aussage:

> *Im Krankenhaus sind die Beziehungen zu den verschiedenen Berufsgruppen nie isolierte Beziehungen. Jede Beziehung ist in einen bewussten wie unbewussten Gruppenkontext eingebettet, also ist die Behandlung stets eine Gruppen- und Teambehandlung (Janssen 1985, 1987, 2004, 2012, 2014; Bardé & Mattke 1993; Mattke et al. 1998, 2012).*

Im Gegensatz zur ambulanten analytisch begründeten Psychotherapie wird in der stationären Psychotherapie ein multipersonales therapeutisches Beziehungssystem – der Interaktionsraum mit den verschiedenen im Krankenhaus tätigen Berufsgruppen – zur Verfügung gestellt. Der Patient wird mit der Aufnahme ins Krankenhaus in diesen Gruppeninteraktionsraum einbezogen, z. B. in die Beziehung zu Ärzten, dem Pflegepersonal und dem weiteren therapeutischen Personal. Die Annahme ist, dass nicht nur die somato-therapeutischen, pflegerischen, krankengymnastischen und die spezifisch psychotherapeutischen Angebote, also die bewusst geplanten Behandlungsmaßnahmen, das Beziehungsverhalten prägen, sondern sich auch unbewusste Interaktionsaspekte und Objektwahlen, also Übertragungs- und Gegenübertragungskonstellationen manifestieren.

Stationäre Psychotherapie ist aufgrund der Beziehungsrealitäten also immer multipersonal. D. h., die Reinszenierungen führen aus analytischer Sicht zu *dispergierenden multidimensionalen Übertragungs- und Gegenübertragungsprozessen*, die gemäß dem Integrationsgedanken durch Kooperationsstrukturen im Team wieder zu einer Beziehungs- und Übertragungsgestalt zusammengeführt werden können. Auch Gabbard (1986) kommt bei der Frage, was psychoanalytisch ist innerhalb eines psychoanalytisch orientierten Krankenhauses, zu der Auffassung, dass der Patient seine innere Welt in der Beziehung zu dem Stationsteam wiederhole. Auch er sieht also in der systematischen Untersuchung der Übertragungs- und Gegenübertragungsprozesse die Essenz einer psychoanalytisch orientierten Krankenhausbehandlung.

Die Übertragungsbereitschaft des Patienten zur Inszenierung ergibt sich initial und verstärkt daraus, dass für den Patienten durch die Aufnahme ins Krankenhaus und die Trennung von den üblichen Lebensbedingungen und interpersonellen Abwehrkonstellationen sowie durch das Eintauchen in die Großgruppensituation der Klinik das psychische Abwehrmuster labilisiert wird. In den multipersonalen Beziehungsangeboten der Klinik versuchen nun die Patienten, neben den Arbeits- und Realitätsbeziehungen zu Therapeuten und Mitpatienten auch die internalisierten Objektbeziehungsmuster in interpersonellen Arrangements (Mentzos 1976) wiederherzustellen. Das Team kann solche unbewussten Reinszenierungen infantiler Objektbeziehungsmuster im Interaktionsraum mit den verschiedenen im Krankenhaus tätigen Berufsgruppen am Verhalten, in den Objektwahlen, in den Interaktionen und schließlich auch an den verbalisierten Vorstellungen und Wünschen des Patienten herausarbeiten.

Der Gedanke der *interaktionell-szenischen Reinszenierung* (handelnde Inszenierung nach Janssen 1987) war für die stationäre Psychotherapie aus psychoanalytischer Perspektive fruchtbar und gewinnbringend. In der ambulanten Psychoanalyse entsprach die handelnde Inszenierung dem Verständnis einer Inszenierung, wie es u.a. von Sandler (1976) mit der Bereitschaft zur Rollenübernahme formuliert wurde. In Deutschland fand dieses Verständnis auch im Konzept des szenischen Verstehens nach Argelander (1968) und in der neuesten Fassung von Laimböck (2015) und dem Handlungsdialog (Klüwer 1983) einen Niederschlag. In den Handlungsszenen, den Inszenierungen, den Handlungsdialogen und dem Enactment (Jacobs 1986) werden unbewusste Konflikte und Beziehungsmuster lebendig. Schon vorher hatte die stationäre Psychotherapie eine veränderte Auffassung vom Agieren und Handeln vertreten, z.B. hatte Simmel das Verhalten auf der Station als Ausgangspunkt der Übertragungsanalyse beschrieben, und erst recht in dieser Richtung dachten Psychoanalytiker wie Foulkes, Bion und Main, die die Gruppenanalyse und die therapeutische Gemeinschaft entwickelten (► Kap. 1.4).

Die Beobachtung, die Erfassung und die Beschreibung von Szenen in der stationären Psychotherapie dienen also sowohl der Klärung sozialer Konflikte als auch der Klärung externalisierter Objektbeziehungsmuster (vgl. Gabbard 1986). Dabei weisen die Prozesse eine Besonderheit auf: In der ambulanten Behandlung hat der Therapeut es meist mit sukzessiv sich entfaltenden Übertragungsmustern zu tun, aber auch mit Nebenübertragungen. Im stationären Raum können Übertragungsprozesse auf das multipersonale Beziehungsfeld gleichzeitig und nebeneinander simultan manifest werden. Charakteristisch sind die *multidimensionale Übertragung/Gegenübertragung*, die *Spaltungsübertragung/Gegenübertragung* und die *Übertragungen auf die Klinik*. Häufig sind in den Interaktionen *projektive Identifikationen* zu beobachten. Projektive Identifikationen zeigen sich insbesondere in Großgruppenprozessen auf der Station, sie zeigen sich nicht nur in der Therapeut-Patient-Beziehung, sondern auch in den Beziehungen zu dem gesamten therapeutischen Personal und der Patientengruppe.

Fallbeispiel
Die multipersonale Übertragung
Ein 35-jähriger Mann wurde stationär behandelt wegen schwerer depressiver Verstimmungen, einem episodischen Alkoholmissbrauch, Magenulcus und zunehmend regressiv-passiven Tendenzen, die zur Arbeitsunfähigkeit führten. Während der stationären Behandlung entwickelte sich ein Beziehungsmuster zum Gruppentherapeuten sowie zum Einzeltherapeuten, das diese als zurückhaltend, höflich, angepasst, unterwürfig, musterschülerhaft beschrieben. Die Beziehungen waren wie das Verhältnis eines gelehrigen Schülers zu dem fordernden und strengen Vater, den der Patient selbst als gefährlich erlebt hatte. Der Therapeut war verärgert, weil der Patient so wenig zur Mitarbeit bereit war. Andeutungsweise zeigte der Patient Ängste vor seinen aggressiven Impulsen. Die Schwestern erlebten den Patienten als distanziert, bemüht um die Aufrechterhaltung eines bestimmten Raumes zwischen ihm und ihnen. Eine Differenzierung der Objektwahl in der Schwesterngruppe zeigte sich zunächst nicht. In der Bewegungstherapie zeigte er sich deutlich regressiv-passiv, z. B. baute er sich aus Matten ein Sofa und postierte sich darauf wie ein »Diwan-Püppchen«. Wir konnten in der Entwicklung dieser Beziehungsmuster seine Abwehrformation und seine regressiv-passiven Wünsche erkennen. Gegenüber der Stationsärztin klagte er über körperliche Missempfindungen. Hierin sahen wir, wie fragil sein Körperselbst war. Jedoch verstanden wir die pathogene Psychodynamik erst, als wir die Entwicklung der Beziehung zur Musiktherapeutin betrachteten. Zunächst war er ihr gegenüber sehr starr und verhalten und signalisierte Ängste. Er äußerte das Gefühl, es könnte ihm etwas passieren und er könne die volle Stunde nicht durchhalten. Wollte er z. B. Klavier spielen, so begann er zwar damit, schimpfte dann aber und knallte den Klavierdeckel wieder zu, so als müsse er sich vor andrängenden Ängsten schützen. Die Therapeutin vermutete, er halte sich aus einer speziellen Angst zurück. Sie überließ ihm seine beherrschende Position in der musikalischen Interaktion in der Hoffnung, dass seine Angst sich auf diese Weise reduzieren würde. In der Teambesprechung wurde herausgearbeitet, dass das Verhalten des Patienten ein unbewusster Ausdruck spezifischer Ängste sein müsse, und die Musiktherapeutin wurde ermutigt, den Patienten auf die Besonderheit der musiktherapeutischen Situation anzusprechen. In dem darauffolgenden Gespräch mit der Musiktherapeutin erinnerte sich der Patient an seine positive Beziehung zu einer älteren Schwester, mit der er vierhändig Klavier zu spielen pflegte. Die Schwester, die wegen der häufigen Abwesenheit der Mutter deren Position übernommen hatte, war für ihn ein bedeutsames Objekt gewesen. In der Übertragung auf die Musiktherapeutin war offenbar seine Beziehung zu dieser älteren Schwester reaktiviert worden. Er hatte Angst, innerhalb dieser Beziehung die Kontrolle zu verlieren. Schließlich gab er seiner Angst Ausdruck, er könne die Musiktherapeutin berühren und dann wie früher von seiner Schwester oder auch vom Vater »eins auf die Finger bekommen«. In der musikalischen Interaktion mit der Musiktherapeutin reduzierten sich seine Ängste vor solchen Impulsen. Nun konnte er der Musiktherapeutin auch von seinen Tagesfantasien über einen »Riesenpenis« berichten. Durch die Freisetzung infantiler Erinnerungen und aktueller Fantasien wurde er in den übrigen Beziehungsfeldern freier und lockerer und konnte sich in der einzeltherapeutischen Beziehung wie auch in der Gruppentherapie mit seiner Angst vor den phallisch-aggressiven Tendenzen und seinen Schuldgefühlen auseinandersetzen.

7.3.2 Die Gegenübertragung und das Teamkonzept

Die multipersonale Beziehungs- und Übertragungssituation führt zu der Vorstellung, dass stationäre Psychotherapie eine Teambehandlung ist (siehe Janssen 1992, 2004). Die Teambehandlung ergibt sich daraus, dass die interaktionellen Erfahrungen mit dem gesamten Behandlungsteam in dem jeweiligen vom Teammitglied vertretenen Setting (Gruppenpsychotherapie, Einzelpsychotherapie, Maltherapie, Musiktherapie, therapeutische Gemeinschaft) therapeutisch zu bearbeitendes Material sein kann und zwar im Sinne der handelnden Inszenierung und der projektiven Identifikationen. Dies verlangt vom gesamten Team ein Wahrnehmen, Aufnehmen und Verarbeiten der jeweiligen Inszenierung. Daher gilt für das Team die Grundregel, sich über Beobachtungen, Erfahrungen, Gefühle und Affekte in den verschiedenen therapeutischen Feldern und Beziehungen kontinuierlich und offen auszutauschen.

Dieses Konzept der Teambehandlung soll den *Übertragungs-/Gegenübertragungsprozessen* gerecht werden (vgl. Janssen 1987, 2004; Bardé & Mattke 1993; Mattke et al. 1998, 2012). Die Teamarbeit wird verstanden als ein kontinuierlicher, gruppenanalytischer Prozess, der aufgabenbezogen sein und bleiben muss. Die Aufrechterhaltung der »primären Aufgabe« (Rice 1969, de Board 1978), der Therapiebezogenheit, ist von der Leitung des Teams in jeder Sitzung sicherzustellen, sonst entwickeln sich zu schnell »klinikinterne Selbsterfahrungsgruppen«. Aus den Mitteilungen der Teammitglieder über Beziehungen zum Patienten und über das Verhalten des Patienten wird die pathologische Objektbeziehung reinszeniert und die Übertragungsgestalt herausgearbeitet. Der Leiter integriert diese Mitteilungen, nimmt also eine integrierende Ich-Funktion für das Team wahr, sorgt für die Aufrechterhaltung der Rahmenbedingungen wie für die Aufrechterhaltung der Aufgaben jedes einzelnen Teammitgliedes im Therapiekonzept. In der stationären Psychotherapie wird die Integration der therapeutischen Angebote und Beziehungen durch das Behandlungsteam geleistet, das grundsätzlich multiprofessionell ist und damit auch verschiedene Behandlungsangebote unterbreitet. Es ist Voraussetzung, dass das Team aufgrund seiner höheren psychischen Strukturiertheit die projizierten seelischen Konflikte des Patienten quasi »containen« und verdauen kann (vgl. Lohmer 1988). Erforderlich für die Aufrechterhaltung der Containing-Funktion des Teams sind die Kontinuität der Teamsitzungen, die Subjektivität der Mitteilungen, die Orientierung an der primären Aufgabe, die Arbeit an den Inszenierungen und die Bewahrung der therapeutischen Identität (Janssen 2004). Diese Leitlinien für die Teamleitung lassen sich wie nachfolgend zusammenfassen.

Regeln für die Teamarbeit als aufgabenbezogener gruppenanalytischer Prozess (nach Janssen 2004, 2014)

- *Aufrechterhaltung der Kontinuität* der Teamsitzung mit Präsenzpflicht für jeden, der an dem therapeutischen Prozess beteiligt ist
- *Aufrechterhaltung der Authentizität und Subjektivität* der Mitteilungen über Beobachtungen, Erfahrungen, Gefühle, Gegenübertragungsreaktionen; Diskretionsregel gilt nur nach außen

- *Aufrechterhaltung der »primären Aufgabe«* des Teams durch Erhaltung der Aufgabe der einzelnen Therapiefelder, des Besprechungsrahmens, der Arbeitsmotivation des Teams, der Fokussierung von Konflikten, der Interpretation der Szene, der Herausstellung von Verbindungen zwischen therapeutischen Feldern, der Konfrontation mit Vermeidungen u. a.
- *Aufrechterhaltung der therapeutischen Identität* durch Gleichwertigkeit jedes Beziehungsfeldes, Erhaltung des therapeutischen Raumes für jedes Feld, Aufklärung der dynamischen Gründe bei Übergriffen, nicht patientenbezogene Dominanz
- *Aufrechterhaltung der therapeutischen Arbeit* durch Zusammenführung und Interpretation der entfalteten Szene der Übertragungs- und Gegenübertragungsmuster
- *Aufrechterhaltung der »Holding Function«* durch Kohäsion der Therapeutengruppe, Arbeit an der Erhaltung des Rahmens, Identifikation mit dem Behandlungskonzept

Dieses Konzept der Teambehandlung wird auch in der amerikanischen psychoanalytisch begründeten stationären Psychotherapie akzeptiert (siehe Kernberg 1981). Auch Gabbard (1986) ist ausdrücklich der Auffassung, dass es im Wesentlichen von der Haltung des Leiters abhängt, ob es zu einer Analyse der Gegenübertragungsreaktionen kommt und eine psychoanalytische Haltung verbindlich wird. Gabbard selbst hält diese bei einer psychoanalytisch begründeten stationären Psychotherapie für unbedingt erforderlich. Auch in den im folgenden Kapitel dargestellten Beispielfällen ist diese psychoanalytische Haltung illustriert.

Das Konzept der Teambehandlung führte in der Praxis zu einer Reihe von Konferenzen. Bis auf die Diagnosekonferenz waren alle Konferenzen multiprofessionelle Besprechungen. Die meisten wurden vom Berater protokolliert, und dieses Protokoll wurde der Therapeutengruppe zur Verfügung gestellt. Es konnten folgende Konferenzen unterschieden werden:

- *Diagnosekonferenz* (4-mal pro Woche): Der erstuntersuchende Therapeut, der während einer stationären Behandlung die Einzeltherapie des Patienten übernahm, stellte in dieser Konferenz seinen Patienten vor. Die Psychotherapeutengruppe erarbeitete eine psychodynamische Diagnose und stellte die Indikation zur ambulanten oder stationären Psychotherapie.
- *Stationskonferenz:* Für jedes der vier Behandlungsteams war einmal pro Woche eine solche Konferenz eingerichtet. Die Konferenz wählte die Themen, die überwiegend aktuell sein sollten und auch Teamprozesse enthalten konnten. Weitgehend frei sollten z. B. medizinische Versorgungsfragen (Medikamentengebrauch), Eingangsszenen nach der Aufnahme, Entlassungsfragen und Entlassungsszenen eingebracht werden.
- *Verlaufskonferenz:* In Abständen sollte für jeden Patienten im jeweiligen Behandlerteam ausführlich der Verlauf der Therapie diskutiert werden. Das Team untersuchte die Beziehungsmuster des Patienten in den einzelnen therapeutischen Feldern und versuchte, eine Verlaufsgestalt in der Reinszenierung der Objektbeziehungsmuster festzustellen. Danach wurde das weitere therapeutische Vorgehen besprochen.
- *Gruppenprozesskonferenz:* Nach der einstündigen Beobachtung der jeweiligen

Gruppe hinter dem Einwegspiegel wurde in der darauffolgenden Stunde im jeweiligen Behandlerteam ausführlich der aktuelle Gruppenprozess und seine Entwicklung durchgearbeitet. Dabei wurden auch die Entwicklungen in den verschiedenen anderen therapeutischen Feldern zum Vergleich herangezogen. Der Gruppenprozess wurde also in einen Zusammenhang mit Prozessen in den anderen therapeutischen Feldern gebracht.

- *Gesamtteamkonferenz:* Diese Konferenz fand einmal pro Woche statt. An ihr nahm das gesamte Team (vier Behandlungseinheiten) teil. Inhalte dieser Konferenz, die vor dem Wochenende stattfand, waren überwiegend »Problempatienten«, z. B. vor einer Wochenendbeurlaubung und Szenen aus der Woche, aber auch intergruppale Konflikte der Patientengruppe oder der Therapeutengruppe.
- *Abschlusskonferenz:* In dieser stellte der Einzeltherapeut vier bis sechs Monate nach Abschluss der stationären Behandlung schwerpunktmäßig den poststationären Verlauf der Behandlung dar. Retrospektiv konnten aber auch die gesamte stationäre Behandlung und die Entlassungsszene nochmals betrachtet und weitere therapeutische Maßnahmen abgeleitet werden.

Neben diesen Konferenzen gab es verschiedene fakultative organisatorische Besprechungen mit allen Berufsgruppen und in größeren Abständen Diskussionsrunden über Fragen des Settings und der Weiterentwicklung der therapeutischen Methoden.

7.3.3 Die stationäre psychoanalytische Therapie struktureller Ich-Störungen

Zu Beginn der stationären psychotherapeutischen Behandlungen in den 1960er- und 1970er-Jahren waren die Patienten überwiegend neurotisch erkrankt. Sie waren von der stationären psychiatrischen Behandlung ausgeschlossen, da diese sich fast ausschließlich mit den schweren psychotischen Störungen befassen musste. In den folgenden Jahren gehörten zur Zielgruppe der stationären Psychotherapie auch die sog. strukturellen Ich-Störungen, die sog. Entwicklungsstörungen oder auch Patienten mit Borderline-Persönlichkeits-Organisation. Diese Störungen können aus psychoanalytischer Sicht als Störungen einer unabgeschlossenen, somato-psycho-sozialen Individuation verstanden werden (Fürstenau 1989, Janssen et al. 1989, Janssen 1990a, 1990b, auch ▶ Kap. 9). Auf diese Störungen stellte sich insbesondere die stationäre psychoanalytische Therapie ein. Schon Simmel hat als Zielgruppe die narzisstischen Neurosen, die schweren Charakterstörungen und die Süchte genannt, er hat dadurch den Indikationsrahmen für Psychoanalyse in der stationären Psychotherapie erweitert. Kernberg (1981) und Gabbard (1986) stellten ebenfalls die schwer gestörten bzw. strukturell Ich-gestörten Patienten als Zielgruppe in den Vordergrund. Diese Entwicklung zeigte sich auch schon früh in Deutschland (ausführliche Darstellung bei Janssen 2012, 2016d).

Die heutige psychoanalytisch begründete stationäre Psychotherapie kann sich sowohl auf die symptomatologische Ebene einstellen wie auf die Entwicklung primitiver Beziehungsmuster auf den verschiedenen Ebenen ihrer Therapie. In unserem heutigen therapeutischen Angebot unterscheiden wir drei Ebenen, die von der physischen Versorgungsebene über die Förderung präverbaler Symbolbildung zur Entwicklung verbaler Symbolbildung führen.

Ebenen der stationären psychoanalytischen Therapie bei strukturellen Ich-Störungen, insbesondere mit psychosomatischen Störungen

- Die Ebene der körperlichen, medizinischen Untersuchungen und der Behandlung (einschließlich Pharmakotherapie) durch den Stationsarzt und der versorgenden, pflegenden, interaktionell orientierten Pflege
- Die Ebene der extraverbalen (nonverbalen) Symbolbildung in der Mal-, Musik- und Bewegungstherapie
- Die Ebene der verbalen Symbolbildung, der Analyse der Reinszenierung in der Kombination von psychoanalytischen Gruppen- und Einzelpsychotherapie

Die Ebenen sind im Team differenziert durch die verschiedenen Berufsgruppen mit ihrem je eigenen Setting, z. B. in der dualen oder der gruppalen Beziehung. Auf der verbalen psychotherapeutischen Ebene hat sich eine Kombination von Einzel- und Gruppenpsychotherapie bewährt. Die *Gruppenpsychotherapie* ist ein wichtiger Baustein geworden, da sie den multimodalen, multipersonalen und mehrdimensionalen Behandlungen unter Berücksichtigung des therapeutischen Milieus auf der Station gerecht wird. Im Zusammentreffen mit anderen Patienten und dem Therapeuten, sei es in der Groß- oder Kleingruppe, werden verinnerlichte Interaktionserfahrungen in interpersonellen Auseinandersetzungen externalisiert. Die Durcharbeitung der interaktiven Wiederholungsaktionen kindlicher Beziehungsmuster in der Gruppe sind bei einer Containing-Funktion der Gruppe der hauptsächliche Wirkfaktor. Daher muss der Gruppenpsychotherapeut seine Wahrnehmungen nicht nur auf die Interaktionen innerhalb der Kleingruppe und auf das soziale Beziehungsfeld des Patienten, z. B. in der Familie und im Beruf, einstellen, sondern auch auf andere Beziehungen, die sich im Rahmen der Großgruppe der Station oder der Klinik ereignen. Für die gruppentherapeutischen Interventionen bedeutet dies, dass der Gruppentherapeut versuchen muss, auch die Interaktionen der übrigen Therapeuten und des gesamten Personals innerhalb der dafür vorgesehenen Teamsitzungen zu erfassen und auf seinem Erfahrungshintergrund zu interpretieren. Dies gilt ebenso für die Einzeltherapie und die übrigen therapeutischen Angebote. Stationäre Psychotherapie ist also eine »*Team-Psychotherapie*«.

Die heutige psychoanalytisch begründete stationäre Psychotherapie stellt also einen therapeutischen Raum zur Verfügung, von der Gewährung der Bedürfnisse nach Zuwendung und den versorgenden Diensten einer »frühen Mutter«, über die Abschwächung dieser Bedürfnisse über Symbolbildungen malerischer, musikalischer Art bis hin zur Verbalisation dieser Bedürfnisse. Auf diese Weise soll Individuation und Loslösung vorbereitet werden. Das stationäre Setting ist besonders geeignet, den Patienten mit unabgeschlossenen somato-psycho-sozialen Individuationen gerecht zu werden und ihnen zu helfen, den Weg der Loslösung von der »frühen Mutter« zu beschreiten (auch ► Kap. 9).

Fallbeispiel
Handelnde Inszenierung eines Patienten mit psychosomatischen Beschwerden, der psychodynamisch auf dem Borderline-Funktionsniveau diagnostiziert wurde (nach Janssen 2000)

Das Leiden des 30-jährigen Patienten, Herrn A., begann, als seine Freundin sich von ihm trennte. Er litt unter zahlreichen körperlichen Beschwerden: Brennen am After, Gelenkschmerzen, Rückenschmerzen und Impotenz. Mehrere urologische Untersuchungen blieben ohne pathologischen Befund. Herr A. fühlte eine permanente innere Unruhe und hatte panikartige Angstanfälle mit herzphobischen Klagen. Er glaubte sich zerstört und fühlte sich unfähig, sich selbst zu steuern. In seiner neuen Partnerschaft reagierte Herr A. auf Kränkungen häufig mit Wutanfällen.

Entfaltung narzisstischer Allmachtsfantasien
Die Anfangsphase der Therapie war gekennzeichnet durch die Entfaltung narzisstischer Allmachtsfantasien. Herr A. benutzte alle therapeutischen Objekte in direkten Aktionen und in seinen konkreten Wünschen als Selbst-Objekte. Solche Objekte sollten ihm entsprechend seinen eigenen Raum- und Zeitvorstellungen zur Verfügung stehen: Von der Einzeltherapeutin wünschte er viele Einzelsitzungen; die Gruppentherapeutin wollte er nur für sich haben; die Mitpatienten in der Gruppe konnte er nicht ertragen; die Schwestern sollten außerhalb ihrer Settings mit ihm Kaffee trinken und plaudern. Zudem sollten sie außerhalb der üblichen Essenszeiten sein Essen bereithalten. Auch in anderen Feldern, z. B. in der Bewegungstherapie, war Herr A. bestimmt von einer narzisstischen Welt der Wunscherfüllung. Seine Anpassungsschwierigkeiten an die Rahmenbedingungen der Behandlung wurden für das Team bald zu einem Problem. Es kränkte ihn, Patient wie die anderen zu sein. Die üblichen Essenszeiten galten für ihn nicht, ebenso wenig wie die möglichen Wochenendbeurlaubungen (von Samstagmorgen bis Sonntagabend). Er verschwand schon am Freitag und kam erst am Montag zurück. Nachts kam er um 24 Uhr oder 1 Uhr auf die Station, die anderen Patienten um 22 Uhr. Ihm erschien dieses Verhalten selbstverständlich, da er noch Freunde besucht habe, bei denen er sich wohl gefühlt habe.

Erfahrung der Grenzen und die Reaktivierung der negativen Introjekte
Herr A. erreichte, dass er später aufstehen durfte und ihm das Frühstück zurückgestellt wurde, was eine Bevorzugung darstellte. Eine Schwester sprach dies an. Dieser Versuch einer Beziehungsklärung bedeutete eine Störung in der Entfaltung seiner narzisstischen Allmachtsfantasie und führte zu einem ersten heftigen, aggressiven Affekt gegen die »bösen« Schwestern. Da auch an anderer Stelle seine Aktionen gegen die Rahmenbedingungen angesprochen wurden, verstärkten sich seine aggressiven Spannungen. Wir waren als von Herrn A. getrenntes Objekt mit eigenen Grenzen in Erscheinung getreten, damit wurde in der Übertragung das Introjekt »versagende Mutter« reaktiviert – was mit Wutausbrüchen verbunden war.
Der Patient entwickelte auf diesem Hintergrund im sozialen Feld der Station Aktivitäten. Motiviert von seinem Hass auf das versagende mütterliche Objekt »Klinik« betrieb er in der Gruppentherapie und auf der Station die Abgrenzung von den Therapeuten. Er bezeichnete die Behandlung als »faschistisches Regime«. Die Mitpatienten verbündeten sich mit ihm auf der Basis negativ erlebter, mütterlicher Objekte, wie die Fantasie in der Klein-

gruppe von der »bösen Mutter Klinik« zeigte. Sie solidarisierten sich mit ihrem neuen »Führer«, um die Klinik umzufunktionieren. In ihren Fantasien waren wir schlechte und versagende Therapeuten, da wir aus ihrer Sicht den Patienten nicht helfen könnten. Wir seien willkürlich, destruktiv und würden sie quälen. Diese bösen Therapeuten würden die Schwestern, die freundlich seien, bestrafen *(Spaltungsübertragung)*.

Narzisstische Stabilisierung durch neue Beziehungen zu Mitpatienten
Blieben die meisten Patienten auf der Fantasieebene mit ihrem neuen »Führer« in der Projektion negativer Affekte auf die Klinik verbunden, so verbündete er sich mit zwei männlichen Patienten, die ebenfalls erhebliche strukturelle Ich-Störungen zeigten, in Aktionen gegen die Station (»Grouping-Phänomen«; vgl. Janssen 1987). Durch die Schaffung eines gemeinsamen Feindes entstand zwischen den Patienten eine (homosexuell gefärbte) Nähe, die ihnen gleichzeitig ein gewisses Maß an Sicherheit verschaffte und die der Abwehr von Geschwisterneid diente. Das »Triumvirat« richtete sich eine eigene Kochküche ein und versuchte, das therapeutische Team durch Alkoholgenuss auf der Station (der nach der Stationsordnung nicht gestattet ist) zu Reaktionen zu zwingen. Sie versuchten so, in ihrem oralen Bereich unabhängig zu werden von den bösen, verfolgenden Objekten, die sie entwerteten und als unmenschlich beschimpften.

Aktualisierung der Spaltungsübertragung
Herr A. bewahrte sich in diesem Prozess ein positiv besetztes Objekt in der Einzeltherapie. Dort habe er Gehör gefunden und sich sicher gefühlt: Der Therapeut war für ihn das idealisierte, mütterliche Objekt. Herr A. forderte mehr Zuwendung, mehr Gehör – z. B. auch vom Stationsarzt, der ihn körperlich untersuchen sollte. Er hatte die Angst, sein Körper könne auseinanderfallen. Da der Stationsarzt schließlich nicht seinen Bedürfnissen nachkam, ihn häufiger zu untersuchen, suchte er enttäuscht einen Arzt außerhalb der Klinik auf. Andererseits setzte sich Herr A. gegenüber den Mitpatienten im Sinne narzisstischer Allmachtsfantasien an die Stelle des Klinikleiters und schilderte, wie er die Klinik organisieren würde, wie viel freundlicher und versöhnlicher er als Therapeut mit ihnen umgehen und alle persönlich in sein Leben integrieren würde. So sicherte er sich neben der positiv besetzten Einzeltherapie eine weitere einmalige Position (nämlich bei seinen Mitpatienten). Seinen Hass konnte er auf die verschiedenen Therapeuten des Teams projizieren. Die Spaltungsübertragung hatte sich so in der klinischen Szene hochaffektiv aktualisiert.

Die Manifestation der Spaltungsübertragung in den Gegenübertragungen des Teams
Entscheidend für den therapeutischen Prozess wurden die Gegenübertragungsreaktionen des Teams in Bezug auf die Spaltungsübertragung von Herrn A. Dessen Aktionen hatten im Team zunächst zu heftigen, spannungsreichen Diskussionen über seine Behandelbarkeit geführt. Wir konnten seine Aktionen gegen die Rahmenbedingungen, z. B. seine längeren Wochenendabwesenheiten, als Umkehr der frühkindlichen Szene verstehen, in der er selbst verlassen wurde. Dieses Verstehen änderte jedoch nicht das Verhalten der Therapeuten, denn in unserer klinischen Realität bedeutete seine Abwesenheit, dass Herr A. in seiner narzisstischen Grandiosität die Behandlung durch uns in Frage stellte. Nach unserem Verständnis der organisatorischen Rahmenbedingungen hatte er sich durch seine verlängerte Abwesenheit über das Wochenende selbst entlassen. Nach einem solchen verlängerten Wochenendurlaub wurde von einer Krankenschwester die negative Gegenübertragungsreaktion ausagiert. Sie teilte ihm ohne Rückkopplung mit dem Team nach seiner Rückkehr in die Klinik mit, er habe sich selbst entlassen, die Entlassung sei auch der Verwaltung bereits mitgeteilt worden.

Herr A. verließ wutentbrannt die Klinik. Diese Aktion der Krankenschwester verstanden wir im Team auf dem Hintergrund der vorausgegangenen narzisstischen Kränkungen einiger Teammitglieder durch die Entwertungen und Angriffe seitens des Patienten und die daraus resultierenden Spannungen. Die wachsenden negativen Gegenübertragungsgefühle blieben zunächst unbewusst oder machten sich an behandlungstechnischen Fragen fest. Nun hatten sie sich in dieser Entlassungsreaktion entladen. Durch diese Form psychosozialer Abwehr, der Ausstoßung des negativ besetzten Objektes, konnten sich einige Teammitglieder der nicht akzeptablen eigenen aggressiven Selbst-Aspekte, die in der Interaktion mit dem Patienten reaktiviert worden waren, entledigen und sich damit entlasten. Andere Teammitglieder zeigten sich über diese unintegrierte Aktion ihrer Kollegin betroffen und verärgert.

Die Durcharbeitung der Inszenierung
In der Durcharbeitung dieser Übertragungs-/Gegenübertragungskonstellation lag nun die Nahtstelle der Therapie. Die integrative Kompetenz des Teams stand vor einer harten Probe. Herr A. hatte mit Unverständnis, heftiger Wut, Enttäuschung und schließlich Verzweiflung reagiert. Die positiven therapeutischen Beziehungen, z. B. in der Einzeltherapie, waren aber doch so stabil, dass er zurückkommen wollte. Dazu benutzte er auch die Beziehung zu jenen Patienten, die sich mit ihm vorher in den Aktionen gegen uns solidarisiert hatten. Sie baten den Leiter des Teams um ein Gespräch, um ihn einerseits gegen das Team zu gewinnen und andererseits die Wiederaufnahme von Herrn A. zu bewirken. In einer Besprechung mit dem Team konnten die Wurzeln der negativen und positiven Gegenübertragungsreaktionen daraufhin besser verstanden werden. Wesentlich war dabei, dass besonders die negativen Gegenübertragungsreaktionen als wichtig für den therapeutischen Prozess deklariert und nicht als antitherapeutisch verworfen wurden. Auf diesem Wege konnte das gesamte Team wieder ein Verständnis für Herrn A. entwickeln. Er war nun nicht mehr der unmögliche, unbehandelbare Patient, sondern ein Patient, der aus Angst panikartig weggerannt war und sich den Hass-Objekten entziehen musste. Es wurde entschieden, ihn wiederaufzunehmen. Viel später verbalisierte der Patient, die Entlassung wie die Wiederaufnahme seien für ihn die zentrale Erfahrung gewesen.
Wir können für die Inszenierung festhalten: Die Externalisierung der negativen und positiven Objektbeziehungen in das Team hatte zu regressiven Phänomenen geführt, die sich besonders in den Spaltungen im Team zeigten. Über die vermittelnde Teamarbeit konnten die Spaltungen überwunden werden. Am Team als Objekt konnte Herr A. die Integration böser und guter Aspekte der Objekte nachvollziehen. Es zeigte sich, dass er nach der Wiederaufnahme imstande war, sich sowohl als Hilfsbedürftiger wie als Zerstörer wahrzunehmen.
In der Folgezeit ließen die Aktionen von Herrn A. nach. Er blieb im Behandlungsarrangement konstanter und konnte schließlich nach einem weiteren therapeutischen Prozess mit uns einen Entlassungstermin vereinbaren. Auf der Gruppenebene schaffte er es zweimal, eine Gesamtversammlung aller Patienten zu initiieren. Die Patienten wollten mit dem Leiter des Teams das therapeutische Angebot kritisch diskutieren. Wir konnten diese Gruppenaktion so verstehen: Die Patienten zeigten uns ihre unstillbaren Sehnsüchte nach einem spendenden und versorgenden Objekt. Sie erfuhren, dass sie mit uns über diese Wünsche sprechen konnten. Damit waren sie für eine weitere therapeutische Mitarbeit gewonnen. Für unsere Patienten waren die Strukturen der Gruppe ein Ort neuer, persönlicher Erfahrungen geworden. Herr A. konnte die »Glaswand« zwischen uns und ihm durchbrechen und uns als wirkliche Objekte erfahren.

Fallbeispiel

Somato-psychisch gestörte Patientin mit struktureller Ich-Störung

Eine 21-jährige Patientin klagte über ein Handekzem und litt unter einem Colon irritabile mit wechselnden Durchfällen und Obstipation sowie unter rezidivierenden Ulcera duodeni. Früher hatte sie zeitweise Asthma-bronchiale-Anfälle. Auffällig waren die gehäuften Operationen, elf an der Zahl. Sie war sehr adipös. Das zunächst subjektiv im Vordergrund stehende Handekzem trat in verschiedenen Situationen auf, sowohl nach Kontakt mit bestimmten Stoffen als auch bei psychischen Belastungen. Insbesondere nach telefonischem Kontakt mit der Mutter oder wenn sie einen Brief von ihr bekam, trat ein Juckreiz auf und die Haut platzte. Das Handekzem bestand seit dem dritten Lebensjahr. Im zweiten Lebensjahr hatte sie Milchschorf. Biografisch ist zu erwähnen: Als 6-Monats-Kind war die Patientin für einige Zeit im Brutkasten. Sie hatte zwei Halbgeschwister und war das einzige gemeinsame Kind der Eltern. Beide Eltern waren Lehrer und nahmen sich wenig Zeit für sie. Die Mutter erkrankte lebensgefährlich nach der Geburt der Patientin, wie auch zu späteren Zeitpunkten, als die Patientin wegen ihres Ekzems zu Kuren verschickt wurde. Nach der mittleren Reife zog die Patientin zu ihrer Lieblingstante. Sie bekam ihr erstes Ulcus, als die Schwester zuzog und eine Neid-Ärger-Problematik auslöste. Sie hatte bisher keine Partnerschaften, auch keine intimen Kontakte.

Präsentation der körperlichen Beschwerden als Spaltung von Körper und Seele und instrumentelle Übertragung

Zu Beginn der Behandlung stellte die Patientin ihre Beschwerden und ihren kranken Körper ganz in den Vordergrund. Sehr eindrucksvoll schilderte sie den Juckreiz an den Händen, dass ihre Haut aufbräche und platze. Häufig konsultierte sie während der stationären Behandlung den Stationsarzt, der die somatischen Untersuchungen und Behandlungen übernommen hatte. Sie erwirkte zahlreiche konsiliarische Untersuchungen in anderen Kliniken. Manchmal entstand hieraus die Frage nach operativen Eingriffen, sie erwiesen sich alle aus medizinischer Sicht als nicht erforderlich. Verbal war die Patientin zunächst nicht zu erreichen. In der Gruppen- wie in der Einzeltherapie baute sie einen intellektuellen Schutzwall um sich, fühlte sich ungewollt und abgelehnt. Die Mitpatienten erlebten sie als »Trampel«. Verstanden wir ihren Umgang mit dem Stationsarzt auch als Reinszenierung, so konnten wir festhalten, dass sie sich mit ihrem Körper in die Behandlung »einbrachte«. Die Annahme, dass die Patientin über die Beschäftigung mit ihrem Körper und den Besuchen beim Stationsarzt auch ihre pathologischen Objektbeziehungen inszenierte, wurde uns nach und nach verständlich. Uns fiel auf, wie häufig der Stationsarzt über die erneuten Besuche der Patientin berichtete und wie intensiv dies geschah. Wir brachten dieses Phänomen in Zusammenhang mit ihrer Lebensgeschichte und konnten die affektiven Auseinandersetzungen, die sich um weitere Untersuchungen bzw. deren Unterlassungen drehten, verstehen als Reinszenierung der Spaltung von Körper und Seele, die sich in unseren Besprechungen wiederholte. Manche befürworteten Untersuchungen und andere hielten sie für unnötige Quälereien und wollten die Patientin schützen. Das Team spürte offensichtlich die bei der Patientin untergründige Spannung, die sich durch die Spaltung von Körper und Seele ergab. Daraus leiteten wir schließlich ab, dass es sich um ein zentrales Thema handeln musste. Nur bei diesem Thema ging es lebendig zu, ansonsten wurde eher berichtet, wie leblos, intellektuell rationalisierend und diffus die Patientin im Kontakt war. Wir nahmen an, dass sich die Patientin am meisten in den Untersuchungen und Eingriffen spürte. Darum bildeten wir die Hypothese, dass in der Inszenierung ihrer Pathologie der medizinisch-instrumentelle Umgang mit ihrem Körper zunächst ganz in den Vordergrund trat. Dies war offensichtlich ihr ganzes Leben hindurch eine Art Identitätsthema. Nur so konnte sie sich erleben und fühlen. Nur durch die instrumentellen Kontakte bekam sie auch Kontakt mit ihrem Körper. Ansonsten erlebte sie ihren Körper als von sich getrennt und fragmentiert. Diese *defizitäre Entwicklung im Körpererleben* und die daraus folgenden Interaktionsmuster betrachteten wir als eine Wiederholung einer frühkindlichen Interaktion. Der Stationsarzt musste also neben den ansonsten üblichen Tätigkeiten der körperlichen Untersuchung und Beratung ein Augenmerk richten auf belastende Vorkommnisse und körperliche Reaktionen und die Patientin anregen, diese in den therapeutischen Feldern zu besprechen.

Präsentation des psychischen Erlebens in der Maltherapie
Wie schon erwähnt, konnte die Patientin die verbalen Therapiefelder kaum nutzen, dies gelang aber nach und nach in der Mal- und Bewegungstherapie. Später entwickelten sich auch positive Beziehungen zu den Schwestern. In der Maltherapie entstanden sehr eindrucksvolle Bilder, z. B. über ihre Depressivität. Sie malte Sturzbäche von Tränen. Als sie sich selbst malte, erlebte sie ihren Körper als unförmig und dick. Das Bild war erschreckend anzusehen. Sie malte auch ihr Herz, wie es zuckend zerschlagen wurde. In diesen Bildern kamen ihr Körpererleben und ihr emotionales Leiden viel stärker zum Ausdruck als in der Sprache.

Inszenierung der averbalen fusionären Übertragung in der Bewegungstherapie
In der Bewegungstherapie kollidierte sie mit anderen Gruppenmitgliedern, schaffte sich Raum, wirkte gierig, ihre Motorik war überschießend, heftig, ungesteuert. Sie konnte nicht abwarten, sie wirkte hastig, übereilt, vorschnell wie ein »Elefant im Porzellanladen«. Die Bewegungstherapeutin versuchte, sie in die Gruppe zu integrieren, indem sie Partner- und Entspannungsübungen und später zielgerichtete Übungen zur Steuerung ihrer Motorik durchführen ließ. Besondere Aufmerksamkeit legte die Therapeutin auf die Arbeit mit ihren Händen. Die Therapeutin stellte u. a. Fragen und eröffnete Gespräche darüber, wie die Patientin ihre Hände erlebte, wahrnahm und warum sie diese nicht mochte. Die Patientin konnte so erste Verknüpfungen herstellen zwischen bestimmten Körperorganen (Hände) und Funktionen und Affekten, z. B. in Bezug auf Zupacken, Besitzen-wollen, Raffgier, Streicheln, Zärtlichkeit und Angst. Die Patientin konnte ihre Wahrnehmung der Funktion der Hände differenzieren, wobei sicherlich der positive und förderliche Kontakt durch die Therapeutin dazu führte, dass sie ihre Hände nicht mehr wie früher als überwiegend negativ erlebte.

Übergang der instrumentellen Übertragung zur interpersonellen Übertragung
Die Patientin suchte zunächst einen sehr engen und dichten Kontakt zu der Bewegungstherapeutin, die sie so sehr gefördert hatte. Nach und nach konnte sie auch Personen in der Gruppe anfassen und als lebendig erleben. Sie wurde geschickter im Umgang mit ihren Händen und zeigte keine ekzematischen Symptome mehr. Die Bewegungstherapeutin vermittelte ihr Ruhe und Anwesenheit. Wenn sie ihre Stimme höre, sei es wie ein Wiegenlied, sagte die Patientin. Der Umgang mit ihrem Körper in der Bewegungstherapie wurde zum fördernden therapeutischen Agens. Erst danach konnte sie auch in anderen Beziehungen ihre Wünsche nach liebevoller Pflege äußern. Nach und nach verließ sie die Ebene des instrumentell-mechanistischen Umgangs mit ihrem Körper. Am Ende der Behandlung berichtete sie dem Stationsarzt mehr über Körpersensationen als über Beschwerden und etwa notwendige Untersuchungen.
Nach der Entlassung verliebte sie sich in einen jungen Mann, einen Bäcker, der sehr fürsorglich mit ihr umging und der sie auch anfassen durfte. Mit ihm hatte sie ihre ersten intimen Beziehungen. Die Trennung von der Klinik erlebte sie wie ein Weggerissenwerden.

Sie reagierte zunächst nach dem alten Muster, sie wandte sich an einen Orthopäden, der eine Meniskusoperation durchführen ließ. Danach beschwerte sie sich in den ambulanten Gesprächen darüber, dass wir ihren Körper und ihre Krankheiten nicht ernst genommen hätten. Als der Therapeut ihre Enttäuschung darüber deutete, war sie überrascht und meinte, wir hätten sie auch mehr anfassen und in den Arm nehmen sollen. Auch ihre positiven infantilen Wünsche konnte sie nun auf der verbalen Ebene formulieren. Soweit wir den bisherigen Verlauf überblicken können, ist kein Krankenhausaufenthalt mehr notwendig gewesen.

7.4 Weiterentwicklung der stationären psychoanalytischen Therapie

Nach ca. 50 Jahren ist festzustellen, dass das integrative Modell stationärer psychoanalytischer Therapie sehr zur Entwicklung der stationären psychodynamischen Krankenhausbehandlung beigetragen hat und darüber hinaus zur Stellung der Gruppe in der Psychotherapie. Nach Schauenburg & Hildenbrand (2011), die eine Übersicht über die Behandlungskonzepte erstellten, haben sich integrative Modelle in der stationären Psychosomatischen Medizin und Psychotherapie durchgesetzt und bewährt. Die Grundidee der integrativen Modelle, die im multipersonalen Beziehungsfeld stationärer Psychotherapie sich entwickelnden Beziehungen und die darin enthaltenen infantilen Objektbeziehungen bzw. Übertragungen zu erfassen und therapeutisch zu nutzen, ist auf fruchtbaren Boden gefallen, zumindest in den psychosomatischen Krankenhäusern. Mattke et al. (2012) sprechen von der »Station als Beziehungswelt«, jede therapeutische Intervention ist in diese Welt eingebettet. Auch Streeck (1998, 2007) sieht das psychotherapeutische Krankenhaus als Interaktionsfeld und Erfahrungsraum und damit auch als Raum, der therapeutisch genutzt werden kann. Ein wesentlicher Beitrag der Psychoanalyse und Gruppenanalyse zur stationären Psychotherapie ist also die methodische Neuorientierung am Beziehungsgeschehen der gesamten Klinik/Station (siehe auch Haubl 2012). Die Wirksamkeit dieser therapeutischen Haltung ist empirisch belegt (Bassler & Hoffmann 1993).

Auch einer der führenden amerikanischen Psychoanalytiker, Gabbard (2004), kam bei der Frage, was innerhalb eines psychoanalytisch orientierten Krankenhauses psychoanalytisch ist, zu der Auffassung, dass es die Modifikationen der psychoanalytischen Behandlungstechnik sind, die sich nicht nur an den Störungen des Patienten orientieren, sondern auch an den Rahmenbedingungen im Krankenhaus. So sei z. B. die technische Neutralität, ein Kernbegriff der Psychoanalyse, im Krankenhaus kaum aufrechtzuerhalten. Es käme immer wieder zu Handlungen zwischen der Patienten- und der Therapeutengruppe. Interpretationen bezögen sich auf die unterschiedlichen Beziehungssituationen im Krankenhaus und hätten nicht nur einen interpretativen, sondern auch einen supportiven und realitätsbezogenen Charakter. Dennoch sei das Übertragungs- und Gegenübertragungskonzept als Grundprinzip der psychoanalytischen Behandlung auch direkt auf die Patientenbehandlung im Krankenhaus anwendbar. Der Patient wiederhole seine innere Welt in der Beziehungswelt zu dem Team der Station. Dieses Verständnis stationärer Psychotherapie entspricht dem integrativen Modell.

Auch das »Mutterhaus« der therapeutischen Gemeinschaft, das Cassel-Hospital, entwickelte die therapeutische Gemeinschaft in Richtung eines integrativen Modells weiter (Skogstad & Hinshelwood 1998, Skogstad 2010). Das ursprüngliche Konzept der therapeutischen Gemeinschaft, das dem bipolaren Modell entsprach, wurde verändert. Die Änderung bestand darin, dass auch der Realraum nicht mehr als übertragungsfrei verstanden wurde. Der Realraum, wie er von Chiesa et al. (2003) im Cassel-Hospital definiert wurde, wurde der Raum der »psychosozialen Pflege«, ein Raum der realen Begegnung und des Handelns, in dem es zu Übertragungsbeziehungen kam. Handeln wurde daher auch in dem neuen Konzept zum Ausgangspunkt der Reflexion über innerseelische Konflikte. Im Unterschied zum integrativen Konzept, bei dem alle Berufsgruppen im Team integriert waren, erhielten aus Sicht der Autoren das »therapeutische Paar«, der Therapeut und die Schwester eine besondere Bedeutung. Des Weiteren waren im Unterschied zum integrativen Modell die Behandlungen meist einzeltherapeutisch und weniger gruppentherapeutisch. Mehr noch als in dem integrativen Modell legten die Autoren Wert auf die Reflexion der Großgruppe und der Institution. Bedenkenswert für eine Weiterentwicklung der integrativen psychoanalytischen Therapie im Krankenhaus dürfte das Konzept der »psychosozialen Pflege« sein, das insbesondere im Cassel-Hospital vertreten wurde. Aus diesem Konzept könnten wir sicher noch manches für die therapeutischen Interventionen des Pflegebereiches übernehmen.

Die größte Bedeutung für die stationäre Psychotherapie hat das Konzept der Teambehandlung. Heute ist die Teambehandlung in der stationären Psychotherapie eine Selbstverständlichkeit: Die interaktionellen Erfahrungen mit dem gesamten Behandlungsteam in dem jeweiligen vom Teammitglied vertretenen Setting (Gruppenpsychotherapie, Einzelpsychotherapie, Maltherapie, Musiktherapie, therapeutische Gemeinschaft) werden als therapeutisch bedeutsames Material verstanden und zwar im Sinne der handelnden Inszenierung.

Die Grundkonzeption der Teambehandlung wurde in ihrer Wirksamkeit durch empirische Daten weitgehend bestätigt (Mattke et al. 1998). Das Konzept der Teambehandlung, wie es sich seit Jahrzehnten in der deutschen stationären psychoanalytischen Therapie entwickelte, wurde auch in der amerikanischen psychoanalytisch begründeten stationären Psychotherapie vertreten. So schrieb z. B. Gabbard (1986), das Team müsse offen sein für die Gegenübertragungsreaktionen, die meist auf der Gruppenebene erschienen. Der Leiter des Teams müsse zu einer akzeptierenden – nicht zu einer kritischen – Betrachtung der verschiedenen emotionalen Reaktionen gegenüber dem Patienten anregen. Der Leiter müsse verdeutlichen, dass der Schlüssel für das Verständnis des Patienten in den Gegenübertragungsreaktionen liege. Wenn die Teamkonferenz nur eine Aufgabenorientierung administrativer Art bekomme und keine Möglichkeit für die Betrachtung der Übertragungs- und Gegenübertragungsprozesse biete, dann werde das Team bald nicht mehr funktionieren und die klinische Arbeit leiden. Darüber hinaus werde das Krankenhaus nicht länger in einer psychoanalytisch orientierten Behandlung involviert sein, sondern allenfalls einfaches Case-Management betreiben.

Stationäre psychoanalytische Therapie steht und fällt also mit der Gruppenfähigkeit der Teammitglieder, insbesondere aber der Psychotherapeuten und Psychoanalytiker. Die Krankheitsbilder in der stationären Psychotherapie haben sich gewandelt. Heute ist durch die Verbesserung der ambulanten Behandlung die stationäre Psychotherapie ein Behandlungsort für sog. strukturelle Ich-Störungen, Entwicklungsstörungen oder auch Patienten mit Störungen auf dem Borderline-Funktionsniveau (▶ Kap. 7.3.3). Besonders die stationäre psychoanalytisch begründete Psychotherapie stellte sich darauf ein, z. B. hinsichtlich der Borderline-Störungen und psychosomatischen Störungen oder auch generell in Richtung störungsorientierter stationärer Psychotherapien (siehe Lohmer 1988, Schepank & Tress 1988, Seidler 1998, Schmid-Ott et al. 1998, Konzag & Fikentscher 1998, Senf & Heuft 1995, Huber & von Rath 2011, Janssen 2017 u. a.). Für die integrative psychoanalytische Therapie der strukturell Ich-gestörten Patienten musste das therapeutische Angebot so flexibel sein, dass es für jeden Patienten einen unterschiedlichen therapeutischen Prozess ermöglichte. Im Sinne der Bion'schen Konzeption von Container und Contained stellte sich die stationäre psychoanalytische Therapie als Raum dar, der die kognitive und affektive Verarbeitung unintegrierter, unerträglicher Affekte im Ich förderte und eine Normalisierung des Ich anstrebte.

Obwohl sich das Grundkonzept der integrativen stationären psychoanalytischen Therapie durchgesetzt hatte, kam es aufgrund der Anforderungen der unterschiedlichen Patientengruppen zu Modifikationen. So wurde z. B. das integrative Modell dahingehend geändert, dass die sog. Stationsgruppe (in unserem Sinne die stationäre Gruppenpsychotherapie) die Erfahrungen im Realraum und therapeutischen Raum zusammenfasste. Der Realraum (Stationsgruppe) wurde sozusagen zum therapeutischen Raum, um dem Patienten die Integration seiner inneren und seiner realen Welt zu ermöglichen. Geleitet wurde diese Stationsgruppe von einem Arzt und einer Schwester, wie auch in unserem Modell beschrieben. Soziales Handeln, also soziale Interaktionen auf der Station, wurden wie Reinszenierungen verstanden und gedeutet.

Auch grundsätzliche soziologische, organisationsdynamische und gruppenanalytische Reflexionen bezogen sich auf das integrative Modell. Haubl (2012) z. B. schrieb, dass Psychotherapiestationen aus gruppentheoretischer Sicht als Großgruppe, als Gesellschaft im Kleinen, zu verstehen seien. Sie setzten sich aus verschiedenen Untergruppen zusammen, z. B. Gruppenpsychotherapie, Musiktherapiegruppe, informellen Gruppen u. a. Die Großgruppe sei die Bühne, auf der die Patienten ihre internalisierten, pathogenen Interaktions- und Kommunikationsmuster reinszenieren könnten. Aus gruppenanalytischer und soziologischer Sicht seien die Rahmenbedingungen und die Hausordnung die Realität, die für das gesellschaftliche Realitätsprinzip stehe und die den Rahmen darstelle. Die ganze Station fungiert also als ein »komplexer Therapieraum«.

Sicher darf das stationäre Setting nicht überidealisiert werden. Auch im stationären Setting liegt die Gefahr, dass es zu Illusionen von einer immer anwesenden

»Mutter« kommt und dass Abwesenheit nicht ertragen werden kann. Daher muss das stationäre Setting dafür sorgen, dass den Patienten auch Abwesenheiten von den Therapeuten, z.B. durch Wochenendbeurlaubungen, zugemutet werden und auch die Begrenzung der stationären Psychotherapie rechtzeitig angesprochen wird. Das Erleben von Abwesenheit und Begrenzung kann Ich-stabilisierend wirken und eine ambulante Psychotherapie ermöglichen. Für die strukturell Ich-gestörten Patienten ist nach den vorliegenden Ergebnissen die stationäre Psychotherapie – ob als Kurz- oder Langzeittherapie – ein Baustein in einem Gesamtbehandlungsplan.

Die bisher publizierten Erfahrungen und Ergebnisse stammen aus einer Zeit, in der eine Behandlungsdauer von ca. 50 Tagen noch möglich war. Neue Finanzierungsmodelle zwingen wahrscheinlich zu kürzeren Behandlungen. Zurzeit ist offen, ob psychoanalytisch begründete stationäre Psychotherapie noch möglich bleibt. Auch belegen die Arbeiten zu einem Qualitätszirkel über den ambulanten und stationären Übergang (Rüth-Behr & Haberer 2016) und die poststationäre Kurzzeitgruppenpsychotherapie (von Hacht 2016), dass die Trennung der ambulanten und stationären Versorgungsbereiche nicht überwunden ist. Es scheint die Aufgabe der Zukunft zu sein, die Vernetzung von ambulanter und stationärer Psychotherapie im Sinne des Gesamtbehandlungsplanes anzustreben.

8 Kombination der psychodynamischen Gruppenpsychotherapie mit anderen Methoden

8.1 Kombination von Gruppenpsychotherapie und Pharmakotherapie

Die Wirksamkeit psychotherapeutischer Methoden ist bei einer Vielzahl von psychischen Störungen gesichert. Huhn et al. (2014) belegten in einer umfangreichen Metaanalyse die Effektivität von sowohl psychopharmakologischen als auch psychotherapeutischen Interventionen für zahlreiche psychischen Störungen. Es stellt sich die Frage, ob Psychotherapie und Psychopharmakotherapie bei bestimmten Krankheitsbildern gleich wirksam sein können. Pharmakotherapie und Psychotherapie haben differenzielle Wirkungsmechanismen und können je nach Schwere der Erkrankungen und Therapieziele unterschiedlich eingesetzt werden.

Neurobiologische Untersuchungen, bei denen bildgebende Methoden und Genetik miteinbezogen wurden, haben neue Erkenntnisse über die Wirkungsweise von Psychopharmakotherapie und Psychotherapie gebracht. Psychopharmakotherapie nimmt direkt Einfluss auf die Neurotransmittersysteme und verbessert so psychische Symptome. Durch bildgebende Verfahren kann das Neurotransmittersystem in seiner Wirkung bereits sehr gut verstanden werden. Psychopharmaka bewirken oft eine Veränderung in den Aktivierungsmustern bestimmter corticaler Areale oder Veränderungen der neuronalen Erregungsleitung zwischen den Hirnarealen. Bei psychischer Übererregung helfen Psychopharmaka, eine Stabilisierung des Patienten zu erreichen, bei Minderaktivierung können Psychopharmaka eine Zunahme der neuronalen Aktivierung bewirken.

Bei psychischen Störungen kann Psychotherapie häufig erst dann erfolgreich zur Anwendung gelangen, wenn die Psychopharmakotherapie eine Stabilisierung der psychischen Symptomatik erreicht hat. Dies gilt besonders für schwere psychische Beeinträchtigungen. Die Veränderungen im Rahmen der Psychotherapie basieren auf kognitiven Funktionen, v. a. Lernprozessen, die Einfluss nehmen auf kognitive Fähigkeiten wie soziale Kognitionen, Emotionsverarbeitung, Attribuierungsfähigkeit und Einsichtsfähigkeit. So schaffen Psychopharmaka die Voraussetzung für eine effiziente psychotherapeutische Behandlung, wie Symptomstabilisierung, Verbesserung der Psychopathologie, Verbesserung der Adhärenz, Veränderung von Lerneffekten, Bearbeitung von traumatischen Inhalten und Förderung von Neuroplastizität.

Wesentlich ist, eine gezielte Abklärung vorzunehmen, ob und in welcher Weise Patienten auf eine State-of-the-Art-Pharmakotherapie bei Vorliegen einer psychischen Störung eingestellt werden sollen. In der Literatur werden verschiedene Indikationsfaktoren für die Einleitung einer Kombinationsbehandlung diskutiert. Nach Freyberger & Grabe (2008) finden sich folgende Indikationsfaktoren:

- Schwere der Symptomatik
- Wunsch des Patienten
- Krankheitskonzepte von Patient und Therapeut
- Information über Wirkungen und Nebenwirkungen der eingesetzten Therapien
- Ziele der Psychotherapie
- Veränderungserwartungen
- Identifikation auslösender und aufrechterhaltender Bedingungen der Erkrankung
- Veränderungen der therapeutischen Beziehung: Passung zwischen Patient und Therapeut, z. B. durch die »doppelte Rolle« und das Auftreten von Nebenwirkungen
- Gemeinsames Therapiekonzept
- Konkordante/diskordante Therapieziele
- Information über Setting und Ablauf

An erster Stelle steht der Schweregrad der zugrunde liegenden psychischen Symptomatik, sodass über die Herstellung von Symptomreduktion nach Abklingen der akuten Symptomatik psychotherapeutische Interventionen erst möglich werden. Bei schweren psychischen Störungen werden durch Psychopharmakotherapie akute Symptome rasch behandelt. Patienten mit starker Komorbidität und schweren Beeinträchtigungen profitieren von einer Pharmakotherapie (Nutt & Montgomery 1996). Ein wesentlicher Vorteil der kombinierten Behandlungsverfahren liegt in deren Wirksamkeit im Langzeitverlauf. Eine Kombinationstherapie trägt zu einer Verminderung der Rückfallhäufigkeit bei sowie zu einer längerfristigen Verbesserung der Lebensqualität.

Die moderne Psychopharmakotherapie zeichnet sich durch geringere Arzneimittelunverträglichkeiten und breite Wirkungssicherheit aus. Neuere Entwicklungen vor allem bei atypischen Antipsychotika ermöglichen in der Behandlung der Schizophrenie durch die Gabe einer Depotform eine Verbesserung der Compliance in der Medikamenteneinnahme, was sich positiv auf den Krankheitsverlauf, vor allem die Rückfallhäufigkeit, auswirkt. Bessere Medikamentenverträglichkeit und geringere Nebenwirkungen, die beherrschbar sind, tragen generell zu größerer Akzeptanz von Psychopharmaka bei und können somit einer Kombinationstherapie förderlich sein. Im Hinblick auf die Entwicklung von neuen psychotherapeutischen Ansätzen wie den störungsorientierten Psychotherapieformen kann erwartet werden, dass diese bessere, an das Krankheitsbild angepasste Kombinationsbehandlungen ermöglichen.

In manchen Publikationen wird darauf hingewiesen, dass Psychopharmakotherapie für den Erfolg einer Psychotherapie auch hinderlich sein könnte, z. B. bei der Kombinationsbehandlung mit Benzodiazepinen. In der Kombination mit Psychotherapie wird die Behandlung mit Benzodiazepinen als negativ angesehen, da, wie in klinischen Studien festgestellt wurde, Benzodiazepine den Lernerfolg beeinträchtigen können. Dabei ist wesentlich zu betonen, dass Benzodiazepine in der Regel nur in Akutsituationen und wenn möglich nur kurzfristig gegeben werden sollen. Bei schweren psychischen Störungen konnten einzelne Studien Hinweise zur Effizienz einer Kombinationsbehandlung geben, so zeigte sich in Studien, dass unter bestimmten Voraussetzungen eine kombinierte Behandlung bei Schizophrenie, bipolaren Störungen und schweren Depressionen einer Monotherapie mit Psychopharmaka überlegen ist (Thase et al. 2014, Hollon et al. 2014).

Auch bei schweren Persönlichkeitsstörungen könnte eine Kombinationstherapie effizienter als eine psychodynamische Psychotherapie allein sein. Hinweise hierzu konnten in einer Beobachtungsstudie bei stationären Patienten vor allem im Hinblick auf Suizidalität (weniger in Bezug auf Impulsivität) gewonnen werden (Vaslamatzis et al. 2014).

Bei der Kombination von Psychotherapie und Pharmakotherapie sind Wechselwirkungen zu beachten. Psychopharmaka können den Verlauf der Psychotherapie begünstigen, aber in bestimmten Fällen auch behindern und umgekehrt.

8.1.1 Grundsätzliche Überlegungen zu Wechselwirkungen therapeutischer Interventionen

In der Folge soll den möglichen Wechselwirkungen von biologischen und psychotherapeutischen Interventionen nachgegangen und der mögliche Nutzen kombinierter Vorgehensweisen analysiert werden.

Falloon & Liberman (1983) beschrieben sechs mögliche Effekte einer Kombinationstherapie von Psychopharmakotherapie und psychosozialen Maßnahmen (siehe Sachs & Katschnig 1998):

- Pharmakotherapie allein ist wirksam, die Kombination mit psychosozialen Maßnahmen hat keinen zusätzlichen Effekt.
- Psychosoziale Maßnahmen an sich sind wirksam, die Kombination mit Psychopharmaka hat keinen zusätzlichen Effekt.
- Die Kombination von Psychopharmakotherapie und psychosozialen Maßnahmen hat einen additiven Effekt.
- Die Kombination von Psychopharmakotherapie und psychosozialen Maßnahmen hat einen multiplikativen Effekt (die Kombination der beiden Maßnahmen ergibt einen Effekt, der über die Summierung der beiden Einzeleffekte hinausgeht).
- Psychopharmakotherapie allein ist wirksam, der Zusatz einer psychosozialen Behandlungsmethode verringert aber den Effekt der Psychopharmaka (etwa, weil die psychosoziale Methode zu belastend ist).
- Psychosoziale Maßnahmen allein sind wirksam, der Zusatz einer Psychopharmakotherapie verringert aber diesen Effekt (etwa durch eine Beeinträchtigung der Lernfähigkeit).

Diese Überlegungen zur Wechselwirkung therapeutischer Interventionen können auch für die Kombinationsbehandlung von Gruppenpsychotherapie und Psychopharmakotherapie relevant sein.

Wenn man von einem multifaktoriellen Ursachenverständnis ausgeht, müsste die Behandlung von psychischen Störungen auch multidimensional sein. Auf dem Weg zu einer integrativen Behandlungsstrategie kann es aber nicht nur um eine Addition einzelner Therapiebausteine gehen. Es sollten immer die dynamischen Interaktionen der verschiedenen Therapiemaßnahmen berücksichtigt und einzelne Therapiemaßnahmen gezielt genutzt werden. Führt die Symptomgenese zu Verhaltensstörungen, die den Erkrankten seiner vertrauten Umgebung entfremden und/oder von stimulierenden Sozialkontakten abschneiden, werden die vorher bereits unzureichend erworbenen Fähigkeiten und Bewältigungsmöglichkeiten inaktiviert oder gehen weitgehend verloren. Diese komplexen Wirkungen sind zu beachten im Hinblick auf interaktive therapeutische Methoden.

Therapeutisches Handeln ist von vornherein nicht nur auf eine Wirkungsebene beschränkt. Die therapeutische Beeinflussung einzelner Störungsmuster hat immer auch Wirkungen auf anderen Ebenen. Bereits beim Erstkontakt entsteht eine »psychotherapeutische« Beziehung, die neben der initialen medikamentösen Beeinflussung wirksam wird. Die Medikation ermöglicht es, dass der Patient Nutzen zieht aus den psychotherapeutischen Behandlungsangeboten, und sie erhöht gleichzeitig dessen Coping-Kompetenz. Bereits das Training von psychosozialen Fähigkeiten kann das geschwächte Selbstbewusstsein des Patienten stärken. Die Vermittlung eines gut fasslichen Krankheitskonzeptes erhöht die Mitarbeit des Patienten am Therapieplan und verbessert die Compliance.

Unter Berücksichtigung dieser Wechselwirkungen sollten die biologischen und psychotherapeutischen Interventionen als gleichermaßen bedeutsam angesehen werden. Generell kommt dem Entscheidungsprozess für eine Psychopharmakotherapie, Psychotherapie oder eine Kombinationsbehandlung ein besonderer Stellenwert zu, bei dem es gilt, die Wünsche der Patienten, die Nebenwirkungsprofile der Psychopharmaka sowie die Indikationen und Kontraindikationen zu berücksichtigen.

8.1.2 Zur Kombinationsbehandlung von Psychotherapie und Pharmakotherapie am Beispiel der Angststörung

In der Behandlung der unterschiedlichen Angststörungen werden heute sowohl pharmakologische als auch psychotherapeutische Therapieansätze verwendet, deren Wirksamkeit durch eine Reihe empirischer Studien belegt ist (Bandelow et al. 2015). Für Angststörungen gilt ein multifaktorielles Genese-Modell. Margraf und Schneider hatten bereits 1989 einen »Teufelskreis« bei der Entstehung von Panikattacken postuliert, in dem negative (katastrophisierende) Kognitionen und biologische Angstphänomene einander bedingen – dieses Modell könnte eine Kombinationstherapie nahelegen. Bei der Sozialen Phobie lässt sich eine ähnliche Rückkopplung von körperlichen Phänomenen (Erröten, Zittern) und kognitiven Mechanismen annehmen. Aber nicht nur im Hinblick auf die Entstehung, auch wenn man den Verlauf der Sozialen Phobie betrachtet, drängt sich die Idee für eine Kombinationstherapie auf: Wegen des frühen Beginns im Leben (im zweiten Lebensjahrzehnt) und der langen Dauer entwickeln sich Behinderungen im Alltag (Wittchen et al. 2003), die zum Habitualzustand werden.

Es gibt noch eine Reihe weiterer Gründe für eine Kombination von Pharmakotherapie mit Psychotherapie, wie sie auch für andere Krankheitsbilder gelten. Psychopharmaka wirken nicht bei allen Patienten mit psychischen Störungen bzw. nicht bei allen Patienten ausreichend. Psychopharmaka können bei vielen Patienten mit Angststörungen nicht zu einem effizienten Einsatz kommen, da Psychopharmaka entweder ganz abgelehnt werden oder die Compliance schlecht ist. Psychopharmaka haben Nebenwirkungen, die es in manchen Fällen nicht zulassen, dass eine therapeutisch effektiv wirkende Dosis erreicht wird. Psychosoziale Maßnahmen können direkt (durch Information des Patienten) oder indirekt (z. B. über Angehörige) zur Erhöhung der Compliance beitragen. Empirische Daten psychischer Krankheitsbilder belegen, dass psychotherapeutische Interventionen den mit Medikamenten erzielten Therapieerfolg auch nach dem geplanten Absetzen der Medikamente stabilisieren.

Erste gute Studiendaten zur Wirksamkeit einer Kombinationsbehandlung von Pharmakotherapie und Gruppenpsychotherapie bei Patienten mit Sozialer Phobie stammen von Heimberg (1995). Er verglich kognitiv-behaviorale Gruppentherapie mit einer Phenelzin- und Placebo-Behandlung. Nach 12 Wochen Behandlungsdauer hatten die Patienten auf beide Therapiemethoden, auf Gruppentherapie und auf Psychopharmakotherapie gut angesprochen. Sechs Monate nach Therapieende kam es bei 50 Prozent der Patienten der Phenelzingruppe zu Rückfällen, bei den Patienten der Gruppenpsychotherapie hielt der Therapieerfolg weitgehend an. Diese Ergebnisse bestätigen die Bedeutung der kognitiv-behavioralen Gruppentherapie für den Langzeiterfolg. Eine ähnliche Studie für psychodynamische Gruppenpsychotherapie liegt derzeit noch nicht vor. Aus unserer Erfahrung mit psychodynamischen Gruppenpsychotherapien können wir aber eine vergleichbare Wirkung annehmen.

8.1.3 Wechselwirkungen von Gruppenpsychotherapie und Psychopharmakotherapie

Die Wechselwirkungen zwischen psychodynamischer Gruppenpsychotherapie und psychopharmakologischer Behandlung sind bisher wenig untersucht worden. Eine Kombination in einem integrativen Behandlungsmodell sollte der multifaktoriellen Ätiopathogenese von psychischen Störungen Rechnung tragen und verlangt eine besondere Beachtung der Psychologie der Medikamentenverschreibung und -einnahme. Die Gabe von Psychopharmaka hat Einfluss auf die therapeutische Beziehung. Bewusste und unbewusste Bedeutungen der Medikamente in der psychotherapeutischen Beziehung sind grundlegend für eine Pharmakotherapie und können die Compliance der Behandlung beeinflussen. Sie vermitteln aber auch entscheidende Übertragungs- und Gegenübertragungsmuster im psychotherapeutischen Prozess und haben Einfluss auf das Selbstwertgefühl, auf psychosoziale Kompetenz und Bindungsfähigkeit (siehe Rodenhauser 1989). Rodenhauser weist darauf hin, dass in einem gruppentherapeutischen Setting psychodynamischen Überlegungen zur Psychopharmakotherapie mehr Bedeutung zukommt als in der Einzeltherapie. Der Gruppenleiter sollte ein besonderes Bewusstsein für mögliche subtile Einflüsse der Psychopharmakotherapie auf den Gruppenprozess entwickeln, vor allem wenn Teilnehmer mit und ohne Psychopharmakotherapie an der Gruppe teilnehmen. Gefühle der Angst und Kontrolle können zu vermehrten Widerständen und Regressionsneigung in der Gruppe führen. So könnten unterschiedliche Faktoren wie die Haltung der Gruppenleiter der Psychopharmakotherapie gegenüber, die Gruppenzusammensetzung nach Schwere der Erkrankung und Diagnosen Einfluss auf den Gruppenprozess haben.

In einer Erhebung bei Gruppenpsychotherapeuten wurde deren Einstellung gegenüber Patienten in einer Gruppenpsychotherapie untersucht, die Psychopharmaka einnahmen. Insgesamt fanden sich zwischen den Ärzten, Psychologen und Sozialarbeitern keine Unterschiede, was ihre Einstellung zur Pharmakotherapie betraf. Es wurde angegeben, dass Psychopharmakotherapie keinen negativen Effekt auf den Gruppentherapieprozess habe (Stone et al. 1991, Rodenhauser & Stone 1993).

8.1.4 Neurobiologische Korrelate zeigen differenzielle Effekte von Psychopharmakotherapie und Psychotherapie

Sowohl Psychopharmaka als auch Psychotherapie beeinflussen die spezifischen Aktivierungsmuster und neuronalen Netzwerke im Gehirn. Eine Untersuchung der neuronalen Mechanismen, die bei der Psychotherapie von Zwangspatienten wirksam sind, stammt von Schwarz et al. (1996). Als neurobiologisches Modell wird eine Enthemmung eines neuronalen Regelkreises angenommen, der Areale des orbitofrontalen Cortex, des Nucleus caudatus und des Thalamus umfasst. Nach einer verhaltenstherapeutischen Behandlung fand sich eine Abnahme der Hyperaktiviät vor allem im Thalamus und Nucleus caudatus. Ebenfalls eine verringerte Aktivierung fand sich nach Verhaltenstherapie in Kombination mit einem Serotoninwiederaufnahmehemmer. Mithilfe der funktionellen Magnetresonanzuntersuchung konnte das bei Zwangspatienten unter Symptomprovokation dargestellt werden (Nakao 2005). Bei einfachen Phobien kam es nach einer Dekonditionierung der kontextuellen Angst zu einer Verminderung von Fehlattribuierungen, die einherging mit einer nach der Therapie einsetzenden Aktivitätsminderung im dorsolateralen präfrontalen Cortex und im Hippocampus (Paquette 2003). In einer PET-Untersuchung ging der Therapieerfolg einher mit einer Zunahme des Glucose-Metabolismus in Hippocampus und Cingulum sowie einer Abnahme des Glucose-Metabolismus im präfrontalen Cortex (Goldapple et al. 2003)

In jüngster Zeit werden vermehrt Studien zum Stellenwert von Biomarkern zur Vorhersage von Symptomveränderungen durchgeführt. Klump et al. (2014) zeigten, dass die Konnektivität zwischen Amygdala und präfrontalem Cortex ein Prädiktor für das Therapieansprechen bei Generalisierter Angststörung sein kann. Als weitere Biomarker wurden Risikogene und bestimmte Genotypen bei Panikstörung untersucht, die den Therapieerfolg vorhersagen konnten (Reif et al. 2014, Lueken et al. 2015). Boadie et al. (2017) prüften, ob die Konnektivität im Cingulum ein Prädiktor für das Therapieansprechen auf Antidepressiva oder Kognitive Verhaltenstherapie sein könnte. Ähnliche Ergebnisse zum Stellenwert von Biomarkern für den Therapieerfolg wären auch für psychodynamische Einzel- und Gruppenpsychotherapie von Interesse. In Zukunft wird es notwendig sein, in genaueren Untersuchungen von Genotypen und neuronalen Netzwerken spezifische Prognosekriterien zu entwickeln, die den Therapieerfolg besser als bisher vorhersagen können. Damit wird es möglich, Indikationskriterien für die Auswahl der Therapieverfahren zu erstellen.

Zusammenfassend können neurobiologische Korrelate im Bereich der präfrontalen Areale (dorsolateraler PFC, dorsales anteriores Cingulum und medialer orbitofrontaler Cortex) und limbischen Areale (Amygdala und Hippocampus) vor allem bei Zwangsstörungen, Angststörungen und depressiven Störungen in der Pharmakotherapie und Psychotherapie als differenziell involviert angesehen werden (Frewen 2008).

In einer medikamentösen Therapie wie auch in einer Kombinationstherapie sind durch die Wirkung der Medikamente verschiedene Neurotransmittersysteme involviert. Wie von Abbas et al. (2014) beschrieben, zeigen sich auch Veränderungen in der synaptischen Neurotransmission nach psychodynamischer Psychotherapie. Welcher Stellenwert diesen neurobiologischen Korrelaten in der komplexen Wirkung von psychodynamischer Gruppenpsychotherapie und Psychopharmakotherapie zukommt, wird in zukünftigen Studien zu prüfen sein. Im neuropsychodynamischen Modell werden besonders biologische Wirkfaktoren und Beziehungsaspekte in Relation gesetzt (▶ Kap. 1.4). Es ist anzunehmen, dass in einer Kombinationstherapie die multiplen Beziehungen in der Gruppenpsychotherapie wirksam werden. Wie wir heute wissen, aktivieren die spezifischen Interaktionen zwischen Gruppentherapeut und Patienten spezifische neuronale Netzwerke im Gehirn.

Aus neurowissenschaftlicher Sicht stellt sich die Frage, inwiefern Pharmakotherapie und Psychotherapie über gleiche oder komplementäre neurobiologische Veränderungen gleiche oder komplementäre therapeutische Effekte erzielen (Juckel & Edel 2014). So können durch Psychopharmakotherapie und Psychotherapie dieselben Effekte erzielt werden. Die durch Psychotherapie erzielten Effekte könnten unter Umständen anhaltender sein. Psychotherapie ermöglicht Lernvorgänge und bestimmte Erfahrungen, die durch Pharmakotherapie nicht erlebt werden können. Psychotherapie führt zu einer Verbesserung des Selbstwertgefühls und der Bindungsfähigkeit.

In einem Konzept für eine kombinierte Behandlung von Pharmakotherapie mit psychodynamischer Gruppenpsychotherapie soll subjektives Erleben und Empfinden sowie psychodynamische Bewertung in pharmakologische Entscheidungen miteinbezogen werden. Es gilt immer auch funktionale Aspekte zu berücksichtigen. Psychodynamische Befunde können helfen, die Bedeutung der Psychopharmaka zu vermitteln (Dümpelmann 2016). »Neuropsychodynamische

Befunde können einen wichtigen Beitrag dazu leisten, funktionale Störungsschwerpunkte und innere Verarbeitungs- und Beziehungsmodelle aufzuzeigen und damit auch dazu den verkürzten symptomfixierten Ansatz bedeutsam zu erweitern und Faktoren einzubeziehen, die das Verständnis von Entstehung, Dynamik, Verlauf und Behandlung einer Störung beträchtlich erweitern.« (Dümpelmann 2016, S. 492–493)

8.2 Gruppenpsychotherapie kombiniert mit psychodynamischer Einzelpsychotherapie

Kombinationsbehandlungen sind in der stationären psychodynamischen Psychotherapie selbstverständlich und erfolgreich (► Kap. 7.3). Einzel- und Gruppenpsychotherapie sowie extraverbale Methoden sind die Säule dieser Behandlung, wobei die notwendigen Abstimmungsprozesse im Team auch mit den übrigen Behandlungsangeboten geschieht. Wann jedoch ist eine Kombinationsbehandlung in der *ambulanten* Psychotherapie indiziert und realisierbar?

Die neue Regelung der Richtlinien-Psychotherapie (► Kap. 5.3.9) hebt das bisher in der vertragsärztlichen Praxis übliche Entweder-oder der differenziellen Indikation zwischen Gruppen- und Einzelpsychotherapie auf. Auch vorher gab es verschiedene Situationen in der ambulanten Gruppenpsychotherapie, in denen einzeltherapeutische Interventionen im Laufe einer Gruppenpsychotherapie notwendig und sinnvoll waren. Dazu zwei Beispiele:

- Eine Patientin erkrankte somatisch und litt unter akuten Angstanfällen und einem depressiven Einbruch, sodass sie um ein Einzelgespräch bat, ohne jedoch aus der Gruppe ausscheiden zu wollen.
- Bei einer Borderline-Patientin tauchten immer wieder Notsituationen auf, z. B. heftiges aggressives Agieren oder Suizidalität. Diese Notsituationen mussten in einer einzeltherapeutischen Intervention geklärt werden.

Solche Situationen haben wir insbesondere in ► Kap. 5.6 beschrieben, sie machen Einzelinterventionen notwendig. Das bedeutet aber nicht, dass eine reguläre Einzelpsychotherapie neben einer Gruppenpsychotherapie durchgeführt wird.

Anders verhält es sich, wenn parallel zur Gruppenpsychotherapie eine Einzelpsychotherapie oder wenn sogar eine Verbundtherapie durchgeführt werden soll. Als Verbundtherapie bezeichnen wir gleichzeitig stattfindende Einzel- und Gruppenbehandlung bei zwei verschiedenen oder beim selben Therapeuten. So berichtet Türk (2016) z. B., dass sie die Einzelpsychotherapie bei Patienten einsetzt, die große Angst vor einer Gruppentherapie hatten, also zur Vorbereitung für eine Gruppenpsychotherapie. Bei komplex traumatisierten Patienten hielt sie die Teilnahme an der Gruppe nach einer langjährigen Einzelpsychotherapie beim selben Therapeuten für indiziert. Ähnliches hat Janssen praktiziert. Es zeigt sich also, dass der Umgang mit dem Setting in der Praxis viel flexibler gehandhabt wird, als die Theorie dies vorgibt. So kam Türk (2016) auch auf die Idee, die dritte beantragte Stunde einer analytischen Psychotherapie durch eine Gruppenpsychotherapie zu ersetzen, was sie bei dem berichteten Fall als sehr hilfreich erlebte.

Ermann (2016) steht solchen Setting-Variationen kritisch gegenüber. Für ihn besteht das Kernproblem darin, dass die Übertragungsprozesse in Gruppen wesentlich komplexer sind als in der Einzeltherapie. Er hält die Entscheidungen des Bundesausschusses auf der Basis einer Expertenbefragung mit sehr divergenten Auskünften für politisch motiviert und für fachlich schwach begründet. Es lägen zwar einige Erfahrungsberichte vor, jedoch seien empirische Untersuchungen, die einen positiven Effekt aufweisen oder sogar belegen, dass die Kombinationsbehandlung der Einzel- oder Gruppenbehandlung überlegen sei, nicht durchgeführt worden (Ermann 2016). Janssen hingegen hat – wie das folgende Fallbeispiel zeigt – eine positive Erfahrung mit einer Kombinationsbehandlung gemacht, in der neben einer von ihm geleiteten Gruppenpsychotherapie parallel eine Einzelbehandlung von einer Kollegin durchgeführt wurde.

Fallbeispiel
Kombinierte Einzel- und Gruppenpsychotherapie
Die 30-jährige Patientin war nach der Trennung ihres Partners, den sie elf Jahre kannte und mit dem sie ein Jahr verheiratet war, in eine schwere Depression mit Suizidalität geraten. Diese Erkrankung führte zu einer psychiatrischen und psychotherapeutischen stationären Behandlung, aus der heraus sie vorgestellt wurde. Schon in der Vorgeschichte waren Psychotherapien durchgeführt worden wegen Prüfungsängsten und auch eine Tiefenpsychologisch fundierte Psychotherapie wegen Schwierigkeiten in ihrem Beruf. Das Kernproblem in ihrer Psychodynamik war die Bindung an Mutter und Zwillingsschwester, sie und ihre Zwillingsschwester waren frühgeboren und hatten gerade so überlebt. Daraus ergab sich eine »unlösbare Bindung« sowohl an die Zwillingsschwester wie an die Mutter. Um sich aus dieser symbiotischen Konstellation zu lösen, hatte sie sich stark mit ihrem Vater identifiziert und sein Leistungsideal und seine Verpflichtungsgefühle übernommen. Ihre Weiblichkeit und auch eine Mutterschaft lehnte sie dagegen ab. In ihren sozialen Beziehungen zeigte sie eine altruistische Haltung, die sie teilweise bis zur Überforderung auslebte. Sie war ganz in ihrem Beruf aufgegangen. Sie hatte aber offensichtlich an der Beziehung zu ihrem Mann, der sie sehr aggressiv behandelte, festgehalten. Bei der Erstvorstellung sah Janssen eher die Indikation für eine analytische Psychotherapie. Die Patientin wollte jedoch an einer Gruppe teilnehmen, da Einzelpsychotherapien bisher nicht weitergeführt hatten. Sie hoffte, so sagte sie, dass die Rückmeldungen von Nichtfachleuten in der Gruppe ihr in der Überwindung ihrer Selbstunsicherheit weiterhelfen würden. Sie kam in eine laufende kontinuierliche Gruppenpsychotherapie. Eine Zeitlang blieb sie dort stabil, es gab aber heftige Konflikte mit den Teilnehmern und es entwickelte sich bei ihr ein depressives Syndrom mit Rückzug in der Gruppe, Schlafstörungen und auch Selbstmordgedanken. Als schließlich auch hypomane Zustände auftraten und sie in der Übertragung auf den Gruppenleiter die übrigen Teilnehmer ausschloss, wandte sie sich selbst an eine niedergelassene Kollegin und bat um eine Einzelpsychotherapie parallel zur Gruppe mit der Begründung, sie ginge in der Gruppe unter. Sie teilte es der Gruppe mit. Sowohl der Leiter wie die Gruppe waren wegen des Zustands der Patientin, der auch eine vorübergehende Medikamenteneinnahme erforderlich machte, einverstanden, da die unbewusste aggressive Übertragung nicht zugänglich für eine Interpretation war. In dem dualen Setting konnte die Patientin die innerseelischen Prozesse, insbesondere ihr Kernthema,

die konfliktreiche Mutterbeziehung bearbeiten, die sie innerhalb der Gruppe nicht ausreichend ansprechen konnte. Sie gewann an Stabilität und konnte schließlich sowohl Einzel- wie Gruppenpsychotherapie abschließen. Soweit uns bekannt ist, sind keine Rückfälle aufgetreten.

Solche Erfahrungen motivieren, das Augenmerk auch auf die Kombinationsbehandlung zu richten. Es ist zu hoffen, dass in Zukunft die Kombinationsbehandlungen einer Gruppenpsychotherapie mit anderen Therapieverfahren, auch mit der Einzeltherapie, besser untersucht werden. Es ist zutreffend, dass für solche Kombinationsbehandlungen noch zu wenig empirische Untersuchungen vorliegen.

8.3 Gruppenpsychotherapie kombiniert mit psychoanalytisch orientierter Maltherapie

Den gesamten kreativen Bereich haben wir nach Janssen (1982) in Anlehnung an Winicott als »Zwischenbereich« definiert. Nach der Beschreibung des »Zwischenbereiches« von Winnicott (1974, 1976a, b) soll dem Patienten die Möglichkeit gegeben werden, auf Ausdrucksformen und Erlebnisweisen zurückzugreifen, die aus Erfahrungen mit den »Übergangsobjekten« stammen. Durch die Gruppenprozesse z. B. in der stationären Psychotherapie entsteht eine regressive Labilisierung, in der dem Patienten neben den sprachlichen Ausdrucksmöglichkeiten auch ein Medium zur Verfügung gestellt werden soll, in dem er kreative Ich-Aktivitäten einsetzen kann. Eine Kombinationsbehandlung von Gruppen- und Maltherapie ist bisher nur in der stationären Psychotherapie üblich, böte sich aber auch für die ambulante psychotherapeutische Behandlung an. Vereinzelt gibt es bereits Praxen, die eine solche Kombinationsbehandlung anbieten, insbesondere in der Tiefenpsychologisch fundierten Psychotherapie. Die theoretische Begründung einer kombinierten Mal- und Psychotherapie ist in der stationären Psychotherapie vielmals beschrieben worden (vgl. Kap. 7.3) und soll hier kurz zusammengefasst werden:

- Durch das maltherapeutische Angebot können kreative Ich-Funktionen (»Subsystem im Ich«; Müller-Braunschweig 1977), die aufgrund der Krankheitsprozesse verschüttet waren, wieder geweckt werden. Das Malen kann zu einer Bewältigungsstrategie von inneren Konflikten und Spannungszuständen werden, wie dies für den künstlerisch tätigen Menschen schon von Freud angenommen wurde. Diese Funktion des Malens ist vielen Psychotherapeuten und Psychiatern vertraut und braucht hier nicht weiter beispielhaft verdeutlicht zu werden.
- Ein wesentlicher therapeutischer Aspekt für den Einsatz des Malens in der Psychotherapie ergibt sich daraus, dass sich die bildnerische Symbolik grundsätzlich von der sprachlichen Symbolik unterscheidet. Darauf hat besonders die Philosophin Langer (1965) hingewiesen. Bei ihren Untersuchungen des Symbolsystems sprach sie von diskursiven und präsentativen Symbolen. Dis-

kursive Symbole sind durch ein Nacheinander von Symbolen, z. B. Worten, gekennzeichnet. Die Sprache ist ein diskursives Symbolsystem. Präsentative Symbolsysteme können im Gegensatz zur Sprache Verschiedenes und Konträres gleichzeitig darstellen. Die Ausdrucksmöglichkeiten des Bildes können also umfassender sein als die sprachlichen Darstellungen. Vieles, was im Bild unmittelbar und direkt präsent werden kann, lässt sich mit der Sprache nur szenisch erfassen. Darum hat Janssen (1982) für Mal- und Musiktherapie den Ausdruck »extraverbale« Verfahren vorgeschlagen. Das soll verdeutlichen, dass es sich hier nicht um non-, a- oder präverbale Symbole handelt, sondern es um ein Symbolsystem geht, das auch ohne Transformation in Sprache eine direkte Aussage ermöglicht. Das Bild kann eine unmittelbare Evidenz für Patient und Therapeut haben, wenn beide sich von der Wortsprache lösen können. Besonders psychosomatisch erkrankte Patienten erschweren mit ihrer »medizinischen Körperklage« und ihrer konkretistischen Wortsprache den psychotherapeutischen Zugang. Hier kann die unmittelbarere Bildsprache die Entdeckung der Innenwelt einleiten. Wie das geschehen kann, soll an einem Beispiel verdeutlicht werden (vgl. auch Janssen & Hekele 1986).

Fallbeispiel
Die repräsentative Symbolsprache in der Maltherapie

Ein 24-jähriger Student litt an einer Colitis ulcerosa, die nach der Trennung von der Freundin – die Beziehung zu ihr war eine reaktivierte Mutterbeziehung – aufgetreten war. Er wirkte im Umgang kühl, distanziert, isoliert und intellektualistisch-mechanisch. Nach der stationären Aufnahme nahm er an einer Gruppenpsychotherapie teil. Diese Gruppe bestand aus fünf Patienten, die alle psychosomatische Symptome zeigten. Zum Zeitpunkt seiner Aufnahme war die unbewusste Gruppenfantasie: Alle sollen gleichbehandelt werden, keiner dürfe aus dieser Gleichheit heraustreten, damit die Neidgefühle nicht reaktiviert würden.

Einen Tag nach der ersten Gruppensitzung malte der Patient in der Maltherapie ein Bild mit geometrischen Figuren. Er sagte dazu, dass er bei der Aufnahme der Behandlung festgestellt habe, wie verschieden die Personen der Gruppe seien. Er fühle sich noch nicht verbunden, er wolle sich jedoch einreihen. Er machte darauf aufmerksam, dass in den einzelnen geometrischen Figuren gemeinsame Teile vorkamen. Er gab damit zu verstehen, dass es auch Wechselwirkungen zwischen den einzelnen Personen der Gruppe geben könnte. Nach unserem Verständnis drückte das Bild deutlich seine Angst vor den neuen und fremden Personen in der Gruppe aus. Er erlebte sie als nicht-zueinander-passend, isoliert voneinander, abgegrenzt und distanziert. Wenige Tage später malte er nebeneinander einen toten und einen lebendigen, blühenden Baum. Er äußerte dazu, er könne zurzeit die Natur nicht mehr wahrnehmen, würde aber gerne naturhaft leben. Wir verstanden das Bild als Ausdruck seines gespaltenen Selbst, auf der einen Seite seine Sehnsucht nach Lebendigkeit im Erleben, auf der anderen Seite seine innere Erfahrung von Leere und Leblosigkeit. Diese beiden Bilder waren die bildhafte Eröffnungsszene des Patienten. Er stellte sowohl seine Abwehr (Isolierung) im ersten Bild wie auch seine innere Gespaltenheit im zweiten Bild dar. Einen ersten objektalen Bezug bekamen seine Bilder, als er sich mit einer Mitpatientin aus der Gruppe auseinandersetzte, die ihn offensichtlich wegen ihres impulshaften und aggressiven Auftretens ärgerte. Sie erschreckte und motivierte ihn zugleich, sich aggressiv Luft zu verschaffen. Er malte ein Bild von dieser Patientin und war erschrocken über das »strenge Mutterbild«, das entstanden war. Zur gleichen Zeit fand er zu einer anderen Mitpatientin eine vertraute Beziehung. Auf einem Wochenendspaziergang sah er eine Stute mit einem Fohlen. Dieses Bild beeindruckte ihn, und er malte diese Szene als Gruppenbild »Pferde mit einem Fohlen«. Aus seiner aktuellen Gruppenerfahrung heraus erweiterte er die Erfahrung des Spaziergangs entsprechend. Auf der einen Seite erlebte er sich gegenüber der Mitpatientin wie das Fohlen gegenüber der Stute, auf der anderen Seite aber als das ausgestoßene kranke Pferd, das er am Rande des Bildes platziert hatte. Nach unserem Verständnis konnte er sich so mit den beiden Erlebensaspekten, dem Nähewunsch in einer dualen Beziehung wie auch dem abgespaltenen kranken Anteil in sich identifizieren.

In diesen Eingangsszenen hatte der Patient sein Hauptproblem zum Ausdruck gebracht: Auf der einen Seite ging es um unverarbeitete, abgespaltene Aggressionen, auf der anderen Seite um Nähewünsche gegenüber mütterlichen Personen. In dem folgenden therapeutischen Prozess ging es um die weitere Entfaltung und Durcharbeiten dieser Dynamik. Dazu einige Szenen:

- Er wurde von Straßenlärm geweckt und malte ein Bild, auf dem er seine Müdigkeit, sein Gähnen darstellte. Er nannte es »Darstellung des Mundes mit Zähnen im All«. Das Bild erinnerte an einen Schrei. Ihm fiel dazu der impulsive, aggressive Mitpatient ein. Unbewusst floss seine Wut in das Bild ein.
- In der Gruppe war Neid und Abwehr der Neidgefühle ein zentrales Thema. In dieser Phase war er sehr stark mit seinen aggressiven Impulsen beschäftigt und somatisierte. Er bekam leichte Symptome einer Colitis ulcerosa. Im Bild stellte er sein pulsierendes Körperorgan, den Darm, in roter Farbe dar, wie er sagte. Sein Körpererleben schien ganz auf die Funktion des Darms reduziert.
- Im nächsten Bild malte er einen Vulkan. Damit konnte er das Körperhafte in einem Symbolbild verdichten. Anlass dieses Bildes war, dass er sich über die »strenge« Mitpatientin und über den impulsiven Mitpatienten geärgert hatte. Er erlebte sich über das Bild wie ein »Vulkan«, der unberechenbar ausbrechen könnte. In dem Bild und in den Einfällen wurde sichtbar, dass er sich mehr seinem inneren Erleben nähern konnte und er sich mit seiner Angst zu beschäftigen begann, von aggressiven Impulsen überschwemmt zu werden. Er konnte in Bild und Wort diese Angst beschreiben, obwohl er auch den Gedanken hatte zu fliehen, d. h. die Therapie abzubrechen.
- Als sich ihm die Gruppe intensiver zuwandte, erzählte er von einem schönen großen Garten, in dem er aufgewachsen war. In diesem Garten gab es viel Spielgeräte, Obst und auch den geliebten Großvater. Er malte ein Bild, auf dem er in einer Hängematte zwischen zwei Bäumen lag und sich ausruhte. Erstmals sprach er von dem Wunsch nach Ruhe, nach Nichtstun. Er habe im Studium immer so viel tun müssen und habe Sehnsucht nach Ruhe und Geschaukeltwerden.
- Auf dem Hintergrund seiner Fantasie, »notfalls« auch vom Team in der Hängematte getragen zu werden, konnte er sich seinen Schwierigkeiten im Umgang mit den aggressiven Impulsen intensiver zuwenden. Er malte dazu ein Bild, das er »Aufgerissenes Herz, Mund im All mit Mond« nannte. Er sagte dazu: Er habe schlecht geschlafen, er sei unruhig und mit pochendem Herzen aufgewacht. Er habe sich an die Wut auf einen Mitpatienten erinnert. Er kriege ja normalerweise den Mund nicht auf. Nun mache er ihn auf.

Dieser Ausschnitt aus einem therapeutischen Prozess hat gezeigt, dass die aktuellen Beziehungserfahrungen in der Gruppensituation über die symbolische Darstellung im Bild dem Patienten ein Erkennen und Entdecken seiner inneren Vorgänge ermöglichte. Nach und nach konnte er sich der Verbalisierung dieser inneren Zustände, seines Symbiose-Wunsches, seiner Trennungs- und Verlassenheitsängste zuwenden. Auch die unverarbeiteten, aggressiven Affekte konnten ihm über extraverbale Symbole zugänglich gemacht werden. Er konnte diese Affekte über die Betrachtung des Bildes mentalisieren.

8.4 Gruppenpsychotherapie kombiniert mit psychoanalytisch orientierter Musiktherapie

Die Kombination von Gruppen- und Musiktherapie ist am häufigsten in der stationären Psychotherapie zu finden. Die »subjektive Objektivierung« in Tongestalten bietet besonders psychosomatisch erkrankten und strukturell Ich-gestörten Patienten mit emotionalen Sprachunfähigkeiten eine Möglichkeit, sich in größerer Angstfreiheit ihrem Selbsterleben zuzuwenden und ihren Fantasiebereich auf der Ebene der Grundstörung wiederzuentdecken. Musiktherapie findet sowohl als Einzel- wie auch als Gruppentherapie statt. In beiden Settingformen wird mit produktiver und kommunikativer Musiktherapie gearbeitet. Dabei kommen das Klavier oder die Orff'schen Instrumente zum Einsatz. Die produktive Musiktherapie ist die musikalische Gestaltung von Erlebnissen, Erfahrungen, Stimmungen und aktuellen Szenen u. a. So werden z. B. Szenen aus der übrigen Therapie in der Musiktherapie durchgearbeitet und auf eine affekt- und erlebnisnahe sprachliche Ebene in der Reflexion über die musikalische Gestaltung gebracht. Die kommunikative Musiktherapie ist die Begegnung mit dem musikalisch anderen Objekt, der Musiktherapeutin (siehe Janssen 1982, Scheytt & Janssen 1986).

Das wichtigste musikalische Element der beiden Formen der aktiven Musiktherapie ist die Improvisation. Die Improvisation lässt jede Art des freien Gestaltens zu, sie fordert sogar dazu auf. Aus einem Instrumentarium mit unterschiedlichsten Klangfarben kann frei gewählt werden und die Ausgestaltung bezüglich Tonraum, Tempo, Rhythmus, Lautstärke, Melodie und Harmonie ist beliebig und bleibt der jeweiligen Stimmungslage und Beziehungssituation überlassen. Aus der Vielfalt von möglichen Kombinationen all dieser Parameter ergibt sich eine Fülle von Ausgestaltungsarten. Dadurch kann die Improvisation auf die verschiedensten Bedingungen und Erfordernisse der jeweiligen therapeutischen Situation abgestimmt werden. Es kann in der Improvisation einmal eher das kreative Ich des Patienten angesprochen werden oder eher die objektale Dimension der Musiktherapie.

Die Improvisationsform des Partnerspiels soll hier stellvertretend herausgegriffen und näher erklärt werden. Sie spielt in der Einzelmusiktherapie eine Rolle, findet aber auch in der Gruppenpsychotherapie statt. Gerade in einem psychoanalytischen Setting, in dem es immer wieder um Beziehungsmuster der Patienten geht, bietet sich ein Arbeiten mit der kommunikativen Musiktherapie an. Das Spiel in der Musiktherapie kann definiert werden als eine musikalische Form, in der Spieler auf improvisatorischer Ebene unter Einsatz von Instrumenten und/oder der Stimme miteinander agieren und kommunizieren. Solche Spiele können nach den oben erwähnten musikalischen Gestaltungsformen unterschieden werden. Damit bekommt man durchaus Hinweise auf der therapeutischen Ebene, besonders dann, wenn der Patient die Wahl des Arrangements übernimmt. So ist es meist nicht ohne Bedeutung, ob Patient und Therapeut auf mehreren – zwei verschiedenen – zwei gleichen – oder dem gleichen Instrument spielen, ob sich der Patient die Pauke oder ein zartes Saiteninstrument wählt, ob er die eher spannungsarme Pentatonik oder den Zwölftonraum vorzieht.

In dem musiktherapeutischen Prozess lassen sich vier Erlebnisebenen unterscheiden, die idealerweise in folgender Reihenfolge erreicht und im Fallbeispiel demonstriert werden:

- Erleben der musikalischen Aktion und ihrer Aussagekraft,
- Eigenerleben in der Musik,
- Erleben der Partner und
- Erleben der Interaktionen.

Fallbeispiel
Musikalische Kommunikation im Partnerspiel

Die Patientin hatte mehrere Klinikaufenthalte hinter sich. Nach Trennung aus Beziehungen war es entweder zu Suizidversuchen oder somatischen Dekompensationen gekommen. Nach jeder dieser Krisen kam sie in stationäre Behandlung. Zu Beginn des therapeutischen Prozesses standen ihre aggressiven Tendenzen im Vordergrund. Sie war voller Misstrauen, konnte sich auf die Therapeuten generell kaum einlassen, teilweise hatten ihre Ängste paranoide Züge. Bei Annäherung der Therapeuten fürchtete sie, gekränkt oder verletzt zu werden. Die Patientin war zunächst in der Gruppenmusiktherapie. Auch hier wurden ihre Schwierigkeiten deutlich, sich auf die Mitpatienten, auf die Musiktherapeutin und besonders auf die Musik einzulassen. Wenn sie sich überhaupt ein Instrument wählte, so war es die große Pauke, die sie dann meist wie zum Schutz direkt vor sich hinstellte, ohne jedoch darauf zu spielen. Schlug sie doch einmal einen Ton an, so geschah dies oft sehr heftig und überraschend, was ihr dann gleich wieder den Ärger der erschrockenen Mitpatienten einbrachte. Nach langem Zurückhalten tat sie die erste Äußerung über sich selbst, nachdem in der Gruppe gemeinsam ein Musikstück von Vivaldi angehört worden war. Sie hatte dabei ein Bild vor Augen: Sie saß warm eingepackt auf einem Schlitten, der durch eine Winterlandschaft gezogen wurde. Kurze Zeit später bat sie um Einzelmusiktherapie. Auch in diesem Setting war ihr Misstrauen sehr groß. Sie redete viel und wollte lieber dem Spiel zuhören als selbst spielen. Erste Formen des Zusammenspiels kamen zustande, als die Musiktherapeutin die dumpfen, unrhythmischen Paukenschläge der Patientin mit Klavierakkorden begleitete. Oft brach sie jedoch diese Versuche ab, verfiel in Verzweiflung, spürte Leere und Traurigkeit in sich. Die Musiktherapeutin sprach sie daraufhin auf die Schwierigkeiten im Zusammenspiel an. Sie wolle im Grunde nicht nur allein einen Rhythmus spielen, sondern wirklich mal gemeinsam musizieren. Die Patientin reagierte zunächst mit einem Wechsel des Instrumentes, sie setzte sich an das Klavier. Dort versuchte sie, ein paar Töne anzuschlagen, brach aber schnell wieder ab. Sie habe Angst, was dabei herauskomme, dass sie sich verlieren könne, dass sie nie wieder aufhören könne. Sie bat die

Musiktherapeutin, sich zu ihr zu setzen. Danach entstand die erste gemeinsame Improvisation. Zunächst bearbeitete die Patientin die Tasten des Klaviers, spielte teilweise mit der flachen Hand laute, clusterartige Akkorde. Die Musiktherapeutin griff ihr Motiv spiegelnd auf, um das Selbsterleben der musikalischen Aktion zu fördern und sich auf den Rhythmus einzustellen. Die Musiktherapeutin hoffte, dass sich die Patientin damit in ihrer chaotisch wirkenden Art, die ihr sonst sehr viel Ablehnung einbrachte, angenommen fühlen könne (Eigenerleben). Allmählich kam ein rhythmisches Aufeinandereingehen zustande. Die Patientin wurde flexibler und sie nahm auch Veränderungen in dem Spiel wahr (Erleben des Partners). Die Musiktherapeutin ging daraufhin zu harmonisch gebundenen Akkorden und Sequenzen über, um Strukturelemente in die musikalische Interaktion zu bringen. Schließlich konnte die Patientin ein musikalisches Motiv, das mehrfach wiederholt wurde, aufgreifen und sich auf diese Weise nähern. Das amorphe Spiel bekam durch dieses Strukturangebot nach und nach Gestalt in Form einer durchgehenden Melodie, die von der Musiktherapeutin kontraphobisch begleitet wurde (Erleben der Interaktion).

Mit dem Beispiel sollte eine bestimmte Beziehungssituation beschrieben werden, die leider akustisch zu vermitteln nicht möglich ist. Ein recht heftiges Agieren und chaotisches Kommunizieren wurde durch ein strukturierendes Angebot allmählich in geordneteres und klareres Kommunizieren überführt. Durch die *Übernahme einer musikalischen Ordnung* wurde der Patientin die Möglichkeit eröffnet, strukturierte Kommunikationsbeziehungen auch in der Gruppenpsychotherapie zu entwickeln. Diese Tendenz zeigte sich bei der Patientin, wenn auch nicht durchgehend, so doch immer wieder in den darauffolgenden Stunden. Die Patientin hatte eine starke Sehnsucht nach Beziehungen und gleichzeitig Angst, missbraucht zu werden. Deswegen hatte sie ihre Beziehungen immer wieder zerstört. Die Erfahrung in der kommunikativen Musiktherapie war für sie ein Einstieg in eine entspannte personale Kommunikation.

Dieses Beispiel zeigt auch, wie wesentlich die objektale Dimension in der Musiktherapie ist. Patienten mit symbiotischen Tendenzen stellen in einer Homophonie eine Verschmelzung mit dem musikalisch anderen Objekt (Musiktherapeutin oder Gruppe) her. Manche wollen das musikalisch andere Objekt über Musik manipulieren oder zerstören. Zwanghafte Patienten neigen dazu, ihm ihr Ordnungsgefüge aufzuzwingen, um es unter Kontrolle zu halten. Diese und andere musikalische Beziehungsmodalitäten sind wie Übertragungsmodi in der psychoanalytischen Therapie. Die jeweilige Dynamik der musikalischen Beziehungsmuster kann erkannt und beschrieben werden. Auf diese Weise wird die Übertragungsgestalt erhellt, die der Patient in der Reinszenierung seiner Konflikte im multipersonalen Beziehungsfeld entwickelt. Sie kann auch von der Musiktherapeutin ertragen werden, z. B. bei symbiotischen Beziehungsmustern in homophoner Musikgestaltung. Das Ertragen solcher musikalischen Symbiosen kann dem Patienten in der Regression über eine positive Erfahrung einen Neubeginn ermöglichen, sodass er nach und nach die musikalische Verschmelzung aufgeben und das musikalisch andere Objekt als objektives Objekt anerkennen kann. In diesem Sinn fördert die Musiktherapie sowohl die Strukturierung individuellen Erlebens wie auch den Prozess der Individuation und damit der Selbst- und Objektdifferenzierung. Dadurch ändern sich auch die verbalen Interaktionen in der Gruppenpsychotherapie, so unsere Erfahrungen aus der stationären Psychotherapie.

Dieses Beispiel zeigt ebenfalls, dass eine Kombinationsbehandlung aus Musiktherapie und Gruppenpsychotherapie eine multipersonelle Psychotherapie ist, die eines direkten kommunikativen Austauschs der Therapeuten bedarf. Das heißt, dass sie wahrscheinlich bisher nur in einer Komplexpsychotherapie im stationären Setting realisiert werden kann.

9 Störungsorientierte Behandlungen in der psychodynamischen Gruppenpsychotherapie

Viele störungsspezifische Gruppenpsychotherapien sind als Manuale für bestimmte psychische oder psychosomatische Erkrankungen entwickelt worden, die in spezieller Weise auf die klinische Symptomatik der betroffenen Patientengruppe eingehen. Häufig sind diese multimodal strukturiert, oft beinhalten sie einen psychoedukativen Schulungsteil und einen spezifischen Teil, der entsprechend der Methode bestimmte Therapiestrategien beinhaltet, häufig auch Übungen für den Alltag. Die Therapieprogramme sind standardisiert und berücksichtigen weniger individuelle Entwicklungen. Ein besonders hilfreicher Aspekt ist, so wie bei jeder Gruppenpsychotherapie, dass Patienten mit ähnlichen Problemen in der Gruppe sind und damit die Gruppenkohäsion verbessert und gegenseitiges Verständnis gefördert werden kann.

Bei störungsorientierten Gruppen, die auf der kognitiven Verhaltenstherapie basieren, stehen bestimmte Lernschritte im Mittelpunkt und nicht gruppendynamische Prozesse. Wir beschränken uns vor allem auf die störungsorientierten Ansätze in der psychodynamischen Gruppenpsychotherapie.

9.1 Gruppenpsychotherapie bei Patienten mit depressiven Störungen

Es gibt Hinweise darauf, dass sich bei depressiven Störungen Gruppentherapie in ihrer Wirksamkeit nicht wesentlich von Einzeltherapien unterscheidet (Toseland & Siporin 1986). In einzelnen Studien ist Gruppenbehandlung der Einzeltherapie sogar überlegen. Allerdings wurden diese Studien nicht unter kontrollierten oder randomisierten Bedingungen durchgeführt, sodass keine Aussagen über die spezifische Indikation oder Kontraindikation für Gruppenbehandlungen getroffen werden können. Insbesondere ältere depressive Patienten (vgl. Hautzinger 2000) und leichtere Formen der Depression sind wahrscheinlich gut gruppentherapeutisch behandelbar (Vandervoort & Fuhriman 1991, Hautzinger 2001).

In der Behandlung der depressiven Episoden existieren eine Reihe von störungsorientierten Behandlungsmethoden, die vor allem verhaltenstherapeutisch orientiert sind und bereits gute Wirksamkeitsnachweise erbracht haben. Die Übersichtsarbeit von Burlingham et al. (2013) zeigt, dass Gruppenpsychotherapie bei affektiven Störungen generell eine gute Evidenz nachweisen kann. Es war jedoch nur ein geringer Anteil an psychodynamischen Gruppen inkludiert, die sich vor allem in der Behandlung komplizierter Trauer als wirksam erwiesen haben (Piper et al. 2001).

Ein spezifischer Ansatz in der Behandlung der Depression ist die Interpersonelle Therapie in der Gruppe (IPT-G), zu der auch Wirksamkeitsstudien vorliegen (O'Shea et al. 2015). Als wesentliche Elemente für die Gruppenarbeit mit depressiven Patienten werden die Förderung sozialer Fertigkeiten, soziale Unterstützung, die gegenseitige Modellfunktion der Gruppenteilnehmer und die Gruppenkohäsion angesehen. Nach Weissman et al. (2001) bietet die Gruppe ein Setting, in dem zwischenmenschliche Probleme und psychosoziale Belastungen besonders gut bearbeitet werden können. Für die Interpersonelle Psychotherapie in der Gruppe (IPT-G) liegt ein Kurzmanual vor (Schramm & Klecha 2010).

Die *psychodynamische Gruppenpsychotherapie* hat eine lange Tradition und wurde in ihrer heutigen Form wesentlich geprägt durch die gruppenanalytische Tradition, die auf den Arbeiten von S. H. Foulkes basiert (▸ Kap. 1.4). Seine Arbeiten wurden auch im Göttinger Modell psychodynamischer Gruppenpsychotherapie aufgegriffen, das von der Vorstellung ausging, dass die gruppentherapeutischen Behandlungskonzepte den Bedürfnissen und Möglichkeiten der Patienten angeglichen werden müssen. Diese Konzeption, die psychodynamische Gruppen je nach Setting zwischen den Polen eines eher interpretativen vs. eher supportiv-fördernden Vorgehens ansiedelt, repräsentiert eine psychodynamische Gruppenpsychotherapie, wie sie mittlerweile in manualisierter Form gut beschrieben ist. Mit der Entwicklung fokussierter und manualisierter Ansätze wird es in Zukunft sicher besser möglich sein, ein noch bestehendes Forschungsdefizit auf diesem Feld zu kompensieren (siehe auch das Manual von Lorentzen 2014).

9.1.1 Psychodynamische Modelle depressiver Störungen

Aus psychoanalytischer/psychodynamischer Sicht werden Depressionen oft durch Verlust- bzw. Kränkungserlebnisse ausgelöst, die wegen einer konflikthaften inneren Situation nicht angemessen verarbeitet werden können. Hintergrund ist häufig ein unsicheres Bindungserleben als Folge kindlicher Traumatisierungen/Belastungen, einhergehend mit übermäßiger Abhängigkeit von anderen Personen oder auch Näheangst. Eine Vielzahl depressiver Symptome und Beziehungsprobleme lässt sich vor diesem Hintergrund verstehen: Z. B. werden zur Sicherung der Beziehung zu wichtigen Bezugspersonen die nach Verlust/Kränkung auftretenden Spannungen und Wutgefühle nicht als Folge, sondern als ursächlich für den eingetretenen Verlust angesehen und gegen das eigene Ich gewendet. Patienten empfinden dementsprechend, »selbst schuld« zu sein.

Nach diesem Krankheitsverständnis erfolgt in der *psychoanalytischen Therapie* depressiver Patienten die reflektierende Bearbeitung innerhalb eines regressionsfördernden Settings. Befördert werden soll »freies Sprechen«. Wichtig ist die therapeutische Einfühlung in inneres Erleben, Gefühle und Ängste und deren Verbalisierung. Außerdem wird die Thematisierung von für die Patienten inakzeptablen Gefühlen angestrebt. So können die unbewusst gewordenen Konflikte im Hier und Jetzt der Therapeut-Patienten-Beziehung wieder lebendig und damit versteh- und bearbeitbar gemacht werden.

Die psychodynamische Depressionsbehandlung nach Rudolf (2000) ist insofern störungsspezifisch, als sie auf spezielle konflikthafte Formen der Beziehungsproblematik und damit zusammenhängende Selbstwertprobleme zugeschnitten ist. Den psychodynamischen Kern des depressiven Grundkonfliktes bilden habituelle (unbewusste) Züge von Objektsehnsucht, Objektenttäuschung, Verzweiflung und Selbstzweifel. Das Subjekt wendet sich mit basalen Bedürfnissen an das Objekt, fühlt sich abgewiesen oder verlassen und reagiert mit schmerzlicher Enttäuschung. Nach Rudolf nimmt der depressive Grundkonflikt seine motivationale Kraft nicht aus einer Triebregung, sondern aus einem interpersonellen Bedürfnis, nämlich dem Wunsch nach Geborgenheit, Nähe und Aufgehobensein bei einem starken Objekt.

Es werden zwei Konfliktaspekte beschrieben:

- Starkes Verlangen nach dem Idealobjekt durch Fordern, Einklagen, Klammern versus Unmöglichkeit bzw. Verbot, sich mit der eigenen Bedürftigkeit an das Idealobjekt zu wenden
- Das Bedürfnis, ein Idealobjekt zur Verfügung zu haben versus Impulse, auftauchende Objekte zu entwerten und entstehende Beziehungen zu zerstören

Nach der Operationalisierten Psychodynamischen Diagnostik (OPD, 2006) beinhaltet der depressive Grundkonflikt die beiden Konflikte Autonomie versus Abhängigkeit sowie Versorgung versus Autarkie.

Nach Taylors Tavistock-Manual (2010), das unter besonderer Berücksichtigung der chronischen Depression erstellt wurde, werden bestimmte Merkmale von zwei charakteristischen depressiven Reaktionen unter psychoanalytischen Gesichtspunkten vorgestellt. Die erste depressive Reaktion wird als universal verstanden und die Fähigkeit, depressiv zu reagieren, als wesentlicher Aspekt des psychischen Entwicklungspotenzials der Persönlichkeit. Die wesentlichen Merkmale dieser universalen Konfiguration sind:

- Die Depression entwickelt sich aus der emotionalen Reaktion auf einen Verlust. Bei jedem Verlust werden alle früheren Verluste abermals durchlebt, vor allem jene, die in der frühen Entwicklung auftraten.
- Die Depression hat eine ethische Dimension: Die Objektliebe veranlasst den Leidenden, das äußere Objekt mit seinen Wut- und Ambivalenzgefühlen, die durch die mit der permanenten Abwesenheit einhergehende Trennungs-, Deprivations- und Verlusterfahrung erheblich verstärkt werden, zu verschonen.
- Es besteht ein omnipotenter Wunsch, sich von dieser Aggression freizumachen, doch die »Schonung« kann weder die Aggression tilgen noch das innere Objekt vor Angriffen bewahren. So entwickelt sich ein Zustand, in dem das internalisierte gute Objekt, von dem das Ich abhängig ist, als beschädigt wahrgenommen wird. Die Zuneigung zum Objekt wird von einer durch das immer strenger werdende Über-Ich erzeugten Angst vor der Verfolgung durch das Objekt und seine Anklagen begleitet.

- Das Resultat ist eine komplexe Identifizierung mit dem Objekt. Schuldgefühle, Selbstvorwürfe, Schmerz und Leid erwachsen aus einem beobachtenden Ich-Anteil, dem Über-Ich, das Urteile fällen und verurteilen kann. Der Verlust der Liebe und die Zustimmung des Über-Ich ist die größte Gefahr, die dem Ich droht.
- Depression und Trauer treten fast immer zusammen auf. Die Trauer ist der Prozess, durch den wir den Verlust, der uns depressiv macht, überwinden. Gram ist der Zustand schmerzhafter Sehnsucht, Ungläubigkeit, Wut und Trauer in Bezug auf Verlust.
- Von frühester Kindheit an spielt die Trauerarbeit eine wichtige Rolle für die psychische Entwicklung und das Lernen aus Erfahrung. Sie ermöglicht es, auf das verlorene Objekt oder den verloren gegangenen Zustand nach und nach zu verzichten (wenngleich dies nie vollständig möglich ist), den Verlust besser zu akzeptieren und zu einem tieferen Verständnis bestimmter Lebenstatsachen zu gelangen.
- Zwischen akzidentellen Verlusten (z. B. dem vorzeitigen Tod eines Liebesobjekts) und jenen, die von der Natur vorgesehen sind, besteht ein wichtiger Unterschied. Der Verlust der frühkindlichen Omnipotenz z. B., den die ödipale Niederlage des Kindes gegenüber dem Elternpaar nach sich zieht, ist sowohl unvermeidlich als auch notwendig für die kognitive Entwicklung.

Bestimmte psychodynamische Prozesse, die die inneren Objektbeziehungen betreffen, sind regelmäßig an der depressiven Erkrankung beteiligt, und zwar ungeachtet der spezifischen Lebensumstände des betroffenen Individuums oder seiner Charakterbildung. Somit ist die depressive Reaktion vergleichbar mit den konstanten Elementen einer Entzündungsreaktion. Deren konstante Elemente sind normalerweise nicht die eigentliche Ursache der Pathologie, sondern eine universelle Schutzreaktion, die allerdings exzessiv werden kann und dann Probleme hervorruft. Nach Taylor (2010) ist es dehalb notwendig, dass der Therapeut sowohl um diese generellen depressiven Prozesse als auch um die individuellen Umstände des Patienten weiß. Einige der mit der Depression einhergehenden dynamischen Prozesse und inneren Objektbeziehungen können das mentale Funktionieren des Patienten so stark beeinträchtigen, dass es zu verzerrtem Denken und Urteilen kommt. Häufig gehen diese Denkvorgänge in Richtung einer Negativität und einer massiven Selbstentwertung. Diese Verzerrung kann es schwermachen, einen konstruktiven Kontakt zum Patienten oder zu der Besonderheit seines Lebens und seiner Erfahrungen herzustellen.

Mithilfe des Tavistock-Manuals werden *chronisch-depressive Zustände* (depressiver Reaktionstyp II) unter diesen Gesichtspunkten untersucht:

- Objektverlust, Trauer, Ambivalenz und Depression
- Unlösbare Konflikte, psychischer Schmerz und Selbstdestruktivität
- Depressiver Schmerz, die subjektive Erfahrung der Depression
- Reaktivierung eines guten inneren Objekts
- Identifizierung, Entidentifizierung und Verzicht
- Ärger/Feindseligkeit/Wut/Destruktivität

- Triumph, Entwertung und Neid, Schuldgefühl und Selbsthass
- Sehnsucht und das Verstehen von Wünschen
- Ideal und Idealisierung; »Gutmachen«, Wiedergutmachung
- Sadomasochismus/Befreiung von Fesseln
- Entwicklungspsychologische und emotionale Vorläufer der Depression
- Tendenz, Verlust- und Enttäuschungsmuster zu wiederholen
- Muster interpersonaler Beziehungen und charakterlicher Einstellungen
- Passivität und die Projektion von Selbstanteilen, Narzissmus und Grandiosität

Zum Teil verweisen diese Gesichtspunkte auf Eigenschaften der Persönlichkeitsorganisation, die sich zu individuell unterschiedlichen Mustern konfigurieren. Das bedeutet, dass die chronische, refraktäre Depression eher eine Gruppe heterogener Krankheitszustände darzustellen scheint.

Bei der Gruppe behandlungsresistenter Patienten, die an einer chronischen Depression leiden, handelt es sich zumeist nicht um einen akuten Zusammenbruch, sondern um scheinbar unüberwindliche Manifestationen der Chronizität. Es scheint bei ihnen eine Überzeugung zu bestehen, dass das Objekt tot ist oder ermordet wurde und dass die innere Welt zerstört wurde.

Die Verluste, Entbehrungs- und Deprivationserfahrungen des Patienten reichen häufig zurück in die frühe Kindheit. Das mit ihnen verbundene Ausmaß an psychischem Schmerz ist so gewaltig, dass es nicht ertragen und durchgearbeitet werden kann. Es besteht ein instabiles Gleichgewicht: Es kommt zu einem psychischen Rückzug, der um den Preis der Opferung zahlreicher potenzieller Fähigkeiten einen gewissen Grad an psychischer Funktionsfähigkeit erlaubt. Die Patienten haben häufig Angst vor ihrer Tendenz zu verstörenden und gewalterfüllten Gedanken und Gefühlen, die entweder gegen sie selbst oder gegen andere gerichtet sind. Es sind immer auch Abwehrmechanismen aktiv, die das Individuum betäuben und es veranlassen, sich vom Denken und Fühlen zurückzuziehen oder diese Fähigkeiten auszuschalten. Bei manchen Patienten kann sich eine masochistische, perverse Befriedigung entwickeln, die auch dadurch erreicht wird, dass dem Selbst und dem Objekt Schmerzen und Niederlagen zugefügt werden. Auf diese Weise scheint das Ich eine partielle Kontrolle über eine Vulnerabilität zu erlangen, die andernfalls unerträglich wäre. Eine tief verwurzelte Passivität kann sich mit einer Tendenz zu Kränkbarkeit und Verletzbarkeit verbinden (Taylor 2010).

Ein Modell stationärer Gruppenpsychotherapie bei depressiven Störungen

Diese hier beschriebenen psychoanalytischen/psychodynamischen Modelle für depressive Störungen finden in der Gruppenpsychotherapie bisher wenig Anwendung. Im Folgenden soll ein *Modell der stationären Psychotherapie* beschrieben werden, das im Rahmen der Behandlung von Patienten mit depressiven Störungen an der Universitätsklinik für Psychiatrie und Psychotherapie in Wien (Psychotherapiestation: Leitung G. Sachs) umgesetzt wurde. Die psychotherapeutische Behandlung erfolgt auf der Basis einer Berufsgruppen- und methodenintegrierenden Teamarbeit. Als Schwerpunkt der therapeutischen Methode gilt die psychodynamische Gruppenpsychotherapie. Die Behandlung der depressiven Patienten fokussiert auf die zugrunde liegenden Konflikte nach Rudolf (2000). Die Therapie orientiert sich an dem integrativen Konzept der stationären psychoanalytischen Behandlung (auch Kap. 7.3). Das integrative Konzept organisiert das multipersonale Beziehungsfeld im Krankenhaus als Netzwerk mit unterschiedlichen psychotherapeutischen Angeboten (Einzelpsychotherapie, Gruppenpsychotherapie, Ergotherapie, Musiktherapie, therapeutische Gemeinschaft u. a.). In diesem Feld werden die dispergierenden Beziehungsprozesse integriert, indem die vielfältigen Interaktionen der verschiedenen Berufsgruppen in ein Setting eingebunden werden und jeder Umgang mit dem Patienten auch beziehungsdynamisch betrachtet wird.

Das Modell der stationären Depressionsbehandlung beinhaltet die Integration von Psychopharmakotherapie und Einzel- und Gruppentherapie im multipersonalen Beziehungssystem. Das Konzept umfasst als weitere Therapieeinheiten:
- Soziales Kompetenztraining
- Therapeutische Ausgänge
- Physiotherapie
- Morgenaktivierung
- Entspannungstraining
- Körperwahrnehmung
- Ergotherapie
- Sozialarbeit

Ergänzend sind folgende Elemente für das therapeutische Team wesentlich:
- Multiprofessionelle Visite
- Regelmäßige Fallbesprechungen
- Regelmäßige berufsbegleitende Supervision

Die psychotherapeutische Gruppenarbeit beinhaltet eine klärende Konfliktbearbeitung folgender Fragen:
- Wie kommt es dazu, über sich bzw. andere so und nicht anders zu denken und zu fühlen?
- Wie entstehen immer wieder bestimmte Missverständnisse, überschießende Reaktionen, Fehlattributionen, problematische Verhaltensweisen?
- Wie lassen sich »unverständliche« Gefühle und Erlebnisweisen begreifen?

Fallbeispiel
Stationäre Gruppenpsychotherapie einer depressiven Störung
Eine 65-jährige Patientin wird stationär wegen einer rezidivierenden depressiven Störung mit Suizidideen aufgenommen. Sie wird von ihrem Sohn auf die Station gebracht, da sie die meiste Zeit des Tages im Bett verbrachte. Sie wurde nach einem Sturz vor ihrem Bett liegend mit leeren Weinflaschen vorgefunden. Die Patientin geriet in eine depressive Episode nach dem Tod ihres Ehemannes und dem Auszug ihres Sohnes, der heiratete. Der Sohn war in ihrem Empfinden ihre einzig wichtige Bezugsperson. Suizidideen traten auf, als sie erlebte, dass der Sohn sich nach der Hochzeit weniger um sie kümmerte. Die Enttäu-

schung ihrer Nähewünsche, eine vermeintliche Kränkung durch die Schwiegertochter, Einsamkeitsgefühle und Gefühle von Nutzlosigkeit lösten die autoaggressiven Impulse aus. Anamnestisch zeigte sich, dass die Patientin bereits sehr früh für ihre Eltern sorgen musste. Die Mutter litt ständig an Krankheiten und als auch der Vater schwer erkrankte, entwickelte sie eine versorgende angepasste Grundhaltung. Es gelang ihr nicht, ihrer eigenen Bedürftigkeit Ausdruck zu verleihen. Sie hatte große Schwierigkeiten, sich auf Beziehungen einzulassen und sich zu binden. Beruflich gelang es ihr als Dekorateurin, sich in künstlerischer Hinsicht erfolgreich zu verwirklichen. Dabei wurde ein perfektionistischer Stil mit hohen Leistungserwartungen deutlich. Bis zum Zeitpunkt der stationären Aufnahme konnte sie ihre depressiven Grundzüge mit einem geschmackvollen, bis ins Detail abgestimmten Styling kompensieren. Sie betonte, wie wichtig ihr ein perfektes äußeres Erscheinungsbild sei. In der Gruppe berichtete die Patientin, dass sie einen Mann geheiratet habe, der aus beruflichen Gründen nie zu Hause gewesen sei und sie auch betrogen habe. Sie habe dies in ihrer Ehe geduldet, sie habe sich von ihrem Mann nicht trennen können. Nach der Geburt ihres Sohnes sei sie depressiv geworden. Sie konnte ihre Aggressionen nicht auf ihren Mann übertragen. Es wurde deutlich, dass sie ausschließlich zu ihrem Sohn eine nähere Beziehung habe herstellen können, die wiederum im Versorgen und in der Alleinerziehung bestand. Die zweite depressive Episode trat nach dem Tod ihres Ehemannes auf, der an einem Sarkom verstarb. Erneut kümmerte sie sich aufopfernd um ihren Mann während seiner Krankheit, ohne auf ihre persönlichen Bedürfnisse zu achten. Sie entwickelte Sinnlosigkeitsgefühle und rezidivierende Suizidideen.

Die Patientin nahm regelmäßig an dem laufenden Therapieprogramm der Station teil. Sie besuchte vorerst – zum Aufbau einer geregelten Tagesstruktur – die Physiotherapie inkl. Morgenaktivierung, Entspannungstraining und Körperwahrnehmung. Und sie nahm an der Kunsttherapie teil. Die Patientin wurde in die Gruppenpsychotherapie aufgenommen, nachdem eine Patientin die Gruppe verlassen hatte. Die Gruppe fand zweimal wöchentlich je eine Stunde für die Dauer von acht Wochen statt. Geleitet wurde die Gruppe von einer analytischen Gruppentherapeutin. Beobachtungen erfolgten von Ärzten in Ausbildung. Die Diskussion der Gruppenprozesse erfolgte in regelmäßigen Nachbesprechungen nach den Gruppensitzungen.

Auf der Station zeigte die Patientin eine besondere Freundlichkeit, konnte aber schwer Beziehungen zu Mitpatienten aufnehmen. In der Einzeltherapie beklagte sie sich häufig über Isolations- und Einsamkeitsgefühle und darüber, dass niemand sie aktiv kontaktiere. In der Gruppentherapie wurde deutlich, dass sie gehofft hatte, dass ihr Sohn sich um sie kümmere. Und sie wünschte sich auch, mehr integriert zu werden in die Familie ihres Sohnes, fühlte sich von ihrer Schwiegertochter jedoch abgelehnt. Die große Bedürftigkeit, ihr Wunschbild einer idealisierten Familie und ihre Erwartungen an andere konnte sie nicht ansprechen. Die Enttäuschungen über ihre Nähewünsche führten zu Entwertungen ihrer Schwiegertochter und zu sozialem Rückzug. In der depressiven Phase war sie auch nicht in der Lage, regelmäßig ihre Freundinnengruppen zu besuchen, an der sie sonst immer teilnahm, wobei sie da auch eine eher versorgende, helfende und perfekt funktionierende Rolle einnahm. So war es ihr nicht möglich, in Gruppensituationen die für sie so notwendigen Beziehungen und unterstützenden Kontakte aufzubauen. In der Gruppe klagte die Patientin über das mangelnde Interesse ihres Sohnes und der Schwiegertochter. Sie zeigte ihre enttäuschten Nähewünsche durch Entwertung von anderen. Ihr Wunsch bestand darin, Nähe herzustellen – ähnlich wie früher zu dem idealisierten Elternpaar. Erst als sie ihre aggressiv ablehnende Haltung von den Mitpatienten der Gruppe gespiegelt bekommen hatte und wahrnahm, dass dieses fordernde klagende Verhalten Distanz und nicht Nähe schafft, war es ihr möglich, ihre Wünsche zu artikulieren.

Nach der stationären Therapie setzte sie ihre Einzeltherapie fort und konnte die Beziehung zu ihrem Sohn und dessen Familie sowie ihre Kontakte in der Freundinnengruppe aktiver gestalten.

9.2 Gruppenpsychotherapie bei Patienten mit Angststörungen

Wenn eine Angststörung vorliegt, so lassen sich im Kern des psychodynamischen Geschehens oft die Folgen des Grundkonfliktes der Autonomie beobachten (Rudolf 2000). Das eigene Handeln bleibt auf die Erwartungen und Normen der wichtigen Anderen zugeschnitten.

Häufig besteht bei Angstpatienten ein Konflikt zwischen Abhängigkeit und Autonomie, dem Wunsch, selbstständig zu sein und der Angst vor den damit verbundenen Gefahren. Aus psychodynamischer Sicht handelt es sich dabei um fantasierte Gefahren. Das Symptom der Angst stellt einen Kompromiss dar zwischen Verselbstständigungsimpulsen mit libidinös-sexuellen und aggressiven Antrieben und der Angst vor dem Verlust des wichtigen Objekts. Nach Rudolf stehen verschiedene Angstinhalte im Vordergrund. Angst entsteht, wenn das Selbst, das Objekt oder die Beziehung zu den Objekten bedroht ist, wenn die Gefahr besteht, dass das Selbst verlassen wird oder das Objekt sich abwendet. Bei vielen Angstpatienten stellen Selbst und Objekt eine symbiotische Einheit dar. Löst sich der Patient daraus, werden diese Einheit und das Objekt in seinem Erleben zerstört. Nach Milrod et al. (1997) befürchten Angstpatienten häufig, dass sie das zentrale Objekt zerstören, wenn sie sich trennen und selbstständig werden (Loslösung und Individuation). Im Rahmen der Objektbeziehungstheorie werden Vernichtungsangst, Verfolgungsangst und Trennungsangst beschrieben (Klein 1946, Kernberg 1988).

Der Grundkonflikt zwischen Abhängigkeit und Autonomie spielt bei vielen Patienten mit einer Panikstörung eine große Rolle. Bei Patienten mit Panikstörung wird eine mangelnde Selbst- und Objektkonstanz und die damit einhergehende Angst vor Selbstverlust als zentral angesehen (Mentzos 1984). Auslösende Situationen bei Angstsymptomatik sind häufig Trennungserlebnisse, insbesondere die Trennung von Objekten, die Sicherheit geben. Die Angst vor Selbstverlust wird verschoben (Abwehrmechanismus) auf die Angst, dass lebenswichtige körperliche Funktionen (z. B. des Herzens) ausfallen und der Patient sterben müsse.

Die Autonomieentwicklung geht einher mit Bindungssicherheit (Rudolf 2000). Bowlby (2014) betonte die Bedeutung unsicherer Bindung v. a. bei Patienten mit Agoraphobie. Leichsenring & Salzer (2014) beschreiben – basierend auf dem Modell der Generalisierten Angststörung von Crits-Christoph et al. (1995) –, dass unsichere/konflikthafte Bindungen mit traumatischen Erlebnissen in Verbindung stehen. Grundlegende Annahmen über sich selbst und andere können bei Patienten mit Generalisierter Angststörung um die Frage kreisen, wie sicher es ist, von anderen Liebe, Schutz, Sicherheit oder Stabilität zu bekommen. Die

Erfahrungen der individuellen Lebensgeschichte unterscheiden sich in ihrer Art und Schwere und bestimmen die interpersonellen Themen sowie die Auswirkungen von Kindheitserfahrungen und Traumatisierungen.

9.2.1 Psychodynamische Modelle der Angststörungen

Angststörungen sind psychotherapeutisch gut behandelbar, häufig in Kombination mit Psychopharmaka (Bandelow et al. 2015). In der Behandlung von Panikstörung und Agoraphobie in Gruppen kommt vor allem die Kognitive Verhaltenstherapie zum Einsatz (Burlingame et al. 2013). Für Angststörungen liegen auch manualisierte psychodynamische Behandlungsansätze vor, wobei es sich dabei v. a. um Kurztherapien handelt. Eine psychodynamische Gruppenpsychotherapie wurde von Knijnik et al. (2004) für Patienten mit Sozialer Phobie entwickelt. Die Therapie umfasst zwölf Sitzungen. Am Beginn wird die individuelle Geschichte der Patienten in den Mittelpunkt gestellt, anschließend werden Beziehungen zwischen Symptomen der Angst und konflikthaften Situationen erarbeitet. Am Ende wird die Trennungsangst thematisiert. Basierend auf dem theoretischen Hintergrund von Bion wird auf Abwehrmechanismen der Patienten fokussiert, es kommen Interventionen der Klarifikation und fokalen Deutung zum Einsatz. Diese psychodynamische Gruppentherapie für Patienten mit Sozialer Phobie wurde von Knijnik et al. 2008 im Rahmen einer randomisierten Studie im Vergleich mit einer psychopharmakologischen Behandlung (Clonazepam) untersucht. Es zeigte sich, dass eine Kombination von psychodynamischer Gruppenpsychotherapie mit Clonazepam in Bezug auf die Soziale Angst einer medikamentösen Therapie alleine überlegen ist. Tefikow et al. (2012) weisen darauf hin, dass es in Zukunft wichtig ist, im Bereich der psychodynamischen gruppenbasierten Behandlungsangebote noch mehr auf Aspekte des Gruppenprozesses zu fokussieren.

Für Patienten mit Generalisierter Angststörung wurde – aufbauend auf den Konzepten von Luborsky (1988) und Crits-Christoph et al. (1995) – ein Therapiemanual erstellt (Leichsenring et al. 2008). Die Methode fokussiert auf interpersonelle Beziehungen, wobei zum einen viel Wert auf die Etablierung einer hilfreichen therapeutischen Beziehung gelegt wird und zum anderen das zentrale Beziehungskonfliktthema identifiziert und bearbeitet wird. Es wird davon ausgegangen, dass diese biografisch determinierten Themen von zentraler Bedeutung für die Entwicklung der Pathologie sowie deren Verständnis und Überwindung sind. Im Rahmen der Behandlung kommen neben unterstützenden (supportiven) auch deutende (expressive) Techniken zum Einsatz.

Die panikfokussierte psychodynamische Psychotherapie (PFPP) wurde von Milrod et al. (1997) entwickelt und eignet sich zur Kurz- wie auch zur Langzeitbehandlung der Panikstörung in der Einzeltherapie. Initial zielt die Behandlung auf die Symptomatik der akuten Panik und die damit verbundenen (unbewussten) Gedanken und Gefühle. Es werden (unbewusste) Auslöser der Panik eruiert, bevor die zugrunde liegenden, meist unbewussten intrapsychischen Konflikte herausgearbeitet werden. In der mittleren Therapiephase werden vor allem interpersonelle Beziehungen fokussiert, wobei es zum einen um frühe potenziell pathogene Beziehungserfahrungen geht, zum anderen aber auch um die aktuelle therapeutische Beziehung und die darin enthaltenen Übertragungsprozesse.

Ein Modell zur störungsorientierten Therapie bei Panikstörungen im ambulanten Setting

Die Fokaltherapie nach dem zentralen Beziehungskonfliktthema wurde von uns für die in einer Gruppentherapie behandelten Panikpatienten modifiziert und erweitert. Bei Patienten mit Panikstörung zeigten sich im Interview zentrale Beziehungskonfliktthemen, auf die in der Gruppenarbeit im interpersonellen Geschehen fokussiert werden konnte. Im Folgenden soll ein Modell der ambulanten Gruppenpsychotherapie beschrieben werden, das im Rahmen der Behandlung von Patienten mit Panikstörung an der Universitätsklinik für Psychiatrie und Psychotherapie in Wien (Leitung G. Sachs) durchgeführt wurde. Die ambulante Gruppenpsychotherapie erfolgt dabei auf der Basis eines methodenintegrierenden Konzeptes der psychoanalytischen Behandlung. Die Behandlung der Angstpatienten fokussiert auf die zum Therapiebeginn erhobenen Beziehungskonfliktmuster.

In der ambulanten Behandlung von Panikpatienten hat sich ein offenes Therapiekonzept mit psychodynamisch-interpersonellen Elementen bewährt (Katschnig et al. 1997). Bei der Entwicklung des Gruppentherapiekonzeptes wurde berücksichtigt, dass die Patienten ohne lange Wartezeiten mit der ambulanten Gruppenpsychotherapie beginnen können. Die schon erfahreneren Gruppenteilnehmer konnten für die neu dazugekommenen Patienten im Sinne des Modelllernens bei der Bewältigung von Panikattacken fungieren. Theoretisch beinhaltete das ambulante Therapieangebot eine Kombination aus kognitiven Elementen zur Bewältigung der akuten Paniksymptomatik und einem psychodynamisch-interpersonellen Anteil, der auf die zentralen Beziehungskonflikte der Patienten und die damit verbundenen Angstquellen fokussiert war.

Im Rahmen einer randomisierten Untersuchung zur Wirksamkeit einer psychodynamisch-interpersonellen Gruppenpsychotherapie als Ergänzung zur Psychopharmakotherapie wurde zu Beginn der Therapie bei den Patienten mit Panikstörung ein Interview über das zentrale Beziehungskonfliktthema nach Luborsky et al. (1990) geführt.

Die Methode des Zentralen Beziehungskonfliktthemas (ZBKT) von Luborsky (1990) ist ein wichtiges Instrument zur Erfassung von Beziehungsmustern. Schauenburg et al. (1997) führten eine Untersuchung zu dessen klinischer Validierung im deutschsprachigen Raum durch. Die Interviewer fragten die Patienten nach spontan erinnerten Episoden mit wichtigen Bezugspersonen der Gegenwart oder Vergangenheit. Patienten mit negativem Therapieergebnis zeigten schon vor Beginn der Therapie deutlich häufiger negative Reaktionen in interpersonellen Situationen (v.a. Ängstlichkeit und Hilflosigkeit). Diese Reaktionsmuster hatten einen höheren prädiktiven Wert als andere bekannte Variablen wie die initiale Belastung und Symptomschwere der Erkrankung oder das Strukturniveau. Darüber hinaus zeigten diese Patienten bereits a priori stärkere Wünsche nach Distanz zu anderen. Umgekehrt sind die akzeptierenden Reaktionen anderer bei erfolgreichen Patienten schon vor der Therapie häufiger. Die Ergebnisse werden als Hinweis auf die prädiktive Validität des Instrumentes gewertet (Schauenburg et al. 1997).

Das 24-wöchige Therapieprogramm, das an der Wiener Universitätsklinik für Psychiatrie und Psychotherapie durchgeführt wurde, beinhaltete folgende ambulante Behandlungsmodule:

- Feststellung der Zentralen Beziehungskonfliktthemen
- Informationsvermittlung
- Kognitionsmodifikation: Identifikation und Bearbeitung von Katastrophenbefürchtungen
- Psychodynamisch-interpersonelle Gruppenpsychotherapie

Im Rahmen dieser ambulanten Therapie mit Patienten mit Panikstörung wurde deutlich, dass Abhängigkeits- und Autonomiekonflikte im Zusammenhang mit Trennungsproblemen einen Schwerpunkt darstellten. Diese Probleme konnten in der Gruppenpsychotherapie nach Abklingen der akuten klinischen Paniksymptomatik thematisiert werden.

In einer Begleituntersuchung dieser gruppentherapeutischen Arbeit wurde der Frage nachgegangen, welche emotionalen Reaktionen bei Panikpatienten einen Einfluss auf ein eher gutes oder eher schlechtes Therapieergebnis haben könnten. Es sollte die prognostische Bedeutung von interpersonellen Problemen und psychosozialen Behinderungen für den Behandlungsverlauf von Panikpatienten ermittelt werden (Berger et al. 2004).

Dazu wurden 100 Patienten mit einer DSM-IV-Diagnose Panikstörung mit oder ohne Agoraphobie in diese randomisierte kontrollierte Studie eingeschlossen (62 Prozent Frauen, das Durchschnittsalter betrug 33,6 ± 8,3 Jahre; Panikstörung mit Agoraphobie 80,4 Prozent).

Alle Patienten erhielten eine Pharmakotherapie mit einem Serotonin-Wiederaufnahmehemmer. Die Hälfte der Patienten erhielt eine Kombination aus Pharmakotherapie und einer psychodynamisch-interpersonell orientierten Gruppenpsychotherapie. Die interpersonalen Probleme wurden mit dem *Inventory of Interpersonal Problems* (IIP, Horowitz et al. 1988), die psychosozialen Behinderungen mit der *Sheehan Disability Scale* (Sheehan 1983) erhoben. Mit dem IIP wurden vor allem die interpersonellen Problembereiche identifiziert, die mit der derzeitigen Angststörung in Zusammenhang stehen könnten. Von den Patienten, die an der Gruppentherapie teilnahmen, hatten 16 Prozent Trauerreaktionen, 42 Prozent einen Rollenwechsel (z. B. durch Jobverlust oder Trennung), 56 Prozent interpersonelle Auseinandersetzungen und zwei Prozent soziale Defizite.

In dieser Untersuchung konnte zu Behandlungsbeginn ein Zusammenhang zwischen Schweregrad der Erkrankung und sozialer Beeinträchtigung und bestimmten interpersonellen Problemen (zu introvertiert, zu nachgiebig und zu fürsorglich) gefunden werden. Die Ergebnisse zeigten nach Therapieende eine deutliche Abnahme der Anzahl der Panikattacken und eine geringere Beeinträchtigung im Alltagsleben, jedoch keine signifikanten Unterschiede zwischen den Behandlungsgruppen. Patienten, die nach Ende der Therapie als nicht gebessert oder verschlechtert eingestuft wurden, waren jedoch signifikant mehr introvertiert und sozial vermeidend.

Interpersonelle Probleme bei Panikstörungen scheinen mit dem Schweregrad der Erkrankung und dem Ausmaß der sozialen Behinderungen zusammenzuhängen. Unabhängig von dem Behandlungssetting haben Panikpatienten mit interpersonellen Problemen unmittelbar nach Therapieende eine schlechtere Prognose.

Im Rahmen dieser Untersuchung wurde auch der Frage nachgegangen, ob spezielle Persönlichkeitsmerkmale einen Einfluss auf das Therapieansprechen bei Panikstörung haben könnten. Patienten mit Persönlichkeitsstörungen wurden mit der *International Personality Disorder Examination* (IPDE) nach Loranger et al. (1994) interviewt. Die spezifischen Persönlichkeitsstörungen, die erhoben wurden, waren vermeidend (7), passiv aggressiv (4), borderline und abhängig (3), paranoid und histrionisch (2), schizoid (1) und andere (11). Es zeigte sich ein deutlicher Unterschied in Bezug auf den Therapieerfolg. Der Therapieresponse war schlechter und bis zum Therapieerfolg dauerte es länger, wenn Persönlichkeitsstörungen vorlagen. Das galt in besonderer Weise bei vermeidenden Persönlichkeitsmerkmalen und bei der Gruppe der Panikpatienten, die eine Komorbidität mit Sozialer Phobie hatten. Insgesamt weisen die Ergebnisse darauf hin, dass bei Patienten mit Panikstörung und interpersonellen Problemen und/oder Persönlichkeitsstörungen zwar keine Therapieresistenz vorlag, dass diese jedoch eine längere kontinuierliche Therapie im Sinne des beschriebenen methodenintegrierten Gruppentherapiekonzeptes benötigen (Berger et al. 2004).

Es ist bekannt, dass komorbide Störungen – insbesondere Persönlichkeitsstörungen – das Outcome einer Psychotherapie negativ beeinflussen. Hier sind höchstwahrscheinlich längere Behandlungen vonnöten, möglicherweise liegt hier eine Indikation für längerfristig angelegte psychodynamische Therapieansätze vor, die umfassender und aufdeckend vorgehen. Es ist jedoch weitere Forschung notwendig, bevor eindeutige Empfehlungen ausgesprochen werden können. Gleiches gilt für die Langzeiteffekte der Angstbehandlung, da bislang kaum Untersuchungen mit einem Follow-up-Zeitraum von > 12 Monaten vorliegen.

Fallbeispiel

Patientin mit Angststörung in ambulanter Gruppenpsychotherapie

Eine 60-jährige Frau litt unter rezidivierenden Panikattacken. Sie kam in die ambulante Gruppentherapie durch Zuweisung eines Kollegen, bei dem sich die Tochter der Patientin bereits wegen einer bipolaren Störung mit Komorbidität (Substanzmissbrauch) in Behandlung befand. Die Patientin schilderte, dass sie besondere Angst habe, in der Erziehung der Tochter etwas falsch zu machen. Sie kümmere sich überfürsorglich um ihre Tochter, da sie Angst habe, dass etwas Schlimmes passieren könnte und sie dann daran schuld sei.

Zu Beginn der Gruppe wurde mit der Patientin ein Interview mithilfe des Zentralen Beziehungskonfliktthemas (Luborsky et al. 1990) durchgeführt. Die interpersonellen Themen betrafen vor allem die problematischen Beziehungen zu ihrem Mann und ihrer Mutter. Deutlich wurden eine konflikthafte Bindung zur Mutter sowie traumatische Erlebnisse. Die Patientin glaubte, dass sie nicht geliebt werde, keine Anerkennung und Sicherheit erhalte, wenn sie sich nicht als braves, anspruchsloses Mädchen verhalte. Sie lernte, keine

Bedürfnisse zu zeigen und nahm bereits als Schulkind besondere Belastungen auf sich. Sie half im Betrieb der Eltern mit und legte die lange Strecke zur Schule bei jeder Witterung zu Fuß zurück. Die Patientin erlebte ihre Mutter als wenig fürsorglich sowie als ablehnend und gewalttätig. Sie erinnerte sich, dass sie zur Geburtstagsparty einer Freundin eingeladen war, ihrer Mutter nicht darüber berichtete und daraufhin von dieser heftig geschlagen wurde. Ihre Annahme über die Mutter war, dass diese erwarte, dass sie sich ruhig und wunschlos verhalten müsse. Unterstützt wurde die Schonhaltung der Patientin der Mutter gegenüber durch die Tatsache, dass diese ihren Vater in einer Scheune erhängt gefunden hatte. Die Patientin nahm an, dass sie ihre Mutter wegen dieses Suizides des Großvaters besonders schonen müsse. Wünsche nach eigenen Ansprüchen oder Loslösung waren bei der Patientin mit Schuldgefühlen verbunden und bedeuteten, die Mutter im Stich zu lassen. Das löste große Ängste bei der Patientin aus. In der Folge mussten die aggressiven Impulse und Tendenzen zur Selbstbehauptung abgewehrt werden.
In der aktuellen Beziehungssituation mit ihrem Mann wiederholten sich die Ängste vor übermächtigen aggressiven Verhaltensweisen. Die Patientin erlebte ihren Mann als ähnlich dominant und unterdrückend wie ihre Mutter. Es zeigte sich, dass ihr gesamtes Bestreben darin bestand, eine harmonische Familiensituation herzustellen. Trotz ihrer permanenten Bemühungen, auf die Wünsche aller Familienmitglieder einzugehen und es allen recht zu machen, kam es in der Familie zu sehr belastenden Auseinandersetzungen und aggressiven Schreiattacken vonseiten ihres Mannes. Nach einer beruflichen Krise, verbunden mit umfangreichen finanziellen Einbußen, entwickelte der Mann der Patientin eine schwere depressive Episode, verweigerte jedoch jegliche Behandlung. Die Tochter der Patientin musste nach einer Drogenüberdosis auf einer Intensivstation aufgenommen werden und benötigte zur Erholung eine langwierige Rehabilitation.
Der zentrale Konflikt der Patientin bestand in einem Grundkonflikt zwischen Abhängigkeit und Autonomie mit einem ausgeprägten Wunsch nach symbiotischer Einheit. Bei Wünschen nach Loslösung kam es zur Furcht vor Selbstverlust mit ausgeprägten Angstzuständen und nächtlichen Panikattacken. In der ambulanten Gruppe waren Frauen, die sich mit den geschilderten Konflikten der Patientin identifizieren konnten. Eine Teilnehmerin erlebte ähnliche Ablösungsprobleme im Verhältnis zu ihrer Mutter. Sie schilderte, dass sie in ihrer Kindheit ebenso wenig Anerkennung und Liebe erhalten habe, obwohl sie sich sehr danach gesehnt hatte. Diese Patientin lebt in einer Beziehung mit einem kranken Mann, der ebenfalls eine depressive Episode entwickelte. Als sich die Patientin zusätzlich auch um die kranke Mutter kümmern musste, traten die Panikattacken vermehrt auf. Beide Patientinnen konnten in der Gruppe ihre Wünsche nach Trennung von ihren depressiven Männern thematisieren, was jedoch heftige Schuldgefühle und Trennungsängste auslöste. Die Gruppe unterstützte anfänglich die beiden Patientinnen darin, sich im Alltag individuelle Freiräume für eigene Bedürfnisse zu schaffen durch sportliche Aktivitäten, Freizeit mit Bekannten oder das Ausüben von Hobbys.
Die Patientinnen lernten, sich ihrer Wünsche und Bedürfnisse bewusster zu werden und diese im Alltag den Partnern gegenüber zu artikulieren, auch wenn die Partner nicht darauf eingehen konnten.
Eine deutliche Besserung der Paniksymptomatik zeichnete sich ab, als die Tochter der ersten Patientin nach ihrer Rehabilitation eine neue berufliche Ausbildung absolvierte und die Patientin erleben konnte, dass es nicht immer notwendig sei, immer für sie da zu sein. Sie musste ihre Tochter nur am Ende der Gruppenpsychotherapie noch einmal unterstützen, als diese von ihrem Freund verlassen wurde.

9.3 Gruppenpsychotherapie bei Patienten mit Schizophrenie

9.3.1 Mentalisierungsdefizite bei Patienten mit Schizophrenie

Die Mentalisierungsfähigkeit, ein wesentlicher Bereich der sozialen Kognition, gilt bei Patienten mit Schizophrenie als deutlich beeinträchtigt (Dimopoulou et al. 2017). Soziale Kognition umfasst folgende Aspekte: Wahrnehmen und Erkennen von Affekten, insbesondere das Erkennen emotionaler Gesichtsausdrücke, soziale Wahrnehmung und soziales Wissen, den »attributional style«, der beschreibt, wie eine Person positiven und negativen Ereignissen mögliche Ursachen zuschreibt und die Fähigkeit, auf Gedanken, Wünsche und Absichten sowie auf emotionale Zustände anderer Personen zu schließen (kognitive/affektive »theory of mind«; Green & Leitman 2008).

Eine Reihe von Studien zeigte bei Patienten mit Schizophrenie schlechtere Leistungen im Erkennen, Differenzieren und Wiedererinnern von Gesichtsausdrücken (Sachs et al. 2004, Turetsky et al. 2007). Zu den Störungen sozialer Kognitionen bei der Schizophrenie werden insbesondere reduzierte Theory-of-mind-Leistungen gezählt (Frith 2004). Einige Publikationen orten verstärkt einen Zusammenhang zwischen Bindung, Mentalisierung (reflexive Funktion) und dem Verlust der narrativen Kohärenz in der Psychose (Lysaker et al. 2007). Frith (2004) beschreibt bei Patienten mit Schizophrenie Mentalisierungsstörungen im Sinne von »Übermentalisierung« (überschießende Zuschreibung von inneren Motiven, z. B. Annahmen böser Intentionen bei Anderen), fehlerhafter Mentalisierung (fehlerhafte Zuschreibung innerer Zustände, wie paranoide Vorstellungen) und mangelhafter Mentalisierung (bei negativer Symptomatik, wie bei Autismus). Den Defiziten im autobiografischen Gedächtnis im Zusammenhang mit Mentalisierungsstörungen sollte in der Psychotherapie bei schizophrenen Psychosen besondere Bedeutung zukommen.

9.3.2 Konsequenzen für die psychotherapeutische Behandlung

Aufgrund des Stellenwerts kognitiver Störungen für die psychosoziale Funktionsfähigkeit besteht großes Interesse, Interventionsstrategien zur Therapie kognitiver Störungen zu finden (Sachs & Volz 2013). Ein manualisiertes Kognitionsprogramm ist das Training zur Affekterkennung bei schizophrenen Psychosen (Training of affect recognition [TAR]; Wölwer et al. 2005). Sachs et al. (2012) untersuchten die Effekte des TAR im Hinblick auf soziale Funktionsfähigkeit und Alltagsfertigkeiten. Im Erkennen von Emotionen im Gesicht fanden sich nach dem Training vor allem im Zusammenhang mit der Beurteilung trauriger Mimik weniger Fehler. Des Weiteren konnte erstmalig gezeigt werden, dass das TAR auch eine generelle Wirkung auf soziale Fähigkeiten hat. In der Gruppe, die ein TAR-Training erhalten hatte, besserte sich in den untersuchten Bereichen der Lebensqualität v. a. die soziale Beziehungsfähigkeit.

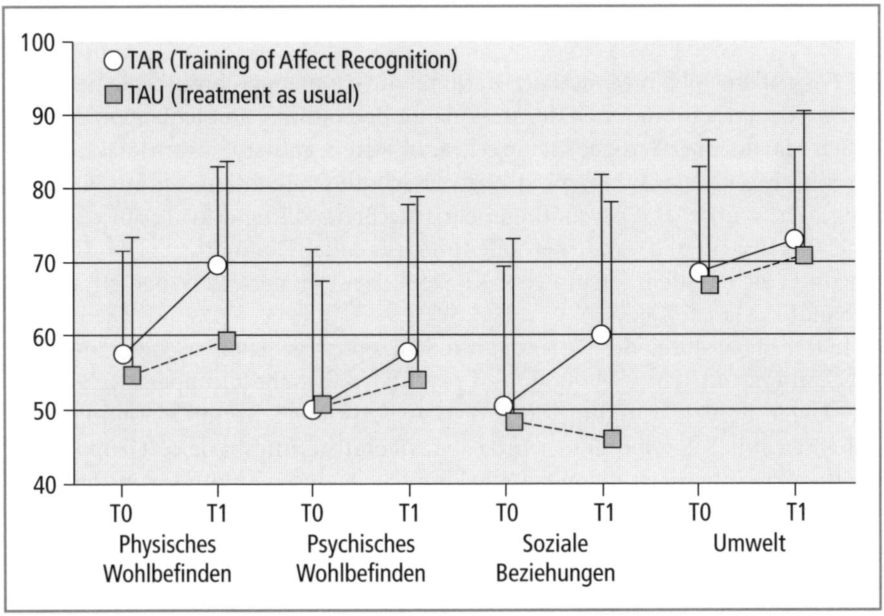

Abb. 9-1 Training von Emotionserkennen bei Schizophrenie

In der Mentalisierungsbasierten Psychotherapie (MBT) sind das Herstellen einer Bindungsbeziehung zwischen Patient und Therapeut und das Wiederholen der Bindungsdynamik von zentraler Bedeutung (vgl. Kap. 1.5.2). Dies fördert den Aufbau des Mentalisierungsvermögens, was u.a. durch das Reflektieren des Therapeuten über den inneren Zustand des Patienten geschieht (Brent 2009). Lysaker et al. (2011) empfehlen, auf das intersubjektive Erleben während der Psychotherapie zu fokussieren. Denn Schwierigkeiten im Selbstreflexionsvermögen lassen erwarten, dass der Patient seine eigenen mentalen Zustände und die anderer nicht oder wenig nachvollziehen kann; ein Umstand, der es ihm auch erschwert, sich auf den Therapeuten in einer Psychotherapie einzulassen (MacBeth et al. 2011). Die MBT zielt damit auf soziale Kognitionen und narrative Kohärenz bei schizophrenen Psychosen. Das gemeinsame Reflektieren kann in der Behandlung von Patienten mit schizophrener Psychose oft nur ungenügend erreicht werden. Die therapeutische Beziehung kann vom Patienten als gefährliches Terrain erlebt werden, und dies kann die Mentalisierungsfähigkeit in der Therapie drastisch einschränken. Patienten mit schizophrenen Psychosen weisen oft einen desorganisierten Bindungsstil auf (Bateman & Fonagy 2010), und im Kontext von Bindungsbeziehungen gelingt es ihnen aufgrund von heftigen Ängsten nicht zu mentalisieren (»Auslöschungsangst«; Davidsen & Rosenbaum 2012). Die genannten Arbeiten weisen auf den Bedarf an Behandlungskonzepten bei schizophrenen Psychosen hin, die nicht nur auf kognitive Inhalte oder Problemlösestrategien fokussieren, sondern auch auf deren Voraussetzung, nämlich auf die diesen Fähigkeiten zugrunde liegenden Störungen in der Mentalisierungsfähigkeit.

Stationäre Mentalisierungsbasierte Gruppenpsychotherapie bei schizophrenen Psychosen

Im Folgenden soll ein Modell der stationären Gruppenpsychotherapie beschrieben werden, das im Rahmen der stationären Behandlung von Patienten, die zum ersten Mal an einer Schizophrenie erkrankt waren, an der Universitätsklinik für Psychiatrie und Psychotherapie in Wien (Psychotherapiestation: Leitung G. Sachs) umgesetzt wurde. Die psychotherapeutische Behandlung erfolgte auf der Basis einer Berufsgruppen- und methodenintegrierenden Teamarbeit. Die Therapie orientiert sich an dem integrativen Konzept der stationären psychoanalytischen Behandlung (auch Kap. 7.3).

In der Behandlung der Patienten mit Schizophrenie galt als Schwerpunkt der psychotherapeutischen Methode die psychodynamische Gruppenpsychotherapie. Unter Berücksichtigung der störungsspezifischen Beeinträchtigungen bei Patienten mit Schizophrenie wurde die Mentalisierungsbasierte Gruppenpsychotherapie integriert, die auf die bekannten Beeinträchtigungen in der Mentalisierungsfähigkeit fokussiert (vgl. Kap. 1.5.2). In Anlehnung an die MBT-Kurzzeittherapie von Allen et al. (2012) wird mit Übungen zum Mentalisieren begonnen und erst im weiteren Gruppenverlauf eigenes Erleben in die gemeinsame Reflexion integriert.

Die Mentalisierungsbasierte Gruppenpsychotherapie wurde eingebettet in das standardmäßig strukturierte achtwöchige Therapieprogramm, das aus einer Kombination von psychopharmakologischen, psychotherapeutischen und psychoedukativen Elementen bestand.

Ablauf der Mentalisierungsbasierten Gruppenpsychotherapie (MBT-G) bei schizophrenen Psychosen

Im Rahmen eines stationären psychotherapeutischen Settings wurde über einen Zeitraum von acht Wochen, eingebettet in das standardmäßig angebotene Therapieprogramm dreimal pro Woche eine 60-minütige MBT-G angeboten. Da auch in der Psychosenpsychotherapie das Mentalisieren anfangs Schwierigkeiten bereitet und mitunter zu Therapieabbrüchen führt, wurde von Sachs & Felsberger (2013) ein stationäres Gruppentherapieprogramm für die Psychosenbehandlung entwickelt, das Elemente aus den MBT-Kurztherapie-Interventionen (»Brief Treatment Mentalizing Interventions«, Fonagy & Bateman 2006, Allen et al. 2012) beinhaltet. Die MBT-Kurztherapie-Interventionen sollen zunächst die therapeutische Beziehung vorbereiten und entängstigend wirken, die Patienten stabilisieren und auf ein vermehrt reflektierendes Arbeiten vorbereiten (Allen et al. 2012). Zusätzlich werden die Vorteile der Gruppenpsychotherapie genutzt. In der MBT-Gruppe reguliert der Therapeut aktiv den Prozess und die Intensität, um die Interaktion und dadurch die Gruppenkohäsion zu verbessern. In der Gruppenpsychotherapie eröffnen sich über ein methodisches Prinzip der Gruppenanalyse – dem »Sich-Einbinden und Anbinden« an die Gruppe (Nitsun 1996) – Möglichkeiten, komplexere Vorstellungen über sich selbst und andere zu bilden.

Die Patienten erhalten zunächst grundlegende Informationen über das, was Mentalisieren bedeutet, über das Entstehen des Mentalisierens und Möglichkeiten der Beeinträchtigung, aber auch die Förderung des Mentalisierens in der Therapie. Elemente aus dem MBT-Kurzzeittherapie-Interventionsprogramm werden, ähnlich wie im 18-monatigen Programm für Borderline-Persönlichkeitsstörungen, einer reflektierenden therapeutischen Arbeit vorangestellt. Allen et al. (2012) begründen die psychoedukative Eingangsphase mit der Stabilisierung des Patienten und der Festigung der therapeutischen Beziehung sowie der Vorbereitung auf ein vermehrt reflektierendes Arbeiten in der Behandlung.

Elemente der MBT-Kurzzeittherapie

Die MBT-Kurzzeittherapie umfasst die Arbeit mit Fotografien und Videosequenzen, das Verstehen und Bearbeiten fiktiver oder selbst erlebter Szenen aus dem Alltag des Patienten und den Übergang zur Szene des Hier und Jetzt in der Gruppe (einschließlich Therapeuten).

Es entstehen gemeinsam geschaffene narrative Ketten, die mit immer differenzierteren und komplexeren Eindrücken und Inhalten aller Beteiligten angereichert werden. Sie enthalten Schlussfolgerungen und Sinnzuschreibungen, die sich für die Patienten aus dem Wahrgenommenen ergeben.

Bei Patienten mit einer Ersterkrankung einer Schizophrenie kommt der intersubjektive Schwerpunkt der Mentalisierungsbasierten Psychotherapie besonders zum Tragen. In den in der Folge dargestellten Szenen und Sequenzen aus der stationären MBT-G lag der Fokus auf genau diesem Aspekt des Mentalisierens, der für die teilnehmenden Patienten eine Schwierigkeit darstellte. Hier ist von besonderer Bedeutung, dass MBT auf das Entschlüsseln von psychischen Prozessen, auf die Anregung zur ausführlichen Exploration des Erlebens sowie auf die Erarbeitung von alternativen Perspektiven der Wahrnehmung und Bewertung fokussiert. Die zum ersten Mal von Dennet (1987) formulierte Fähigkeit, eine mentalistische Interpretationsstrategie (»intentional stance«) einzusetzen, haben Bateman & Fonagy (2008) als »Reflexionsfunktion« operationalisiert. In der Mentalisierungsbasierten Psychotherapie gilt also das Hauptinteresse dem Wahrnehmen des »Selbst als Urheber« (self as agent) und nicht den Inhalten einer mentalen Repräsentation des Selbst. Diese Wahrnehmung ermöglicht es, dass die Selbstrepräsentation überhaupt erst auftauchen kann.

In den letzten Jahren sind die Möglichkeiten für therapeutische Interventionen bei Psychosen intensiv beforscht worden. Ein Behandlungskonzept, das in einer sehr frühen Phase der Erkrankung ansetzt und den Fokus auf Bindungs- und Mentalisierungsfähigkeit legt, kann das Erleben des Patienten in interpersonalen Beziehungen und die Einbindung in das gesellschaftliche Leben verbessern.

Mentalisierungsbasierte Gruppenpsychotherapie bei schizophrenen Psychosen
(Sachs & Felsberger 2013; adaptiert nach Fonagy & Bateman 2006 und Allen et al. 2012)

- Einführung in die Mentalisierungsbasierte Gruppenpsychotherapie (psychoedukative Phase)
- Einstieg »Etwas Erfreuliches/etwas Unerfreuliches«
- Übungen – Reflektieren über sich und andere anhand von fiktiven Szenen

- Übungen – Szenisches Verstehen anhand von Fotos oder Filmausschnitten – innerer Monolog
- Übungen und Gespräche über Szenen aus dem eigenen Alltag
- Verbindende Frage: Was würde ich gerne über einen anderen Gruppenteilnehmer wissen?

Szenen aus einer stationären Mentalisierungsbasierten Gruppenpsychotherapie bei ersterkrankten Patienten mit einer schizophrenen Psychose

Eine ausführliche Darstellung von Szenen einer stationären Mentalisierungsbasierten Gruppenpsychotherapie findet sich bei Sachs & Felsberger 2013, Felsberger 2014. In der folgenden Darstellung sollen beispielhaft wichtige therapeutische Aspekte und Übungen einer MBT-G für Patienten mit Schizophrenie herausgegriffen werden.

Der stationären Psychotherapiegruppe sind zwei Frauen und vier Männer zugewiesen (Patientin M., 18 Jahre; Patient T., 19 Jahre; Patient P., 20 Jahre; Patient D., 27 Jahre; Patient J., 30; Patientin C., 32 Jahre). Die Mentalisierungsbasierte Gruppenpsychotherapie mit drei Sitzungen pro Woche á 60 Minuten ist eingebettet in das standardmäßig strukturierte achtwöchige Therapieprogramm, das aus einer Kombination psychopharmakologischer, psychotherapeutischer und psychoedukativer Elemente besteht (Sachs & Felsberger 2013). In der Gruppenpsychotherapie interagierten die Patienten erfahrungsgemäß mit großer Zurückhaltung oder wie auf sich selbst zurückgeworfen. Wie ließen sich die Patienten in der zur Verfügung stehenden Zeit zu einem lebendigen Austausch bewegen? Die Gruppenanalytikerin fokussierte zunächst auf das »Sich-Einbinden und Anbinden« an die Gruppe und zwar mithilfe von einführenden MBT-Übungen. Dazu wurde ein Modell für MBT-Kurzpsychotherapie (Allen et al. 2012) verwendet, welches ausgehend von psychoedukativen Interventionen auf die Kernproblematik, die Schwierigkeiten zu Mentalisieren, fokussiert.

In der ersten Sitzung des achtwöchigen Therapieprogrammes fanden sich sechs Patienten in der »Mentalisierungsgruppe« ein. Die Teilnehmer waren neugierig, warum sie dieses Therapieangebot erhalten hatten und was »Mentalisieren« bedeutet. Es wurde mit einer kurzen psychoedukativen Phase begonnen. Grundlegende Informationen zum »Mentalisieren« und zu Möglichkeiten und Fallstricken des Missverstehens in Beziehungen wurden besprochen. Die Teilnehmer erfuhren, dass Missdeutungen auch normal sind, dass es erschwerende Bedingungen für das Mentalisieren gibt und wie daran gemeinsam gearbeitet werden kann. Zusätzlich erhielten sie eine Einführung in die Gruppenpsychotherapie. Die Patienten wurden gefragt: In welchen Gruppen waren Sie im Laufe ihres Lebens oder sind Sie derzeit? Welche Erfahrungen haben Sie in diesen Gruppen gemacht?

Es fiel den Teilnehmern nicht leicht, sich in ein Gruppengespräch einzubinden. Um den Einstieg zu erleichtern, begann die Gruppentherapeutin die Sitzungen regelmäßig mit einem »Eisbrecher«, in der jeder Teilnehmer etwas Erfreuliches oder Unerfreuliches der letzten Tage berichten konnte (»Something good and something bad«, *Mentalization-based Group Interventions for Adolescents.* Malberg NT, Anna Freud Centre, Course Script). Die Teilnehmer konnten das

Wort auch an den nächsten weitergeben. Sie thematisierten die Beiträge kurz durch Rückfragen und manchmal erwuchs daraus ein Thema für die Gruppensitzung. So konnten sie feststellen, dass kein Beitrag zu unwichtig ist, um geäußert zu werden und dass sich das augenblickliche Befinden oft aus positiven und negativen Tönen zusammensetzt. Es ermöglichte ihnen zu erleben, dass die anderen sehr ähnliche, aber auch andere Erfahrungen im Alltag machen und das wirkte sich rasch entängstigend aus. Anfangs äußerten die Teilnehmer Befürchtungen oder die Überzeugung, dass ihr Beitrag zu banal gewesen sei, dass sie die anderen damit gelangweilt hätten. Die Teilnehmer wurden ermutigt, dies in der nächsten Gruppensitzung zum Thema zu machen.

Fallbeispiel
Einübung in Mentalisieren bei schizophrenen Patienten
Patient D. schilderte in der »Eisbrecher«-Runde eine für ihn sehr unerfreuliche Szene vom Wochenende, wo er mit seinem Vater zum Essen in einem Restaurant gewesen war und dieser ihn neugierig zu seinem Befinden befragte. Patient D. habe nicht verstanden, warum der Vater so genau Bescheid wissen wollte und war überdies sehr besorgt, dass der Kellner das Gespräch mitverfolgt und ihn daraufhin missbilligend angesehen habe. Er sagte, diese Situation sei ihm sehr unangenehm gewesen und wenn er darüber nachdenke, mache es ihm Angst. Die anderen Gruppenmitglieder brachten verschiedene Rückmeldungen ein, z. B. bezüglich möglicher Motive des Vaters, so viel nachzufragen. Nach der Sitzung, in der sich fast alle rege zu seinem Beitrag geäußert hatten, kam D. auf die Gruppentherapeutin zu und fragte, ob das, was er erzählte habe, nicht zu banal gewesen sei und die anderen furchtbar gelangweilt habe. Die Gruppentherapeutin fragte ihn, warum er das denke, ob er eine bestimmte Beobachtung in der Gruppe gemacht habe. Die Therapeutin wollte ihn mit dieser Befürchtung nicht bis zur nächsten Sitzung alleinlassen. Sie antwortete, dass sie hätte nachfühlen können, wie es ihm gehe, aber sie hätte auch beobachtet, dass die anderen aufmerksam zugehört und zahlreiche Rückmeldungen eingebracht hätten. Patient D. meinte, dass ihn das erleichtere. Patient D. sprach (mit einem Unterstützung suchenden Blick zur Therapeutin) seine Sorge in der nächsten Sitzung an. Auch Patientin C. brachte daraufhin ihre Befürchtung ein, sie könnte etwas erzählen, was nicht in die Gruppe gehöre, was zu banal sei. Zu hören, dass es anderen auch so erging, beruhigte sie.

Ein Prinzip des MBT ist das kleinschrittige Vorgehen, das vorschnellen, nicht mentalisierenden Schlüssen (»Jumping to conclusions«) entgegenwirken soll. Bevor in ein freieres Gruppengespräch über das eigene Erleben übergegangen wurde, sollten zwei Übungen aus der MBT-Kurzzeittherapie die Patienten dabei unterstützen, die Aufmerksamkeit weg von sich, von möglicherweise überwältigenden Ängsten zu lenken, um dadurch besser in den reflektierenden Modus zu kommen.

Folgende fiktive Szene und Aufgabenstellung wurde von der Therapeutin geschildert: A und B haben sich verabredet, B kommt 30 Minuten zu spät (und ist per Telefon nicht erreichbar). Reflektieren Sie darüber, was in A und B vor sich geht. Sie sind A/B: Wie geht es Ihnen beim Warten? Was denken Sie über sich während dieser Zeit? Was denken Sie über B/A? Was glauben Sie, denken B/A? Wie reagieren Sie, wenn B schließlich kommt? Wie verhält sich B?

Im Gruppengespräch tendierten die Teilnehmer ähnlich rasch zu voreiligen Schlüssen, wie z.B. »B hat sicher was Besseres vor« oder »B kommt nicht, also fahre ich nach Hause«. Die Teilnehmer waren erstaunt, wie unterschiedlich sie die Szene aufgefasst und interpretiert hatten und zu welch unterschiedlichen, aber auch ähnlichen Reaktionen das geführt hatte. Das Material bietet sich gut an, um »ungestört« und ohne zu große emotionale Beteiligung am Prozess zu arbeiten. In der Folge wurde an ähnlichen Szenen aus dem Alltag gearbeitet. Beispiel: Ich sehe einen Mitpatienten mit finsterem Gesichtsausdruck am Gang. Welche Schlüsse ziehe ich daraus? Wie wirken sich diese auf meine Befindlichkeit und auf mein Verhalten aus? Was schließe ich aus den eigenen Reaktionen oder den Reaktionen der anderen? Wie geht es mir dann?

In einer weiteren Übung wurde gemeinsam eine Szene in einem Bild betrachtet, in der eine Gruppe von Kindern ein an ihnen vorbeistolzierendes Mädchen beobachtet. Die im Bild festgehaltenen Gesichter und Körperhaltungen veranlassen zu Interpretationen über Gedanken, Gefühle, Wünsche, Befürchtungen der Kinder und deren Beziehungen untereinander. In dieser Übung wurde mit dem Verfassen von inneren Monologen begonnen, um nicht gleich einem möglicherweise ängstigenden Austausch ausgesetzt zu sein (Sage ich etwas zu Banales, etwas Falsches?). Die Teilnehmer versuchten, sich in eines der Kinder hineinzuversetzen und notierten einen möglichen inneren Monolog zum abgebildeten Moment. Danach lasen sie ihre Monologe einander vor, das Material wurde für das Gruppengespräch mit folgenden Themen verwendet: Was geht in diesem Kind vor? Wie erlebt es die Szene? Was denkt es? Mit welchem Gefühl betrachtet es das vorbeistolzierende Mädchen – mit Bewunderung, Neid, Ärger, Vergnügen, …? Woraus kann das alles erschlossen werden – aus dem Gesichtsausdruck, der Körperhaltung? Welche Atmosphäre vermittelt das Bild? Die Gruppe war einige Sitzungen lang mit diesem Bild und den Interpretationen beschäftigt. Die Gruppenteilnehmer waren erstaunt darüber, wie viele Blickwinkel es in der Gruppe gegeben habe. Es war spürbar, wie sehr dies die Teilnehmer neugierig auf die Sicht der anderen gemacht hatte. Es ging weniger um konkrete Inhalte, die man auch aufgreifen und deuten und mit biografischen Ereignissen der Patienten in Verbindung bringen könnte. Vielmehr ging es darum, den eigenen mentalen Prozessen während einer Begegnung auf der Spur zu sein und diese mit dem jeweiligen Befinden in Verbindung zu bringen. Dies geschah zunehmend im Hier und Jetzt, indem reflektiert wurde, was die Gespräche in den Gruppenteilnehmern auslösten.

In der nächsten Sitzung berichtete Patient D. in der »Eisbrecher«-Runde (»Etwas Erfreuliches oder Unerfreuliches«), er habe am Wochenende in der U-Bahn geübt und versucht, die Gesichter und Blicke der ihm gegenüber Sitzenden in ähnlicher Weise zu interpretieren. Dabei habe er überlegt, was die anderen in der Gruppe dazu sagen würden. Früher hätten ihn seine Gedanken in so einer Situation in Angst versetzt. Diesmal sei es ihm aber gelungen, verschiedene Blickwinkel wie in der Gruppe einzunehmen und das habe er als sehr entlastend empfunden.

Als weitere Übung wurden die Teilnehmer von der Gruppentherapeutin eingeladen zu überlegen, ob sie von einem der anderen Gruppenteilnehmer etwas in Erfahrung bringen möchten, da sie nie direkt Fragen aneinander richteten. Patient T. meinte dazu später, dass er diese Übung als hilfreich erlebt habe. Er hätte es sonst nicht gewagt, Patient J. genauer zu seinen Symptomen zu befragen. In dessen Schilderungen hatte er sich wiedergefunden und mit eigenen Erlebnissen Bezug darauf nehmen können. Es sei für ihn beruhigend gewesen, mit seinen Symptomen nicht allein zu sein.

Zunehmend ersetzten Szenen aus dem eigenen Alltag der Teilnehmer die gezielten Übungen in der gemeinsamen Reflexion. Die Teilnehmer wurden im Verlauf der Therapie auch mutiger, diese von sich aus einzubringen.

Fallbeispiel
Mentalisieren in der Gruppe schizophrener Patienten
Patientin M., die in der Öffentlichkeit nicht aus Gläsern oder bereits geöffneten Flaschen trinken konnte, da sie befürchtete, jemand könnte dem Getränk eine Droge beigemischt haben, berichtete von einem Ereignis am Wochenende. Sie saß mit einer Freundin im Kaffeehaus und bestellte ein Getränk. Die Theke war ihr nicht einsichtig und sie konnte den Kellner nicht dabei beobachten, wie er das Getränk einschenkte. Die Vorstellung, er könnte ihr etwas ins Getränk gemischt haben, drängte sich so mächtig und ängstigend in den Vordergrund, dass sie nicht in der Lage war, aus dem Glas zu trinken, obwohl sie eigentlich wusste, dass das nicht sein könne. Die Therapeutin forderte die Gruppe auf, in ähnlicher Weise wie in den Übungen vorzugehen. Die anderen Gruppenmitglieder reflektierten nun, wie sich Patientin M. gefühlt haben mochte, was vielleicht in ihr vorgegangen sei. Sie dachten auch nach über mögliche Motive des Kellners, jemandem Drogen ins Getränk zu mischen. Patientin C. meinte: »Warum sollte ein Kellner das tun, da riskiert er doch seinen Job, wenn der Gast dann umkippt?« Patient P. sagte: »Warum sollte er einer Unbekannten seine teuer bezahlten Drogen heimlich ins Getränk mischen? Die konsumiert er doch selbst oder verkauft sie.« Patientin M. brachte sich auch ins Gespräch ein und stellte fest, dass sie das so noch nicht gesehen habe. Später am Ende ihres stationären Aufenthaltes meinte sie, sie habe es als sehr hilfreich erlebt, der Gruppe beim Reflektieren ihrer Kaffeehausszene zuzuhören und erlebte die Konfrontation mit anderen Blickwinkeln als sehr entlastend. Sie sagte: »Ich habe das nie zu Ende gedacht.«

Schließlich wurden auch Übungen für das Reflektieren des therapeutischen Prozesses eingesetzt: Stellen Sie sich vor, diese Szene hier und jetzt ist eine Momentaufnahme, wie ein Foto, das interpretiert werden kann. Wie ist die Atmosphäre dieses Moments? Wie mag es M. ergehen, wenn sie das erzählt? Wie ergeht es mir beim Zuhören? Patient D. bedauerte nach acht Wochen, dass die Gruppentherapie nun ende. Vor allem die Arbeit mit den Bildern und zu hören, wie unterschiedlich die Betrachter ein Bild sehen konnten, habe er als sehr nutzbringend erlebt. Patient P. fand die Frage-Übung hilfreich, er hätte sonst niemanden zu fragen gewagt. Die Gruppe hat sich also in relativ kurzer Zeit von einer sehr leiterzentrierten Interaktionsform zu einer Gruppe mit reger teilnehmerzentrierter Kommunikation entwickelt.

Patientin M. gelang es nach dem Klinikaufenthalt, ihre Vergiftungsängste und ihre Zwangsgedanken sowie ihr regelmäßiges Hyperventilieren abzulegen. Sie führte dies auf die Arbeit in der MBT-Gruppe zurück. Zuhause half es ihr, die Argumente der Gruppenmitglieder auf ein Plakat zu schreiben und gut sichtbar in ihrem Zimmer aufzuhängen. In der Gruppe habe sie sich außerdem sehr wohl gefühlt und sie habe die Rückmeldungen der Kollegen gut annehmen können (»Denen habe ich das abnehmen können!«). Es würde ihr heute noch helfen, sich mögliche andere Blickwinkel der früheren Gruppenteilnehmer vorzustellen. Danach könne sie eine unangenehme Situation in Ruhe durchdenken. Jahrelang war sie durch ihre Erkrankung in ihren schulischen Leistungen sehr stark eingeschränkt gewesen und hatte schon einen Schulabbruch für unvermeidlich gehalten. Nach der Therapie gelang es ihr, die Schule abzuschließen und eine Hochschulausbildung zu beginnen.

9.4 Gruppenpsychotherapie bei Patienten mit Borderline-Störungen

Zur Behandlung von Borderline-Patienten gibt es mittlerweile eine umfassende Literatur und verschiedenste Therapien (vgl. Damann & Janssen 2007, Dulz et al. 2011). Neben den psychoanalytischen Verfahren wie psychoanalytischer Psychotherapie nach Kernberg, psychoanalytisch-interaktioneller Therapie nach Heigl-Evers und psychoanalytisch-systemischer Therapie nach Fürstenau werden für Borderline-Patienten Verhaltenstherapie, Traumatherapie und systemische Therapie angeboten (vgl. Janssen 1994). Die analytische Gruppenpsychotherapie ist also eine Psychotherapie unter vielen. Bei keiner anderen Patientengruppe ist die Frage der differenziellen Indikationsstellung, also die Frage, welches Psychotherapieverfahren eingesetzt werden soll, so komplex wie bei den Borderline-Patienten. Da die Auffassungen zur Borderline-Störung verschieden sind, soll hier kurz aus psychodynamischer Sicht auf unser Verständnis eingegangen werden.

9.4.1 Psychodynamik der Borderline-Persönlichkeitsstruktur

Zusammenfassend zeigen diese Patienten folgende psychodynamischen Charakteristika (Janssen 2000, 2007):

- Sie haben instabile Selbstbilder und kontrastierende, widersprüchliche Identitäten und weisen einen Mangel an beruhigenden und haltenden Introjekten auf.
- Sie haben einen Mangel an Differenzierung der Selbst-Objekt-Grenzen, insbesondere bei intensiven affektiven Beziehungen.
- Sie zeigen spezielle Abwehrformen, wie Spaltungen, projektive Identifikationen, primitive Idealisierungen, Entwertungen, Verleugnungen und Somatisierungen.
- Sie haben Impulskontrollstörungen, Somatisierungen, ein primitives Über-Ich und Störungen der psychosexuellen Entwicklung.

Diese zentralen psychodynamischen Charakteristika machen den Borderline-Patienten, insbesondere im Vergleich zu den neurotischen Patienten, erhebliche Probleme in der Abgrenzung der inneren von der äußeren Welt. Die inneren Vorgänge werden auf die Objekte und die äußere Welt verlagert. Insbesondere Abwehrvorgänge wie Spaltungen und projektive Identifikationen, Überidealisierungen und Entwertungen bekommen über die Externalisierung einen interpersonalen Charakter.

Wenn die Diagnose einer Borderline-Persönlichkeitsstruktur auf niedrigem oder höherem Niveau feststeht, ist zunächst zu differenzieren, ob eine ambulante oder stationäre Behandlung indiziert ist. Bei manchen Patienten ist die Selbst- bzw. Fremdaggressivität so ausgeprägt oder sind Symptome so einschränkend, dass eine stationäre Behandlung wegen der Schutzfunktion, die der stationäre Raum bietet, notwendig wird. Im Wesentlichen handelt es sich um Patienten mit Suizidalität, Drogenmissbrauch, Selbstschädigungen und psychotischen wie paranoiden Dekompensationen. Wiederum andere Patienten sind aufgrund Ich-struktureller Defizite nicht in der Lage, an einer kontinuierlichen ambulanten Behandlung teilzunehmen. Ihr Ich ist so erheblich gestört, dass auch modifizierte ambulante Behandlungen, auch Gruppenpsychotherapien, nicht durchführbar sind. Die Gründe liegen bei manchen Patienten darin, dass sie sich nicht auf ein regelmäßiges Setting einlassen können, d. h. sich auf einen Therapeuten oder eine Gruppe beziehen können. Zudem ausagieren diese Patienten pathologische Objektbeziehungen innerhalb des sozialen Umfelds in einem Ausmaß, dass die Bearbeitung in einem therapeutischen Setting, so z. B. in der Gruppe, nicht möglich ist. Wir empfehlen deswegen, das Umfeld in die Therapie unmittelbar miteinzubeziehen.

Des Weiteren ist bei Borderline-Störungen eine Diagnose der sozialen Situation erforderlich. Nur manche Borderline-Patienten sind sozial integriert, bei den meisten Borderline-Patienten sind die Sozialbezüge zerstört, sodass eine stationäre Aufnahme erforderlich ist, um eine weitere Desintegration des sozialen Rahmens zu verhindern. Neben der Indikationsstellung für ambulante bzw. stationäre Psychotherapie ist es bei allen Borderline-Patienten erforderlich, eine multimodale Therapie einzusetzen. Neben psychotherapeutischen Maßnahmen wie z. B. der Gruppenpsychotherapie können soziotherapeutische Maßnahmen und psychopharmakologische Behandlungen indiziert sein (► Kap. 8.1).

Die interpersonale Inszenierung der Borderline-Pathologie in Gruppen ist systematisch untersucht worden. Spezifische Merkmale von Borderline-Inszenierungen sind (vgl. Janssen 2000):

- Borderline-Patienten zeigen einen geringen Widerstand gegen die Entfaltung der Objektbeziehungsmuster in der Übertragung. Sehr schnell werden auch frühe Objektbeziehungsmuster auf Personen innerhalb der Gruppe oder auf den Therapeuten übertragen.
- Borderline-Patienten neigen dazu, ihre Reinszenierungen durch Handlung, Interaktion, Somatisierung, durch die Herstellung von Notsituationen, Suizidversuche, Selbstschädigungen, Alkoholabusus oder auch Zerstörung des therapeutischen Settings und der therapeutischen Beziehung auszudrücken.

- Die in den therapeutischen Beziehungen entfalteten Objektbeziehungsmuster bekommen einen »realistischen« Charakter, sodass der Als-ob-Charakter der Übertragungsbeziehung verloren geht. Borderline-Patienten neigen dazu, Auslöser in der jeweiligen therapeutischen Situation zu nutzen und sie in Übertragungen miteinzubeziehen.
- Sie neigen dazu, sich harmonisch mit Mitpatienten in der Gruppe zu Subgruppen zu verbinden, das sog. »Grouping-Phänomen« (Janssen 1987). Solche Gruppierungen sind spannungsfrei und dienen der Abwehr von Aggressivität, die auf andere innerhalb oder außerhalb der Gruppe projiziert wird.

9.4.2 Ambulante und stationäre Gruppenpsychotherapie mit Borderline-Patienten

Die meisten Erfahrungen in der psychodynamischen Psychotherapie mit Borderline-Patienten liegen im stationären Setting vor. Einige Autoren berichten über die Behandlung von Borderline-Patienten in ambulanten Gruppenpsychotherapien. Eine Zusammenfassung der Arbeiten aus dem Amerikanischen, die überwiegend eine Kombination von Einzel- und Gruppentherapie vorschlagen, findet sich in Roth et al. (1990). Hier sollen besonders die hilfreichen und nutzbringenden Aspekte herausgegriffen werden, die wir unter Zugrundelegung der Literatur für Borderline-Patienten in der *ambulanten Gruppenpsychotherapie* herausarbeiten konnten, die aber weniger aus der empirischen Forschung begründet werden. Erfahrungen mit der Behandlung von Borderline-Störungen in ambulanten Gruppen wurden beschrieben von Battegay et al. (1992), Munroe-Blum (1992), Resnik (1999) und Zulueta & Mark (2000). Sie berichten über analytische Gruppenpsychotherapien bzw. Gruppenanalysen nach dem Standardverfahren (nicht von modifizierten Gruppenpsychotherapien), teilweise auch in Verbindung mit Einzelpsychotherapie.

Folgende Aspekte einer ambulanten Gruppenpsychotherapie sollen für die Patienten mit Borderline-Störungen hilfreich sein:

- Das Realitätsprinzip ist in der therapeutischen Gruppe mit einer höheren Intensität repräsentiert als in der dyadischen Therapie. Besonders bei Borderline-Patienten mit aggressiven Impulsdurchbrüchen und angesichts der Schwierigkeiten der Borderline-Patienten, ihre innere Welt von der äußeren Realität abzugrenzen, kann die die Realität repräsentierende Gruppe regressive Prozesse therapeutisch nutzen.
- Die Gruppe entwickelt nach einiger Zeit Normen über das Verhalten in der Gruppe und ein Wertesystem. Diese Normen sind für den Über-Ich-schwachen Borderline-Patienten ein stabilisierender Faktor. Die Gruppennormen geben ihm einen Halt und unterstützen ihn darin, mit seinen Bedürfnissen und Impulsen umzugehen. Die Gruppe insgesamt kann diese Funktion übernehmen, aber auch einzelne Patienten aus der Gruppe können als Identifikationsobjekt dienen.
- Die Gruppe kann für den Ich-schwachen Borderline-Patienten stellvertretend Ich-Kontrollfunktionen übernehmen. Ausübungen sozialer Rollen in der

Gruppe, das häufige Feedback, die Prozesse des sozialen Lernens in der Interaktion (wie sie besonders in heterogenen Gruppen vorkommen) verhelfen dem Ich des Borderline-Patienten zur Stabilität.

- Bei handelnden Reinszenierungen der Borderline-Patienten können das Feedback und die Konfrontationen der Gruppenmitglieder helfen, die Reinszenierung zu erkennen und durchzuarbeiten. Die Gruppenmitglieder sind also »Mittherapeuten«.
- Borderline-Patienten suchen in der Gruppe einen engen Kontakt mit einigen Mitpatienten, dadurch kann ihr Selbst stabilisiert werden im Sinne des oben beschriebenen »Grouping-Phänomens«. Die Wiederholung fusionärer Beziehungsmuster mit Mitpatienten und nicht mit dem Therapeuten hilft dem Leiter, die Beziehungskonstellationen in der Gruppe mit einer gewissen Distanz zu bearbeiten. Solche Konstellationen können eine Nahtstelle für die Therapie der Borderline-Patienten sein.

Wir setzen gemäß unserem Gruppenkonzept (▸ Kap. 1.4) besonders auf die haltenden Ich-Funktionen und Containing-Funktionen der Gruppe, die der Borderline-Patient so dringend braucht. Auf diese Weise kann er seine Beziehungsmuster, die sehr affektgeladen sind, besser bearbeiten, als dies in manchen Einzelsettings der Fall ist. Andererseits kann die Gruppe aber auch zum verfolgenden, bösen Objekt werden und damit die therapeutische Beziehung infrage stellen. Nach der Auffassung der meisten psychodynamisch orientierten Gruppenpsychotherapeuten sollen die Patienten nicht in homogenen Gruppen zusammengefasst werden, da andere neurotische Patienten in der Gruppe wichtige Korrekturfaktoren sind (vgl. König & Kreische 2000). Eine Ausnahme sind stationäre Psychotherapien, insbesondere in größeren Einheiten, in denen auch Borderline-Patienten in einer homogenen Gruppe zusammengefasst werden. Dulz & Schneider (1995) empfehlen, sechs Borderline-Patienten in einer Gruppe zusammenzufassen und kürzere Sitzungen von 60 Minuten drei- bis viermal pro Woche durchzuführen. Dies lässt sich aber nur in großen psychiatrisch-psychotherapeutischen Einrichtungen realisieren.

Bei den erheblich Ich-gestörten Borderline-Patienten wird von manchen Gruppenpsychotherapeuten ein regressives Vorgehen skeptisch betrachtet. Viele meinen, man sollte sich eher supportiv und strukturgebend verhalten. Alle sind der Auffassung, dass ein aktives Therapeutenverhalten notwendig ist. Eine Methode, die das aktive Therapeutenverhalten herausstellt, ist die psychoanalytisch-interaktionelle Therapie, wie sie von Heigl-Evers & Heigl (1983) für die Einzel- und Gruppenpsychotherapie entwickelt wurde (vgl. Kap. 1.2 und Kap. 1.5.1) oder die Mentalisierungsbasierte Gruppenpsychotherapie (▸ Kap. 1.5.2), wie sie für schizophrene Patienten (▸ Kap. 9.3) beschrieben wurde (siehe auch das Manual »Mentalization-based group therapy [MBT-G]« von S. Karterud [2015]).

In der psychoanalytisch-interaktionellen Therapie übernimmt der Therapeut in gewissem Sinne Hilfs-Ich-Funktionen. Er ist also vielmehr ein interaktionelles Gegenüber und lässt sich nicht in regressive Übertragungsmanifestationen, etwa im Sinne von Selbstobjektübertragungen, verwickeln. Der antwortende Interventionsmodus des Therapeuten ist entwicklungsfördernd. Dadurch wird eine stärkere Differenzierung und Trennung von Selbst und Objekt erreicht – im Gegensatz zum Wunsch des Patienten nach Ungetrenntsein und Verschmelzen in der Übertragung. Dem Patienten wird vor Augen gehalten, dass sein interpersonelles Verhalten dysfunktional ist und er die Grenzen des anderen, des Therapeuten, beachten muss. Ziel ist, reifere Objektbeziehungen zu entwickeln und sich mit dem Therapeuten identifizieren zu können. Der Therapeut ist also mehr ein reales, verlässliches Objekt, das der Patient testen und prüfen kann. Gelingt der therapeutische Prozess, so kann der Patient diese Interaktionserfahrungen mit dem Therapeuten internalisieren und so sein Ich stärken. In dieser Wendung von der Deutung der Übertragung zur interaktionellen Antwort liegt eine grundsätzliche Veränderung psychodynamischer Psychotherapieansätze, deren Wirkung z. B. bei Borderline-Patienten nachgewiesen wurde (Leichsenring et al. 2007).

Stationäre psychodynamische Gruppenpsychotherapie ist in den psychoanalytisch begründeten Settings sicher die am häufigsten in Deutschland angewandte Methode. Das regressionsfördernde Milieu beschleunigt die Inszenierung der Borderline-Abwehrmechanismen, was nach unseren Erfahrungen nutzbringend für die Psychotherapie sein kann. In der amerikanischen Literatur werden hierzu nur ganz wenige Stimmen laut, meistens wird eine langfristige stationäre Behandlung für diese Patienten kritisch gesehen (vgl. Gabbard 1990). In England ist es besonders das Cassel-Hospital, das solche Langzeitbehandlungen durchführt (Skogstad & Hinshelwood 1998, Skogstad 2010). Die Grundsätze unserer stationären psychoanalytischen Gruppenpsychotherapie in Kombination mit Einzeltherapie, therapeutischer Gemeinschaft und kreativen und bewegungstherapeutischen Verfahren sind in Kap. 7 beschrieben worden. Hier soll nur die Strategie der Behandlung der Borderline-Patienten dargestellt werden. Sie orientieren sich an der Übertragungsfokussierten Psychotherapie, wie sie von Kernberg u. a. entwickelt wurde (Clarkin et al. 2001) und wie wir sie in der Abteilung für Psychosomatische Medizin und Psychotherapie der LWL-Klinik in Dortmund für die stationäre Behandlung modifizierten (Janssen 1990a, 2000, Janssen & Martin 2001, Janssen et al. 2007). Zunächst ist eine kurze Zusammenfassung der Übertragungsfokussierten Psychotherapie nach Clarkin et al. (2001) notwendig, damit die Modifizierungen im stationären Rahmen erkennbar sind.

Kernberg hat nicht von Anfang an von einer Übertragungsfokussierten Psychotherapie gesprochen (Kernberg 1979). Er sprach von einer Weiterentwicklung der psychoanalytischen Therapie zur speziellen Behandlung der Borderline-Störung (Kernberg 1981c, 1999). Sein Hauptaugenmerk lag auf der Bearbeitung der primitiven Übertragungsform, insbesondere der negativen. Er war der Auffassung, dass auch mit Übertragung im Hier und Jetzt, mit Regression und mit Deutung zu arbeiten sei. Ziel sei die Integration abgespaltener Selbst- und Objektrepräsentanzen, sodass das Selbst wieder kohärent sein und damit auch eine Objektkonstanz erreicht werden könne. Die zentrale Methode, die er später als Übertragungsfokussierte Psychotherapie bezeichnete, ist die Bearbeitung der Übertragung, verstanden als Externalisierung von internalisierten Objektbeziehungen (sog. Dyaden). Diese Übertragungen sind insbesondere durch Spaltungen und projektive Identifikation gekennzeichnet. Die Übertragungsfokussierte Psychotherapie ist ein Verfahren, welches das mehr hierarchische, behaviorale Vorgehen z. B. in Bezug auf Kontrakt, Setting, Umgang mit Selbstverletzungen und Umgang mit Situationen, in denen die therapeutische Neutralität aufgehoben wird, zusammenführt mit den Vorteilen eines psychodynamischen deutungs-, übertragungs- und gegenübertragungsorientierten Vorgehens. Des Weiteren soll es in einem gewissen Sinne manualisiert werden. Die Therapeuten sollten festgelegt und auch dahingehend überprüft werden, ob sie das Therapiekonzept einhalten.

Das Verfahren folgt einem strukturierten Vorgehen und ist in Phasen unterteilt. Die erste Phase ist die *diagnostische Phase*, in der die Strukturdiagnostik nach Kernberg im strukturierten Interview erfasst wird (Kernberg 1981b). Die Strukturdiagnostik bezieht sich auf die Fähigkeit zur Realitätsprüfung, auf die Erfassung der Abwehrmechanismen und der Selbst- und Objektbeziehungen im Hinblick auf eine mögliche Identitätsdiffusion. Sie bezieht auch die Frustrationstoleranz ein sowie den Umgang mit Sexualität, Intimität und Aggression. Die nächste Phase ist die der *Therapievereinbarung*, die einen längeren Zeitraum umfasst. Üblicherweise werden die Behandlungsfrequenz, die Stundentermine, die Bezahlung, das Ausfallhonorar usw. geregelt. Im Allgemeinen entspricht diese Therapievereinbarung der in der psychodynamischen Psychotherapie. In einer speziellen Therapievereinbarung jedoch werden die besonderen Schwierigkeiten herausgearbeitet, die die Therapie gefährden könnten, wie z. B. suizidales und selbstschädigendes Verhalten, Mordimpulse, fehlende Mitarbeit, Substanzmissbrauch, unkontrollierte Essstörungen, exzessive Telefonanrufe und weitere Probleme, die eine Fortsetzung der Therapie infrage stellen können. Hierauf soll der Therapeut besonders eingehen und mit dem Patienten Vereinbarungen treffen, wie damit umzugehen ist.

Die *Behandlungstechnik* der übertragungsfokussierten Therapie orientiert sich an den drei Kanälen des therapeutischen Zugangs:

- Verbale Kommunikation
- Handlung und Affekt des Patienten
- Gegenübertragungsgefühle des Therapeuten

In der stationären Behandlung ist dies die interaktionelle, handelnde Inszenierung, wie wir sie in Kap. 7.3.1 beschrieben haben. Die strategischen Prinzipien, die Clarkin et al. (2001) beschrieben, kann man in der stationären Therapie nur begrenzt einhalten. Wir orientierten uns zwar an dem strategischen Prinzip der Ermittlung von Dyaden, jedoch sind diese Dyaden im multipersonalen Raum der stationären Gruppe verteilt. Das Grundprinzip der Übertragungsfokussierten Psychotherapie, die Erfassung der *dominierenden Objektbeziehungen* und deren Bearbeitung, behalten wir bei.

Auf der Basis unserer langjährigen Erfahrungen mit der Reinszenierung der Borderline-Pathologie im stationären Rahmen haben wir eine Kombination von einsichtsorientierter, übertragungsfokussierter und supportiver Therapie in Anlehnung an die Therapie Kernbergscher Prägung entwickelt. Die Spezifität der

Behandlungsstrategien im psychotherapeutischen Umgang mit den Borderline-Patienten ist folgendermaßen zu charakterisieren:

- Von Beginn der stationären Behandlung an braucht der Borderline-Patient einen festgelegten, stabilen Behandlungsrahmen. Er ist in den Teamsitzungen zu besprechen und dem Patienten verbindlich mitzuteilen. Manchmal sind auch schriftliche Vereinbarungen erforderlich. Eine feste Struktur, die von außen gesetzt wird und die klare Vereinbarungen zur Teilnahme am Behandlungsangebot enthält, ist vorrangig vor einsichtsfördernden Interventionen.
- Da Borderline-Patienten zum Rückzug aus Beziehungen neigen, sollen die Therapeuten im Team aktiv Beziehungen herstellen und nicht abwartend und zurückhaltend sein.
- Den Inszenierungen negativer Übertragungen muss im Team durch Aufrechterhaltung der Rahmenbedingungen begegnet werden. Dieses »Containment« ist eine große Herausforderung für die therapeutische Haltung des Teams. Vor allem bei aggressiven Attacken auf Teammitglieder verhält sich das Team häufig defensiv, zieht sich zurück, verstößt den Patienten oder isoliert das Teammitglied, das negative Gegenübertragungsreaktionen zeigt.
- Gerät der Patient in eine psychotische Übertragung, d. h. bricht die Realitätsprüfung zusammen, sind gemeinsame Wirklichkeitsgrenzen herzustellen. Diese Interventionsform bedeutet, die Welt des Patienten – seine Wahrnehmung – von der des Therapeuten abzugrenzen aber beide Sichtweisen gelten zu lassen.
- Selbstdestruktives Verhalten (suizidales, selbstschädigendes, süchtiges) kann von Borderline-Patienten häufig nicht kontrolliert werden. Insbesondere werden die Konsequenzen aus den Aktionen nicht bedacht. Darum muss das Team frühzeitig selbstdestruktive Tendenzen und Aktionen gegen den Therapierahmen ansprechen.
- Die handelnden Inszenierungen des Borderline-Patienten symbolisieren seine externalisierte Innenwelt. Da die Handlungen Ich-synton sind und die Motivation zur Handlung dem Patienten nicht bewusst ist, sind sie durch Klarifikationen dem Patienten zugänglich zu machen. Am aktuellen Erleben im Hier und Jetzt lassen sich häufig die Wurzeln für handelnde Inszenierungen erhellen.
- Grenzsetzende Interventionen sind im Laufe des Behandlungsprozesses dann erforderlich, wenn der Patient die Therapievereinbarungen nicht einhält, sich suizidale Impulse zeigen, süchtiges Agieren oder selbstschädigendes Verhalten auftritt. Der Patient ist aufzufordern, zu verbalisieren, statt zu agieren.
- Insbesondere bei aggressiven Attacken auf das Team werden im Team Gegenübertragungsreaktionen ausgelöst, die zu einem Gegenübertragungsagieren führen können. Deswegen ist es erforderlich, dass das Team in einer regelmäßigen Beratung und Supervision seine Gegenübertragungsreaktionen analysiert und reflektiert. Jedes Team hat seine Grenzen, Hass und Wut zu tolerieren. Die Bedrohung seiner Identität und die jedes Einzelnen setzt ihm Grenzen. Gegenübertragungsagieren ist dann nicht zu sanktionieren, sondern konstruktiv für den therapeutischen Prozess des Patienten zu nutzen.

An zwei Fallbeispielen soll gezeigt werden, welche Borderline-Patienten von einer Gruppenpsychotherapie in der stationären integrativen psychoanalytischen Therapie, wie sie in ▶ Kap. 7.3 beschrieben wurde, unter Berücksichtigung dieser Behandlungsstrategien profitieren. Eine empirische Untersuchung an dem Behandlungsverlauf von 96 Patienten hat Martin (2002) publiziert.

Fallbeispiel
Behandlungsverlauf von Patienten mit einer Borderline-Störung

(1) Der 35-jährige Patient wurde wegen zahlreicher neurotischer und psychosomatischer Beschwerden sowie kurzer psychotischer Episoden stationär behandelt. Er projizierte seine starken aggressiven inneren Spannungen auf Therapeuten und Mitpatienten und erlebte sie als böse, mächtig, gewaltig, ihn vernichten wollend bis zur paranoiden Realitätsverkennung oder Übertragungspsychose. Diese projektive Abwehr zeigte sich besonders in der stationären Gruppenpsychotherapie und in seinem Umgang mit den Schwestern, aber auch in der Musiktherapie. Dort z. B. fühlte er sich nach einer ersten homophonen Einheitssuche mit der Musiktherapeutin frustriert und zurückgewiesen und reagierte paranoid mit Abbruch der Therapie. Den Schwestern gegenüber behauptete er, sie würden ihn verfolgen, ihn mit ihren Hinweisen auf Einhaltung von Therapie- und Stationsregeln quälen. Die Schwestern wiederum erlebten ihn wie ein wütendes, schreiendes, willkürlich forderndes Kind, das bei Versagungen oder Hinweis auf Grenzen brüllte, tobte und drohte. In der Gruppe terrorisierte er die Mitglieder und den Therapeuten oder verließ immer wieder fluchtartig und Türen schlagend die Gruppe. Der Vorteil der stationären Behandlung bei einem solch schwierigen Patienten lag im multipersonalen Beziehungsangebot. Dieses rettete die Therapie des Patienten. Denn zur Einzeltherapeutin hatte er eine positive, bindende Beziehung entwickelt. Er idealisierte sie, verhielt sich bei ihr wie ein kleiner Junge, der lieb sein wollte. Er wünschte sich, dass sie ganz für ihn da sei. Diese Beziehung konnte auch Trennung ertragen, z. B. den Urlaub der Therapeutin. Die Einzeltherapeutin war also für ihn zum reparativen Objekt oder Selbstobjekt geworden, bei dem er Zuflucht suchte, während er im Sinne der Spaltungsübertragung alles Böse auf das übrige Therapiesetting, besonders die Gruppentherapie, projizierte. Wir konnten für diesen Patienten retrospektiv in der Katamnese feststellen, dass die positive Erfahrung in der Einzeltherapie introjiziert werden konnte und er dadurch in der Lage war, seine Ich-Grenzen zu stabilisieren. Die Einzeltherapeutin war ihm ein gutes, verlässliches Objekt geworden und lebte auch in seiner Fantasie, ohne ihre reale Gegenwart, fort. Er hatte die Erfahrung internalisiert und konnte die Spaltungen im Objekterleben aufgeben.

(2) Bei der Aufnahme hatte die 22-jährige Patientin schon eine lange kinderpsychiatrische Vorgeschichte. Mit zwölf Jahren hatte sie ihren ersten Suizidversuch unternommen, mit 13 sich die ersten Schnittwunden und Brandverletzungen durch Zigaretten zugefügt. Damals lebte sie im Heim. Sie war von ihrem leiblichen Vater missbraucht worden. Nach Trennung der Eltern kam sie in eine Pflegefamilie, die sich aber wenig um sie kümmerte. Die kinder- und jugendpsychiatrischen Behandlungen, die auch psychotherapeutische Behandlungen waren, führten kaum zu einer Besserung. Sie konnte wegen häufiger Klinikaufenthalte keine Schul- und Berufsausbildung abschließen. Die Patientin neigte während der insgesamt zweieinhalbjährigen ambulanten und stationären Behandlung häufig zu Selbstverletzungen und litt unter Suizidalität. Das stellte das therapeutische Team in der Gegenübertragung vor erhebliche Anforderungen. Die häufig wiederkehrenden Vorstellungen von Selbstverstümmelung in Form von Abschneiden eines Körperteils realisierte sie während der stationären Psychotherapie durch Abschneiden der Brustmamille. In solchen hasserfüllten Phasen (Ich-Zuständen), in denen sie die Wut gegen sich selbst richtete, war sie das »Monster«. Sie war selbstentwertend und massiv entwertend auch gegenüber anderen. In anderen Phasen (Ich-Zuständen) zeigte sie ein ausgeprägtes Liebesbedürfnis, Freundlichkeit und Hilfsbereitschaft und auch sorgende Haltungen für sich und andere. Diese libidinösen Selbstaspekte waren von den destruktiven Selbstaspekten abgespalten. Sie konnte diese beiden Ich-Zustände wechseln und zwar sehr schnell. Meistens führte die Regression auf die negativen Selbstaspekte dann zu einer Selbstschädigung. Ausgelöst wurden sie häufig durch enttäuschte Liebeswünsche. Nach der stationären Behandlung wurde sie ambulant von einem Therapeuten weiterbetreut, sie konnte in eine eigene Wohnung ziehen und auch Arbeitsangebote annehmen, nachdem sie den Volksschulabschluss geschafft hatte. Die Selbstverletzungen hatten geringfügig abgenommen, jedoch der Schweregrad erheblich. Suizidalität und Suizidversuche traten in dem Zeitraum von drei Jahren nicht mehr auf.

Durch die Bearbeitung der Borderline-Inszenierung im Team und durch eine interpretative Rückkopplung mit dem Patienten konnten, wie in beiden Beispielen beschrieben, die regressiven Prozesse fruchtbar für die Therapie des Patienten genutzt werden. Diese Prozesse waren aber auch eine hohe Herausforderung für die Kohäsion im Team. Darüber hinaus konnte der stationäre Rahmen den häufig sozial desintegrierten Patienten einen strukturierenden Raum in der therapeutischen Gemeinschaft zur Verfügung stellen, der ihnen neue Realitäten vermittelte, die den psychotherapeutischen Interventionen erst zur Wirkung verhalfen. Im Vergleich zur ambulanten Therapie ist es nicht allein der Therapeut, der die heftigen Übertragungsreaktionen »containen« muss, sondern es steht ihm ein Team zur Seite, das anders als in der ambulanten Psychotherapie vielseitige Unterstützung bieten kann, aber auch die Spaltungsprozesse deutlicher widerspiegelt und projizierte Selbstaspekte des Patienten aufnehmen kann.

In einer integrativen stationären psychodynamischen Therapie mit Schwerpunkt Gruppenpsychotherapie gibt es in der Regel einen charakteristischen Verlauf, zumindest wenn eine Mobilisierung der pathogenen Introjekte und eine Inszenierung der pathologischen Objektbeziehungen gelingt (Beispiele in Kap. 7.3.3). Dieser Prozess darf aber nicht zu früh terminiert werden, wenn strukturelle Änderungen erreicht werden sollen. Auch die Gruppenpsychotherapie folgt bestimmten Regeln. Der Gruppentherapeut muss, anders als in der ambulanten Gruppenpsychotherapie, seine Wahrnehmungen wie seine Interventionen ausrichten auf das multipersonale therapeutische Beziehungsfeld, auf die »dispergierenden Beziehungs- und Übertragungsprozesse«. Die therapeutischen Bezugspersonen und die Mitpatienten werden in der stationären Psychotherapie zu unterschiedlichen Figuren der Vergangenheit. Die Gruppenpsychotherapie ist unter diesem Aspekt nur ein Teil des Beziehungsfeldes. Für den Gruppentherapeuten bedeutet dies, sich bei seiner Arbeit stets der Vielfalt der entwickelten Beziehungsmuster bewusst zu sein und sie in seine Arbeit innerhalb der Gruppentherapie miteinzubeziehen.

Voraussetzung für die Erfassung dieser Prozesse sind die regelmäßigen Teambesprechungen, in denen die Beziehungsmuster zusammengeführt werden. Deswegen ist der kontinuierliche, offene Austausch über Beobachtungen und Erfahrungen in den verschiedenen therapeutischen Feldern notwendig (vgl. Kap. 7.3.2). Nach solchen Sitzungen können die multidimensionalen Übertragungs- und Gegenübertragungsprozesse bearbeitet werden. Aber auch das Zusammenleben der Patienten, die sozialen Regeln, die sie untereinander entwickeln, die Realitätsorientierung im Zusammenleben ist ein wichtiger Faktor in der stationären Therapie des Borderline-Patienten. Aggressive, rivalisierende, symbiotische wie fusionäre Beziehungsmuster zu Mitpatienten können in der Gruppenpsychotherapie entdeckt und durchgearbeitet werden. Die Hauptaufgabe liegt darin, die in der Gruppenpsychotherapie vorkommenden Spaltungsübertragungen im gesamten klinischen Beziehungsfeld, also im Großgruppenprozess der Klinik, durchzuarbeiten. Die empirische Überprüfung dieser Konzepte zeigt gute bis befriedigende Behandlungsergebnisse auch für die Borderline-Patienten (siehe ausführlich bei Martin 2002).

9.5 Gruppenpsychotherapie bei Patienten mit Suchtstörungen

Auch aus psychodynamischer Sicht verstehen wir Suchtpatienten als strukturell Ich-gestörte Patienten. Krystal & Raskins (1983) betonen in ihrer klassischen Arbeit über Sucht, dass Alkoholkranke im Vergleich zu anderen pränatal gestörten Patienten (z. B. Patienten mit Morbus-Crohn und Psychoneurosen) ein relativ niedriges Ich-Struktur-Niveau besitzen. Sie sprechen z. B. von mangelnder Impulskontrolle, geringer Affektregulierung und verzerrten Realitätswahrnehmungen. Hinweise auf Störungen im Ich-Struktur-Niveau bei Alkoholkranken finden sich insbesondere bei Rost (1987) und Subkowski (2000).

Die genannten Befunde zeigten auch, dass die Objektbeziehungen des Alkoholkranken durch eine starke Fixierung auf das Bild einer hoch idealisierten Mutter geprägt sind. Diese Patienten können sich wenig von ihren realen Müttern abgrenzen. Alkoholkranke Patienten neigen abwehrbedingt zu illusionären Vorstellungen eines primär narzisstischen Zustands des Wohlbefindens, das sie über Alkohol herzustellen versuchen. Darum wird es in der Therapie von Alkoholkranken auch immer um eine Ich-Nachreifung gehen mit dem Ziel der verbesserten Affektdifferenzierung, einer besseren Impulskontrolle und einer angemessenen Realitätswahrnehmung sowie einer erhöhten Frustrationstoleranz.

Da die Behandlung suchtkranker Patienten, insbesondere auch von Alkoholkranken, unter psychotherapeutischen Gesichtspunkten weitgehend stationär erfolgt, spielt die Gruppenpsychotherapie eine sehr große Rolle. Die integrativen Konzepte der psychoanalytischen Behandlung (► Kap. 7.3) wurden für die Behandlung von schweren psychischen Erkrankungen wie Depression, Angststörung, Zwangskrankheiten, psychosomatischen Störungen entwickelt, aber sie sind auch für Alkohol- und Medikamentenabhängige wie für Spielsüchtige anwendbar, denn die zugrunde liegenden psychischen Grundstörungen sind ähnlich. Dennoch müssen die erprobten stationären Konzepte modifiziert werden (siehe auch Subkowski & Janssen 1995, unveröffentlicher Vortrag).

Wie in Kap. 7.3.3 dargestellt, liegt der Vorteil der integrativen stationären Therapie darin, dass die gesamte Station vom Patienten als Feld für reinszenierte pathologische Objektbeziehungsmuster genutzt werden kann. Im Beziehungsfeld der Station können pathologische Objektbeziehungen externalisiert, abgespalten und in verschiedenen interpersonellen Konstellationen reinszeniert werden. Daneben kann die Station bei gefährlichen Aktionen reale Grenzen setzen und damit sowohl eine strukturierende wie auch eine haltende Funktion ausüben. Ein weiterer Vorteil der integrativen stationären Behandlung von Alkoholkranken liegt in der Möglichkeit, den Umgang mit dem Patienten auf verschiedenen Behandlungsebenen, z. B. der medizinisch-somatischen Versorgung, der sozialarbeiterischen Betreuung und der psychotherapeutischen Ebene, zu koordinieren. Weiterhin wird durch den Wegfall der tagesstrukturierenden beruflichen Tätigkeit eine gerade beim alkoholabhängigen Patienten besonders ausgeprägte Regression auf kindliche Entwicklungsstufen bewirkt. Damit ist einerseits die Chance auf eine tiefer greifende korrigierende emotionale Erfahrung gegeben, andererseits besteht die Gefahr einer malignen Regression.

Mit diesem integrativen Ansatz machten wir in der Abteilung für Suchtmedizin der LWL-Klinik in Dortmund zunächst Erfahrungen in dem Behandlungskonzept der drei- bis viermonatigen Entwöhnungstherapie. Besonders die Möglichkeit der »Aufspaltung der Übertragung« bot für den alkoholabhängigen Patienten Vorteile. So konnte er seine Angst vor Nähe und Verschmelzung mit der eben nicht nur guten, sondern von ihm auch als »bedrohlich und verschlingend erlebten Mutter« in Balance halten, wenn er sich nicht nur einem Einzeltherapeuten oder einer Gruppe ausgeliefert erlebte, sondern die Übertragungen auf verschiedene Therapeuten verteilen konnte. Diese Aufspaltung erleichterte auch Manifestationen der aggressiven Übertragungsfantasien, ein Objekt vollständig vernichten und verschlingen zu können. Denn er konnte diese negativen Übertragungen auf ein Teammitglied richten, während dadurch die positive Übertragung auf ein anderes Teammitglied, als gutes Objekt für den Patienten, vor den Aggressionen geschützt werden konnte. Ziel der Behandlung war es, diese fragmentierten, dispergierenden Übertragungen im Team zu integrieren und es dem Patienten so zu ermöglichen, über eine Identifikation mit der Arbeit des Teams als Ganzem innere integrierte Objektrepräsentanzen, die nicht nur gut oder böse sind, zu bilden.

Fallbeispiel

Spaltungsübertragung in der Gruppenpsychotherapie von Suchtkranken

Ein Patient entfaltete eine sehr negative Übertragung auf die Gruppentherapeutin, die gleichzeitig Stationsärztin war. Er fühlte sich von ihr attackiert und geschädigt, da sie nicht so auf seine funktionellen Herzbeschwerden einging, wie er es sich wünschte. Er hatte das Gefühl, sie wollte ihn quälen und dann achtlos sterben lassen. Er hatte das Bild von Frauen, dass sie sich zwar sexuell verführen ließen, sich dadurch aber für ihn als verdorben und schlecht herausstellten. Sein Gefühl war, dass er entweder die Frauen zerstöre oder sie ihn zerstören. Keine seiner Bekannten sei aber je so gut gewesen wie früher seine Mutter! Den männlichen Co-Therapeuten erlebte der Patient in dieser Gruppenstunde als einen Schutz gegen die unzuverlässige, ihn schädigende Gruppentherapeutin. Er wandte sich immer wieder an ihn, idealisierte ihn und verleugnete dessen Mitverantwortung für seine medizinische Versorgung auf der Station. Von ihm erwartete er auch Aufklärung seiner Beschwerden.

Als ein besonders wichtiger Faktor bei der stationären Behandlung alkoholabhängiger Patienten erwiesen sich die emotionalen Beziehungen der Patienten untereinander. Neben den Möglichkeiten, die Übertragungen aufzuspalten und damit die guten Objekte zu schonen, zeigten sich bei Alkoholikern in der Gruppentherapie und im Zusammenleben auf der Station starke fusionäre Mechanismen. Die Gruppe wurde dann als »große Mutter« erlebt, die die Patienten bedingungslos annahm, wobei diese ihre Individualität vollkommen aufgaben und in das Gruppen-Wir eintauchten. Battegay et al. (1992) sprachen von einer Regression auf ein narzisstisches Gruppenselbst. Sie sahen hierin eine Chance, aber auch eine mögliche Gefahr. Der einzelne Patient konnte an der narzisstischen Fantasie der Gruppe partizipieren. Es ergab sich für jeden Patienten zumindest ansatzweise die Möglichkeit, dass das narzisstische Gruppenselbst das mangelnde Selbstwerterleben des Patienten kompensierte. Es blieb allerdings die Frage, inwieweit dieses Gruppenselbst im Laufe der Therapie internalisiert werden konnte, oder, was häufiger notwendig war, nach dem Therapieende eine andere Stütze, z. B. in Form einer Selbsthilfegruppe, gesucht werden musste.

Fallbeispiel
Das narzisstische Gruppenselbst
In einer Stunde, die von großer Nähe und Harmonie zwischen den Gruppenmitgliedern gekennzeichnet war, entwickelten die Patienten die Fantasie, so viel zu lernen, dass sie nach der Therapie wie neugeboren ins Leben hinausgehen können – auferstanden wie Phoenix aus der Asche. Dazu wollten sie so viel wie möglich von ihrem Therapeuten übernehmen, der ihnen als ein idealer, perfekter Mensch ohne Schwächen erschien. Überhaupt verstünden sie nicht die Vorurteile der Bevölkerung gegen die Klinik, da ihnen nichts Besseres hätte passieren können, als hier bei uns behandelt zu werden. Sie erlebten in der Klinik zum ersten Mal ein Zusammenleben in einer engen Gemeinschaft. Einem Patienten fiel ein, dass er in letzter Zeit oft von seiner Heimatinsel geträumt habe, die im Traum aber immer menschenleer gewesen sei. Ein anderer Patient bemerkte dazu, dass so eine kleine Insel sehr überschaubar sei und man sich sicher fühlen könne. Der Therapeut stellte diese Fantasien in Beziehung zum aktuellen fusionären Gruppenerleben mit Selbstwertstabilisation durch die Gruppe.

Neben solchen Verschmelzungstendenzen in der Gruppe fanden sich zu anderen Zeiten aber auch Gegenreaktionen, die durch Ängste der Gruppenmitglieder vor dem Verschlungenwerden, vor zu großer Nähe und Verlust der eigenen Individualität ausgelöst wurden. Diese Verschmelzungsängste wurden durch latente oder manifeste Aggressivität, durch Projektionen von Schuldgefühlen und Aggressionen oder durch Rückzug der Patienten abgewehrt. Enttäuschungen der idealisierenden Übertragungserwartung durch das Team führten zu aggressiven und entwertenden Übertragungen, die den Verschmelzungstendenzen entgegenwirkten.

Fallbeispiel
Negativ entwertende Übertragung
Wegen eines Streiks im öffentlichen Dienst fiel für einen Teil der Patienten die Arbeits- und Beschäftigungstherapie aus. Die Patienten waren sehr verärgert darüber, dass sie sich stattdessen eine Gemeinschaftsaktivität als Ersatz überlegen sollten. Sie erlebten dies als sadistischen Akt des Teams, mit dem sie zu Auseinandersetzungen untereinander, bis hin zu Erpressungen, gezwungen werden sollten. Die in der Realität notwendige Settingsänderung, sich untereinander einigen zu sollen, löste massive Wut aus. Die Patienten meinten, dass man sich entweder auf Biegen und Brechen durchsetzen oder sich unterworfen, missbraucht oder ausgelöscht fühlen müsste. Ein Patient sagte voller Wut: Sie glauben doch nicht, dass ich hinterher springe, nur weil alle anderen von der Brücke in den Fluss springen! Andere Patienten äußerten, dass sie sich keinesfalls einem gemeinsamen Gruppenunternehmen anschließen würden, wenn es nicht genau ihren Vorstellungen entspräche. Die Gruppe entwickelte Übertragungsfantasien folgender Art: Das Team sei absolut perfekt, ideal und unfehlbar und daher seien Fehlleistungen unsererseits nur als sadistisch, quälend, grausam und manipulativ zu verstehen. Der Therapeut deutete, dass es dann ja auch verständlich sei, dass sie sich massiv vor einem als so unmenschlich erlebten Team schützen und sich auf sich selbst zurückgeworfen fühlten. Die dann einsetzende entspanntere Atmosphäre war ein Beleg dafür, dass die Patienten sich verstanden fühlten und weiter an diesen von der Realität der stationären Behandlung ausgelösten Objektbildern, die auf die Therapeuten projiziert wurden, arbeiten konnten.

An diesen Beispielen wird deutlich, dass auch suchtkranken Patienten in dem stationären Setting der psychodynamischen Gruppenpsychotherapie ein Raum zur Verfügung gestellt werden kann, der die kognitive und affektive Verarbeitung unintegrierter, unerträglicher Affekte im Ich fördern hilft. Wir sprechen hier von der sog. Containing-Funktion des Teams, wie wir sie auch für andere strukturelle Ich-Störungen beschrieben haben (▸ Kap. 7.3.3).

9.6 Gruppenpsychotherapie bei Patienten mit somatopsychischen und psychosomatischen Störungen

9.6.1 Psychodynamische Modelle zu psychosomatischen Störungen

Zu unserem psychoanalytischen Verständnis von somatopsychisch und psychosomatisch Kranken möchten wir auf eine Publikation von Janssen (1987b) verweisen. Unsere Behandlungsstrategie leitet sich aus den psychoanalytischen Theorien zur Entstehung psychosomatischer Erkrankungen ab. Zu nennen sind hier die strukturellen Ich-Störungen (Fürstenau 1977), die Grundstörung nach Balint (1970), die Borderline-Störungen nach Kernberg (1979) und die narzisstischen Persönlichkeitsstörungen nach Kohut (1973). Entscheidend für diese ätiologischen Konzepte waren psychoanalytische Untersuchungen zur präneurotischen

Pathologie. Dazu zählen Winnicotts Studien (1976b) zur defizitären Erfahrung in der frühen Mutter-Kind-Beziehung und zur Bedeutung des Übergangsobjektes für die Entwicklung des Kindes ebenso wie die Untersuchungen zu den frühen Entwicklungsphasen nach Mahler et al. (1978). Neben der psychoanalytischen Entwicklungspsychologie waren es die entwicklungsphysiologischen Untersuchungen (z. B. Lichtenberg 1983), die unser Verständnis psychosomatischer Störungen prägten. Die Untersuchungen belegten, dass sich zwischen Mutter und Kind von Beginn des Lebens an ein Interaktionssystem entwickelt, in dem auch das physiologische Verhalten und die kindliche Physiologie organisiert und reguliert werden. Erst die parallel mit der körperlichen Reifung verlaufende Entwicklung der Objektbeziehungen – die Reifung der Ich-Strukturen und die Internalisierung der frühen Objekt- und Selbsterfahrungen in den ersten Lebensjahren – führt zu mentalen Repräsentationen von Selbst-, Körper- und Objektbildern. Erst nach dem Abschluss dieser somato-psycho-sozialen Individuationsphase ist eine kohäsive psychische Struktur vorhanden, die Fähigkeit, in Symbolen zu denken und eine Fähigkeit, nichtsymbiotische Objektbeziehungen im weiteren Leben eingehen zu können. Mangelerfahrungen in der frühen Mutter-Kind-Beziehung, Erkrankungen, Trennungen oder andere Traumatisierungen führen zu strukturellen Ich-Störungen, zu Störungen der selbstregulatorischen Ich-Kapazität des Kindes, insbesondere der Affektregulationen, die wiederum zu psychosomatischer Symptombildung beiträgt.

Die Störungen der Ich-Struktur bei psychosomatischen Patienten und die Entwicklungspathologie können wir wie folgt zusammenfassen:

- Psychosomatisch erkrankte Patienten sind abhängig von symbiotischen Beziehungen (Mahler et al. 1978), Selbst-Objekt-Beziehungen (Kohut 1979) oder von sogenannten »Schlüsselfiguren« (Engel 1974).
- Sie sind angewiesen auf überidealisierte Beziehungen, um ihre labile Selbstrepräsentation aufrechtzuerhalten. Bei Enttäuschungen und Eingrenzungen entwerten sie diese Beziehungen (Kernberg 1979).
- Sie zeigen in therapeutischen Situationen Übertragungen, die von primitiven Abwehrformen geprägt sind: z. B. Spaltungen, Idealisierungen, projektive Identifikationen (Kernberg 1979).
- Sie sind im Sinne des alexithymen Phänomens unfähig, ihren Affekten auf einer sprachlich-symbolischen Ebene Ausdruck zu geben (vgl. von Rad 1983). Ihre Affekte, insbesondere aggressive, sind mangelhaft differenziert. Primitive Affekte bleiben verbunden mit primitiven Objektbeziehungen und überschießenden physiologischen Reaktionen (McDougall 1974, 1982).

Die Annahme, dass es sich bei den psychosomatischen Erkrankungen wie den Borderlinestörungen, den narzisstischen Störungen und den schweren Depressionen um strukturelle Ich-Störungen handelt, führt zu der Schlussfolgerung, dass bei all diesen Erkrankungen ähnliche therapeutische Aufgaben anstehen. Bei den somatopsychisch wie psychosomatisch Erkrankten muss gleichzeitig sowohl dem somatischen wie dem psychischen Status Rechnung getragen werden. Dieses Verständnis der Störung liegt sowohl der stationären wie der ambulanten

Behandlung zugrunde. Doch sind bei psychosomatisch Erkrankten einige Besonderheiten zu berücksichtigen.

9.6.2 Stationäre Gruppenpsychotherapie

Psychosomatisch erkrankte Patienten, die zu einer Psychotherapie überwiesen werden, haben oft einen erheblichen Widerstand, sich auf eine Psychotherapie einzulassen, da sie ein somatisches Krankheitsverständnis haben. Mit dem Angebot eines psychologischen Verständnisses können sie zunächst nichts anfangen. Psychotherapeuten, die annehmen, sie müssten schon bei dem ersten therapeutischen Kontakt mit ihnen ein Behandlungsbündnis herstellen, verkennen die Einstellung der psychosomatisch Erkrankten.

In den ersten therapeutischen Kontakten können sich Ansätze zu einem therapeutischen Arbeitsbündnis am ehesten dann entwickeln, wenn der Therapeut nicht auf dem Standpunkt steht, der Patient müsse Einsichts- und Reflexionsfähigkeit mitbringen. Darum sollte der Therapeut sich nicht konfrontierend, interpretativ-distanzierend oder schweigend-abwartend verhalten, sondern sorgend bemüht, eventuell eindringlich. Fühlt der Patient, dass sein primitives Übertragungsangebot angenommen wird, d. h. stellt sich der Therapeut darauf ein, dass er als Ersatzobjekt angesprochen wird, dann kann sich eine Therapiemotivation des Patienten entwickeln. Wir machten bei der Aufnahme zur stationären Psychotherapie wie bei der Aufnahme in eine ambulante Psychotherapie die Erfahrung, dass das narzisstische Übertragungsangebot des Patienten nicht durch zu frühe Appelle an die realistischen und erwachsenen Selbstaspekte des Patienten frustriert werden sollte, da die narzisstischen Übertragungsangebote zur Bindung an den Therapeuten führen können und dadurch die Einleitung eines therapeutischen Prozesses gefördert wird (vgl. Schöttler 1981).

Eine weitere Schwierigkeit für die Einleitung der Behandlung liegt in der Tatsache, dass die Aufnahme für den Patienten eine vorübergehende Herausnahme aus den üblichen Beziehungsfeldern bedeutet. Manche Patienten halten an ihren unbewussten interpersonellen Arrangements in Familie und/oder Partnerschaft fest (Richter 1967, Mentzos 1976). Die Trennung von solchen selbststabilisierenden Objekten, sog. Schlüsselfiguren, kann dem Objektverlusterleben gleichen und starke Ängste hervorrufen.

Eine Colitis-Patientin, der eine stationäre Behandlung angeboten wurde, reagierte erschrocken: »Da muss ich ja meinen Mann allein lassen, der kann allein nicht zurande kommen.« Eine andere Colitis-Patientin sagte entsetzt: »Da muss ich ja meine Tochter verlassen.«

Solche ängstlich-misstrauischen Distanzierungen und ablehnenden Haltungen des Patienten muss der Therapeut annehmen und ertragen können, ohne sofort zu versuchen, dies als Widerstand zu deuten. Es gilt, das verstehende Ersatzobjekt des Patienten zu werden, um von dieser Basis aus mit dem Patienten die unbewussten Trennungsängste besprechen zu können. Entscheidend für die Herstellung einer Motivation der psychosomatisch erkrankten Patienten zur Psychotherapie ist, ob der Therapeut in der Lage ist, sich auf das Selbstobjekt-Übertragungsangebot einzulassen. Das Aufnehmen der massiven Ängste, das Zur-Verfügung-Stellen einer Containing-Funktion beginnen in der Regel schon vor Aufnahme der Behandlung.

Auf einem international besetzten Margaret-Mahler-Symposium in Köln konnte Janssen (1997) das analytische Konzept der psychosomatischen Störungen unter dem Gesichtspunkt der Objektkonstanz auch anhand eines Fallbeispiels (▸ Kap. 7.3.3) darlegen. Die amerikanischen psychoanalytischen Kollegen konnten der Auffassung von den frühen Störungen bzw. den strukturellen Ich-Störungen folgen und fanden diese Überlegungen zumindest teilweise nützlich. Nicht so aufgeschlossen waren sie gegenüber der Vorstellung, dass über körperorientierte Verfahren die Erfahrung von Bemutterung und über sprachliche und bildliche Symbole für innere Vorgänge die Symbolisierungsprozesse gefördert werden und erst dann eine psychoanalytische Therapie möglich sei.

Weiterhin ist zu erwähnen, dass die Psychosomatische Medizin sich für das innere Bild des Patienten vom Körper interessiert. Es geht ihr dabei um die Abbildung des Körpers im psychischen Erleben, in Vorstellungen und Fantasien, die von Affekten begleitet werden. Beim Körperbild steht der psychologisch-phänomenologische Teilbereich der Körpererfahrung, der »körperliche Aspekt des Selbst« (Maaser et al. 1994) im Mittelpunkt. Dieser Aspekt ist sowohl bewusst wie unbewusst und lässt sich auf den Ebenen des Erlebens und Verhaltens verbalisieren. Das basale Körpererleben vieler körperlich Kranker ist gestört und kann nicht in das Gesamterleben der Persönlichkeit integriert werden. Rodewig (1994, 1995) z. B. hat den Mechanismus der Spaltung bei einer Karzinom-Patientin beschrieben und damit den Übertragungs-/Gegenübertragungs-Aspekt bei der psychoanalytischen Behandlung solcher Patienten erklärt. Von den körperbezogenen Psychotherapien wissen wir, dass häufig erst Körperübungen einen Zugang zum Körpererleben eröffnen und dann erst ein Zugang zu den psychischen Anteilen möglich ist (Fallbeispiel in Kap. 7.3.3). Erst die praktische Erfahrung und die theoretische Durchdringung der körperbezogenen Psychotherapien hat uns ein neues Verständnis des kranken Körpers in der Psychotherapie vermittelt.

Das Körperbild als der psychologisch-phänomenologische Teilbereich der gesamten Körpererfahrung umfasst im Einzelnen (vgl. Maaser et al. 1994):

- das Körperbewusstsein als die psychische Repräsentation des eigenen Körpers,
- die Körperausgrenzung als das Erleben der Körpergrenzen, d. h. die Fähigkeit, den Körper von der Umwelt abgegrenzt zu erleben,
- die Körpereinstellung als die Gesamtheit der auf den eigenen Körper, insbesondere auf dessen Aussehen gerichteten Einstellung, z. B. die Zufriedenheit oder Unzufriedenheit mit dem eigenen Körper.

Diese zentralen Themen können in der Psychotherapie von Menschen mit kranken Körpern bearbeitet werden. Das Ziel kann z. B. sein, einen Symbolisierungsprozess zu fördern bzw. emotionales Körper- und Beziehungserleben zu vermitteln. Manche schwer somatisierenden Patienten sind nur durch einen unmittelbaren Umgang mit ihrem Körper, z. B. in einer konzentrativen Bewegungstherapie, zugänglich. Über Übungen zur Motorik und zum Körpererleben kann »mütterliche Pflege« erst erfahren und zugelassen werden. Auf diesem Weg internalisieren sie ein verlässliches, pflegendes Objekt. Erst im späteren Stadium des psychotherapeutischen Prozesses sind sie für symbolisierende psychotherapeutische Verfahren, z. B. verbale, zugänglich (vgl. Janssen et al. 1989). Auch in der Psychoanalyse kommt man – wenn auch zögernd – dahin, Handlungsangebote und dosierte Berührungen einzusetzen, um den therapeutischen Prozess zu fördern. So beschäftigen sich z. B. Moser (1992) und Heisterkamp (1990) mit körperbezogenen Interventionen im Rahmen von psychoanalytischen Therapien und messen ihnen eine besondere Bedeutung für die Mobilisierung und Durcharbeitung wie Überwindung früher Traumatisierungen bei.

Diese Reflexionen sind auch Grundlage unserer Behandlung psychosomatisch Kranker in der Gruppenpsychotherapie. Im stationären Setting (▶ Kap. 7.3.3) verknüpfen wir eine somatisch-pflegerische Behandlung mit der therapeutischen Förderung der präverbalen und verbalen Symbolisierungsfähigkeit. Die therapeutischen Aktivitäten sind in einem Gesamtbehandlungsplan zu integrieren und sollten jeweils in einem räumlich und zeitlich definierten Setting stattfinden. In diesen Strukturen kann der Patient sowohl Anwesenheit wie Abwesenheit der therapeutischen Objekte in einer für ihn jeweils spezifischen Weise erfahren (siehe auch Janssen 2017).

9.6.3 Stationäre Gruppenpsychotherapie bei Patienten mit Essstörungen

Unter essgestörten Kranken werden hier die magersüchtigen und bulimischen Patienten verstanden, nicht jedoch die adipösen, die einer spezifischen Behandlung bedürfen. Im Rahmen des integrativen psychoanalytischen Modells haben wir auch eine homogene Gruppe mit Anorexie-Patienten konzeptualisiert, die eine Kombination von Einzel- und Gruppenpsychotherapie durch denselben Psychotherapeuten neben den übrigen therapeutischen Angeboten erhielten (siehe Willenberg 1987).

Die Behandlungskonzeption gründete auf dem entwicklungspsychologischen und familiendynamischen Modell der Magersuchterkrankungen wie auch der bulimischen Erkrankungen, dem entwicklungspsychologischen Modell von Margaret Mahler, das die frühen Objektbeziehungen und die Störungen in den frühen Beziehungen in den Vordergrund stellte. Anders als Margaret Mahler bezogen wir sowohl die Mutter wie auch den Vater in die frühe Phase der pathologischen Zirkel mit ein. Wir waren der Auffassung, dass in der Regel der Vater das Alternativobjekt zur Mutter sei, zu dem das Mädchen zunächst eine symbioseähnliche Beziehung eingehe und mit dessen Bedürfnissen es sich identifiziere. Es lebte sozusagen die Fantasie, Vaters Sohn zu sein. Es entstand daraus eine Konstellation, die wir als pseudo-männlich und negativ-ödipal umschrieben haben. In der Pubertät wird diese Illusion zerstört und der Vater entidealisiert, was ein wesentlicher auslösender Faktor für eine Pubertätsmagersucht sein kann.

Auf der Basis dieses Verständnisses der Störung haben wir im Rahmen des integrativen Modells ein beziehungsdynamisches Konzept in der Einzel- und Gruppenpsychotherapie entwickelt (siehe Willenberg 1997), das insbesondere darauf setzte, dass der Einzel- und Gruppenpsychotherapeut ein und dieselbe Person war. Dies war das wesentliche Merkmal des therapeutischen Settings, das wir bis dahin so nicht durchgeführt hatten. Die Doppelfunktion von Gruppen- und Einzeltherapeut gab den Patientinnen die Möglichkeit, vom Gruppenleiter in seiner anderen Funktion als Einzeltherapeut Gebrauch zu machen, wenn sie den Wunsch hatten. Ob und wie oft Einzelgespräche vereinbart wurden, lag allein im Ermessen der Patientinnen. Es konnte sein, dass einige um mehrere Termine pro Woche baten und sie eingeräumt bekamen, andere dagegen über weite Strecken des Aufenthaltes hinweg nur vereinzelte Gespräche wünschten. Die Patientinnen sollten die Möglichkeit haben, beim Auftauchen destruktiver Impulse und archaischer Ängste gefahrlos auf eine alternative Bezugsperson auszuweichen. Der Therapeut nahm als Gruppenleiter und in den Einzelsitzungen jeweils klar unterscheidbare Rollen ein, repräsentierte, auch wenn es ein und dieselbe Person war, eine Paargestalt. Die Patientinnen standen also gegenüber der Doppelfunktion des Therapeuten, die der Patient nicht trennen konnte, in einer triangulären Konstellation, in der die Übertragung von Konflikten unterschiedlicher Entwicklungsstufen abgehandelt werden konnte. Eine Patientin konnte z. B. versuchen, mit dem Gruppentherapeuten eine Paarbildung einzugehen und den Einzeltherapeuten zu ignorieren. Sie konnte aber auch versuchen, mit anderen Patienten aus der Gruppe ein Bündnis einzugehen und sich gegen Einzel- und Gruppentherapeuten zu verbünden, wobei sie jedoch die therapeutische Paargestalt nicht zerstören konnte. Das Prinzip dieser einfachsten Ausprägung der Paargestalt und der mit ihr verbundenen triangulären Implikationen fand sich im Rahmen des gesamten stationären Geschehens in anderen Konstellationen wieder. Das Prinzip wiederholte sich auch in der Kunsttherapie, in der alle Patienten in Gruppen zusammenkamen, und darüber hinaus in fakultativen Einzelsitzungen der Kunsttherapie. Auch hier wurde deutlich mitgeteilt, dass die Produkte, die sie herstellten, mit dem Therapeuten besprochen werden. Der Grundsatz des Austausches des Teams blieb also in diesem Konzept erhalten, jedoch war der Einzel-/Gruppentherapeut oder der Einzel-/Gruppenkunsttherapeut die entscheidende Übertragungsfigur. Die Illusion von einer ausschließlichen Zweisamkeit, welche die Triangulärität und die komplexe Bezogenheit verleugnete, wurde also ein zentrales Konfliktthema für die essgestörten Patientinnen. In der Regel führte dies über eine duale Beziehungsform hinaus und öffnete die Tür für eine Ödipalisierung der Patienten, die auch immer unser Ziel war.

In dem veränderten integrativen Modell in der Dortmunder Klinik (siehe Janssen 2017) wurde die homogene essgestörte Gruppenpsychotherapie von Klaus Engel übernommen, der wegen der Schwere der Essstörungen einen anderen Ansatz favorisierte (siehe Engel & Janssen 1997). Dabei blieb die Konzeption der Einzel- und Gruppentherapie aus einer Hand erhalten, nicht jedoch die psychoanalytische Bearbeitung von Übertragungsprozessen auf den Einzel- und den Gruppentherapeuten in einer Person. Auch weitere Behandlungen der essgestörten Patientinnen gingen mehr in Richtung einer starken Symptomorientierung und der Integration von verhaltenstherapeutischen Elementen, wobei die psychoanalytische Dimension mehr zurücktrat (vgl. Senf & Heuft 1995). Die Betonung der sozialtherapeutischen Aspekte in einer vom Grundsatz her psychoanalytisch begründeten Therapie war erforderlich, wenn die innere Welt der Patienten die äußere Welt und die interpersonellen Beziehungen so stark bestimmte, dass eine Arbeit an der inneren Welt in der psychoanalytischen Therapie keine Veränderung versprach, oder die physischen und sozialen Bedingungen für ein Einlassen auf einen längerfristigen psychoanalytischen Prozess nicht gegeben waren. Das hing auch damit zusammen, dass immer mehr schwer gestörte, traumatisierte oder drogenabhängige Patienten mit Essstörungen in die Behandlung kamen (siehe Engel & Janssen 1997).

9.6.4 Ambulante Gruppenpsychotherapie mit Colitis-ulcerosa- und Morbus-Crohn-Patienten

Die ambulante psychodynamische Gruppenpsychotherapie kann in Verbindung mit einzeltherapeutischen Interventionen in einem langfristigen Prozess ähnliche Prozesse bewirken wie die stationäre multimodale Therapie. Wir konnten für die ambulante Therapie in der Gruppe ähnliche Wirkfaktoren feststellen:

- Über die Regression auf fusionäre Zustände kommt es zu einer Verbundenheit untereinander und damit zu einer Stabilisierung des Selbst.
- In der Gruppe kann sich ein Milieu entwickeln, das sowohl emotional mobilisiert (z. B. auch in Bezug auf negative Affekte) wie auch dem einzelnen Patienten hilft, seine emotionalen Durchbrüche zu ertragen und die Hintergründe zu erkennen.
- In der Gruppe geschieht ein Ringen um die eigene Identität, um die Abgrenzung von Selbst und Objekt. Sie leistet deswegen einen wesentlichen Beitrag zum Prozess der Selbst- und Objektdifferenzierung.
- Die Gruppe gibt über ihre Regeln dem strukturell Ich-gestörten Patienten Halt und ist ein stabilisierender Faktor.

Diese Auffassung soll demonstriert werden an dem Prozess einer ambulanten psychodynamischen Gruppenpsychotherapie, die als geschlossene und terminierte Gruppe über 2,5 Jahre lief und die hinter dem Einwegspiegel beobachtet wurde. An der wöchentlich stattfindenden Gruppenpsychotherapie nahmen vier Frauen und vier Männer teil, die an chronischen Darmerkrankungen (Colitis ulcerosa und Morbus Crohn) litten (vgl. Wienen & Janssen 1989). Die Therapie fand im Rahmen eines Forschungsprojektes mit der internistisch-gastroenterologischen Klink der Universität Essen statt.

Fallbeispiel
Psychodynamische Gruppenpsychotherapie für Patienten mit Colitis ulcerosa und Morbus Crohn
In den ersten Sitzungen überraschte die Gruppe sowohl den Gruppenleiter (Janssen) als auch den Gruppenbeobachter (Wienen) durch ihre rasche Kontaktaufnahme, denn in der Regel reagieren solche Patienten eher aversiv auf Psychotherapie. Diese schnelle Kontaktaufnahme wurde mit angestoßen durch eine Teilnehmerin, die sehr positiv über ihre frühere Klinikbehandlung und deren günstiges Ergebnis sprach. Das rasche Zusammenrücken blieb auch bestehen in folgenden Sitzungen beim Reden über Essen und Trinken, im Grunde besonderen Genüssen, die ihnen versagt seien. Im Anschluss an diese »orale Gemeinsamkeit« tauchten Bilder auf von Zusammenstößen und Unfällen, die sich gerade auf den winterlichen Straßen ereignet hatten. Die ersten angesprochenen Körperrepräsentanzen waren vorwiegend destruktiv besetzt. Z. B. sprach eine Patientin von ihrem Körper als von einer »Jauchegrube«. Das Aufeinanderzustürzen in der Gruppe wurde abgelöst durch die Hinwendung zum Gruppenleiter. Die Gruppe fragte sich: Ist er nun jemand, der zur Gruppe gehört und mitmacht oder jemand, der nur stört? In den zunächst vorsichtigen Annäherungen wurde deutlich, dass der Leiter eine nachvollziehende, verstehende und richtungsweisende Funktion haben soll. Darüber hinaus klang die Hoffnung an, dass er sie einmal wie durch ein Wunder von den Beschwerden befreien würde, wenn sie sich unablässig darum bemühten. Diese idealisierende Übertragung wie auch die Omnipotenzfantasien der Patienten blieben lange erhalten. Immer wieder jedoch wandten sich die Mitglieder der Frage zu, wie es mit der Gruppe eigentlich weiterginge und ob die Patienten miteinander klarkämen? Ob es gefährlich sei, vertraut zu werden, oder ob das auch gut gehen könne. Damit wurden die distanzierenden, sich abgrenzenden Aspekte einzelner Teilnehmer in der Gruppe dominant. Für sie war Spontaneität und Aufeinanderzugehen etwas höchst Gefährliches, das es möglichst zu beherrschen galt. Letzteres machte eine Teilnehmerin deutlich, indem sie über ihre bissigen Schäferhunde berichtete, die sie »im Griff hat«. Daraus ergab sich dann eine vorsichtige Annäherung an die Krankheit Morbus Crohn als das »unbestimmbar Böse« in ihrem Körperselbst. Im Schutz des haltenden Rahmens, der durch den Leiter und das Setting verkörpert wurde, beschäftigte sich die Gruppe damit, die Krankheit als etwas »gefährliches Gemeinsames« zu begreifen. Dadurch entstanden Identifikation und Nähe, die zugleich eine potenzielle Gefahr für den jeweils Anderen beinhaltete.
Die Hoffnungen und Sehnsüchte der Patienten wurden in ein bestimmtes Ereignis gekleidet. Ein Mitglied hatte ein »morsches Haus« gekauft und war rastlos damit beschäftigt, dieses Haus wieder in einen bewohnbaren Zustand zu bringen. Die zahlreichen detaillierten Mitteilungen über den Zustand des Hauses verstand der Leiter als Äußerungen über den erlebten Zustand des Selbst. In der Geschichte von der Reparatur des »morschen Hauses« wurde auch deutlich, wie bemüht die Teilnehmer waren, einen bewohnbaren Zustand (in ihrem Selbst) herzustellen, in dem sie sich wohlfühlen könnten, während sie aktuell große Angst vor dem Zerstörerischen und Explosiblen in sich selbst zeigten, also vor den aggressiven Affekten. In der Gegenübertragung hatte der Leiter das Gefühl, er müsse aufpassen, dass bei diesen Spannungen nicht jemand »zerhackt« würde.
Die Gruppenmitglieder wollten sich unterdessen näherkommen. Der Leiter sollte dafür sorgen, dass keine feindseligen Spannungen entstehen und es nicht zu Trennungen und Abwesenheiten von Teilnehmern kommt, damit sie vollständig bleiben könnten und ihr »Haus« (die Gruppe als Selbstrepräsentanz) auf diese Weise bewohnbar würde. Ermunterte der Leiter sie zur spontanen Äußerung ihrer Gefühle, so bekamen sie Angst, denn sie

meinten, es seien schlechte Gefühle, die die Gruppe oder Einzelne aus der Gruppe zerstören könnten. Solche Ermunterungen des Leiters erlebten die Patienten als Angriff, als einen sadistischen Akt. Sie wollten – so formulierte es ein Patient – »keinem sadistischen Zahnarzt in die Hände fallen«. Sie selbst hielten sich für morsch und voll Explosiblem, Zerstörerischem und hofften durch den Leiter bzw. durch die Gruppe, dem verfügbaren allmächtigen Objekt, eine Beruhigung zu erfahren.
Allmählich merkten die Patienten jedoch, dass sie sich von dem Schlimmen in ihnen so nicht befreien konnten, und auch der Leiter dies nicht würde bewerkstelligen können, der stattdessen eher ihre destruktiven Impulse akzeptierte. Sie reagierten darauf mit Enttäuschung und Rückzug sowie mit Beschwerden, dann wieder mit einem erneuten Ansturm von Produktivität in dem Sinn: Wenn man etwas gut mache, gehe es einem besser und man bekomme das Erwartete. Die aggressiven Spannungen ließen sich jedoch nicht zurückdrängen. Enttäuschungen wurden klarer geäußert, der Leiter wurde nach und nach von den Patienten »entzaubert«. Aggressive Spannungen innerhalb der Gruppe konnten aber noch nicht ausgedrückt und ausprobiert werden. Die Gruppe spaltete sich in dieser Gruppenphase in einen Teil, der eine Sehnsucht nach Einssein erkennen ließ (dies waren eher die Patienten mit Colitis-Symptomatik) und einen Teil, der unter allen Umständen versuchen musste, Spannungen in sich selbst auszutragen (dies waren eher Patienten mit Crohn-Symptomatik). Beiden Teilen gemeinsam war die nun erkennbare und ansatzweise wahrgenommene Angst, von den Affekten überrollt und überwältigt zu werden und keinen Schutz zu haben. Es waren Situationen, in denen sie sich allein fühlten. Nach und nach wagte die Gruppe, sich mehr damit auseinanderzusetzen. So mussten sie z. B. vor Urlaubsphasen nicht die Affekte wegblenden oder mit körperlichen Reaktionen antworten, sondern konnten über ihre Ängste und Verlassenheitsgefühle sprechen. Es wurde nicht mehr »anormal« für sie, Derartiges zu erleben, sondern sie konnten das Gefühl des Verlassenseins besser akzeptieren. Die anale Produktivität der Gruppe ließ nach, sie konnten längere Zeit schweigen.
Die ersten Ansätze zur Entidealisierung des Leiters leiteten über zu Ansätzen, sich von anderen in der Gruppe als getrennt zu erleben. Dies wurde in der Gruppe lange unter dem Aspekt besprochen: »Wie fühle ich mich, wenn der andere meinen eigenen Vorstellungen von ihm nicht entspricht und wenn er meine Vorstellungen über mich nicht teilt?« Dieser Abgrenzungsprozess in der Gruppe löste große Verwirrung und auch Sprachlosigkeit aus. Das Schweigen wurde jetzt sehr dumpf und manchmal unerträglich. Die Hoffnung auf das idealisierte Objekt, das alle verbindet, tauchte wieder auf, ebenso wie die Hoffnung auf ein Wundermittel, das sie von ihren Leiden, ihrem Neid und ihrer Aggressivität befreien könnte. Aber Gefühle wie Wut und Neid innerhalb der Gruppe waren in der fortgeschrittenen Phase eher zu ertragen. Themen wie Mord und Revolte, Neid außerhalb der Gruppe und Rivalitäten innerhalb der Gruppe wurden offener angesprochen und ausgehalten. Die Gruppe hatte an Symbolisierungsfähigkeiten gewonnen. Sie konnte auch die Arbeitsweise des Leiters akzeptieren, wenn er alle ihre verschiedenen Äußerungen, die sie z. T. realistisch vorbrachten, als Einfälle nahm und sie auf ihre Problematik hin interpretierte. Die Toleranz des Leiters angesichts ihrer Affekte und sein Verständnis für ihre Erwartungen und Hoffnungen, sein Akzeptieren ihrer Angst vor den schrecklichen Gewalttätigkeiten in ihnen, aber auch ihre Sehnsucht nach einem glücklichen Einssein hatte in Identifikation mit der akzeptierenden Haltung des Leiters ihr Ich stabilisiert. Wenn auch immer wieder Krisen auftauchten, es wieder Rückzüge gab, dumpfes Schweigen oder anale Produktivität oder der Aufbau neuer idealer Objekte einsetzte – die innere Lebendigkeit war zumindest innerhalb der Gruppensitzungen keine Bedrohung mehr. Auch als es in der Gruppe zu heftigem Streit untereinander kam und ein Teilnehmer wirklich zubiss, brach die Gruppe nicht

auseinander, und keiner musste mehr ausscheiden. Wie wesentlich die Auswertung von Gegenübertragungsreaktionen zum Verständnis der latenten psychischen Vorgänge beitrug, zeigte eine sehr aufschlussreiche Szene:
In dem weiter fortgeschrittenen Gruppenprozess befand sich die Gruppe in einem versunken wirkenden Rückzug und zeigte sich unlebendig und unbeteiligt. Das Bemühen des Leiters, sie anzuregen, misslang mehrfach. Dadurch entstanden in ihm heftige Spannungen, sie waren so heftig, dass er hätte schreien können. Als die Patienten über Beschwerden zu sprechen begannen, wurde ihm klar, dass sein Gegenübertragungsgefühl, schreien zu können, in ihnen über die Beschwerdeschilderungen ausgedrückt wurde. Beschwerdeschilderungen waren ihr *Schrei nach innen*. Ihre Rückzüge waren als Versuch zu verstehen, ihrer schrecklichen Angst, verrückt zu werden, zu begegnen, weil sie glaubten, der Schrei würde nicht von der »Mutter« gehört und beantwortet. Die Patienten meinten auch, Schreien dürften nur Säuglinge oder Verrückte, sie müssten doch normal und erwachsen sein. Als darüber gesprochen werden konnte, ließ das Beschämtsein angesichts unkontrollierter Gefühle und heftiger Äußerungen des Verletztseins nach.
Die rechtzeitige Mitteilung des Gruppenendes mobilisierte noch einmal viele der bisher schon zu beobachtenden Reaktionen. Eine der ersten Reaktionen war Anhänglichkeit und eine weitere Reaktion die Abwehr der Anhänglichkeit, was direkt mit einem noch nicht überwundenen Misstrauen zu tun hatte. Es wurde wieder über Beschwerden gesprochen, aber auch von der Trauer über den Verlust des unterstützenden und beruhigenden Objektes. Sie fragten sich, ob sie Schuld hätten, ob sie mit ihren Triebimpulsen das Einssein zerstört hätten. Es kamen aber auch Gefühle auf, sich bewegen, etwas Neues beginnen und selbst etwas für sich tun zu können, was in ihrer aktuellen Lebenssituation dann auch geschah. Nur bei einer Patientin gelang dies nicht. Bei ihr wurde wegen einer »Verknotung im Darm« ein chirurgischer Eingriff nötig. Andere mussten die von ihnen wahrgenommenen Gefühle der Enttäuschung, der Hoffnung auf die Gruppentherapie, des Beschämtseins im Sinne eines Versagens der eigenen Fähigkeiten und Möglichkeiten nicht verstecken.
Der Leiter hatte Schuldgefühle, weil er die Therapie begrenzt hatte und sie allein ließ. Er sagte es ihnen. Eine Patientin reagierte daraufhin mit einer Beschreibung ihres Chefs, der eine wohlwollende mütterliche Nähe zu schaffen in der Lage war. In dem Beispiel wurde deutlich, dass sie diese Wünsche nach einem beruhigenden mütterlichen Objekt weiter in Beziehungen einbringen konnte. Aber die Patienten sprachen auch darüber, wie traurig sie seien, allein zu sein, wie viel Ängste sie hätten, aber auch wie viel Einsicht sie über sich selbst und über ihre Lebenssituation gewonnen hätten. Sie erleichterten sich den Abschied in der letzten Sitzung, indem sie Sekt und Salzstangen mitbrachten und den Wunsch äußerten, noch einmal alle zusammenzukommen.

10 Empirische Untersuchungen zur Wirksamkeit psychodynamischer Gruppenpsychotherapie

10.1 Allgemeines zur Wirksamkeit psychodynamischer Psychotherapien

In jüngster Zeit nimmt die Forschung zur Wirksamkeit psychodynamischer Psychotherapien zu. Dabei geht es um die Wirksamkeit spezifischer Therapieverfahren bei spezifisch definierten psychischen Störungen.

Bislang wurden Untersuchungen zu psychodynamischen Psychotherapieverfahren im Vergleich zu anderen Therapieverfahren eher seltener durchgeführt und zeigten häufig methodische Mängel. Die Datenanalysen zur Wirksamkeit von psychoanalytischer Psychotherapie im Langzeitverlauf bestanden vor allem aus Vorher-nachher-Vergleichen innerhalb derselben Therapiegruppe und nicht aus dem Vergleich einer Therapiegruppe mit einer randomisierten Kontrollgruppe (Leichsenring & Rabung 2008, De Maat et al. 2013). Eine Metaanalyse (Smit et al. 2012), die ausschließlich randomisierte kontrollierte Studien umfasste, stellte fest, dass die Evidenz der psychoanalytischen Langzeitpsychotherapie wegen der methodischen Probleme limitiert ist. Aufgrund der unterschiedlichen Patientenpopulationen und Kontrollbedingungen fehlen in dieser Analyse nach Smit noch schlüssige Daten zur Wirksamkeit von Psychoanalyse.

Im Vergleich zwischen den Gruppen zeigen neuere Untersuchungen bessere Therapie-Ergebnisse bei psychodynamischen Langzeittherapien als bei kürzeren Psychotherapien (Leichsenring & Rabung 2008). Diese Ergebnisse fanden sich vor allem bei komplexen psychischen Störungen, zu denen vor allem chronische Störungen (depressive Störungen, Angststörungen, Persönlichkeitsstörungen, Essstörungen, Komorbiditäten) gezählt wurden.

Unter Berücksichtigung methodischer Standards liegen zunehmend Metaanalysen vor, die eine vergleichbare Wirkung von psychodynamischer Psychotherapie und anderen Therapieformen wie Kognitiver Verhaltenstherapie nachweisen (Leichsenring et al. 2015, Steinert et al. 2017). Auch gibt es eine zunehmende Evidenz für psychodynamische Therapien in manualisierter Form. Solche Manuale liegen bereits für depressive Störungen, Angststörungen und Zwangsstörungen vor.

10.2 Zur Wirksamkeit psychodynamischer Gruppenpsychotherapien

Auch zur Wirksamkeit von psychodynamischer Gruppenpsychotherapie existiert eine zunehmende empirische Evidenz. Nachdem zunächst viele Studien vor allem mit kognitiver behavioraler Therapie durchgeführt wurden, gibt es inzwischen vermehrt randomisiert-kontrollierte klinische Untersuchungen zu psychodynamischen Gruppen. Die Prüfung der Effektivität von Gruppenpsychotherapie war ähnlich wie für die psychodynamische Einzelpsychotherapie aufgrund von methodischen Problemen limitiert. Die Probleme liegen vor allem in der Inhomogenität der Gruppenzusammensetzung, der Fallzahl und in der Auswahl der statistischen Methoden.

Blackmore et al. (2009) berichten in einem systematischen Review über die Wirksamkeit der Gruppenanalyse und der psychoanalytischen Gruppenpsychotherapie. Diese Arbeit wurde von der *Group Analytic Society* (GAS) und dem *Institute of Group Analysis* (IGA) in London initiiert, um einen Überblick über die Studien zur Evidenz zu erhalten, bessere evidenzbasierte Behandlungsangebote für die Praxis zu erstellen und neue Forschungsfragen zu generieren. Insgesamt weisen die Daten – bei den genannten methodischen Einschränkungen – darauf hin, dass Gruppentherapie im Vergleich zu Wartegruppen und Standard-Kontrollgruppen wirksam ist.

In dem Review von Blackmore et al. (2009) wurden Studien analysiert, die in der Zeit zwischen 2001 und 2008 in englischer Sprache zur psychodynamischen Gruppenpsychotherapie veröffentlicht wurden. 34 Studien und 19 Reviews wurden ausgewertet. Gruppenanalyse und analytische/psychodynamische Gruppentherapie wurden verglichen, entweder unter randomisiert-kontrollierten Versuchsbedingungen (RCTs), Kohorten unter Prä-Post- und Follow-up-Bedingungen oder in qualitativen Studien und systematischen Reviews. Zur Effektivität und klinischen Wirksamkeit der Gruppenanalyse und der analytischen/psychodynamischen Gruppenpsychotherapie finden sich in der Übersichtsarbeit von Blackmore et al. (2009) fünf randomisiert-kontrollierte Studien, die den Einschlusskriterien entsprechen.

In der Studie von Piper et al. (2001) wurde eine interpretative mit einer supportiven Kurzzeitgruppenpsychotherapie in Bezug auf die klinische Symptomatik »komplizierte Trauerreaktion« verglichen. 54,2 Prozent der Patienten litten nach DSM-III an einer Major Depression, 8,4 Prozent an einer Dysthymie, 55,1 Prozent an einer Persönlichkeitsstörung. In der interpretativen Gruppe besserte sich die Trauerreaktion signifikant mehr als in der supportiven Gruppe. Es fand sich ein deutlicher Einfluss der Art der Objektbeziehungen auf das Therapieergebnis. Eine weitere Auswertung dieser Studie weist darauf hin, dass vor allem die »Allianz« ein wichtiger Prädiktor für das Therapieergebnis ist.

Eine Kurzzeitgruppenpsychotherapie wurde von Blay et al. (2002) bei ambulanten Patienten mit gemischten psychischen Störungen durchgeführt. In die Studie wurden nach DSM-IV Patienten mit affektiven Störungen, Angststörungen, somatoformen Störungen und Anpassungsstörungen eingeschlossen. Es

Tab. 10-1 Randomisiert-kontrollierte Studien (nach Blackmore et al. 2009/2012)

Autor	N	Methode	Diagnosegruppe/ Ergebniskriterien	Signifikanz-niveau
Piper et al. 2001	107	Kurzzeitgruppenpsychotherapie interpretativ vs. supportiv	Komplizierte Trauerreaktion	P<0.01
Blay et al. 2002	84	Kurzzeitgruppenpsychotherapie psychodynamisch BGDP vs. Routinebehandlung	General Health Questionnaire (GHQ)	P<0.009
Tasca et al. 2006	135	Gruppenpsychotherapie psychodynamisch, interpersonell vs. Kognitive Verhaltenstherapie	Binge Eating	P<0.001
Lau & Kristensen 2007	82	Analytische vs. systemische Gruppenpsychotherapie	Lebensqualität Psychopathologie Psychosoziale Funktionsfähigkeit	P<0.01 P<0.005 P<0.01
Lanza et al. 2002	27	Psychodynamische Gruppenpsychotherapie (PPG) vs. kognitive Gruppentherapie (CBG)	Kriegsveteranen Aggression	P<0.10

wurde eine psychodynamische Gruppenpsychotherapie mit der Routinebehandlung verglichen. In der psychodynamischen Gruppe fanden sich signifikante Veränderungen in der klinischen Symptomatik. Im Langzeitverlauf waren nach zwei Jahren keine Effekte mehr nachweisbar: Im Hinblick auf das *General Health Questionaire* (GHQ) konnten somit durch eine psychodynamisch orientierte Gruppentherapie keine stabilen Langzeiteffekte gefunden werden.

Tasca et al. (2006) untersuchten psychodynamische interpersonelle Gruppenpsychotherapie (*Group Psychodynamic-Interpersonal Psychotherapy* [GPIP]) und Kognitive Verhaltenstherapie in Gruppen (*Group Cognitive Behavioral Therapy* [GCBT]) im Vergleich zu einer Wartegruppe bei Binge Eating. Die Frequenz von Binge Eating nahm in beiden Therapiegruppen signifikant häufig ab, der Therapieeffekt hielt nach zwölf Monaten weiter an. Es kann angenommen werden, dass bei Gruppentherapien eine Äquivalenz in Bezug auf einen Gesamteffekt besteht. Die Patienten der GPIP-Intervention zeigten signifikant geringere Depressionswerte und nach sechs Monaten ein höheres Selbstwertgefühl. Spezifische Ergebnisse fanden sich insofern, als Patienten mit einer höheren Bindungsangst durch die GPIP-Intervention eine deutliche Abnahme im täglichen Binge Eating zeigten. Die Autoren schrieben dies den spezifischen Methoden der GPIP zu, dem

Affektausdruck, dem Reflektieren der erlebten Angst sowie dem Explorieren von interpersonalen Problemen. In einer neuen Studie von Tasca et al. (2016), in der 95 Personen mit Binge-Eating-Störung eingeschlossen waren, kam es in der GPIP anders als in der GCBT zu einer signifikanten Reduktion in der Subskala kalt/distanziert des *Inventory of Interpersonal Problems* (IIP).

Lau & Kristensen (2007) behandelten 82 Frauen mit Missbrauchserfahrungen in der Kindheit entweder mit analytischer oder systemischer Gruppenpsychotherapie. In beiden Gruppenformen kam es zu einer signifikanten Reduktion der psychopathologischen Symptomatik sowie zu einer Verbesserung der Lebensqualität und der psychosozialen Funktionsfähigkeit im Vergleich zu einer Wartegruppe. Die systemische Gruppentherapie war insgesamt in den Kurzzeittherapieergebnissen der analytischen Gruppenpsychotherapie überlegen.

Schließlich wurden in einer Studie von Lanza et al. (2002) 27 gewalttätige Veteranen der US-Army mit psychodynamischer Gruppenpsychotherapie oder Kognitiver Verhaltenstherapie behandelt. Die psychodynamische Gruppentherapie war der Kognitiven Verhaltenstherapie lediglich überlegen, was die Abnahme der Aggressivität betraf. In dieser Studie stellte die geringe Fallzahl pro Gruppe eine besondere methodische Limitierung dar.

Zusammenfassend wiesen die Ergebnisse des Reviews von Blackmore et al. (2009) nach Gruppenanalyse und psychodynamischer Gruppenpsychotherapie eine Besserung in klinischen Problemen nach. Es konnte jedoch nicht gezeigt werden, dass die Besserungen spezifisch auf die Methode der Gruppenpsychotherapie zurückzuführen sind. Aufgrund dieser Studien kann nicht gefolgert werden, dass Gruppenanalyse und psychodynamische Gruppenpsychotherapie einen mit anderen psychotherapeutischen Methoden vergleichbaren Effekt haben. Die statistische und methodische Aussagekraft war zu gering. Häufig fehlte eine klare Definition der primären Outcome-Variablen. In insgesamt elf Studien wurden Einflussfaktoren auf die Gruppenteilnahme beschrieben, u. a. Geschlecht und Alter, Ausmaß an Selbstwirksamkeit, Dauer der Behandlung, Bindungsstil und interpersonelle Belastungen (Blackmore et al. 2009). In diesen Studien wurden vor allem Moderatorvariablen erfasst, z. B. Gruppenkohäsion und Patientencharakteristika. In der Studie von Piper et al. (2001) zeigte sich, dass die Qualität der Objektbeziehungen als Moderatorvariable auch Einfluss auf das Therapieergebnis hatte. Lorentzen & Høglend (2008) betonten, dass Patienten mit einer schwereren klinischen Psychopathologie sowie mit Komorbiditäten – etwa Persönlichkeitsstörungen – eine längere Teilnahme an der Gruppentherapie benötigen, damit es zur Verbesserung der interpersonalen Funktionsfähigkeit kommen kann.

Als wesentliches Problem erwies sich in der Analyse dieser Studien die exakte Definition der analytischen/dynamischen Gruppenpsychotherapie. Als einschränkend wurde in diesen Studien die begriffliche Unschärfe, die Variabilität in Bezug auf die methodische Qualität der Studien, die kleine Zahl der gut kontrollierten Studien und die unterschiedlichen Kriterien für die Beurteilung des Therapieerfolges angeführt.

10.3 Zur Wirksamkeit von Gruppenpsychotherapie bei spezifischen psychischen Störungen

In einem Buchkapitel von Burlingame et al. (2013) wurde die Wirksamkeit von Gruppentherapien bei bestimmten spezifischen Störungsbildern zusammenfassend dargestellt (siehe auch Strauß & Burlingame 2012, Strauß et al. 2016). Es wurden insgesamt 250 Studien inkludiert, die die Wirksamkeit für zwölf unterschiedliche psychische Störungsbilder prüften. Für spezifische psychische Störungsbilder konnte eine Evidenz für die Wirksamkeit spezifischer Behandlungsmethoden nachgewiesen werden (Panikstörung, Soziale Phobie, Zwangsstörungen, Essstörungen, Substanzabhängigkeit, Traumabezogene Störungen, Schizophrenie und Persönlichkeitsstörungen). Für einen Großteil dieser Störungsbilder war der kognitiv-behaviorale Behandlungsansatz gut erforscht. Zum Behandlungsmodell der psychodynamischen Gruppenpsychotherapie lagen nur wenige Studien vor. Psychodynamische Gruppenmodelle waren wirksam bei Persönlichkeitsstörungen und Essstörungen.

Es zeigt sich, dass Gruppentherapie für viele klinische Störungen wirksam ist, wobei differenziert wird, ob sie eine primäre Behandlungsform darstellen oder ob sie Teil eines komplexen Behandlungsangebotes sind, wie z. B. in stationären Einrichtungen. Burlingame et al. (2013) beschreibt ein allgemeines Wirkmodell der Gruppentherapie. In diesem Modell werden fünf Faktoren beschrieben, die Einfluss auf die Therapieergebnisse von Gruppen haben. Der erste wichtige Einflussfaktor ist die formale Veränderungstheorie. Die weiteren Faktoren in dem Wirkmodell nach Burlingame et al. (2013) sind Gruppenprozess, Gruppenstruktur, Patientenfaktoren und Gruppenleitung.

Im Rahmen eines vom Deutschen Bundesministerium für Bildung und Forschung geförderten Projekt wurden systematische Übersichtsarbeiten und Metaanalysen zur Gruppenpsychotherapie durchgeführt. Der Projekttitel lautete: Systematic Reviews and Metaanalyses of Small Group Treatment for Mental Disorders (SMARAGD) (Strauß et al. 2016). In diese Metaanalysen wurden ausschließlich randomisierte kontrollierte Studien, die Gruppenpsychotherapie mit unbehandelten Kontrollgruppen oder aktiven Kontrollgruppen (Einzelpsychotherapie oder Pharmakotherapie) verglichen, eingeschlossen.

Im Vergleich zu unbehandelten Kontrollgruppen zeigten sich große Effektstärken vor allem bei bestimmten Störungsbildern wie Panikstörung, Generalisierter Angststörung und Zwangsstörung. In einem Vergleich von Einzel- und Gruppenbehandlung fand sich eine eindeutige Äquivalenz der Behandlungsmethoden. Es konnte nachgewiesen werden, dass Gruppentherapie nicht zu mehr Behandlungsabbrüchen führte. Bezüglich der Effektivität von Gruppenpsychotherapie zeigte sich, dass vor allem Kognitive Verhaltenstherapie in Gruppen für manche klinischen Störungen wirksam und eventuell auch ökonomischer ist als andere Behandlungssettings (Strauß et al. 2016).

Zu psychodynamischen Gruppenpsychotherapien gab es nur eine sehr geringe empirische Evidenz. Es liegen weiterhin wenig randomisierte kontrollierte klinische Untersuchungen zu psychodynamischen Gruppen vor. In die systematische

Übersichtsarbeit des SMARAGD-Projektes (Strauß et al. 2016) konnten von den analysierten Studien lediglich zwei Prozent mit interpersonaler Therapieorientierung und vier Prozent mit psychodynamischer Therapieorientierung aufgenommen werden.

10.4 Evaluierung der psychodynamischen Gruppenpsychotherapie im stationären Setting

Für den deutschsprachigen Raum konnten positive Effekte durch psychodynamische Gruppentherapien vor allem im stationären Setting gefunden werden (Kösters & Strauß 2007, Strauß 2010). Metaanalytisch wurden – in Ermangelung kontrollierter Untersuchungen – lediglich Prä-Post-Effektstärken berechnet. Die Untersuchung von 64 Prä-Post-Effektstärken ergab eine mittlere Gesamteffektstärke von d = 0,58 bei relativ hoher Heterogenität der eingeschlossenen Studien. Janssen et al. (2014) haben eine Studie zur stationären Psychotherapie als Kombinationstherapie durchgeführt. Die integrative stationäre, psychoanalytisch begründete Psychotherapie wurde an den Abteilungen für Psychosomatische Medizin und Psychotherapie der Universität Bonn, Essen und Bochum formuliert und evaluiert (Janssen 1987, 2012). Gruppen- und Einzelpsychotherapie wurden mit der analytischen Kunst- und konzentrativen Bewegungstherapie kombiniert. Es wurden auch verhaltenstherapeutische Maßnahmen zur Symptombewältigung eingesetzt. Patienten waren individuell auf Psychopharmaka eingestellt. In der psychosomatischen Abteilung in Dortmund wurden in der Zeit von 1995 bis 2001 842 Patienten mit folgenden Diagnosen behandelt: depressive Störungen 31 Prozent, Persönlichkeitsstörungen und Verhaltensstörungen 23 Prozent, Angststörungen 16 Prozent, Essstörungen 14 Prozent, somatoforme Störungen sieben Prozent, Zwangsstörungen drei Prozent, psychosomatische Störungen im engeren Sinn ein Prozent und andere. In dieser Untersuchung konnten in den Symptomen – gemessen mit der Symptomcheckliste (SCL-90-R) – bei insgesamt 42 Prozent klinisch bedeutsame Veränderungen gefunden werden. Die Effektstärke in dem Inventar Interpersonale Probleme (IIP-C nach Horowitz et al. 1988) betrug 0,53, die größten Veränderungen konnten in der Subskala »ausnutzbar«, »fürsorglich«, »selbstunsicher« und »introvertiert« nachgewiesen werden. Die meisten Veränderungen fanden sich in den Diagnosegruppen der Borderline-Störungen, der Depression, der psychosomatischen Störungen und der Angststörungen. Patienten mit Borderline-Persönlichkeitsstörungen zeigten ein Jahr nach Entlassung die größten Abnahmen bei den intrapsychischen und interpersonellen Problemen. Der Nachteil dieser Studie ist, dass keine Kontrollgruppe inkludiert war. Zusammenfassend konnte gezeigt werden, dass eine integrative stationäre, psychoanalytisch orientierte Psychotherapie mit dem Schwerpunkt der Gruppenpsychotherapie hohe Effektstärken erreicht.

Die stationäre psychoanalytische Behandlung kann als besonderer Baustein in einem Gesamtbehandlungsplan für Patienten mit strukturellen Ich-Störungen gesehen werden. Der Vorteil liegt darin, dass die Spaltungsübertragungen sowie die projektive Identifikation innerhalb der Station reinszeniert werden und damit bearbeitet werden können (Janssen 2012), wie auch in Kap. 7 dargelegt.

10.5 Manualisierte psychodynamische Gruppenpsychotherapien

Die Psychotherapieforschung hat sich allgemein in Richtung störungsorientierter Forschung entwickelt. Um spezifische Behandlungstechniken besser nachvollziehen zu können, kommen immer häufiger Psychotherapiemanuale zur Anwendung. Zur besseren Vergleichbarkeit und Transparenz der psychodynamischen Gruppentherapieformen und zur Überprüfung der Wirkprinzipien und Veränderungsprozesse wurden bereits einzelne Gruppenpsychotherapie-Manuale erstellt, die zur Verbesserung der quantitativen Psychotherapieforschung beitragen können. Prüfungen zur Adhärenz und Kompetenz gewinnen in der Psychotherapieforschung immer mehr an Bedeutung. Wesentlich ist es, rekonstruieren zu können, welche Behandlungskonzepte auch tatsächlich durchgeführt wurden (Strauss et al. 2016).

Es sind vor allem manualisierte Gruppentherapieansätze und fokussierte Methoden, die bei bestimmten Patientengruppen überprüft wurden. So liegen Manuale vor für »Komplizierte Trauer – Kurzzeittherapie für Gruppen« (Joyce et al. 2015) sowie »Psychodynamische Kurzzeitgruppentherapie der sozialen Phobie« (Gawlytta et al. 2013).

Lorentzen et al. (2013) führten erstmalig eine manualisierte Studie im Bereich der psychodynamischen Gruppenpsychotherapie durch. In dieser norwegischen Studie wurde die Wirkung von Kurz- und Langzeitgruppentherapie untersucht. Das Manual zur psychodynamischen Gruppentherapie von Lorentzen (2014, S. 5–6) basiert u. a. auf den Grundannahmen von Foulkes (► Kap. 1.4) und definiert zentrale spezifische Wirkfaktoren, die für die psychodynamische Gruppenpsychotherapie von Lorentzen als wesentlich angesehen werden (auch Kap. 4).

Gruppenspezifische Faktoren sind demnach u. a.:

- Sozialisierung durch die Gruppe: Imitation und Identifikation, soziales Lernen.
- Spiegelung: Konfrontation mit sozialen, psychischen und körperlichen Merkmalen.
- Kondensierung: Auftauchen von primitivem Material, dazu assoziierte Gedanken verdichten sich.
- Resonanz: Gruppenteilnehmer stehen in multiplen Beziehungsgeflechten (»dynamische Matrix«).

Folgende Interventionen des Gruppentherapeuten werden beschrieben (Lorentzen 2014, S. 9–10), die sich auf Roberts (2000) beziehen:

- Die Aufrechterhaltung der Gruppenstruktur: begrenzende Aktivitäten, die Ort, Zeit, Gruppenzugehörigkeit und Gruppenregeln betreffen.
- Offene Interventionen: Der Therapeut fördert die Bildung und Aufrecht-

erhaltung eines therapeutische Milieus und ermöglicht so einen gutartigen und kreativen Prozess, Sicherstellung der Kontinuität eines schützenden Milieus.
- Hypothesengeleitete Interventionen: Hypothetische Kommentare des Therapeuten als Basis für Beobachtungen und Fragen.
- Interpretation (Inhalte und Form): verbale Intervention des Therapeuten in Bezug auf latente Gefühle der Gruppe oder einzelner Teilnehmer (Translation) unter Wahrung der analytischen Gruppenkultur, Gruppe und Leiter arbeiten auf der Suche nach der Bedeutung des Verhaltens der Gruppe zusammen.
- Keine unmittelbare Antwort: Beobachtung der Gruppe, Interventionen in Abhängigkeit von der Gruppensituation und der Entwicklung der Gruppe.
- Aktion: Aktivitäten des Gruppentherapeuten.
- Selbstoffenbarung: Statement des Therapeuten, Gedanken oder Gefühle, die in keine andere Kategorie passen.
- Modellieren: Entwicklung von neuem Repertoire zur Bewältigung von stresshaften Ereignissen oder schwierigen sozialen Situationen oder Entwicklung einer mitfühlenden Haltung.

In der Langzeittherapie nimmt der Therapeut eine eher zurückhaltende, einsichtsorientierte Grundhaltung an, er erlaubt Assoziationen und ist weniger strukturierend. Die Interventionstechniken sind deutend, es werden alle Übertragungsaspekte exploriert (Lorentzen 2014).

Die wichtigsten Merkmale der Kurzzeitgruppenpsychotherapie im Unterschied zur Langzeitgruppenpsychotherapie sind nach Lorentzen (2014)
- die stärkere Aktivität des Therapeuten,
- mehr Struktur,
- mehr Fokus auf zentrale Konfliktthemen,
- mehr Arbeit im Hier und Jetzt,
- Berücksichtigung der Beendigung der Gruppe.

In dem Behandlungsmanual nach Lorentzen wird zwischen eher supportiven, aktivierenden und eher interpretativen Interventionen in der Gruppe unterschieden.

Das Manual zur Kurzzeitgruppenpsychotherapie basiert auf dem Kurzzeittherapiemodell von McKenzie (1997), in dem die spezifischen Entwicklungsabschnitte beschrieben sind, z. B. Engagement, Differenzierung, interpersonelle Arbeit und Terminisierung.

Zur Kurzzeittherapie gehört eine Eröffnungsphase, in der ein Gefühl von Gemeinsamkeit vermittelt werden soll. In der anschließenden Differenzierungsphase werden Strategien für den Umgang mit Konflikten und Spannungen bearbeitet. Die interpersonale Arbeit inkludiert Konfrontation und Introspektion sowie die Arbeit an dysfunktionalen interpersonalen Beziehungsmustern. Am Ende der Therapie geht es um Trennung und Verlust, Eigenverantwortlichkeit und Bilanz. Die Kurzzeittherapie beinhaltet mehr Struktur und Fokussierung auf

Tab. 10-2 Gegenüberstellung von Interventionen in supportiven und interpretativen psychodynamischen Gruppenpsychotherapien (in Anlehnung an Lorentzen et al. 2014, modifiziert nach Strauss 2016)

Supportiv	**Interpretativ**
Grundhaltung	Grundhaltung
• Therapeutische Allianz • Therapie transparent und offen expressiv zielgerichtete Konversation • fokussiert • ressourcen-hoffnungsorientiert • angstreduzierend • abwehrstützend	• Therapeutische Allianz • Therapie neutral • erlaubt Assoziationen • ungerichteter • einsichtsorientiert • Verhinderung von destruktiver Angst • abwehrdeutend
Techniken	Techniken
• Fokussieren, Klarifikation, Konfrontation, Herausfordern • Stärken betonen	• Fokussieren, Klarifikation, Konfrontation, Herausfordern • Deuten
Übertragung	Übertragung
• negative Übertragung thematisieren, wenn sie Forschritte verhindert, positive Übertragung nicht diskutieren	• alle Übertragungsaspekte aktiv explorieren

zentrale Konfliktthemen, mehr Arbeit im Hier und Jetzt. Die positive Übertragung wird nicht thematisiert, negative Übertragung wird in der Kurzzeittherapie nur thematisiert, wenn sie Fortschritte verhindert (siehe Lorentzen 2014, McKenzie 1997, Strauß et al. 2016).

Bisherige Studien zur manualisierten Form der psychodynamischen Gruppenpsychotherapie nach Lorentzen beziehen sich auf vergleichende Therapieergebnisse, Gruppenprozesse und Veränderungsmechanismen.

Lorentzen et al. (2013) verglichen insgesamt 167 Patienten mit affektiven Störungen, Angst- und Persönlichkeitsstörungen im Hinblick auf eine Kurzzeit- vs. Langzeitgruppentherapie (20 oder 80 Sitzungen). Beide Gruppentherapieformen waren ähnlich wirksam. Sowohl in der Kurz- als auch in der Langzeitgruppentherapie verbesserten sich die Patienten signifikant in den Messkategorien Symptom-Check-Liste (SCL90-R), dem Inventar interpersonaler Probleme (IIP) und der psychosozialen Funktionsfähigkeit (*Global Assessment of Symptom and Functioning* [GAF]). Lediglich in der Veränderung der Symptome zeigte sich die Langzeitpsychotherapiegruppe überlegen.

Wurden die Therapieergebnisse von Patienten mit und ohne Persönlichkeitsstörungen in den zwei Gruppen verglichen, zeigten sich Unterschiede zwischen den Gruppentherapieformen. Patienten mit einer Persönlichkeitsstörung zeigten gleiche Veränderungen in den ersten sechs Monaten beider Gruppenpsychotherapieformen, in der Zeit zwischen sechs und 36 Monaten änderten sich die Patienten mehr in der Langzeitgruppenpsychotherapie. Dieses Behandlungsergebnis hat insofern klinisch-praktische Implikationen: Vor der Entscheidung für eine Kurz- oder Langzeitgruppentherapie sollten Patienten im Hinblick auf Persönlichkeitsstörungen untersucht werden, um Patienten mit Persönlichkeitsstörungen eine klinisch signifikante Veränderung in einer Langzeittherapie zu ermöglichen.

Als wesentlicher therapeutischer Einflussfaktor wurde die Gruppenkohäsion untersucht. Als qualitative Faktoren, die Einfluss auf das Therapieergebnis haben, wurden drei unabhängige Faktoren identifiziert: positive Bindung, Arbeitsbeziehungen und als negative Faktoren Vermeidung und Konflikt (Bakali et al. 2009).

In einer weiteren Auswertung der Vergleichsstudie von Lorentzen et al. (2013) wurden Veränderungen in interpersonellen Problemen anlysiert (Fjeldstad et al. 2017). Die interpersonellen Probleme wurden mit dem *Inventory of Interpersonal Problems* (Horowitz et al. 1988) zu sechs Zeitpunkten innerhalb von drei Jahren erhoben. In der Kurzzeitgruppentherapie fand sich eine frühe größere Veränderung in der Subskala »kalt« und ein Trend in der Subskala »sozial vermeidend«. Nach drei Jahren zeigten sich in beiden Gruppentherapieformen keine Unterschiede in Bezug auf die interpersonellen Probleme. Die Anzahl der Therapiesitzungen scheint keinen Einfluss auf die Verbesserung von interpersonellen Problemen zu haben. Eine mögliche Erklärung für die rasche Besserung von interpersonellen Problemen in der Kurzzeitgruppenpsychotherapie im Vergleich zur Langzeitgruppentherapie sehen die Autoren in den unterschiedlichen Interventionsansätzen der Gruppentherapeuten. Der Therapeut nimmt entsprechend dem Therapiemanual am Beginn der Langzeitgruppentherapie eine eher zurückhaltende, einsichtsorientierte Grundhaltung an und ist weniger strukturierend. Während der Kurzzeittherapie arbeitet der Gruppentherapeut mehr im Hier und Jetzt und fokussiert stärker auf individuelle interpersonelle Probleme und Konflikte (Fjeldstad et al. 2017). Möglicherweise könnten unspezifische therapeutische Faktoren wie die frühe Unterstützung durch andere Gruppenmitglieder eine Rolle spielen für die Besserung in der Subskala »kalt«.

Die manualisierte Version der psychodynamischen Gruppenpsychotherapie soll auch für spezifische psychische Störungen zur Anwendung kommen. So publizierten Suszek et al. (2015) ein Studienprotokoll zum Vergleich von psychodynamischer Kurzgruppenpsychotherapie mit Kognitiver Verhaltenstherapie bei Angststörungen mit komorbider depressiver Störung oder Persönlichkeitsstörungen. Das Studiendesign beinhaltet ein randomisiert-kontrolliertes Design, eine große Anzahl von teilnehmenden Studienpatienten, eine klare Definition der diagnostischen Einschlusskriterien und manualisierte Interventionsstrategien. Mehrere Variablen sollen als Moderatorvariablen (Persönlichkeitsfaktoren, Bindungsfaktoren, Selbstkonzepte, interpersonelle Probleme, Metakognition und Lebensqualität) untersucht werden. Es wird angenommen, dass diese Einfluss auf das Therapieergebnis haben könnten.

Die umfangreiche Studie der norwegischen Arbeitsgruppe um Lorentzen beinhaltet wesentliche Anforderungen, die an eine Evaluierung von gruppenpsychotherapeutischen Modellen gestellt werden. Es wurde eine Manualisierung des therapeutischen Ansatzes sowohl der psychodynamischen Kurz- als auch der Langzeitruppenpsychotherapie vorgenommen. Durch die Manualisierung konnte eine Überprüfung der spezifischen Wirksamkeit der einzelnen Verfahren erfolgen. Empirische Forschung zur Überprüfung der psychodynamischen Gruppenpsychotherapie ist in Zukunft vermehrt notwendig. Die Forschungsprotokolle müssen randomisiert-kontrollierte Bedingungen beinhalten, wiederholte Messungen im Therapieverlauf und ein Monitoring der Adhärenz in Bezug auf das Therapiemanual und die therapeutische Kompetenz. In Zukunft sollten vermehrt Instrumentarien zum Einsatz kommen, die die Effektivität und den Verlauf von Gruppenpsychotherapien mithilfe von validierten Messinstrumenten dokumentieren.

10.6 Forschungsergebnisse zur mentalisierungsbasierten Gruppenpsychotherapie (MBT-G)

Von Bateman & Fonagy (1999, 2008, 2009) stammen randomisiert-kontrollierte Studien zur Wirksamkeit der Mentalisierungsbasierten Psychotherapie bei Borderline-Persönlichkeitsstörungen. Im Behandlungskonzept »Mentalization based treatment« (MBT) von Patienten mit Borderline-Persönlichkeitsstörung werden Einzel- und Gruppentherapie verbunden. Bateman & Fonagy (2008) beschreiben spezifische Behandlungstechniken für die Identifizierung und angemessene Äußerung des Affekts, die Entwicklung stabiler Repräsentationssysteme, den Aufbau eines kohärenten Selbstgefühls und die Entwicklung der Fähigkeit, sichere Bindungen aufzubauen.

»Die Strategie der Einzel- und Gruppentherapie besteht zunächst darin, dem Patienten zu helfen, die Kontrolle über seine Gefühle zu verbessern. Damit dies gelingen kann, müssen die Therapeuten sich der schwierigen Affektzustände – paranoide und passive Aggression, Neid, Idealisierung, Hass, sexuelle Anziehung, Liebe und Bindung – bewusst bleiben und versuchen, diesen verwirrenden Gefühlen eine Bedeutung zu verleihen. Dies geschieht, indem sie nach und nach unbegreifliche Gefühle mit Vorgängen in der Einzel- und Gruppentherapie verbinden und dabei mit Übertragung und Gegenübertragung arbeiten.« (Bateman & Fonagy 2008, S. 393) Dabei sollte sich der Fokus der Therapie keinesfalls ausschließlich auf das Individuum richten. Wichtig ist auch die Art und Weise, wie der Patient die mentalen Zustände und Motivationen anderer wahrnimmt (Bateman & Fonagy 2008).

In Karteruds Manual »Mentalization-based group therapy (MBT-G): A theoretical, clinical and research manual« werden die Prinzipien einer Mentalisierungsbasierten Gruppentherapie dargestellt (Karterud & Bateman 2012, Karterud 2015, ▶ Kapitel 1.5.2). Als wesentliche Interventionstechnik der MBT-G wird eine affektfokussierte Fragetechnik eingesetzt. Anwendungsmöglichkeiten werden im ambulanten Setting gesehen, MBT-G kann aber auch Teil der Behandlung in einem stationären Setting sein. Zudem existieren inzwischen Hinweise, dass

MBT-G bei Patienten in einem tagesklinischen Setting bei verschiedenen psychischen Störungen wirksam sein kann (Karterud & Bateman 2012).

Methodik und Technik der Mentalisierungsbasierten Gruppenpsychotherapie wurden in deutscher Sprache von Schultz-Venrath & Felsberger (2016) in dem Buch »Mentalisieren in Gruppen« dargestellt. Darin werden spezifische Behandlungsprinzipien für MBT-G-Therapeuten und mentalisierungsbasierte Interventionen in der Gruppe beschrieben. Es werden auch die Gemeinsamkeiten und Unterschiede zwischen Mentalisierungsbasierter Psychotherapie in Gruppen und psychodynamischer Gruppenpsychotherapie für spezielle Patientengruppen erörtert (auch Kap. 1.5.2).

In der Studie von Brand et al. (2016) wurde die Mentalisierungsbasierte Gruppenpsychotherapie (MBT-G) mit der psychodynamischen Gruppenpsychotherapie (PDGT) verglichen. Die Studie wurde randomisiert an 211 heterogenen Patienten einer Tagesklinik durchgeführt. Im Rahmen dieser Studie wurde das Manual für die psychodynamische Langzeit- und Kurzzeitgruppenpsychotherapie von Lorentzen (2014) adaptiert angewandt. Die Therapie zielt auf die Entwicklung der Persönlichkeit, stützt sich auf die Existenz von inneren Repräsentanzen von interpersonellen Beziehungen, berücksichtigt den Einfluss des Unbewussten von individuellen Prozessen und Gruppenprozessen und versucht die psychischen Konflikte und Abwehrmechanismen zu versprachlichen (Brand et al. 2016).

Die Gruppentherapieformen unterscheiden sich hinsichtlich der therapeutischen Haltung und Sichtweise der psychischen Veränderungsprozesse. In der PDGT werden Veränderungsprozesse durch die Selbstentwicklung des Einzelnen im Gruppenprozess erwartet, der Therapeut nimmt eine non-direktive Haltung ein. In der MBT-G wird angenommen, dass die Veränderungen durch aktives und gezieltes Fördern des Mentalisierens in interpersonellen Beziehungen erreicht werden (Karterud & Bateman 2012).

Die vergleichende Studie von Brand et al. (2016) inkludierte Patienten mit den Hauptdiagnosen affektive Störungen, Angststörungen und somatoforme Störungen, Essstörungen, Entwicklungsstörungen und Persönlichkeitsstörungen. Beide Gruppen weisen im Prä-Post-Vergleich in den Outcome-Variablen psychische Symptombelastung, Alexithymie, soziale Kognition und interpersonale Probleme signifikante Ergebnisse auf mit mittleren bis großen Effektstärken. MBT-G scheint eher die Mentalisierung des Selbst zu fördern, was in einer mittleren Effektstärke zum Ausdruck kommt. Im Vergleich damit hat die PDGT nur eine kleine Effektstärke. In der Varianzanalyse fanden sich keine signifikanten Unterschiede zwischen den beiden Gruppentherapieformen. Die Ergebnisse werden von den Autoren dahingehend interpretiert, dass MBT-G bei einer heterogenen Patientenprobe in der Tagesklinik der PDGT nicht überlegen ist, aber die Mentalisierung des Selbst (im Gegensatz zur Mentalisierung des Anderen) durch die MBT-G vermutlich besser gefördert wird als durch die PDGT.

In einer weiteren Studie (Hecke et al. 2016) wurden in psychodynamischen (PDGT) und Mentalisierungsbasierten Gruppenpsychotherapien (MBT-G) die Gruppenbeziehungen anhand des Gruppenklimafragebogens beurteilt. Bei dieser Studie wurden die Patienten im tagesklinischen Setting untersucht, sie erreichen in diesem Setting Gruppenkohäsionswerte von geschlossenen Gruppenformen. In den MBT-G werden die Gruppenbeziehungen zu Therapiebeginn konfliktreicher wahrgenommen als in den PDGT. Im Gruppenverlauf gleicht sich das Konfliktniveau in beiden Verfahren jedoch wieder an. Dieses Ergebnis könnte mit der eher aktiveren und direkt auf Affekte fokussierenden Interventionstechnik der MBT-G zusammenhängen. Die Vermeidung/Abhängigkeit ist in beiden Gruppen eher niedrig. In der PDGT finden sich etwas höhere Vermeidungswerte, was von den Autoren als eher größere Passivität und Abhängigkeit vom Leiter interpretiert wird und der non-direktiven analytischen Haltung der PDGT-Leitung zugeschrieben wird.

MBT-G stellt eine wichtige Erweiterung und Differenzierung im Rahmen der Gruppenanalyse dar und bedarf weiterer Wirksamkeitsforschung für spezielle Patientengruppen (Angststörungen, Depressionen, Posttraumatische Belastungsstörungen, Somatisierungsstörungen, Schizophrenie, Essstörungen) unter verschiedenen therapeutischen Rahmenbedingungen.

Literatur

Abbass AA, Nowoweiski SJ, Bernier D, Tarzwell R, Beutel ME. Review of psychodynamic psychotherapy neuroimaging studies. Psychother Psychosom 2014; 83(3): 142–147.

Ainsworth M, Blehar M, Waters E, Eall S. Patterns of Attachment. Hillsdale: Erlbaum 1978.

Allen JG, Fonagy P (Hrsg). Mentalisierungsgestützte Therapie. Stuttgart: Klett-Cotta 2009.

Allen JG, O' Malley, Freeman C, Bateman AW. Brief Treatment. In: Bateman AW, Fonagy P (Hrsg). Handbook of mentalizing in Mental Health Practice. Inc. Washington DC, London: American psychiatry Publishing 2012.

Altmeyer F. Im Spiegel des Anderen: Anwendungen einer relationalen Psychoanalyse. Gießen: Psychosozial 2003.

Altmeyer F, Thomä H (Hrsg). Die vernetzte Seele – Die intersubjektive Wende in der Psychoanalyse. Stuttgart: Klett-Cotta 2006.

Amann A. Gruppendynamik als reflexive Vergemeinschaftung. In: Antons K, Amann A, Clausen G, König O, Schattenhofer K (Hrsg). Gruppenprozesse verstehen. Opladen: Leske und Buderich 2001; 28–38.

Antons K. Praxis der Gruppendynamik. Göttingen: Hogrefe 1973.

Antons K. Amann A, Clausen G, König O, Schattenhofer K. Gruppenprozesse verstehen. Opladen: Leske und Buderich 2001; 28–38.

Arbeitskreis Operationalisierte Psychodynamische Diagnostik (OPD). Operationalisierte Psychodynamische Diagnostik, OPD-2. Das Manual für Diagnostik und Therapieplanung. Bern: Hans Huber 2006.

Ardjomandi ME, Dally A, Kühn I. Und plötzlich war die Mauer weg. Die »wiedervereinigte Großgruppe« in der psychotherapeutischen Klinik. Jahrbuch der Gruppenanalyse 1995; 1: 97–113.

Arfsten AJ, Hoffmann SO. Stationäre psychoanalytische Psychotherapie als eigenständige Behandlungsform. Prax Psychother 1978; 23: 233–245.

Argelander H. Das Erstinterview in der Psychotherapie. Psyche 1967; 21: 341–368.

Argelander H. Der psychoanalytische Dialog. Psyche 1968; 22: 325–339.

Argelander H. Das Erstinterview in der Psychotherapie. Darmstadt: Wiss. Buchgesellschaft 1970.

Argelander H. Gruppenprozesse. Wege der Psychoanalyse in Behandlung, Lehre und Forschung. Reinbeck: Rowohlt 1972.

Argelander H. Das psychoanalytische Erstinterview und seine Methode. Psyche 1978; 32: 1089–1098.

Argelander H. Balintgruppen. In: Heigl-Evers A (Hrsg). Die Psychologie des 20. Jahrhunderts. Bd. VIII. Zürich: Kindler 1979; 822–829.

Badenoch B. Being a brain-wise therapist: A Practical Guide to interpersonal Neurobiology. New York: Norton 2008.

Badenoch B, Cox P. Integrating interpersonal neurobiology with group psychotherapy. Int J Group Psychother 2010; 60(4): 462–81.

Bakali JV, Baldwin SA, Lorentzen S. Modeling group process constructs at three stages in group psychotherapy. Psychotherapy Research 2009; 19(3), 332–342.

Bales RF. Personality and interpersonal behavior. New York: Holt, Rinehart and Winston 1970.

Balint M. Der Arzt, sein Patient und die Krankheit. Stuttgart: Klett 1957.

Balint M. Die Struktur der »Training-cum-Research«-Gruppen und deren Auswirkung auf die Medizin. Jahrbuch der Psychoanalyse 1968; 5: 125–146.

Balint M. Therapeutische Aspekte der Regression. Die Theorie der Grundstörung. Stuttgart: Klett 1970.

Bandelow B, Lichte Th, Rudolf S, Wiltink J, Beutel M (Hrsg). S3-Leitlinie Angststörungen. Heidelberg: Springer 2015.

Bandelow B, Reitt M, Röver C, Michaelis S, Görlich Y, Wedekind D. Efficacy of treatments for anxiety disorders: a meta-analysis. Int Clin Psychopharmacol 2015 Jul; 30(4): 183–192.

Barde B, Mattke D. Therapeutische Teams. Göttingen: Vandenhoeck und Ruprecht 1993.

Baron-Cohen S. Mindblindness: An essay on autism and theory of mind. Cambridge, MA: MIT Press 1995.

Bassler M, Hoffmann SO. Die therapeutische Beziehung im Rahmen von stationärer Psychotherapie. Psychother Psychosom Med Psychol 1993; 43: 325–332.

Bateman AW. Mentalizing and borderline personality disorder. Journal of Mental Health 2007; 16: 83–101.

Bateman A, Fonagy P. Effectiveness of partial hospitalization in the treatment of borderline personality disorder: a randomized controlled trial. Am J Psychiatry 1999; 156(10): 1563–1569.

Bateman A, Fonagy P. 8-year follow-up of patients treated for borderline personality disorder: mentalization-based treatment versus treatment as usual. Am J Psychiatry 2008; 165(5): 631–638.

Bateman A, Fonagy P. Psychotherapie der Borderline-Persönlichkeitsstörungen. Ein mentalisierungsgestütztes Behandlungskonzept. Bibliothek der Psychoanalyse. Gießen: Psychosozial 2008.

Bateman A, Fonagy P. Randomized controlled trial of outpatient mentalization-based treatment versus structured clinical management for borderline personality disorder. Am J Psychiatry 2009; 166(12): 1355–1364.

Bateman A, Fonagy P. Mentalization based treatment for borderline personality disorder. World Psychiatry 2010; 9(1): 11–15.

Bateman A, Fonagy P. Mentalization-based treatment for personality disorders. A practical guide. Oxford: University Press 2016.

Battegay R. Der Mensch in der Gruppe. Bd. II., Bern, Stuttgart, Wien: Hans Huber, 4. Auflage 1973.

Battegay R, Hubermann J, Schlösser C. Group psychotherapy with borderline patients. Group Analysis 1992; 25: 61–75.

Bauer J. Warum ich fühle, was du fühlst. Intuitive Kommunikation und das Geheimnis der Spiegelneurone. München: Heyne 2005.

Behr H, Hearst L. Gruppenanalytische Psychotherapie – Menschen begegnen sich. Eschborn bei Frankfurt am Main: Dietmar Klotz 2009.

Berger P, Sachs G, Amering M, Holzinger A, Bankier B, Katschnig H. Personality disorder and social anxiety predict delayed response in drug and behavioral treatment of panic disorder. Journal of Affective Disorders 80, 2004; 75–78.

Bericht über die Lage der Psychiatrie in der Bundesrepublik Deutschland. Zur psychiatrischen und psychotherapeutisch/psychosomatischen Versorgung der Bevölkerung = Psychiatrie Enquete. Deutscher Bundestag 7, Wahlperiode, Drucksache 7/4200 u. 7/4201, 1975.

Berman WH, Sperling MB. Attachment in adults. New York: Guilford 1994.

Beutel ME, Scheurich V, Knebel A, Michal M, Wiltink J, Graf-Morgenstern M, Tschan R, Milrod B, Wellek S, Subic-Wrana C. Implementing panic-focused psychodynamic psychotherapy into clinical practice. Can J Psychiatry 2013 Jun; 58(6): 326–334.

Beutler LE, Clarkin JF. Systematic treatment selection. New York: Brunner und Mazel 1990.

Billeke P, Aboitiz F. Social Cognition in Schizophrenia: From Social Stimuli Processing to Social Engagement. Frontiers in Psychiatry 2013; 4(4).

Bion WR. Erfahrungen in Gruppen. Stuttgart: Klett 1971 (engl. Experience in Groups. New York: Basic Books 1960).

Bion WR. Elemente der Psychoanalyse. Frankfurt am Main: Suhrkamp 1992 (engl. Elements of psycho-analyses. London: Heinemann 1963).

Bion WR. Lernen durch Erfahrung. Frankfurt am Main: Suhrkamp 1990 (engl. Learning from experience. London: Heinemann 1962).
Blackmore C, Beecroft C, Parry G, Booth A, Tantam D, Chambers E, Simpson E, Roberts E, Saxon D. A systematic review of the efficacy and clinical effectiveness of group analysis and analytic/dynamic group psychotherapy. Centre for Psychological Services Research, School of Healthand Related Research, University of Sheffield, UK 2009.
Blackmore C, Tantam D, Parry G, Chambers E. Report on a systematic review of the efficacy and clinical effectiveness of group analysis and analytic/dynamic group psychotherapy. Group analysis 2012; 45: 46–69.
Blanck G, und R. Blanck. Angewandte Ich-Psychologie. Stuttgart: Klett 1978.
Blay SL, Vel Fucks JS, Barruzi M, DiPietro MC, Gastal FL, Neto AM, DeSouza MP, Glausiusz LR, Dewey M. Effectiveness of time-limited psychotherapy for minor psychiatric disorders. Randomised controlled trial evaluating immediate vs long-term effects. British J of Psychiatry 2002; 180: 416–422.
Boadie W, Dunlop M, Kelley E, Aponte-Rivera V, Tanja Mletzko-Crowe T, Kinkead B, Ritchie JC, Ph.D., Nemeroff CH, Craighead E, Mayberg HS. For the PReDICT Team. Effects of Patient Preferences on Outcomes in the Predictors of Remission in Depression to Individual and Combined Treatments (PReDICT) Study Am J Psychiatry 2017; 174, No. 6, 546–556.
Böcker H, Hartwich P, Northoff G (Hrsg). Neuropsychodynamische Psychiatrie. Berlin, Heidelberg: Springer 2016.
Bohleber W. Editorial zum therapeutischen Prozess als schöpferische Beziehung. Übertragung, Gegenübertragung, Intersubjektivität. Psyche. Z Psychoanal 1999; 53: 815–819.
Bohleber W. Editorial zum Sonderheft »Traum«. Psyche 2012; 66: 769–775.
Bolm T. Mentalisierungsbasierte Therapie (MBT) für Borderline-Störungen und chronifizierte Traumafolgen. Köln: Deutscher Ärzte Verlag 2009.
Borman S, Burlingame GM, Strauß B. Der Gruppenfragebogen: Die deutsche Version des Group Questionnaire (GQ-D) – Ein Instrument zur Messung von therapeutischen Beziehungen in der Gruppenpsychotherapie. Psychother 2011; 56(4): 297–309.
Bowlby J. Bindung. München: Kindler 1975.
Bowlby J. Trennung. Psychische Schäden als Folge der Trennung von Mutter und Kind. München: Kindler 1976.
Bowlby J. Bindung als sichere Basis. Grundlagen und Anwendung der Bindungstheorie. München: Ernst Reinhardt 2014.
Bradfod LP, Gibb LR, Benne KD (Hrsg). Gruppen-Training, T-Gruppentheorie und Laboratoriumsmethode. Stuttgart: Klett 1972.
Brand T, Hecke D, Rietz Ch, Schultz-Venrath U. Therapieeffekte mentalisierungsbasierter und psychodynamischer Gruppenpsychotherapie in einer randomisierten Tagesklinik-Studie. Gruppenpsychotherapie und Gruppendynamik 2016, Band 52, 2: 156–174.
Breitman BD. et al. Integrating Psychotherapy and Pharmacotherapy. Dissolving the Mind-Brain Barrier. New York, London: W. W. Norton & Co 2003.
Brent B. Mentalization-based psychodynamic psychotherapy for psychosis. J Clin Psychol 2009; 65(8): 803–814.
Brocher T, Deichmann Ch, Fürstenau P. Zur Konzeption berufsbezogener gruppendynamischer Laboratorien. Gruppendyn 1972; 3: 400–406.
Brown O, Pedder J. Introduction to Psychotherapy. Cambridge: University Press 1979.
Brunnlieb C, Navee G, Camerere CF, Schosser St, Bodo Vogt B, Münte TG, Heldman M. Vasopressin increases human risky cooperative behavior. Proc Natl Acad Sci. 2016; 23: 113(8): 2051–2056.
Buchheim A, Viviani R, Kessler H, Kächele H, Cierpka M, Roth G, George C, Kernberg OF, Bruns G, Taubner S. Changes in Prefrontal-Limbic Function in Major Depression after 15 Months. PLoS One. 2012; 7(3): e33745.

Burlingame GM, Strauß B, Joyce A. Change mechanisms and effectiveness of small group treatment. In: Lambert MJ (Hrsg) Bergin and Garfield's handbook of psychotherapy and behavior change. New York: Wiley 2013.

Burrow T. Die Gruppenmethode in der Psychoanalyse. Imago 1926; 12: 211–222.

Busch FN. Mentalization. Theoretical considerations, research findings and clinical implications. New York, London: Analytic Press 2008.

Canetti E. Die Fackel im Ohr. Lebensgeschichte 1921–1931. Frankfurt am Main: Fischer Taschenbuch Verlag 1982.

Caspers S, Zilles K, Lairdd AR, Eickhoff SB. ALE meta-analysis of action observation and imitation in the human brain. Neuroimage 2010; 50:3: 1148–1167.

Chiesa M, Fonagy P, Holmes J. When less is more: An exploration of psychoanalytically oriented hospital-based treatment for severe personality disorder. Int J Psychoanal 2003; 84: 637–650.

Clark DH. The Therapeutic Community. Brit J of Psychiatry 1977; 131: 553–564.

Clark DM, Salkovskis PM, Hackmann A. A comparison of cognitive therapy, applied relaxation and imipramine in the treatment of panic disorder. Br J Psychiatry 1994; 164: 759–769.

Clarkin JF, Yeomans FE, Kernberg OF. Psychotherapie der Borderline-Persönlichkeit. (Manual zur Transference-Focused Psychotherapy [TFP]). Stuttgart: Schattauer 2001.

Clyne MB. Die Arzt-Patient-Beziehung. Internist 1972; 13: 409–413.

Clyne MB. Michael Balints Leistung für die Allgemeinmedizin. In: Eicke D (Hrsg). Die Psychologie des 20. Jahrhunderts. Bd. III. Zürich: Kindler 1977; 1331–1349.

Cremerius J. Gibt es zwei psychoanalytische Techniken? Psyche 1979; 33: 577–596.

Crits-Christoph P, Baranackie K, Dahlbender RW, Zobel HY. Quantitative Einschätzung Interpersoneller Themen. Deutsche Manual Bearbeitung 1995.

Damann G, Janssen PL (Hrsg). Psychotherapie der Borderline-Störungen. Stuttgart: Thieme 2007.

Danzinger R. Psychoanalytische Beobachtungen in großen Gruppen. Gruppenpsychother Gruppendyn 1983; 19: 63–79.

Däumling AM, Fengler J, Nellessen L, Svensson A. Angewandte Gruppendynamik – Selbsterfahrung, Forschungsergebnisse, Trainingsmodelle. Stuttgart: Klett 1974.

Davidsen KA, Rosenbaum B. Fear of annihilation in subjects at risk of psychosis: a pilot study. Psychosis Psychol Soc Integr Approach 2012; 4: 149–160.

De Board R. The psychoanalysis of organizations. London: Tavistock Publications 1978.

De Maat S, de Jonghe F, de Kraker R, Leichsenring F, Abbass A, Luyten P, Barber JP, Rien Van, Dekker J. The current state of the empirical evidence for psychoanalysis: a meta-analytic approach. Harv Rev Psychiatry 2013; 21(3): 107–137.

De Rubeis RJ, Siegle GJ, Hollon SD. Cognitive therapy versus medication for depression: treatment outcomes and neural mechanisms. Nat Rev Neurosci. 2008; 9(10): 788–796.

Dennet D (Hrsg). The Intentional Stance. Cambridge, Massachusetts. MIT Press 1987.

DGPPN, BÄK, KBV, AWMF (Hg). Nationale Versorgungsleitlinien Unipolare Depression. Heidelberg 2017; 97–98.

Dimaggio G, Lysaker PH (eds). Metacognition and Severe Adult Mental Disorders: From Basic Research to Treatment. London: Routledge 2010.

Dimaggio G, Salvatore G, Popolo R, Lysaker PR. Autobiographical memory and mentalizing impairment in personality disorders and schizophrenia: clinical and research implications. Frontiers in Psychology 3: 2012, 1–4.

Dimopoulou T, Tarazi FI, Tsapakis EM. Clinical and therapeutic role of mentalization in schizophrenia-a review. CNS Spectr 2017; 21: 1–13.

Dreyer KA, Schmidt MG. Niederfrequente psychoanalytische Psychotherapie. Stuttgart: Klett-Cotta 2008.

Dulz B, Schneider H. Borderline-Störungen. Stuttgart: Schattauer 1995.

Dulz B, Herpertz SC, Kernberg OF, Sachsse U. Handbuch der Borderline-Störungen. Stuttgart: Schattauer 2011.

Dümpelmann M. Psychotherapie und Psychopharmakotherapie. In: Böker H, Hartwich P, Northoff G. Neuropsychodynamische Psychiatrie. Berlin Heidelberg, Springer 2016.

Eckert J. Bindung von Therapeuten. In: Strauß B (Hrsg). Bindung und Psychopathologie 2008; 332–349.

Eckert J. Indikation und Prognose. In: Tschuschke V (Hrsg). Gruppenpsychotherapie. Stuttgart: Thieme 2010; 44–50.

Eisenberger N. The neural bases of social pain: Evidence for shared representations with physical pain. Psychosom Med. 2012; 74(2): 126–135.

Engel GL. Untersuchungen über psychische Prozesse bei Patienten mit Colitis ulcerosa. In: Brede K (Hrsg). Einführung in die psychosomatische Medizin. Frankfurt am Main: Fischer 1974; 279–334.

Engel K, Janssen PL. Psychosoziale Aspekte in Anorexie- und Bulimie-Behandlungen. In: Janssen PL, Senf W, Meermann R (Hrsg). Klinik der Essstörungen. Stuttgart: Gustav-Fischer 1997; 126–131.

Enke H. Bipolare Gruppenpsychotherapie als Möglichkeit psychoanalytischer Arbeit in der stationären Psychotherapie. Z Psychother med Psychol 1965; 15: 116–121.

Ermann M. Die tiefenpsychologisch fundierte Methodik in der Praxis. Spezifizierung des psychoanalytischen Ansatzes in der Richtlinienpsychotherapie. Forum der Psychoanal 2004; 20: 300–313.

Ermann M. Kombination von Gruppen- und Einzeltherapie. Forum Psychoanal 2016; 32: 201–209.

Falloon IRH, Liberman RP. Interactions between drug and psychosocial therapy in schizophrenia. Schizophr Bull 1983; 9: 543–554.

Fehm L. Soziale Phobie. In: Wittchen HU et al. Klinische Psychologie und Psychotherapie. Berlin, Heidelberg: Springer 2011; 954–967.

Felsberger H. Mentalisierungsbasierte Psychotherapie als intersubjektives Verfahren. In: Potthoff P, Wollnik S. (Hrsg). Die Begegnung der Subjekte. Die intersubjektiv-relationale Perspektive in Psychoanalyse und Psychotherapie. Psychosozial 2014; 189–199.

Ferguson JN, Young LJ, Insel T. The neuroendocrine basis of social recognition. Front Neuroendocrinol. 2002; 23(2): 200–224.

Fjeldstad A, Høglend P, Lorentzen S. Patterns of Change in Interpersonal Problems During and After Short-term and Long-term Psychodynamic Group Therapy: A Randomized Clinical Trial. Psychother Res 2017; 27(3): 350–361.

Flegel H. Umgruppierung einer psychiatrischen Abteilung als Soziotherapie. Nervenarzt 1963; 34: 384–391.

Flores PJ. Group psychotherapy and neuro-plasticity: An attachment theory perspective. International J of Group Psychotherapy 2010; 60: 546–569.

Fonagy P, Bateman A, Bateman A. The widening scope of mentalizing: A discussion. Psychology and Psychotherapy: Theory, Research and Practice 2011; 84: 98–110.

Fonagy P. The Mentalization-Focused Approach to Social Development. In: Mentalization: Theoretical considerations, research findings, and clinical implications. New York: Analytic Press 2008; 3–56.

Fonagy P. The effectiveness of psychodynamic psychotherapies: An update. World Psychiatry 2015; 14(2): 137–150.

Fonagy P, Bateman A. Mechanisms of change in mentalization-based treatment of BPD. J Clin Psychol. 2006; 62(4): 411–430.

Fonagy P, Bateman Antony & Bateman Alexandra. The widening scope of mentalizing: A discussion. Psychology and Psychotherapy: Theory, Research and Practice 2011; 84: 98–110.

Fonagy P, Gergely G, Jurist P, Target M. Affektregulierung, Mentalisierung und die Entwicklung des Selbst. Stuttgart: Klett-Cotta 2004 (engl. Affect regulation, mentalization and the development of the self. London: Karnac 2002).

Fonagy P, Target M. Psychoanalyse und Psychopathologie der Entwicklung. Stuttgart: Klett-Cotta 2006a.

Fonagy P, Target M. The mentalization based approach to self pathology. Journal of personality disorders 2006b; 20: 544–576.

Förstl H (Hrsg) Theory of Mind. Neurobiologie und Psychologie sozialen Verhaltens. Berlin, Heidelberg: Springer 2012.

Foulkes SH. On group analysis. Int J of Psychoanalysis 1946; 27: 46–51.

Foulkes SH. Introduction to group-analytic psychotherapy. London: Heinemann 1948.

Foulkes SH. Gruppenanalytische Psychotherapie. München: Pfeiffer 1974.

Foulkes SH. Gruppenanalytische Psychotherapie. Stuttgart: Klett-Cotta 1992.

Freud S. Die Traumdeutung. GW 1900; Bd. 2/3.

Freud S. Totem und Tabu. GW 1912; Bd. 9.

Freud S. Zur Einführung des Narzißmus. GW 1914; Bd. 10: 138–170.

Freud S. Trauer und Melancholie GW 1916–1917; Bd. 10: 428–446.

Freud S. Massenpsychologie und Ich-Analyse. GW 1921; Bd. 13: 73–161.

Freud S. Psychoanalyse und Libidotheorie. GW 1923; Bd. 13: 213–233.

Freud S. Neue Folge der Vorlesung zur Einführung in die Psychoanalyse. GW 1933; Bd. 15: 146–169.

Frewen PA, Dozois DJ, Lanius RA. Neuroimaging studies of psychological interventions for mood and anxiety disorders: empirical and methodological review. Clin Psychol Rev. 2008; 28(2): 228–246.

Freyberger HJ. Indikation zur Gruppenpsychotherapie. Psychotherapeut 2016; 61: 314–317.

Freyberger HJ, Grabe HJ. Kombination von Psychotherapie und Pharmakotherapie – Am Beispiel der depressiven Störungen. Die Psychiatrie 2008; 5: 4: 261–265.

Freyberger HJ, Spitzer C. Gruppenpsychotherapie in der Psychiatrie. In: Strauß B und Mattke D (Hrsg). Gruppenpsychotherapie. Berlin, Heidelberg: Springer 2012; 417–426.

Frith CD. Schizophrenia and theory of mind. Psychol Med. 2004; 34(3): 385–389.

Frohberg I (2006). Zum Postulat der störungsspezifischen Indikation, PTJ 2, 130–139.

Fürstenau P. Die beiden Dimensionen des psychoanalytischen Umgangs mit strukturell Ich-gestörten Patienten. Psyche 1977a; 31: 197–207.

Fürstenau P. Praxeologische Grundlagen der Psychoanalyse. In: Pongratz LJ (Hrsg). Klinische Psychologie. (Handbuch der Psychologie) Bd. 8. Göttingen: Verlag für Psychologie 1977b; 847–888.

Fürstenau P. Ich-psychologische Konsequenzen der Ausweitung des Anwendungsbereiches der Psychoanalyse. In: Janssen PL, Paar G (Hrsg). Reichweite der psychoanalytischen Therapie. Heidelberg: Springer 1989; 20–31.

Fürstenau P, Stephanos SF, Zenz H. Erfahrungen mit einer gruppentherapeutisch geführten Neurotikerstation. Psychoth Med Psychol 1970; 20: 95–104.

Gabbard GO. The treatment of the »special« patient in a psychoanalytic hospital. Int Rev Psycho-Anal 1986; 13: 333–347.

Gabbard GO. Psychodynamic Psychiatry in Clinical Practice. London, Washington: Am Psychiatric Press 1990.

Gabbard GO. Gegenübertragung: Die Herausbildung einer gemeinsamen Grundlage. Psyche 1999; 53(9–10): 972–990.

Gabbard GO. Long-term psychodynamic psychotherapy. London, Washington: American Psychiatric Publishing Inc 2004.

Gantt SP, Badenoch B. The interpersonal neurobiology of group psychotherapy and group process. London: Karnac 2013.

Gawlytta R, Tefikow S, Strauß B. Psychodynamische Kurzzeitgruppentherapie der sozialen Phobie: Beschreibung des Therapiekonzepts und einer Fallstudie. Psychother Psych Med 2013; 63(01): 58–64.

Gfäller GR. Die Wirkung des Verborgenen. Unbewusste Hintergründe kommunikativer Prozesse in Unternehmen und Institutionen. Stuttgart: Klett-Cotta 2010.

Gfäller GR, Leutz G. Gruppenanalyse, Gruppendynamik, Psychodrama. Heidelberg: Mattes 2006.

Gill MM. Analysis of transference. Vol. 1. Theory and Technique. New York: International University Press 1984.

Goffman E. Stigma. Über Techniken der Bewältigung beschädigter Identität. Frankfurt: Suhrkamp 1967.

Goldapple K, Segal Z, Garson C, Lau M, Bieling P, Kennedy S, Mayberg H. Modulation of cortical-limbic pathways in major depression: treatment-specific effects of cognitive behavior therapy. Arch Gen Psychiatry. 2004; 61(1): 34–41.

Gould RA, Otto MW, Pollack MH. A meta-analysis of treatment outcome for panic disorder. Clinical Psychology Review 1995; 15(8): 819–844.

Green MF, Leitman DI. Social cognition in schizophrenia. Schizophr Bull. 2008; 34(4): 670–672.

Greenberg JR, Mitchell St. A Object relations in psychoanalytic theory. Cambridge: MA Harvard University Press 1983.

Grossmann KE, Grossmann K (Hrsg). Bindung und menschliche Entwicklung. John Bowlby, Mary Ainsworth und die Grundlagen der Bindungstheorie. Stuttgart: Klett-Cotta 2003.

Gruber SA, Rogowska J, Yurgelun-Todd DA. Decreased activation of the anterior cingulate in bipolar patients: an fMRI study. J Affect Disord 2004; 82(2): 191–201.

Haas JP. Zur Psychodynamik der Unechtheit. In: Haas JP, Jappe G (Hrsg). Deutungsoptionen. Tübingen: Diskord 1995; 151–188.

Hacht J von. Psychoanalytische Kurzzeit-Gruppenpsychotherapie als Übergangsraum von der stationären/teilstationären zur ambulanten Psychotherapie. Gruppenpsychother. Gruppendynamik 2016; 52: 56–70.

Hahn T, Kircher T, Straube B, Wittchen HU, Konrad C, Strehle A, Wittmann A, Pfleiderer B, Reif A, Arolt V, Lueken U. Predicting Treatment Response to Cognitive Behavioral Therapy in Panic Disorder With Agoraphobia by Integrating. Local Neural Information. JAMA Psychiatry 2015; 72 (1): 68–74.

Hau TF. Die Abhängigkeit der Psychotherapieform von Struktur und Gruppendynamik der Klinik. Gruppenpsychother. Gruppendynamik 1970; 8: 199–206.

Haubl R. Der institutionelle und organisatorische Kontext von Gruppen am Beispiel stationärer Gruppenpsychotherapie. In: Mattke D, Strauß B (Hrsg). Gruppenpsychotherapie. Berlin, Heidelberg: Springer 2012; 99–107.

Hautzinger M. Kognitive Verhaltenstherapie depressiver Störungen im Alter. Psychotherapie in Psychiatrie, Psychotherapeutischer Medizin und Klinischer Psychologie. 2000; 5(1): 122–128.

Hautzinger M. Kognitive Verhaltenstherapie bei Depressionen. In: Mauthe HJ. (Hrsg). Affekt und Kognition. Sternenfels: Verlag Wissenschaft und Praxis 2001; 127–134.

Hayne M. Die Indikationsstellen in der Gruppentherapie. Jahrbuch der Gruppenanalyse. Heidelberg: Mattes 1995; 137–148.

Hayne M. Grundstrukturen in menschlichen Gruppen. Lengerich: Pabst Sience Publishers 1997.

Hecke D, Brand T, Rietz Ch, Schultz-Venrath U. Prozess-Outcome-Studie zum Gruppenklima in psychodynamischer und mentalisierungsbasierter Gruppenpsychotherapie in einem tagesklinischen Setting. Gruppenpsychother Gruppendynamik 2016; 52: 175–192.

Heigl-Evers A. Konzepte der analytischen Gruppentherapie. Göttingen: Vandenhoeck und Ruprecht 1972.

Heigl-Evers A, Heigl F. Gruppentherapie: Interaktionell – tiefenpsychologisch fundiert (analytisch orientiert) – psychoanalytisch. Gruppenpsychother Gruppendynamik 1973; 7: 132–157.

Heigl-Evers A, Heigl F. Das interaktionelle Prinzip in der Einzel- und Gruppentherapie. Z Psychosom Med Psychother 1983; 19: 1–14.

Heimberg RG. Cognitive-behavioural group treatment and phenelzine for social phobia: post-treatment effectiveness and maintenance of gains. In: World Congress of Behavioural and

Cognitive Therapies, Denmark, 1995. Denmark: European Association of Behaviour and Cognitive Therapy, 64–65.
Heisterkamp G. Heilsame Berührungen: Praxis leibfundierter analytischer Psychotherapie. München: Pfeiffer 1993.
Hilpert HR. Therapeutische Gemeinschaft in einer psychotherapeutischen Klinik. Zum Behandlungskonzept des Cassel-Hospitals in London. Psychother med Psychol 1979; 29: 46–53.
Hilpert HR. Über den Beitrag der therapeutischen Gemeinschaft zur stationären Psychotherapie. Z psychosom Med. Psychoanal 1983; 29: 28–36.
Hilpert HR, Schwarz R, Beese F (Hrsg). Psychotherapie in der Klinik. Von der therapeutischen Gemeinschaft zur stationären Psychotherapie. Berlin, Heidelberg, New York: Springer 1981; 9–39.
Hinshelwood RD, Manning NP. Therapeutic Communities. Reflection and Progress. London: Routledge 1979.
Hirsch M. Einleitung: Mentalisierung und Symbolisierung. In: Hirsch M (Hrsg). Die Gruppe als Container. Göttingen: Vandenhoeck und Ruprecht 2010; 9–24.
Hofmann W. Die »psychotherapie institutionelle«. Theorie und Praxis einer psychiatrischen Bewegung in Frankreich. Frankfurt: Campus 1983.
Hoffmann SO. Psychodynamische Therapie von Angststörungen. Einführung und Manual für die kurz- und mittelfristige Therapie. Stuttgart: Schattauer 2008.
Hollon StD, DeRubeis RJ, Fawcett J, MD, Amsterdam JD, Shelton RC, Zajecka J, MD, Young PR, Gallop R. Effect of cognitive therapy with antidepressant medications vs antidepressants alone on the rate of recovery in major depressive disorder: a randomized clinical trial. JAMA Psychiatry 2014; 71(10): 1157–1164.
Hopper E. Encapsulation as a defence against the fear of annihilation. Int J Psycho-anal 1991; 72: 607–624.
Horowitz LM, Rosenberg SE, Baer BA, Ureño G, Villaseñor VS. Inventory of interpersonal problems: psychometric properties and clinical applications. J Consult Clin Psychol 1988; 56(6): 885–892.
Huber D, Rad M von (Hrsg). Störungsorientierte psychodynamische Therapie im Krankenhaus. Stuttgart: Kohlhammer 2011.
Huhn M, Tardy M, Spinelli LM et al. Efficacy of Pharmacotherapy and Psychotherapy for Adult Psychiatric Disorders. A Systematic Overview of Meta-analyses JAMA Psychiatry 2014; 71(6): 706–715.
Husserl E. Cartesianische Meditationen. Hamburg: Meiner 1931.
Iacoboni M, Mazziotta JC. Mirror neuron system: basic findings and clinical applications. Ann Neurol 2007; 62(3): 213–218.
Insel TR, Young LJ. The neurobiology of attachment Nat Rev Neurosci 2001; 2(2) 129–136.
Jacobs TJ. On countertransference enactment. J Am Psychoanal Ass 1986; 34: 289–307.
Janssen PL. Zur beruflichen Identität in einem berufsbezogenen gruppendynamischen Laboratorium. Gruppendyn. 1977; 8: 211–216.
Janssen PL. Psychoanalytisch orientierte Mal- und Musiktherapie im Rahmen stationärer Psychotherapie. Psyche 1982; 36: 541–570.
Janssen PL. Auf dem Wege zu einer integrativen analytisch-psychotherapeutischen Krankenhausbehandlung. Forum Psychoanal 1985; 1: 293–307.
Janssen PL. Psychoanalytische Therapie in der Klinik. Stuttgart: Klett Cotta 1987. Neuauflage mit Nachwort zur Weiterentwicklung. Gießen: Psychosozial 2014.
Janssen PL. Zum Verstehen psychosomatischer und somatopsychischer Vorgänge. Beiträge der Psychoanalyse. Z Med Psychol Psychopath Psychother 1987a 35: 62–73.
Janssen PL. Inszenierungen der Borderline-Störung. Praxis Psychother Psychosom 1990a; 35: 1–12.

Janssen PL. Grundzüge einer stationären psychoanalytischen Therapie struktureller Ich-Störungen. In: Buchheim P, Seifert Th (Hrsg). Zur Psychodynamik und Psychotherapie von Aggression und Destruktion. Springer: Heidelberg 1990b; 89–99.

Janssen PL (Hrsg). Psychotherapie durch das Team. Neuss: Forum Medizin Janssen GmbH 1992.

Janssen PL. Zur psychoanalytischen Behandlung der Borderline-Störungen. In: Streeck U, Bell K (Hrsg). Die Psychoanalyse schwerer psychischer Erkrankungen. München: J. Pfeiffer 1994; 124–140.

Janssen PL. Erfahrungen mit analytischer Gruppenpsychotherapie bei strukturellen Ich-Störungen. In: Ardjomandi E, Berghaus A, Knauss W (Hrsg). Jahrbuch der Gruppenanalyse. Bd. 1. Heidelberg: Mattes 1995; 1–12.

Janssen PL. Anmerkungen zur Bedeutung des Konzeptes der Objektkonstanz für psychosomatische Störungen. In: Akhtar S, Kramer S, Parens H (Hrsg). Die innere Mutter. Frankfurt: Fischer 1997; 85–93.

Janssen PL. Inszenierung der Borderline-Pathologie im stationären Raum. In: Kernberg OF, Dulz P, Sachsse U (Hrsg). Handbuch der Borderline-Störungen. Stuttgart, New York: Schattauer 2000b; 505–514.

Janssen PL. Stationäre analytische Borderline-Therapie in Einzel- und Gruppensetting. In: Tschuschke V (Hrsg). Praxis der Gruppenpsychotherapie. Stuttgart: Thieme 2001b; 230–233.

Janssen PL. Anwendungen der Psychoanalyse in der Psychotherapie. Psychotherapeut 2002; 47: 175–184.

Janssen PL. Berufsgruppen- und methodenintegrierende Teamarbeit in der stationären psychodynamischen Psychotherapie. Psychotherapeut 2004; 49: 217–226.

Janssen PL. Psychoanalytische Konzepte der Borderline-Struktur. Grundlagen der psychodynamischen Psychotherapieverfahren. In: Dammann G, Janssen PL (Hrsg). Psychotherapie der Borderline-Störungen. Stuttgart: Thieme 2007; 3–16, 2. Auflage.

Janssen PL. Psychoanalytische/psychodynamische Theorien und Krankheitskonzepte. In: Janssen PL, Joraschky P, Tress W (Hrsg). Leitfaden der Psychosomatischen Medizin und Psychotherapie. Köln: Deutscher Ärzteverlag 2009; 41–61, 2. Auflage.

Janssen PL. Zur Theorie und Praxis psychoanalytisch begründeter stationärer Psychotherapie. Forum Psychoanal 2012; 28: 337–358.

Janssen, PL. Die Weiterentwicklung der psychoanalytischen Therapie in der Klinik. Nachwort zur Neuauflage *Psychoanalytische Therapie in der Klinik*. Gießen: Psychosozial 2014.

Janssen PL. Psychoanalyse und Gruppenanalyse. In: Köhle K, Herzog W, Joraschky P, Kruse J, Langewitz W, Söllner W (Hrsg). Uexküll. Psychosomatische Medizin – Theoretische Modelle und klinische Praxis. München: Elsevier 2016a; 385–397.

Janssen PL. Psychodynamische Psychotherapieverfahren. In: Köhle K et al. (Hrsg). Uexküll. Psychosomatische Medizin – Theoretische Modelle und klinische Praxis. München: Elsevier 2016b; 399–410.

Janssen PL. Indikation zur Psychoanalyse und analytischen Psychotherapie. Psychotherapeut 2016c; 61: 299–308.

Janssen PL. Psychoanalytisch und gruppenanalytisch begründete stationäre Psychotherapie in der Psychosomatischen Medizin. Gruppenpsychother Gruppendynamik 2016d; 52: 24–35.

Janssen PL. Als Psychoanalytiker in der Psychosomatischen Medizin. Gießen: Psychosozial 2017.

Janssen PL. Busse-Simonis E. Eine Untersuchung über Veränderung von Rollen in Therapiegruppen. Gruppenpsychother Gruppendyn 1978; 13: 164–171.

Janssen PL, Hekele W. Die therapeutische Bedeutung des Malens im Gruppenprozess stationärer psychoanalytischer Behandlungen. Gruppenpsychother Gruppendyn 1986; 22: 151–165.

Janssen PL, Wienen G, Rath H, Hekele W, Paar GH. Zur stationären psychoanalytischen Therapie strukturell Ich-gestörter Patienten im »Essener Modell« In: Janssen PL, Paar GH (Hrsg). Reichweite der psychoanalytischen Therapie. Berlin: Springer 1989; 93–106.

Janssen PL, Franz M, Herzog Th, Heuft G, Paar G, Schneider W. Unter Mitwirkung von Bell K, Martin K, Stein B, Zaudig M. Psychotherapeutische Medizin – Standortbestimmung zur Differenzierung der Versorgung psychisch und psychosomatisch Kranker. Stuttgart, New York: Schattauer 1999.

Janssen, PL, Martin, K. Praxis der stationären psychoanalytischen Therapie der Borderline-Störungen. In: Damann G & Janssen PL (Hrsg.), Psychotherapie der Borderline-Störungen (S. 32–40). Stuttgart: Thieme 2001.

Janssen PL, Martin K, Martius Ph, Votsmeier-Röhr A & Damann G. Stationäre psychoanalytische Psychotherapie von Patienten mit Borderline-Persönlichkeitsstörungen. In: Damann G & Janssen PL (Hrsg.), Psychotherapie der Borderline-Störungen (S. 38–53). Stuttgart: Thieme, 2. Auflage 2007.

Janssen PL, Schneider W. Psychodynamische Diagnostik. Psychotherapeut 2009; 54: 57–69.

Jaques E. A General Theory of Bureaucracy. London: Hahnemann 1976.

Jones M. The Therapeutic Community: A new treatment method in Psychiatry. New York: Basic Books 1953.

Joyce AS, Piper WS, Ogrodniczuk JS, Weideman R. Komplizierte Trauer. Einsichtsorientierte und supportive Kurzzeittherapie für Gruppen. Göttingen: Hofgrefe 2015.

Juckel G, Edel MA. Neurobiologie und Psychotherapie. Stuttgart: Schattauer 2014.

Kadis AL, Krasner JD, Weiner MF, Winick Ch, Foulkes SH. Praktikum der Gruppenpsychotherapie. Stuttgart: Frommann-Holzboog 1982.

Kandel ER. Auf der Suche nach dem Gedächtnis. Die Entstehung einer neuen Wissenschaft des Geistes. München: Siedler 2006a.

Kandel ER. Ein neuer theoretischer Rahmen für die Psychiatrie. In: Kandel ER. Psychiatrie, Psychoanalyse und die neue Biologie des Geistes. Frankfurt am Main: Suhrkamp 2006b, 73–111.

Karterud S, Bateman A. Group therapy techniques. In: Bateman A, Fonagy P (Eds). Handbook of mentalizing in mental health practice. Washington DC: American psychiatric Press 2012; 81–105.

Karterud S. Mentalization-based group therapy (MBT-G). Oxford: University Press 2015.

Katschnig H, Berger P, Sachs G. Gruppenpsychotherapie bei Panikstörung. Ein Slow-Open-Konzept mit kognitiven und interpersonellen Elementen. In: Mundt C, Linden MW, Barnett W (eds). Gruppenpsychotherapie in der Psychiatrie. Wien, New York: Springer 1997; 43–146.

Kayser H, Krüger H, Mävers N, Petersen P, Rohde M, Rose HK, Veltin A, Zumpe V. Gruppenarbeit in der Psychiatrie. Erfahrungen mit der therapeutischen Gemeinschaft. Stuttgart: Thieme 1973.

Kernberg OF. Borderline-Störungen und pathologischer Narzissmus. Frankfurt: Suhrkamp 1979, 3. Auflage.

Kernberg OF. Für eine integrative Theorie der Klinikbehandlung. In: Objektbeziehungen und Praxis der Psychoanalyse. Stuttgart: Klett-Cotta 1981; 256–297.

Kernberg, OF. Psychiatric hospital treatment in the United States. Nord. Psychiatr. Tidsskr. 1981a; 283–298.

Kernberg OF. Structural interviewing. Psychiatr Clin N Am 1981b; 4: 169–195.

Kernberg OF. Zur Theorie der psychoanalytischen Psychotherapie. Psyche 1981c; 35: 673–704.

Kernberg OF. Schwere Persönlichkeitsstörungen – Theorie, Diagnose, Behandlungsstrategie. Stuttgart: Klett-Cotta 1988.

Kernberg OF. Psychoanalysis, psychoanalytic psychotherapy and supportive psychotherapy: contemporary controversies. Int J Psychoanal 1999; 80: 1075–1091.

Kirchmann H, Mestel R, Schreiber-Willnow K, Mattke D, Seidler KP, Daudert E, Nickel R, Papenhausen R, Eckert J, Strauss B. Associations among attachment characteristics, patients' assessment of therapeutic factors, and treatment outcome following inpatient psychodynamic group psychotherapy. Psychother Res. 2009 Mar; 19(2): 234–248.

Kirchmann H., Schreiber-Willnow K, Seidler KP, Strauß B. SCL-90-R Symptom Profile Clusters among inpatients undergoing psychodynamic group psychotherapy: Cluster stability, Associations with clinical characteristics and treatment outcome. Psychopathology 2011; 44: 71–82.

Klüwer R. Agieren und Mitagieren. Psyche 1983; 37: 828–840.

Klein JP, Schweiger U, Hohagen F. Kombinationsbehandlung von Psychotherapie und Pharmakotherapie. Allgemeine Grundlagen. Zeitschrift für Psychiatrie, Psychologie und Psychotherapie 2006; 54: 155–161.

Klein M. Bemerkungen über einige schizoide Mechanismen. In: Klein M. Das Seelenleben des Kleinkindes. Stuttgart: Klett Cotta 1962.

Klumpp H, Keutmann MK, Fitzgerald DA, Shankman SA, Phan KL. Resting state amygdala-prefrontal connectivity predicts symptom change after cognitive behavioral therapy in generalized social anxiety disorder. Biol Mood Anxiety Disord. 2014; 9;4(1): 14.

Knijnik DZ, Kapczinski F, Chachamovich E, et al. Psychodynamic group treatment for generalized social phobia. Rev Bras Psiquiatr 2004; 26: 77–81.

Kohut H. Narzissmus. Frankfurt am Main: Suhrkamp 1973.

Kohut H. Die Heilung des Selbst. Frankfurt am Main: Suhrkamp 1979.

König K, Lindner UV. Psychoanalytische Gruppenpsychotherapie. Göttingen: Vandenhoeck und Ruprecht 1991.

König K, Kreische R. Gruppentherapie mit Borderline-Patienten. In: Kernberg OF, Dulz B, Sachsse U (Hrsg). Handbuch der Borderline-Störungen. Stuttgart, New York: Schattauer 2000; 625–632.

König O. Gruppendynamische Grundlagen. In: Strauß B, Mattke D (Hrsg). Gruppenpsychotherapie. Berlin, Heidelberg: Springer 2012; 21–36.

Konzag AT, Fikentscher E. Stationäre Psychotherapie. Psychotherapeut 1998; 43: 369–376.

Kosfeld M. Oxytocin increases trust in humans. Nature 2005; 435: 673–676.

Kösters M, Strauß B. Wirksamkeit stationärer Gruppenpsychotherapie – Eine kritische Betrachtung deutschsprachiger Studien. Gruppenpsychother Gruppendynamik 2007; 43: 181–200.

Krappmann L. Soziologische Dimensionen der Identität. Stuttgart: Klett 1969; 4. Auflage 1975.

Kreeger L. Die Großgruppe. Stuttgart: Klett 1977.

Kruse J, Herzog W. Zur ambulanten psychosomatisch/psychotherapeutischen Versorgung in der kassenärztlichen Versorgung in Deutschland – Formen der Versorgung und ihre Effizienz. Zwischenbericht 2012; unveröffentlichtes Manuskript.

Krystal H, Raskins HA. Drogensucht: Aspekte der Ich-Funktion. Göttingen: Vandenhoeck und Ruprecht 1983.

Kutter P. Übertragung und Prozess in der psychoanalytischen Gruppentherapie. Psyche 1971; 25: 856–873.

Kutter P. Elemente der Gruppentherapie. Göttingen: Vandenhoeck und Ruprecht 1976.

Kutter, P. Modelle psychoanalytischer Gruppenpsychotherapie und das Verhalten von Individuum und Gruppe. Gruppenpsychother Gruppendynamik 1978; 13: 134–151.

Kutter P (Hrsg). Methoden und Theorien der Gruppenpsychotherapie. Stuttgart: Frommann-Holzboog 1985.

Kutter P, Laimböck A, Roth JK. Balint-Gruppenarbeit mit Studentenberatern. Gruppenpsychother Gruppendyn 1979; 14: 248–264.

Laimböck A. Die Szene verstehen. Frankfurt am Main: Brandes und Apsel 2015.

Langen SD. Methodische Probleme der klinischen Psychotherapie. Stuttgart: Thieme 1956.

Langer SK. Philosophie auf neuem Wege. Das Symbol im Denken, im Ritus und in der Kunst. Frankfurt: Suhrkamp 1965.

Lanza ML, Anderson J, Boisvert CM, Le Blanc A, Fardy M, Steel B. Assaultive behavior intervention in the Veterans Administration: Psychodynamic group psychotherapy compared to cognitive behaviour therapy. Perspectives in Psychiatry Care 2002; 38: 89–97.

Lau M, Kristensen E. Outcome of systemic and analytic group psychotherapy for adult women with history of intrafamilial childhood sexual abuse: A randomized controlled study. Acta Psychiatrica Scandinavica 2007; 116: 96–104.

LeDoux J. Das Netz der Gefühle. Wie Emotionen entstehen. München, Wien: Carl Hanser 1996.

Leichsenring F, Beutel M, Leibing E. Psychoanalytisch-orientierte Fokaltherapie der sozialen Phobie: Ein Behandlungsmanual auf der Grundlage der supportiv-expressiven Therapie Luborskys. Psychotherapeut 2008; 53: 185–197.

Leichsenring F, Hoyer J, Beutel M, et al. The social phobia psychotherapy researchnetwork. The first multicenter randomized controlled trial of psychotherapy for social phobia: rationale, methods and patient characteristics. Psychother Psychosom 2009; 78: 35–41.

Leichsenring F, Luyten P, Hilsenroth MJ, Abbass A, Barber JP, Keefe JR, Leweke F, Rabung S, Steinert C. Psychodynamic therapy meets evidence-based medicine: a systematic review using updated criteria. Lancet Psychiatry. 2015; 2(7): 648–660.

Leichsenring F, Masuhr O, Jaeger U, Dally A, Streeck U. Zur Wirksamkeit Psychoanalytisch-interaktioneller Therapie am Beispiel der Borderline-Persönlichkeitsstörung. Daten aus der klassischen Praxis. Z Psychosom Med Psychother 2007; 53: 129–143.

Leichsenring F, Rabung S. effectiveness of long-term psychodynamic psychotherapy. A meta-analysis. JAMA 300: 2008; 1551–1565.

Leichsenring F, Salzer S. Generalisierte Angststörung. Göttingen: Hogrefe 2014.

Leuzinger-Bohleder M, Roth G, Buchheim A. Psychoanalyse, Neurobiologie und Trauma. Stuttgart: Schattauer 2008.

Lichtenberg JD. Psychoanalysis and infant research. New Jersey: Analytic Press 1983.

Lindner WV. Das Göttinger Modell der Anwendung der Psychoanalyse in Gruppen. Gruppenpsychother Gruppendynamik 2005; 41: 99–129.

Loch W. Voraussetzungen, Mechanismen und Grenzen des psychoanalytischen Prozesses. Bern, Stuttgart: Huber 1965.

Loch W. Balint-Seminare: Instrumente zur Diagnostik und Therapie pathogener zwischenmenschlicher Verhaltensmuster. Jb Psychoanal 1969; 6: 141–156.

Loch W. Die Balint-Gruppe – Möglichkeiten zum kontrollierten Erwerb psychosomatischen Verständnisses. In: Loch W. Über Begriffe und Methoden der Psychoanalyse. Bern: Huber 1972; 155–162.

Loch W. Die Balint-Gruppe – Möglichkeiten zum kontrollierten Erwerb psychosomatischen Verständnisses. Therapiewoche 1973; 23: 2509–2513.

Loch W. Der Analytiker als Gesetzgeber und Lehrer. Psyche 1974; 28: 432–460.

Loch W. Ärztliche Psychotherapie auf psychoanalytischer Grundlage. Psyche 1975; 29: 383–398.

Loch W. Anmerkungen zum Thema: Ziele, Aufgaben und Methoden der Psychoanalyse. In: Janssen PL, Paar G (Hrsg). Reichweite der psychoanalytischen Therapie. Heidelberg: Springer 1988; 1–19.

Lohmer M. Stationäre Psychotherapie bei Borderline-Patienten. Heidelberg: Springer 1988.

Lohmer M. Psychodynamische Organisationsberatung. Stuttgart: Klett-Cotta 2000.

Loranger AW, Sartorius N, Andreoli A, Berger P, Buchheim P, Channabasavanna SM, Coid B, Dahl A, Diekstra RF, Ferguson B et al. The International Personality Disorder Examination. Arch Gen Psychiatry 1994 Mar; 51(3): 215–224.

Lorentzen S, Hoglend P. Moderators of the effect of treatment length in long term psychodynamic group psychotherapy. Psychotherapy & Psychosomatics, 2008; 77: 321–322.

Lorentzen ST, Ruud T, Fjeldstad A, Høglend P. Comparison of short- and long-term dynamic group psychotherapy: randomised clinical trial. Br J Psychiatry 2013; 203: 280–287.

Lorentzen ST. Group Analytic Psychotherapy. Working with afffective, anxiety and personality disorders. London, New York: Routledge Taylor & Francis Group 2014.

Luborsky L. Einführung in die analytische Psychotherapie. Berlin, Heidelberg, New York: Springer 1988. (engl.: Principles of psychoanalytic psychotherapy. New York: Basic Books 1984).

Luborsky L, Crits-Christoph P. Understanding transference: The Core Conflictual Relationship Theme Method. New York: Basic Books 1990.

Lueken U, Straube B, Wittchen HU, Konrad C, Ströhle A, Wittmann A, Pfleiderer B, Arolt V, Kircher T, Deckert J, Reif A. Therapygenetics: anterior cingulate cortex-amygdala coupling is associated with 5-HTTLPR and treatment response in panic disorder with agoraphobia. J Neural Transm 2015;122(1): 135–144.

Luft J. Einführung in die Gruppendynamik. Stuttgart: Klett 1971.

Lysaker PH, Buck KD, Carcione A, Procacci M, Salvatore G, Nicolò G, Dimaggio G. Addressing metacognitive capacity for self reflection in the psychotherapy for schizophrenia: a conceptual model of the key tasks and processes. Psychol Psychother 2011; 84(1): 58–69.

Lysaker PH, Buck KD, Fogley RL, Ringer J, Harder S, Hasson-Ohayon H, Olsesek K, Grant MLA, Dimaggio G (in press). The Mutual Development of Intersubjectivity and Metacognitive Capacity in the Psychotherapy for Persons with Schizophrenia. Journal of Contemporary Psychotherapy. Heidelberg: Springer 2013; 43: 63–72.

Lysaker PH, Dimaggio G, Buck KD, Carcione A, Nicolò G, Lysaker PH. Metacognition within narratives of schizophrenia: associations with multiple domains of neurocognition. Schizophr Res. 2007; 93(1–3): 278–287.

Maaser R, Besuden F, Bleicher F, Schütz R. Theorie und Methode der körperbezogenen Psychotherapie. Stuttgart, Berlin, Köln: Kohlhammer 1994.

MacBeth A, Gumley A, Schwannauer M. Attachment states of mind, mentalization and their correlates in a first episode psychosis sample. Psychol Psychother 2011; 84: 42–57.

MacBeth, Angus M. The function of attachment in first episode psychosis: a theoretical integration and clinical investigation. PhD thesis, University of Glasgow 2009; http://theses.gla.ac.uk/522/1/2008MacBethphd.pdf

Mahler MS, Pine F, Bergmann A. Die psychische Geburt des Menschen. Frankfurt am Main: Fischer 1978.

Main TF. The Hospital as a Therapeutic Institution. Bull. Menninger Clinic 1946; 10: 66–95.

Main TF. Das Konzept der therapeutischen Gemeinschaft. Wandlungen und Wechselfälle (1977). In: Hilpert H, Schwarz R, Beese F (Hrsg). Psychotherapie in der Klinik. Berlin, Heidelberg, New York: Springer 1981; 46–65.

Main TF. The Ailment. Brit J Med Psychol 1957; 30: 129–145.

Malberg NT. Mentalization-based Group Interventions for Adolescents (MBTG-A). Anna Freud Centre, London (Course Script).

Malberg, NT, Fonagy P, Mayes L. Contemporary psychoanalysis in a pediatric hemodialysis unit: Development of a mentalization-based group intervention for adolescent patients with end-stage renal disease. Annual of Psychoanalysis 2009; 36: 101–114.

Mander J, Vogel E, Wiesner V, Blanck P, Beuts H. Yaloms Wirkfaktoren in der Gruppentherapie. Übersetzung und Validierung eines Fragebogens. Psychotherapeut 2016; 61: 384–392.

Margraf J, Schneider S. Panik. Angstanfälle und ihre Behandlung. Springer: Berlin 1989.

Markin RD, Marmarosh C. Application of adult attachment theory to group member transference and the group therapy process. Psychotherapy Theory, Research, Practice, Training, 2010; 47: 111–121.

Marmarosh CL, Franz VA, Koloi M, Majors R, Rahimi AM, Jonne G. Ronquillo JG. Therapists' Group Attachments and their Expectations of Patients' Attitudes about Group Therapy. Int J Group Psychother 2013; 56: 325–338.

Marmarosh CL, Markin RD, Spiegel EB. Attachment in Group Psychotherapy. Washington, DC: American Psychological Association 2013.

Marrone M. Attachment and interaction. London: Kingsley 1998.

Martin K. Untersuchung zur Praxis der Diagnostik und zu Ergebnissen der stationären Psychotherapie der Borderline-Störung. Dissertation der Ruhr-Universität Bochum 2002

Mattke D, Janssen PL, Strauß B. Behandlung und Teamprozesse in der stationären Psychotherapie. Psychotherapeut 1998; 43: 316–327.

Mattke D, Reddemann L, Strauß B. Keine Angst vor Gruppen – Gruppenpsychotherapie in Praxis und Forschung. Stuttgart: Klett-Cotta 2009.

Mattke D, Strauß B. Indikation, Prognose, Vorbereitung und Zusammensetzung von Gruppen. In: Strauß B, Mattke D (Hrsg). Gruppenpsychotherapie. Berlin, Heidelberg: Springer 2012; 59–67.

Mattke D, Zeeck A, Strauß B. Stationäre und teilstationäre Gruppenpsychotherapie. In: Mattke D, Strauß B (Hrsg). Gruppenpsychotherapie. Berlin, Heidelberg: Springer 2012; 405–416.

McDougall J. The psychosoma and the psychoanalytic process. Int Rev Psychoanal 1974; 1: 437–459.

McDougall J. Alexithymia: A psychoanalytic Viewpoint. Psychother Psychosom 1982; 38: 81–90.

McKenzie KR. Time-Managed Group Psychotherapy: Effective Clinical Applications. Washington, DC: American Psychiatric 1997.

Menninger W. Psychoanalytic principles applied to the treatment of hospitalized patients. Bull Menn Clinic 1936; 1: 35–43.

Mentzos S. Interpersonale und institutionalisierte Abwehr. Frankfurt am Main: Suhrkamp 1976.

Mentzos S. Angstneurose, Psychodynamische und psychotherapeutische Aspekte. Frankfurt: Fischer 1984.

Menzies Lyth J. Containing Anxiety in Institutions. London: Free Association Books 1988.

Milrod B, Busch F, Cooper A et al. Manual of Panic Focused Psychodynamic psychotherapy. Washington DC: American Psychiatric Press 1997.

Mitchell SA. Psychoanalyse im Dialog – Einfluss und Autonomie in der analytischen Beziehung. Gießen: Psychosozial 2005 (engl. Influence and autonomy in psychoanalysis. New York, Hillsdale: Analytic Press 1997).

Mitchell SA. Bindung und Beziehung, Auf dem Weg zu einer relationalen Psychoanalyse. Gießen: Psychosozial 2003.

Morrice JKW. Mythos und demokratischer Prozess. In: Hilpert R, Schwarz F, Beese F (Hrsg). Psychotherapie in der Klinik. Berlin, Heidelberg: Springer 1981; 67–74.

Moser T. Vorsicht Berührung. Frankfurt am Main: Suhrkamp 1992.

Moser U. Traumtheorie und Traumkultur in der psychoanalytischen Praxis. In: Leuzinger-Bohleber M, von Zeppelin I (Hrsg). Psychische Mikrowelten. Göttingen: Vandenhoeck und Ruprecht 2005; 293–339.

Müller-Braunschweig H. Aspekte einer psychoanalytischen Kreativitätstheorie. Psyche 1977; 31: 821–843.

Munroe-Blum H. Group treatment of borderline personality disorder. In: Clarkin JF, Marziali E, Munroe-Blum H (Hrsg). Borderline-Personality Disorder: Clinical and Empirical Perspectives. New York: Guilford Press 1992; 288–299.

Nakao T, Nakagawa A, Yoshiura T, Nakatani E, Nabeyama M, Yoshizato C, Kudoh A, Tada K, Yoshioka K, Kawamoto M, Togao O, Kanba S. Brain activation of patients with obsessive-compulsive disorder during neuropsychological and symptom provocation tasks before and after symptom improvement: a functional magnetic resonance imaging study. Biol Psychiatry 2005; 15; 57(8): 901–910.

Nitsun M (Hrsg). The Anti-Group: Destructive forces in groups and their creative potential. London: Routledge 1996.

Nitzgen D. Gruppenanalyse als Institutionsgeschichte. Psychotherapeut 2011; 52: 310–314.

Northoff G., Vetter J, Böker H. Das Selbst und das Gehirn. In: Böker H, Hartwig P, Northoff G. Neuropsychodynamische Psychiatrie. Berlin, Heidelberg: Springer 2016.

Nutt D, Montgomery SA. Moclobemide in the treatment of social phobia. Int Clin Psychopharmacol 1996; 11(suppl 3): 77–82.

Ogden T. Die projective Identifikation. Forum Psychoanalyse 1988; 4: 1–21 (engl. On projektive identification. Int J Psychoanal 1979; 60: 357–373).

Ohlmeier D. Gruppeneigenschaften des psychischen Apparates. In: Eicke D (Hrsg). Die Psychologie des 20. Jahrhunderts. Bd. 2, Tiefenpsychologie. Zürich: Kindler 1975; 1133–1144.

Orange DM, Atwood GE, Stolorow RD. Intersubjektivität in der Psychoanalyse. Frankfurt am Main: Brandes & Apsel 2015.

O'Shea G, Spence SH, Donovan CL. Group versus individual interpersonal psychotherapy for depressed adolescents. Behav Cogn Psychother. 2015 Jan; 43(1): 1–19.

Panksepp J. Affective Neuroscience. New York: Oxford University Press 1998.

Panksepp J, Biven L. The Archaeology of Mind. Neuroevolutionary Origins of Human Emotions. New York: W. W. Norton 2012.

Paquette V1, Lévesque J, Mensour B, Leroux JM, Beaudoin G, Bourgouin P, Beauregard M Pearson SKL. Velvet Bricks: The long-term inpatient treatment. Psychoanalytic Inquiry 1989; 9: 487–516.

Paquette V, Lévesque J, Mensour B, Leroux JM, Beaudoin G, Bourgouin P, Beauregard M. »Change the mind and you change the brain«: Effects of cognitive-behavioral therapy on the neural correlates of spider phobia. Neuroimage 2003 Feb; 18(2): 401–409.

Payk Th R. Gruppendynamische Auslöser schizophrener Episoden. Nervenarzt 1979; 50: 467–471.

Pines M. Überblick. In: L Kreeger (Hrsg). Die Großgruppe. Stuttgart: Klett 1977; 281–300.

Pines M. The contribution of S. H. Foulkes to group therapy. In: Pines M (eds). The evolution of group analysis. London: Routledge u. Kegan Paul 1983; 265–285.

Piper WE, McCallum M, Joyce AS, Rosie JS, Ogrodniczuk JS. Patient personality and time-limited group psychotherapy for complicated grief. International Journal of Group Psychotherapy 2001; 54 (4): 525–552.

Ploeger A. Die therapeutische Gemeinschaft in der Psychotherapie und Sozialpsychiatrie. Stuttgart: Thieme 1972.

Pohlen M. Gruppenanalyse. Eine methodenkritische Studie und empirische Untersuchung im klinischen Feld. Göttingen: Vandenhoeck und Ruprecht 1972.

Pohlen M. Das Münchener Kooperationsmodell. Gruppentherapie in einem neuen klinischen Organisationsmodell. Der Nervenarzt 1973; 44: 476–483.

Potthoff P. Mentalisierung und gruppenanalytische Behandlungstechnik. In: Hirsch M (Hrsg). Die Gruppe als Container. Mentalisierung und Symbolisierung in der analytischen Gruppenpsychotherapie. Göttingen: Vandenhoek & Ruprecht 2008; 86–116.

Potthoff P, Wollnik S. Die Begegnung der Subjekte. Die intersubjektive-relationale Perspektive in Psychoanalyse und Psychotherapie. Gießen: Psychosozial 2014.

Rad M von. Alexithymie. Empirische Untersuchungen zur Diagnostik und Therapie psychosomatisch Kranker. Berlin, Heidelberg, New York, Tokyo: Springer 1983.

Reif A, Richter J, Straube B, Höfler M, Lueken U, Gloster AT, Weber H, Domschke K, Fehm L, Ströhle A, Jansen A, Gerlach A, Pyka M, Reinhardt I, Konrad C, Wittmann A, Pfleiderer B, Alpers GW, Pauli P, Lang T, Arolt V, Wittchen HU, Hamm A, Kircher T, Deckert J. MAOA and mechanisms of panic disorder revisited: from bench to molecular psychotherapy. Mol Psychiatry 2014; 19(1): 122–128.

Reimer Ch, Rüger U (Hrsg). Psychodynamische Psychotherapie. Heidelberg: Springer 2012, 4. Auflage.

Resnik S. Borderline Personalities in Groups. Group Analysis 1999; 32: 331–347.

Rice AK. Individual, Group and Inter-Group Processes. Human Relations 1969; 22: 565–584.

Rice AK. Führung und Gruppe. Stuttgart: Klett 1971.

Richter HE. Eltern, Kind und Neurose. Reinbek: Rowohlt 1967.

Richter HE. Die Gruppe. Hoffnung auf einen neuen Weg, sich selbst und andere zu befreien. Reinbek bei Hamburg: Rowohlt 1972.

Richtlinien des gemeinsamen Bundesausschusses über die Durchführung von Psychotherapie (Psychotherapie-Richtlinien) in der Fassung vom 1.7.2017.

Rizzolatti G, Fadiga L, Fogassi L, Gallese V. Resonance behaviors and mirror neurons. Arch Ital Biol. 1999; 137(2–3): 85–100.

Roberts J. Interventionen, die der Bildung und Aufrechterhaltung eines therapeutischen Milieus dienen. In: D. Kennard, J. Roberts, Winter DA (Eds). Arbeitsbuch gruppenanalytischer Interventionen. Heidelberg: Mattes 2000; 143–151.

Rodenhauser P. Group psychotherapy and pharmacotherapy: psychodynamic considerations. Int J Group Psychother 1989; 39(4): 445–456.

Rodenhauser P, Stone WN. Combining psychopharmacotherapy and group psychotherapy: problems and advantages. Int J Group Psychother 1993; 43(1): 11–28.

Rodewig K. Prozess und Gegenübertragung in der analytischen Therapie einer Krebskranken. Forum Psychoanalyse 1994; 10: 97–115.

Rodewig K. Körperliche Krankheit in Übertragung und Gegenübertragung. Psyche 1995; 49: 564–580.

Rosin U. Lernbarrieren und Widerstände in der Balint-Gruppenarbeit mit Psychiatern. Gruppenpsychother Gruppendynamik 1981; 16: 360–382.

Rost WD. Psychoanalyse des Alkoholismus. Stuttgart: Klett-Cotta 1987.

Roth E, Stone WN, Kiebel HD. The difficult patient in group: Group Psychotherapy with Borderline and Narcissistic Disorders. Madison: Univ. Press 1990.

Rudolf G. Psychotherapeutische Medizin und Psychosomatik. Stuttgart: Georg Thieme 2000.

Rüger U, Dahm A, Dieckmann M, Neher M. Faber-Haarstrick R. Kommentar Psychotherapie-Richtlinien. München: Urban und Fischer Elsevier 2015, 10. Auflage.

Rüth-Behr B, Haberer UC. Über die Erfahrungen eines Qualitätszirkels mit psychodynamischen (Gruppen-)Prozessen an den Übergängen zwischen ambulanter und stationärer Psychotherapie. Gruppenpsychother Gruppendynamik 2016; 52: 36–55.

Sachs G, Felsberger H. Mentalisierungsbasierte Psychotherapie bei schizophrenen Psychosen. Psychotherapeut 2013; 58: 339–343.

Sachs G, Katschnig H. Sollen Pharmakotherapie und Psychotherapie in der Behandlung der Sozialen Phobie kombiniert werden? In: Katschnig H, Demal U, Windhaber J (Hrsg). Wenn Schüchternheit zur Krankheit wird. Über Formen, Entstehung und Behandlung von Sozialphobien. Wien: Facultas 1998; 147–153.

Sachs G, Katschnig H. Kombinierte Pharmako- und Psychotherapie. In: Riederer P, Laux G (Hrsg). Grundlagen der Neuro-Psychopharmakologie. Ein Therapiebuch. Wien, New York: Springer 2009; 575–558.

Sachs G, Moser E, Katschnig H, Gur RC, Gur RE, Erfurth A. No amygdala attenuation in schizophrenic patients treated with atypical antipsychotics. Psychiatry Res 2012 May 31; 202(2): 168–171.

Sachs G, Steger-Wuchse D, Kryspin-Exner I, Gur RC, Katschnig H. Facial recognition deficits and cognition in schizophrenia. Schizophr Res 2004; 68: 27–35.

Sachs G, Volz HP. Neurokognition und Affektregulierung bei schizophrenen Psychosen. Neuropsychologie, Bildgebung, Testdiagnostik und Behandlung. Stuttgart: Schattauer 2013.

Sachs G, Winklbaur B, Jagsch R, Lasser I, Kryspin-Exner I, Frommann N, Wölwer W. Training of affect recognition (TAR) in schizophrenia-impact on functional outcome. Schizophr Res. 2012 Jul; 138(2–3): 262–267.

Sader M. Psychologie in der Gruppe. München: Juventa 2008, 9. Auflage.

Sandler J. Gegenübertragung und Bereitschaft zur Rollenübernahme. Psyche 1976; 30: 297–305.

Sandler J, Dare C, Holder A. Die Grundbegriffe der psychoanalytischen Therapie. Stuttgart: Klett 1973.

Sandler J, Sandler AM. Vergangenheits-Unbewusstes, Gegenwarts-Unbewusstes und die Deutung der Übertragung. Psyche 1985; 39: 800–829.

Sandner D. Psychodynamik in Kleingruppen. München, Basel: Reinhardt 1978.
Sandner D. Die Gruppe und das Unbewusste. Berlin, Heidelberg: Springer 2013.
Schattenhofer K. Gruppendynamik als Ausdruck manifester und latenter Prozesse. In: Antons K, Amann A, Clausen G, König O, Schattenhofer K (Hrsg). Gruppenprozesse verstehen. Opladen: Leske und Buderich 2001; 39–44.
Schauenburg H, Hildenbrand G. Stationäre Psychotherapie und Psychosomatik. In: Adler BH, Herzog W, Joraschky P, Köhle K, Langewitz W, Söllner W, Wesiak W (Hrsg). Uexküll Psychosomatische Medizin. München: Urban und Fischer Elsevier GmbH 2011; 561–571, 7. Auflage.
Schauenburg H, Schäfer S, Raschka S, Benninghoven DF, Leibing E. Zentrale Beziehungsmuster als Prädiktoren in der stationären Psychotherapie. Zeitschrift für Psychosomatische Medizin und Psychoanalyse 1997; 43(4); 381–394.
Schepank H, Tress W. Stationäre Psychotherapie und ihr Rahmen. Berlin: Springer 1988.
Scheytt N, Janssen PL. Musiktherapie als Partnerspiel. In: Lamprecht F (Hrsg). Spezialisierung und Integration in Psychosomatik und Psychotherapie. Heidelberg: Springer 1986; 203–206.
Schilbach L, Bzdok D, Timmermans B, Fox PT, Laird AR, Vogeley K, Eickhoff SB. Introspective minds: using ALE meta-analyses to study commonalities in the neural correlates of emotional processing, social & unconstrained cognition. PLoS One. 2012; 7(2): e30920.
Schilbach L, Derntl B, Aleman A, Caspers S, Clos M, Diederen KM, Gruber O, Kogler L, Liemburg EJ, Sommer IE, Müller VI, Cieslik EC, Eickhoff SB. Differential Patterns of Dysconnectivity in Mirror Neuron and Mentalizing Networks. Schizophr Bull. 2016; 42: 5: 1135–1148.
Schmid-Ott G, Sack M, Lempa W, Lamprecht F. Konflikt- und lösungsorientierte stationäre psychoanalytische Therapie. Psychotherapeut 1998; 43: 296–301.
Schore AN. Affect dysregulation and disorders of the self. New York: Norton 2003.
Schore AN. Back to basics: attachment, affect regulation, and the developing right brain: linking developmental neuroscience to pediatrics. Pediatr Rev. 2005; 26(6): 204–217.
Schöttler C. Zur Behandlungstechnik bei psychosomatisch schwer gestörten Patienten. Psyche 1981; 35: 111–141.
Schramm E, Klecha D. Interpersonale Psychotherapie in der Gruppe. Das Kurzmanual. Stuttgart: Schattauer 2010.
Schubert Ch. Psychoneuroimmunologie und Psychotherapie. Stuttgart: Schattauer 2015.
Schulze L, Domes G, Krüger A, Berger C, Fleischer M, Prehn K, Schmahl C, Grossmann A, Hauenstein K, Herpertz SC. Neuronal correlates of cognitive reappraisal in borderline patients with affective instability. Biol Psychiatry. 2011; 15; 69(6): 564–573.
Schultz-Venrath U. Mentalisierungsgestützte Gruppenpsychotherapie. Gruppenpsychother. Gruppendynamik 2008; 44: 135–149.
Schultz-Venrath U. »Heute ist ein historischer Augenblick der Psychiatrie, aber niemand weiß etwas davon« – Zu den Anfängen analytischer Gruppenpsychotherapie durch S. H. Foulkes im Northfield Military Psychiatric Hospital. Gruppenpsychoth Gruppendyn 2008; 44: 215–221.
Schultz-Venrath U. Gruppenanalyse. In: Strauß B, Mattke D (Hrsg). Gruppenpsychotherapie. Berlin, Heidelberg: Springer 2012; 119–130.
Schultz-Venrath U. Lehrbuch Mentalisieren. Psychotherapien wirksam gestalten. Stuttgart: Klett-Cotta 2013.
Schultz-Venrath, U. Die Entdeckung der Gruppenmethode in der Psychoanalyse von Trigant Burrow. Gruppenpsychoth u Gruppendyn 2015; 51: 7–17.
Schultz-Venrath U, Branda T, Euler S, Fuhrländer S. Mentalisierungsbasierte Therapie für Persönlichkeits-Störungen – ein (neues) Paradigma für behaviorale und psychodynamische Psychotherapien? Schweizer Archiv für Neurologie und Psychiatrie 2012; 163: 179–186.
Schultz-Venrath U, Döring P. Hat die Ausbildung in Gruppenanalyse und analytischer Gruppenpsychotherapie eine Zukunft? Gruppenpsychotherapie und Gruppendynamik 2009; 45: 139–163.
Schultz-Venrath U, Felsberger H. Mentalisieren in Gruppen. Stuttgart: Klett-Cotta 2016.

Schwartz JM, Stoessel PW, Baxter LR Jr, Martin KM, Phelps ME. Systematic changes in cerebral glucose metabolic rate after successful behavior modification treatment of obsessive-compulsive disorder. Archives of General Psychiatry 1996; 53: 109–113.
Seidler GH. Stationäre Psychotherapie auf dem Prüfstand. Bern: Huber 1998.
Senf W, Heuft G. Facharztweiterbildung »Psychotherapeutische Medizin« in der stationären psychotherapeutisch psychosomatischen Regelversorgung. Psychotherapeut 1995; 40: 155–162.
Shaked J. Die psychoanalytische Großgruppe. Gruppenpsychother Gruppendyn. 1989; 35: 232–259.
Shaked J. Ein Leben im Zeichen der Psychoanalyse. Gießen: Psychosozial 2011.
Sheehan DV. The Anxiety Disease. New York: Charles Scribner and Sons 1983.
Simmel E. Die psychoanalytische Behandlung in der Klinik. Int Z Psychoanal 1928; 14: 352–370.
Skogstad W, Hinshelwood R. Das Krankenhaus im äußeren Rahmen und im seelischen Erleben. Psychotherapeut 1998; 43: 288–295.
Skogstad W. On being an observing participant in a therapeutic Institution. Brit J of Psychotherapy 2010; 26: 451–456.
Smit Y, Huibers MJ, Ioannidis JP, van Dyck R, van Tilburg W, Arntz A. The effectiveness of long-term psychoanalytic psychotherapy – a meta-analysis of randomized controlled trials. Clin Psychol Rev 2012; 32(2): 81–92.
Solms M, Turnbull O. Das Gehirn und die innere Welt. Neurowissenschaft und Psychoanalyse. Düsseldorf: Patmos 2004.
Stanton AH, Schwartz MS. The mental hospital (A study of Institutional Participation in Psychiatric Illness und Treatment). New York: Basic Books 1954.
Steinert C, Munder T, Rabung S, Hoyer J, Leichsenring F. Psychodynamic Therapy: As Efficacious as Other Empirically Supported Treatments? A Meta-Analysis Testing Equivalence of Outcomes. Am J Psychiatry 2017; 25.
Stern D. Der Gegenwartsmoment. Veränderungsprozesse in Psychoanalyse, Psychotherapie und Alltag. Frankfurt am Main: Brandes und Aspel 2005.
Stone WN, Rodenhauser P, Markert RJ. Combining group psychotherapy and pharmacotherapy: a survey. Int J Group Psychother 1991; 41(4): 449–464.
Strauß B. Behandlungseffekt: Stationäre Behandlung. In: Tschuschke V (Hrsg). Gruppenpsychotherapie. Von der Indikation bis zu den Leitungstechniken 2010; 132–137.
Strauß B. Die Gruppe als sichere Basis: Bindungstheoretische Überlegungen zur Gruppenpsychotherapie. In: Strauß B, Mattke D. Gruppenpsychotherapie. Lehrbuch für die Praxis. Heidelberg: Springer 2012.
Strauß B, Mattke D. Die differenzierte Indikationsstellung für die Psychodynamische Gruppenpsychotherapie. Die Psychodynamische Psychotherapie 2007; 6 (2): 78–88.
Strauß B, Mattke D (Hrsg). Gruppenpsychotherapie. Berlin, Heidelberg: Springer 2012.
Strauß B. Prinzipien der psychodynamischen Gruppenpsychotherapie. Psychother Psych Med 2016; 66: 489–500.
Strauß B, Barkowski S, Schwartze D, Rosendahl J. Aktueller Stand der Gruppenpsychotherapieforschung. Befunde der Ergebnis- und Prozessforschung. Psychotherapeut 2016; 61: 364–375.
Strauß B, Burlingame GM. Gruppenpsychotherapieforschung und Wirksamkeitsnachweise von Gruppenbehandlungen. In: Strauß B, Mattke D (Hrsg). Gruppenpsychotherapie. Berlin, Heidelberg: Springer 2012.
Streeck U. Persönlichkeitsstörung und Interaktion. Psychotherapeut 1998; 43: 157–163.
Streeck U. Psychotherapie komplexer Persönlichkeitsstörungen – Grundlagen der psychoanalytischen-interaktionellen Methode. Stuttgart: Klett-Cotta 2007.
Streeck U, Leichsenring F. Handbuch der psychoanalytisch-interaktionellen Therapie. Göttingen: Vandenhoeck und Ruprecht 2009.
Stolorow RD, Brandchaft B. Atwood GE. Psychoanalytische Behandlung. Ein intersubjektiver Ansatz. Frankfurt am Main: Fischer 1996.

Stucke W. Balint-Gruppenarbeit. Köln: Deutscher Ärzteverlag 1982.

Subkowski P. Die psychoanalytische Sicht der Abhängigkeitserkrankungen. Psychotherapeut 2000; 45: 253–266.

Sullivan H St. Die interpersonale Theorie der Psychiatrie. Frankfurt am Main: S. Fischer 1980.

Suszek H, Holas P, Wyrzykowski T, Lorentzen S, Kokoszka A. Short-term intensive psychodynamic group therapy versus cognitive-behavioral group therapy in day treatment of anxiety disorders and comorbid depressive or personality disorders: study protocol for a randomized controlled trial. Trials 2015; 29; 16: 319.

Tasca GA, Ritchie K, Conrad G, Balfour L, Gayton J, Daigle V, Bissade H. Attachment scales predict outcome in a randomized controlled trial of two group therapies for binge eating disorder: An aptitude by treatment interaction. Psychotherapy Research 2006; 16: 106–121.

Tasca GA, Compare A, Zarbo C, Brugnera A. Therapeutic alliance and binge-eating outcomes in a group therapy context. J Couns Psychol 2016; 63(4): 443–451.

Taylor D, Carlyle J, Mc Pherson S, Rost F, Thomas R, Fonagy P. Tavistock Adult Depression Study (TADS): a randomised controlled trial of psychoanalytic psychotherapy for treatment-resistant/treatment-refractory forms of depression. BMC Psychiatry 2012; 12: 60: 1–13.

Tefikow S, Bormann B, Strauß B. Gruppentherapie der sozialen Phobie. In: Strauß B, Mattke D (Hrsg.) Gruppenpsychotherapie. Berlin, Heidelberg: Springer 2012.

Thase ME, Reynolds ChF, Simons AD. Abnormal Electroencephalographic Sleep Profiles in Major Depression: Association With Response to Cognitive Behavior Therapy. Archives of General Psychiatry 1996; 53(2): 99–108.

Thomä H, Kächele H. Lehrbuch der psychoanalytischen Therapie. Bd. 1. Grundlagen. Berlin, Heidelberg, New York, Tokio: Springer 2006, 3. Auflage.

Toseland RW, Siporin M. When to recommend group treatment: a review of the clinical and the research literature. Int J Group Psychother 1986; 36 (2): 171–201.

Tress W, Henry WP, Junkert-Tress B et al. Das Modell des zyklisch-maladaptiven Beziehungsmusters und der strukturalen Analyse sozialen Verhaltens. (CMP/SASB). Psychotherapeut 1996; 41: 215–224.

Treurniet N. Was ist Psychoanalyse heute? Psyche – Z. Psychoanal. 1995; 49: 111–140.

Tschuschke V. Wirkfaktoren stationärer Gruppenpsychotherapie, Göttingen: Vandenhoeck & Ruprecht 1993.

Tschuschke V. Kurzgruppenpsychotherapie. Theorie und Praxis. Wien: Springer 2003.

Tschuschke V (Hrsg). Praxis der Gruppenpsychotherapie. Stuttgart, New York: Thieme 2010, 2. Auflage.

Turetsky BI, Kohler ChG, Indersmitten T, Bhati MT, Charbonnier D, Gur RC. Facial Emotion Recognition in Schizophrenia: When and Why Does It Go Awry? Schizophr Res. 2007; 94(1–3): 253–263.

Türk D. Kombinierte und parallele Einzel- und Gruppentherapie – immer noch ein rotes Tuch. Gruppenpsychother Gruppendynamik 2016; 52: 330–343.

Vandervoort D, Fuhriman A. The efficacy of group therapy for depression. Small Group Research 1991; 22(3): 320–338.

Vaslamatzis G, Theodoropoulos P, Vondikaki S, Karamanolaki H, MiliaTsanira M, Gourounti K. Is the residential combined (psychotherapy plus medication) treatment of patients with severe personality disorder effective in terms of suicidality and impulsivity? J Nerv Ment Dis. 2014 Feb; 202(2): 138–143.

Veltin A. Die therapeutische Gruppe im Spannungsfeld der klinischen Institution. Gruppenpsychother Gruppendyn 1969; 3: 121–128.

Voderholzer U, Hohagen F (Hrsg). Therapie psychischer Erkrankungen State of the Art. 11. Auflage. München: Elsevier, Urban und Fischer 2016.

Walter H. Funktionelle Bildgebung in Psychiatrie und Psychotherapie. Methodische Grundlagen und klinische Anwendung. Stuttgart: Schattauer 2005.

Weissman et al 2001. Comprehensive Guide to Interpersonal Psychotherapy. J Psychother Pract Res 2001; 10(4): 282.

Whitehead C. Social Mirrors and shared experiential worlds. Journal of Consciousness Studies 2001; 8(4): 3–36.

Whiteley JS. Die heikle Position des Leiters in therapeutischer Gemeinschaft und Großgruppe. In: Hilpert H, Schwarz R, Beese F (Hrsg). Psychotherapie in der Klinik. Berlin-Heidelberg, New York: Springer 1981; 145–153.

Wienen G, Janssen PL. Erfahrungen mit analytischer Gruppenpsychotherapie bei Kranken mit chronisch-entzündlichen Darmerkrankungen. GruppenpsychotherGruppendyn 1989; 25: 159–170.

Willenberg H. Ein Konzept zur stationären psychotherapeutischen Behandlung magersüchtiger Patienten. Prax Psychother Psychosom 1987; 32: 147–153.

Willenberg H. Die ambulante und stationäre Psychotherapie der Anorexia nervosa und Bulimia nervosa als angewandte Psychoanalyse. In: Janssen PL, Senf W, Meermann R (Hrsg). Klinik der Essstörungen. Stuttgart: Fischer 1997; 68–88.

Winnicott, DW. (1956) Primary Maternal Preoccupation In: Winnicott DW. Through Pediatrics to Psycho-Analysis. London: Tavistock Publications 1958.

Winnicott DW. Vom Spiel zur Kreativität. Stuttgart: Klett 1973. (Playing and Reality. London: Tavistock 1971).

Winnicott DW. Reifungsprozess und fördernde Umwelt. München: Kindler 1974; 47–71.

Winnicott DW. Psychose und Kinderpflege. In: Von der Kinderheilkunde zur Psychoanalyse. München: Kindler 1976a; 110–123.

Winnicott DW. Übergangsobjekte und Übergangsphänomene. In: Von der Kinderheilkunde zur Psychoanalyse. München: Kindler 1976b; 293–312.

Wissenschaftlicher Beirat. Anwendungsbereiche von Psychotherapie bei Erwachsenen und Kindern. Deutsches Ärzteblatt 2009; 97: A59.

Wittchen HU, Fehm L. Epidemiology and natural course of social fears and social phobia. Acta Psychiatr Scand. 2003; 108(Suppl 417): 4–18.

Wölwer W, Frommann N, Halfmann S, Piaszek A, Streit M, Gaebel W. Remediation of impairments in facial affect recognition in schizophrenia: efficacy and specificity of a new training program Schizophr Res. 2005 15; 80(2–3): 295–303.

Yalom ID. Theorie und Praxis der Gruppenpsychotherapie. München: Pfeiffer 1989.

Yalom ID, Leszcz M. Theorie und Praxis der Gruppenpsychotherapie. Ein Lehrbuch. Stuttgart: Klett-Cotta 2007, 9. Auflage.

Yalom ID. Theorie und Praxis der Gruppenpsychotherapie. Stuttgart: Klett-Cotta 2010, 10. Auflage.

Zulueta F de, Mark P. Attachment and contained splitting: a combined approach of group and individual therapy to the treatment of patients suffering from Borderline Personality Disorders. Group Analysis 2000; 33: 486–498.

Zwiebel R. Der Träumende Analytiker. Psyche 2012; 66: 776–802.

Sachverzeichnis

A

C

D

J

K

L

M

N

O

P

R

S